护理职业教育"互联网+"融合式教材

总 主 编 唐红梅 汤 磊
执行总主编 徐 敏

周爱君　寿 菲◎主编

基础护理

Basic Nursing

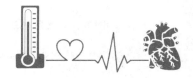

数字教材

寿 菲 杨玲飞 **主 编**

U0296010

使用说明：

1. 刮开封底二维码涂层，扫描后下载"交我学"APP
2. 注册并登录，再次扫描二维码，激活本书配套数字教材
3. 如所在学校有教学管理要求，请学生向老师领取"班级二维码"，
   使用APP扫描加入在线班级
4. 点击激活后的数字教材，即可查看、学习各类多媒体内容
5. 激活后有效期：1年
6. 内容问题可咨询：021-61675196
7. 技术问题可咨询：029-68518879

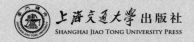

上海交通大学出版社
SHANGHAI JIAO TONG UNIVERSITY PRESS

内容提要

本教材是由长三角护理贯通职业教育联盟组织编写的五年一贯制护理专业"互联网＋"融合式教材之一。全书共二十一章,其中第一章至第四章主要介绍护理学基本理论,第五章至第二十一章叙述了护理基本技术的操作内容以及护理相关文件的记录。以纸质教材和数字资源相结合的方式呈现,囊括章前引言、学习目标、思维导图、云视频、拓展阅读、在线案例、PPT 课件、复习与自测等。本教材在编写过程中紧密衔接护理执业资格考试,适用于五年一贯制护理专业学生使用,也可供中、高职护理专业学生使用。

图书在版编目(CIP)数据

基础护理/周爱君,寿菲主编.—上海:上海交
通大学出版社,2022.10
护理职业教育"互联网＋"融合式教材
ISBN 978 - 7 - 313 - 27153 - 2

Ⅰ.①基… Ⅱ.①周…②寿… Ⅲ.①护理学—高等
职业教育—教材 Ⅳ.①R47

中国版本图书馆 CIP 数据核字(2022)第 133557 号

基础护理
JICHU HULI

主　　编	周爱君　寿　菲			
出版发行	上海交通大学出版社	地　　址	上海市番禺路 951 号	
邮政编码	200030	电　　话	021 - 64071208	
印　　制	上海景条印刷有限公司	经　　销	全国新华书店	
开　　本	787mm×1092mm　1/16	印　　张	25.75	
字　　数	551 千字			
版　　次	2022 年 10 月第 1 版	印　　次	2022 年 10 月第 1 次印刷	
书　　号	ISBN 978 - 7 - 313 - 27153 - 2	电子书号	ISBN　978 - 7 - 89424 - 295 - 2	
定　　价	88.00 元			

本书编委会

主　编

周爱君　金华职业技术学院

寿　菲　绍兴护士学校

副主编

楼锦珊　绍兴护士学校

杨玲飞　嘉兴学院

王宋超　嘉兴市第二医院

编委会名单（按姓氏汉语拼音排序）

边春鸽　诸暨市人民医院

郭淑妮　绍兴护士学校

黄　超　绍兴护士学校

蒋高霞　南京卫生学校

廖翠云　浙江省人民医院

路丽娜　上海健康学院附属卫生学校

沈丹宇　桐乡市卫生学校

寿培璐　绍兴护士学校

寿　婷　诸暨市技师学院

汪芳宇　天台县人民医院

王红燕　浙江大学医学院附属妇产科医院

王小燕　临海市第二人民医院

夏文娜　舟山群岛新区旅游与健康职业学院

徐　育　湖州长兴卫生学校

章红亚　浙江大学附属第二医院

张　瑜　绍兴市人民医院

周慧萍　杭州市中医院丁桥院区

朱炜琴　空军杭州特勤疗养中心疗养二区

数字教材编委会

主　编
寿　菲　绍兴护士学校
杨玲飞　嘉兴学院

副主编
汪芳宇　浙江省天台县人民医院
郭淑妮　绍兴护士学校

编委会名单（按姓氏汉语拼音排序）
边春鸽　诸暨市人民医院
黄　超　绍兴护士学校
蒋高霞　南京卫生学校
廖翠云　浙江省人民医院
金　涛　绍兴护士学校
楼锦珊　绍兴护士学校
路丽娜　上海健康学院附属卫生学校
沈丹宇　桐乡市卫生学校
寿培璐　绍兴护士学校
寿　婷　诸暨市技师学院
王红燕　浙江大学医学院附属妇产科医院
王宋超　嘉兴市第二医院
夏文娜　舟山群岛新区旅游与健康职业学院
徐　育　湖州长兴卫生学校
章红亚　浙江大学附属第二医院
周爱君　金华职业技术学院
周慧萍　杭州市中医院丁桥院区
朱炜琴　空军杭州特勤疗养中心疗养二区

出 版 说 明

护理学是一门面向全生命周期,以维护、促进、恢复健康,提高生命质量为目标,集自然科学、社会科学和护理理论、知识、技能的综合性应用科学,是医学科学的重要组成部分。随着经济社会的快速发展、人类疾病谱改变以及人口结构的变化,公众对健康的追求不断提高,随之而来是对护理服务的需求和质量提出了新的要求,亟须卫生类院校培养更多的具有扎实的护理专业理论与技能、一定的国际视野和知识迁移能力,适应职业岗位需求的实用型、发展型人才。

2010 年,护理专业中职与高职的贯通式教育培养试点在上海率先启动。随后,聚合高校和中职力量,以长学制培养护理技能型人才的贯通式教育在各地陆续实施。经过近十年的探索与实践,贯通式教育在为学生开辟一体化专业成长通道的同时,从护理职业教育的新生力量逐渐成长为重要的培养模式。

为贯彻落实《国家职业教育改革实施方案》关于"进一步办好新时代职业教育""适应'互联网＋职业教育'发展需求"的精神,根据《国务院办公厅关于深化医教协同进一步推进医学教育改革与发展的意见》中提出的"调整优化护理职业教育结构""积极推进卫生职业教育教学改革"的要求,在"健康中国 2030"战略和长三角地区一体化发展的背景下,我们整合了沪、苏、浙、皖三省一市的护理职业教育优质资源以及临床专家、技术骨干,策划并编写了本套教材。本套教材旨在适应现代职业教育发展的要求,符合护理专业高水平技能型人才培养的需要,体现学校教育与临床实践的紧密对接,发挥学生自主学习能力,为护理专业贯通式职业教育教学改革提供可选择、可使用的教材支持。

整套教材主要体现以下四个特点:

(1) 整合性:打破学科界限,以"器官－系统"为主线,按"形态－功能－病理－药理－诊断－护理"整合医学基础课程和临床护理课程,实现基础与临床的纵向融合,注重培养学生解决实际问题的能力,也可满足 PBL 等的教学应用。

(2) 适用性:突出能力培养导向,注重专业教育与岗位需求的对接、课程教学与临床实践的对接,理论知识以"必须、够用"为基本原则,教材内容兼顾执业资格考试要求。

(3) 一体化:编写团队中包括高校、中职校的教师以及护理行业专家、一线技术骨干,充分体现了贯通式培养的培养模式一体化、课程设置一体化、教学内容一体化,也体现了护理职业教育的产学一体化。

(4) 实用性:以传统纸质教材为基础,配套数字教学资源,在保持科学性的前提下,为书包减负,让课堂翻转,达到既可教学又可自学,既能学深也能浅斟的目的,数字化教学资源可让教材变为学材,促进学生自主学习、主动学习。

本套教材共 20 册,包括"器官－系统"整合式教材 9 册、专业基础和技能类教材 11 册,主要适用于护理专业贯通式教育教学,也可供护理专业中、高职教学参考。

在本套教材即将出版之际,特别感谢编委会全体成员的辛勤付出,感谢编者所在单位对教材编写过程给予的大力支持!限于编写时间和编写者的学识水平,教材中难免存在疏漏和不妥之处,恳请广大师生和读者提出宝贵意见,以便在修订过程中予以完善。

前　言

　　随着社会和现代医学的发展,护理教育理念也在不断更新、进步,新理论、新知识和新技术相继面世,对高素质技能型护理专业人才的需求日益增长。为了适应社会的发展,提高护理专业人才培养质量,推进护理专业中等职业教育教学与高等职业教育教学标准的有机衔接,我们组织全国多所院校教师精心编写了《基础护理》。这本核心教材是护理专业最重要的课程之一,是护生学习其他专业知识的入门课程,可供中、高职或五年贯通护理专业学生使用。

　　我们编写这本教材,遵循护理职业教育的特色,在教材的内容和形式上,力求既适合护生的自主性学习,也适合教师的引导性教学。以岗位所需要的基本理论、基本知识、基本技能为目标,以"实用、够用"为原则,以现代护理教育理论为指南,突出"以人为本"的现代护理观,培养学生运用护理学知识与技术而确定教材内容的知识结构。

　　本书共分二十一章,其中第一至六章为护理学基础理论,包括护理学发展史、护理学基本概念、护理理论及相关理论、护理程序等;第七至二十一章为护理基本技术操作内容。本教材在内容编写上力求详略得当、简明扼要、重点突出、层次分明,具有以下特点:一是内容新,及时将学科发展的新理念和新进展引入教材内容之中。二是概念新,突出

"以健康为中心"的护理理念和护理职能;以"护理程序"为工作方法应用于护理各领域,分析了护理理论与护理实践的关系。三是每章前、后增设学习目标、思维导图和思考题,引领本章节的知识点,在增强逻辑认识的同时帮助学生了解教学要求及检验学习效果。四是每项护理技术均以目的、操作程序、注意事项三大模块进行阐述,操作程序中按照护理程序的步骤依次说明,实施环节以表格形式分层展现,列有"操作步骤""具体过程""重点说明"三部分,注重突出技能。五是增加知识窗、临床应用,以提高学生的学习兴趣、拓宽学生的视野,使学生了解护理学前沿知识。此外,本教材还配有操作视频资源、配套 PPT 教材、试题库,有助于学生的学习和教师的教学。

在整个教材编写过程中,承蒙参编院校领导和同仁们的大力支持以及参编老师的积极努力和通力合作,其中编委们参阅了大量的有关书籍和文献资料,在此对这些文献的写作者谨表衷心的感谢!

限于编者的能力和水平,书中若存在错误和疏漏之处,恳请使用本教材的师生、读者和护理界同仁谅察并惠予指正。

周爱君　寿　菲

2022 年 3 月

目　　录

第一章 绪 论

章前引言

　　护理学是一门以自然科学与社会科学为理论基础,研究有关预防保健、疾病治疗、康复过程中的护理理论、知识、技术及发展规律的综合性应用科学。其研究内容及范畴涉及影响人类健康的生物、心理、社会、文化、精神等各个方面的因素,通过应用科学的思维方法对各种护理学现象进行整体研究,以探讨护理学的本质及其发展规律。护理学既是一门科学,也是一门艺术。

·学习目标·

(1)知道护理学的发展史、护理学各发展阶段的主要事件。

(2)理解护理学的任务、护理工作方式内涵。

(3)能简述南丁格尔对护理学的伟大贡献,学习南丁格尔精神。

(4)能在学习、工作中运用南丁格尔精神,具备高度同理心、爱心、耐心及责任心。

思维导图

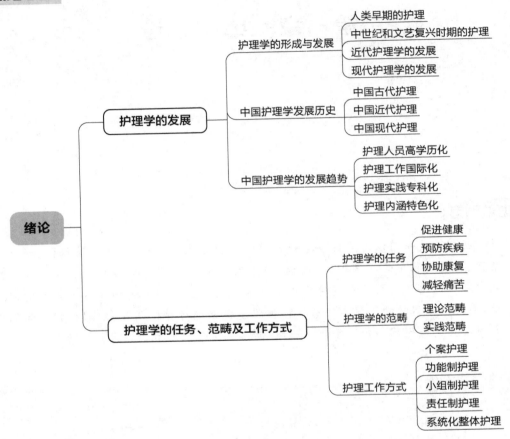

绪论

- **护理学的发展**
  - 护理学的形成与发展
    - 人类早期的护理
    - 中世纪和文艺复兴时期的护理
    - 近代护理学的发展
    - 现代护理学的发展
  - 中国护理学发展历史
    - 中国古代护理
    - 中国近代护理
    - 中国现代护理
  - 中国护理学的发展趋势
    - 护理人员高学历化
    - 护理工作国际化
    - 护理实践专科化
    - 护理内涵特色化
- **护理学的任务、范畴及工作方式**
  - 护理学的任务
    - 促进健康
    - 预防疾病
    - 协助康复
    - 减轻痛苦
  - 护理学的范畴
    - 理论范畴
    - 实践范畴
  - 护理工作方式
    - 个案护理
    - 功能制护理
    - 小组制护理
    - 责任制护理
    - 系统化整体护理

案例导入

　　患者,李某某,女,51 岁。5 年前受凉后出现咳嗽伴喘息,诊断为"支气管哮喘"住院治疗。近 1 周,在无明显诱因下上述症状突然加重伴咳痰,再次以"支气管哮喘"收住入院。护士小王为患者进行护理,对其病情进行密切观察并及时记录。遵医嘱给予抗感染、止咳、化痰、平喘等药物对症治疗 1 周,症状缓解较明显。住院期间,护士小王对李某某进行用药、饮食、活动、休息等方面的健康宣教,告知其注意保暖,预防感冒引起的病情反复。患者症状好转后与医护人员协商近期出院。

　　问题:

　　(1) 上述情景中护士小王采用了何种护理工作方式?

　　(2) 护士小王在护理工作中完成了哪些护理内容?

　　(3) 从上述情景中,体现出护理工作的主要任务是什么?

第一节 护理学的发展

一、护理学的形成与发展

1. 人类早期的护理

（1）自我护理：自从有了人类就有了护理活动。远古时代人类居住在山林和洞穴之中，靠捕鱼、打猎、采集食物谋生，条件十分艰苦。一旦患病或受伤，不会救治，寿命很短。在与自然界的生存斗争中，人类积累了许多生活和生产经验，逐渐形成"自我保护"式的医疗照顾。如用溪水清洗伤口，防止伤口恶化；学会钻木取火后，促使人类认识到熟食可减少胃肠道疾病；可以用烧热的石头置于患处，减轻疼痛等。

（2）家庭护理：为了在艰苦的环境中求生，人们逐渐选择群居生活，以便互相帮助来抵御天灾人祸，逐渐形成以家族为中心的母系社会。人们开始分工协作，男人负责渔猎耕种，妇女负责照顾家族、哺育子女。当家族成员出现伤病时，妇女便开始担负起照顾家中伤病员的任务，逐渐形成了原始社会"家庭式"医护合一的照顾方式。

（3）宗教护理：在原始社会，人类缺乏科学的认知，遇到天灾人祸或者一些无法解释的自然现象，常认为与鬼神有关。所以人类常把疾病看成是神灵主宰或魔鬼作祟，随之产生了宗教和迷信。他们用捶打、放血、泼冷水等方法"治疗"患者，衍生出新的身份——巫师；他们通过祈祷、念咒等方式祈求神灵帮助，以减轻病痛。医疗照护长期与宗教和迷信活动联系在一起，形成了早期的"宗教护理"。后来，人们在照顾伤病员过程中，经过实践和思考，一些人逐渐摒弃巫术，而采用原始的医术，使医-巫逐渐分开。在一些文明古国，如中国、印度、埃及、希腊、罗马等国，开始运用止血、包扎、伤口缝合及催眠术等方法处理伤痛和疾病，并有了关于疾病治疗、疾病预防、公共卫生等医护活动的记载。

公元初年，基督教的兴起对医疗护理工作影响深远。在教会的影响下，护理带有强烈的宗教色彩，并没有真正的科学意义。在基督教博爱、济世的教义思想引导下，神职人员在宗教活动过程中开展医病、济贫等慈善事业，并建立了一些医院。从事护理工作的人员主要是修女。她们没有接受过正规的护理训练，但具备奉献精神，得到社会的认可和赞美。这是以宗教意识为主要思想的护理的最初阶段，也是早期护理工作的雏形，对以后护理事业的发展有良好的影响。

2. 中世纪和文艺复兴时期的护理

1）中世纪的护理 中世纪护理的兴衰，主要受宗教与战争的影响。

（1）宗教：在中世纪的欧洲，由于政治、经济、宗教的发展，各国先后建立了数以百计的医院，将其作为特定的慈善机构，为老人、患者和穷人提供照料。其中护理工作主要由修女承担，她们以丰富的经验和良好的道德品质提高了护理工作的社会地位，推动了护理事业的发展。在这一时期,形成了一些为患者提供初步护理的宗教、军队和民俗性的护理社团,使护理服务逐渐由"家庭式"转向了"社会化和组织化服务"。

(2)战争:12—13世纪,欧洲基督教徒和穆斯林教徒为争夺圣城耶路撒冷,展开了长达200年的宗教战争,因参战士兵佩戴白十字标志,也被称为十字军东征。由于连年战乱,伤寒、麻风、丹毒、疟疾等传染病大肆流行,伤病员增多。加之当时的医院设备简陋,床位不足,管理混乱,护理人员不足且缺乏护理知识,患者病死率很高。此外,受到宗教的束缚和影响,有些医院在神职人员掌控之下,要求患者通过祈祷、斋戒来拯救灵魂,并不真正致力于提高医疗护理的水平。因此,当时的护理工作多限于简单的生活照料。

2)文艺复兴时期的护理　文艺复兴时期,西方国家又称为科学新发现时代。十字军东征沟通了东西方文化,医学同文学、艺术、科学等领域一样,有了长足的进步。在此期间,许多图书馆、大学、医学院校应运而生,医学科学的迅猛发展涌现出许多著名的先驱者。1543年,比利时医生安德烈·维萨里出版了第一部科学的人体解剖学著作——《人体的构造》,被称为近代解剖学之祖。1628年,英国医生威廉·哈维发表了著名的《心血运动论》,对血液循环中心脏与血管的关系进行了科学的描述。但此时护理的发展却与医学的进步背道而驰,主要原因有以下几点:①当时社会重男轻女,妇女得不到良好的教育;②中世纪末期教会腐败,战争频发,致使很多教会和修道院被摧毁,医院被迫停办,男女修士也离开了医院,导致患者无人照顾;③工业革命在带来经济繁荣的同时改变了人们的价值观,削弱了牺牲、奉献和乐于助人的精神,社会上很少有人愿意参与济贫扶弱的社会福利事业。护理事业不再由神职人员担任,新的护理人员大多为谋生而来,缺乏文化素养和专门的训练,服务态度差,导致护理质量大幅度下降,很多人患病之后不愿去医院,至此护理工作停滞不前长达200年之久,被称为护理史上的黑暗时代。

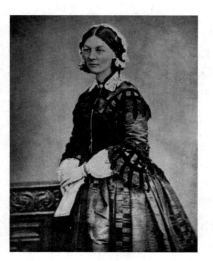

图1-1　弗罗伦斯·南丁格尔

3.近代护理学的发展

19世纪中叶,弗罗伦斯·南丁格尔(图1-1)首创了科学的护理专业,逐步将护理带入了科学的发展轨道,这是护理学发展的一个重要转折点,也是护理专业化的开始。南丁格尔一生致力于护理事业,功勋卓著,被誉为近代护理学的创始人。她在护理学科的建立和护理学专业形成过程中做出了开创性的贡献,主要包括以下几点。

(1)提出科学的护理理论:南丁格尔一生撰写了大量的笔记、报告及论著,其中最著名的是在1858年撰写的《医院札记》和1859年撰写的《护理札记》。《护理札记》被认为是每个护士必读的经典著作。南丁格尔撰写的《影响英军健康、效率与医院管理问题摘要》的报告被认为是当时最有价值的医院管理相关文献。南丁格尔先进的护理理念和思想对当今的护理实践仍有其指导意义,她的论著奠定了近代护理专业的理论基础。

（2）首创科学的护理专业:南丁格尔认为"护理是一门艺术,需要以组织性、实务性及科学性为基础"。她将护理从医护合一的状态中分离出来,带领护理走向科学的专业化轨道。她对护理专业及其理论的概括和精辟论述,形成了护理学知识体系的雏形,奠定了近代护理理论基础,推动护理学成为一门独立的科学。

（3）致力于护士学校的创建:南丁格尔坚信护理工作是一门正规的职业,必须由接受过正规训练的护士担任。1860年,南丁格尔用英国政府在克里米亚战争后给自己的奖金,加上后期的募捐所得,在英国伦敦的圣托马斯医院创办了世界上第一所正规的护士学校,为现代护理教育奠定了基础。1860—1890年,该校共培养护理学专业学生1000余名,她们在工作中弘扬南丁格尔精神,推行南丁格尔教育模式,促进了护理事业的迅速发展。

（4）创立一整套护理制度:南丁格尔首先提出护理要采用系统化的管理方式,由护士担负起护理患者的责任;并给予护士适当的权利,充分发挥其潜能。同时,要求每个医院必须设立护理部,由护理部主任负责护理管理的工作。此外,她还制订了关于医院设备及环境方面的管理要求,提高了护理工作的质量和效率。

📖 **拓展阅读1-1 南丁格尔生平**

由于南丁格尔功绩卓著,为表彰并支持她的工作,英国国民募捐建立了南丁格尔基金。1907年,英国国王授予她最高国民荣誉勋章,这是英国第一位受此殊荣的女性。为永久纪念这位护理专业的奠基人,英国伦敦和意大利佛罗伦萨都为她铸造了铜像。1912年,国际护士会确定将南丁格尔诞辰日5月12日作为国际护士节。同年,在华盛顿召开的第九届国际红十字大会上,颁发了第一届南丁格尔奖章（图1-2）,作为全世界护士的最高荣誉,每两年颁发一次。我国于1983年首次参加南丁格尔奖评选活动,护理专家王琇瑛获得1983年第二十九届南丁格尔奖章,至2019年我国已有80名护士获此殊荣。

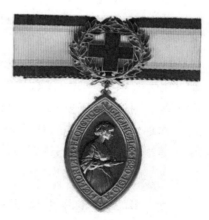

图1-2 南丁格尔奖章

📖 **拓展阅读1-2 中国南丁格尔奖章获得者名单**

4. 现代护理学的发展

（1）以疾病为中心:19世纪后期至20世纪前叶是现代护理发展初期,随着社会的进步,医学逐步摆脱了宗教和神学的影响。但是对疾病的认识仍然存在局限性,认为"有病就是不健康,健康就是没有病",一切诊疗活动都是以治疗疾病为目的。而此时,护理还没有形成自己的理论体系,"以疾病为中心"、协助医生进行治疗是这一时期护理工作的主要内容。

此阶段的护理特点：①护理已成为一门专门职业，护理从业者需要提前接受专门培训；②护理工作主要是执行医嘱并完成护理操作，护理管理者将护理操作技能作为护理质量的主要指标；③护理从属于医疗，护士是医生的助手；④护理尚未形成独立的理论体系，研究领域局限，束缚了护理专业的发展。

（2）以患者为中心：20世纪中叶，随着科技发展和人们生活水平的提高，人们开始重视心理、环境、生活方式对健康的影响。社会科学中出现了许多富有影响力的学说，如系统论、人的基本需要层次理论等，为护理学说的发展奠定了基础。1948年，世界卫生组织（World Health Organization，WHO）提出了新的健康观，为护理研究提供了广阔的领域。1955年，美国护理学者莉迪亚·海尔莉首次提出"护理程序"，将人看作一个整体，护理从此有了科学的工作方法，护理由"以疾病为中心"转向了"以患者为中心"的发展阶段。

此阶段的护理特点：①强调护理是一个专业，护士不再单纯执行医嘱，需要应用护理程序对患者进行整体护理；②在吸收相关学科的基础上，护理学结合实践经验，逐步形成了自己的知识理论体系；③护理场所仍然局限于医院之中，并未涉及全民健康与群体保健。

（3）以人的健康为中心：20世纪后期社会经济迅速发展。1977年，美国医学家恩格尔提出了"生物-心理-社会医学模式"，将人看作具有生理及社会心理需求的整体。医学模式的转变推动了护理模式的变革，推动护理工作朝着"以人的健康为中心"的方向前进。

此阶段的护理特点：①护理学已经发展为一门独立的为人的健康服务的应用型科学；②护士角色多元化，不仅是医生的合作伙伴，还可以成为独立的照护者、教育者、管理者等；③护理场所多元化，不再局限于医院之中，护士广泛从事健康管理与保健服务，将工作环境拓展到家庭、社区等；④服务对象整体化，护理的服务对象是整体的人，护理的主要工作是协助人们达到最佳的健康潜能状态；⑤护理教育水平与护理科研能力不断发展，护理学已经成为独立的科学，具备了专业的自主性。

二、中国护理学发展历程

1. 中国古代护理

我国传统医学有自己独特的理论体系，医、药、护不分家，有"三分治，七分养"的说法。许多经典医学巨著记载着丰富的护理技术和理论内容。我国最早的医学经典《黄帝内经》中记载的"肾病勿食盐""怒伤肝、喜伤心……"等，阐明了疾病与饮食、精神状态的关系；三国时期，名医华佗编创"五禽戏"，提倡强身健体。唐代杰出医药学家孙思邈在其著作《备急千金要方》中提出："凡衣服、巾、帕、枕、镜不宜与人同之"，强调了隔离预防的知识。此外，有关口腔护理的重要性和方法也有记载，如"早漱口，不若将卧而漱，去齿间所积，牙亦坚固"等。祖国医学是中华历史文明流传的瑰宝，中医护理虽然没有形成独立的学科，但为我国护理学的产生与发展奠定了丰富的理论与技术基础。

2. 中国近代护理

1835年，美国传教士兼医生帕克在广州开设了第一所西医院。两年后，医院通过短训班培训护理人员。

1840年，鸦片战争以后，大量传教士进入中国，除了建立教堂传教，还修建了一些医院和学校。护理理念便随着传教士、医生和护士进入中国。

1884年，接受过南丁格尔式护校教育的美国护士麦克奇尼作为第一位来华护士，在上海妇孺医院推行"南丁格尔护理制度"。

1888年，美国人约翰逊在福州开办了我国第一所护士学校。

1909年，"中华护士会"在江西庐山牯岭正式成立。学会的主要任务是制订和统一护士学校的课程，编译教材，办理学校注册，组织毕业生会考和颁发护士执照。该学会于1937年更名为中华护士学会，1964年再次更名为中华护理学会并沿用至今。

1914年，时任"中华护士会"副理事长的钟茂芳认为从事护理工作的人员应具有必要的科学知识，故将"nurse"一词译为"护士"，一直沿用至今。

1915年，美国洛克菲勒基金会出资购买了"北京协和医学堂"，后改名为"北京协和医学院"。

1920年，协和医学院建立了协和高等护士专科学校，这是中国第一所具有本科教学水平的护士学校。

同年，我国第一份护理专业报刊——《护士季报》创刊。

1922年，中华护士会成为国际护士理事会（International Council of Nurse，ICN）第11个会员国。

1931年，"中央红色护士学校"在江西汀州成立，是我国第一所公立护士学校。

1934年，教育部成立中央护士教育委员会，正式将护理教育纳入国家的教育体系。

1936年，当时的卫生部开始管理护士注册事宜。要求护理学校毕业生参加会考，考核通过后经注册领取护士证书。

抗战时期，护理的发展也是困难重重。1941年，延安成立了"中华护士学会延安分会"。1941年和1942年，毛泽东同志先后为护士题词："护理工作有很大的政治重要性"和"尊重护士，爱护护士"。

至1949年，全国共183所护士学校，共计护士32800余名，但远远无法满足当时人民的医疗保健需求。

3. 中国现代护理

1950年，第一届全国卫生工作会议在北京召开。此次会议对护理专业教育进行统一规划，停办高等护理教育，确定中等专业教育为培养护士的唯一途径。

1983年，天津医学院率先在国内开设了5年制本科护理专业，学生毕业后获得学士学位。从此，中断了30年的中国高等护理教育获得恢复。

1992年，经国务院学位委员会审定，批准北京医科大学护理系开始招收护理硕士生。

1993 年,中华护理学会第 21 届理事会设立了护理科技进步奖,每两年评选一次。标志着我国护理科研正迈向快速发展的科学轨道。

同年,卫生部公布《中华人民共和国护士管理办法》;并于 1995 年 6 月举行了首次护士执业考试,合格者获职业证书方可申请注册。从此,我国护士职业走上法制化管理的道路。

2000 年,浙江大学医学院附属邵逸夫医院开始设立专科护士角色,培养了第一位糖尿病专科护士和伤口造口专科护士。

2004 年,中国协和医科大学(原北京协和医学院)护理学院与美国约翰霍普金斯大学护理学院联合创建我国首个博士项目。

至此,我国护理教育正式形成了中专、大专、本科、硕士、博士 5 个学历层次的护理教育体系。

2008 年 5 月 12 日,中国《护士条例》开始实施。

2011 年,国务院学位办公室颁布新的学科目录,护理学正式成为一级学科,为护理学科的发展提供了更大的发展空间。

2014 年,在"5·12 国际护士节"座谈会中指出:截至 2013 年底,中国注册护士达到 278.3 万,医护比例倒置问题得到扭转。

三、中国护理的发展趋势

1. 护理人员高学历化

在"健康中国"的大背景下,人们对健康的需求日益增加。2014 年,习近平总书记在江苏调研时指出:"没有全民健康,就没有全面小康"。为了适应时代潮流和市场需求,护理人员必须不断学习新的知识和技能来提高自己的能力和水平。护理教育也应当依据市场对人才规格的需求,逐步调整学历层次结构。我国注册护士的学历构成将从以中专为主向大专甚至本科以上学历转变,但本科及其以上学历层次的教育还需进一步加强。高学历的护理教育对护理科研的发展、护理学科体系的发展具有重要作用。在护理教育的过程中,还须注重综合素质的培养,着重发展学生提出问题、独立分析、解决问题的综合能力。

2. 护理工作国际化

随着全球经济一体化,护理领域国际化的交流合作也日益增多,知识和人才的交流日趋频繁。全世界的护理人力资源匮乏,护理人才缺口较大,中国护士有机会进入国际市场就业。面对这种国际化发展趋势,21 世纪的护理人才应该是具有国际意识、国际交流能力、国际竞争力和相应知识与技能的高素质人才。

3. 护理实践专科化

专科护士(advanced practice nurse,APN)设立是高级护理实践的第一步。2007 年,卫生部制定并公布了《专科护理领域护理培训大纲》,对专科护士培训及认证工作进行了明确规定。虽然目前专科护士资质认定尚无国家级统一的考试标准,但近年来各省护理学会相继开展重症医学、手术室、急诊、糖尿病及伤口造口等专科护士教育。随着医学分科越来越细,护理责无旁贷。专科护士大多学历层次较高,临床经验丰富,能在常规护理基础上更好地处理专科特殊护理工作,促进护理学科专业化发展。

4. 护理内涵特色化

祖国医学博大精神,2020 年全球暴发新型冠状病毒肺炎疫情,中国抗疫成果出众,中医的治疗作用不可低估。如何将中医学理论、技术融会贯通于现代护理理论、技术之中,将是 21 世纪我国护理的重要任务之一。

第二节 护理学的任务、范畴及工作方式

一、护理学的任务

随着护理学科的发展,护理工作从"以疾病为中心"向"以人的健康为中心"转变。1978 年,WHO 指出:"护士作为护理的专业工作者,其唯一的任务就是帮助患者恢复健康,帮助健康人促进健康"。随着健康定义的扩展,以患者的生理、心理和社会为中心的整体护理思想已经建立。护理学的任务是在尊重人的需要和权利的基础上,提高人的生命质量。通过护理工作,保护并提高全人类的健康水平。

1. 促进健康

促进健康是帮助个体、家庭和社区获取在维持或增进健康时所需要的知识及资源。促进健康的目标是帮助护理对象维持最佳健康水平或健康状态。这类护理实践活动包括:教育人们对自己的健康负责、建立健康的生活方式、提供有关合理营养和平衡膳食方面的咨询、解释加强锻炼的意义、告知吸烟对人体的危害、指导安全有效用药、预防意外伤害和提供健康信息以帮助人们利用健康资源等。

2. 预防疾病

预防疾病是人们采取行动积极地控制不良行为和健康危险因素,以预防和对抗疾病的过程。预防疾病的目标是通过预防措施帮助护理对象减少或消除不利于健康的因素,避免或延迟疾病的发生,阻止疾病的恶化,限制残疾,促进康复,使之达到最佳的健康状态。预防疾病的护理实践活动包括:开展妇幼保健的健康教育;增强免疫力,预防各种传染病;提供疾病自我监测的技术,以及临床和社区的保健设施等。

3. 协助康复

协助康复是帮助护理对象在患病或出现影响健康的问题后,改善其健康状况,提高健康水平。协助康复的目标是运用护理学的知识和技能帮助已经出现健康问题的护理对象解决健康问题,改善其健康状况。这类护理实践活动包括:为患者提供直接护理,如执行药物治疗、提供生活护理;进行护理评估,如测量生命体征等;与其他卫生保健专

业人员共同协助残障者参与他们力所能及的活动,将残障损害降到最低限度,指导患者进行康复训练活动,使其从活动中得到锻炼、获得自信,以利恢复健康。

4. 减轻痛苦

减轻痛苦是指护士掌握并运用护理知识和技能在临床护理实践中,帮助处于疾病状态的个体解除身心痛苦战胜疾病。这方面的护理实践活动包括:帮助患者尽可能舒适地带病生活;提供必要的支持以帮助其应对功能减退或丧失;对临终患者提供安慰和关怀照护,使其在生命的最后阶段能获得舒适,从而平静、安详、有尊严地走完人生旅程。

二、护理学的范畴

护理学(nursing science)是一门自然科学和社会科学相结合的综合性应用型学科,是为健康服务的一门科学。随着社会的进步,人民生活水平不断提高,对健康的需求与日俱增,护理学已经由简单的医学辅助逐渐发展为健康科学中的一门独立学科。

1. 护理学的理论范畴

护理学理论体系是护理实践的指导基础,是对护理现象系统的、整体的看法,以描述、解释、预测和控制护理现象。20世纪中叶,国外许多护理学家开始摸索并发展出了一些护理概念框架和理论模式,如奥瑞姆的自理理论、罗伊的适应理论、纽曼的健康系统模式等,为护理知识体系的建立奠定了良好的基础。

随着护理实践新领域的开辟,护理学与自然科学、社会科学、人文科学进一步交叉渗透,将会建立和发展更多的护理理论内容,使护理学理论体系日益充实和完善。

2. 护理学的实践范畴

1)医院护理

(1)基础护理(basic nursing):以护理学的基本理论、基本知识和基本技能为基础,结合患者生活、心理、治疗和康复的需要,满足患者的基本护理需求。如:口腔护理、饮食护理、排泄护理及用药护理等,基础护理是各专科护理的基础。

(2)专科护理(specific nursing):以护理学及相关学科理论为基础,结合各专科患者的特点及诊疗要求,为患者提供护理。如:各专科患者常规护理、急救护理等。

2)社区护理 以临床护理的理论、技能为基础,根据社区的特点,结合公共卫生学,对社区范围内的个人、家庭及社会群体开展集预防、保健、医疗、康复、健康教育及计划生育技术指导"六位一体"的医疗保健工作。帮助人们建立良好的生活方式,促进全民健康水平的提高。

3)护理管理 运用现代管理学的原理和方法,通过计划、组织以及对人力、物力、财力资源进行指导和控制,为患者提供有效而经济的护理服务提高护理工作的效率,提高护理工作质量。

4)护理教育 以护理学和教育学理论为基础,有目的地培养能适应现代医学模式转变和护理学发展需要、能满足现代护理工作需求的护理人才。护理教育分为基础护理学教育、毕业后护理学教育和继续护理学教育三大类。基础护理学教育分为中专、大专和本科教育；毕业后护理学教育包括岗位培训教育及研究生教育等；继续护理学教育是对从事护理实践的人员提供以学习新理论、新知识、新技术和新方法为目标的终身在职教育。

5）护理科研　运用观察、科学实验、调查分析等方法揭示护理学的内在规律，促进护理理论、知识、技能和管理模式的更新和发展。

三、护理工作方式

1. 个案护理

个案护理也称专人护理或特别护理，由一名护士在当班期间承担一位患者的护理工作，即由专人负责实施个体化护理的方式，适用于危重患者护理或某些特殊患者和临床教学需要。护士负责完成对患者的全部护理活动，责任明确；且能全面掌握患者的情况，及时满足患者的各种护理需要；同时在工作中可以使护士的才能得到充分发挥，体现个人才能，满足其成就感，并能建立良好的护患关系。但这种工作方法耗费大量人力，且护士只能在班负责，不能实施连续性护理。

2. 功能制护理

功能制护理是一种以疾病为中心的护理模式，以工作任务为导向，将患者所需的护理活动依据工作性质机械地分配给护理人员。主要包括协助医生诊断和治疗、执行医嘱、完成各项护理操作。护士被分为办公室护士、治疗护士、巡回护士等，这是一种流水作业的工作方法，适用于护理人力资源缺乏、工作任务繁重的科室。该模式下护士分工明确，任务单一，易于组织管理，节省人力。但这种工作方式使护理工作从属和附着于医疗，护士只是医生的助手，工作内容机械单调，责任不清，忽视人的整体性，对患者的病情、疗效、心理状态缺乏系统的了解，使护士难以获得认同与尊重，工作满意度下降。

3. 小组制护理

小组制护理是指以分组的形式对患者进行整体护理。小组成员由不同级别的护理人员组成，组长负责制订护理计划和措施，安排小组成员完成工作任务，共同实现护理目标。每组分管 10～15 名患者。小组制护理能充分调动护理人力资源的潜能，发挥团队合作精神，为患者提供综合性护理服务，护士工作满意度及地位得到提高。但这种护理方式导致护士个人责任感相对较弱，小组成员之间需要一定时间进行磨合与沟通。

4. 责任制护理

责任制护理是以患者为中心，由责任护士运用护理程序，对患者的身心健康实施有计划、有目的的整体护理。每位患者由一名责任护士负责，对患者实行 8 小时在岗、24 小时负责制的护理。责任护士需全面评估患者的情况，确定护理诊断，制订护理计划，实施护理措施，并追踪评价护理效果。责任护士未在岗时，由辅助护士和其他护士按责任护士制订的计划实施护理。责任制护理责任明确，充分发挥护士的主观能动性，能全面地了解患者的情况，为患者提供连续、整体、个性化的护理。患者增加了安全感，护患关系更加密切。但此种护理方式对责任护士能力水平要求较高,对护理人力资源需求量较大,护士工作心理压力和风险明显增加,而且要求做到 24 小时对患者全面负责难以实现。

5. 系统化整体护理

系统化整体护理是以现代护理观为指导,以护理程序为核心,在责任制护理基础上对护理方式的进一步丰富和完善。护士以患者为中心,强化基础护理,全面落实护理责任制,提升护理服务水平。以责任护士的方式对患者进行全程护理和管理,为患者提供全面、全程的整体护理,包括生活护理、病情观察等,将患者的治疗、康复、健康指导融为一体。系统化整体护理从本质上摒弃了医嘱加常规的被动局面,护理人员的主动性、积极性和潜能得到充分发挥;运用护理理论和技能为患者提供优质的护理服务,显示了护理专业的独立性和护士的自身价值,但其工作方式对护士能力水平有较高的要求。

（夏文娜）

PPT 课件　　复习与自测　　更多内容……

第二章　护士素质与角色

章前引言

　　护理工作的环境复杂多样,护理的对象也各不相同,这就要求护士能合理、正确地运用专业的护理知识,为患者提供高质量的护理服务。由于护理工作的专业性和特殊性,结合"整体性护理观念",提高护士的素质修养和明确护士的角色功能显得尤为重要。

学习目标

（1）具有主动培养护士素质的意识。

（2）理解护士角色的概念、护士素质的内容和要求,以及护士角色的功能。

（3）能描述护士素质的概念。

（4）学会灵活应用护士角色的功能为患者提供优质的护理服务。

思维导图

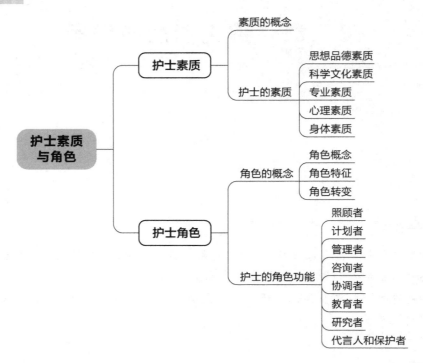

案例导入

　　患者,李大爷,70 岁。因呼吸困难,伴咳嗽,无法平卧就诊。急诊科以"急性肺水肿"收住入院。护士婷婷立即迎接新患者入院,为患者安排床单位,并为患者安置端坐卧位,遵医嘱为患者吸氧,与患者及家属沟通,收集与患者相关的疾病信息。

　　问题:

　　以上行为体现护士婷婷的什么素质?

第一节　护士素质

一、护士素质

1. 素质的概念

　　素质就是一个人在社会生活中思想与行为的具体表现,是指个体完成工作活动与任务所具备的基本条件与潜在能力。素质是指有机体与生俱来的生理解剖特点,即生理学上所说的"遗传素质",它是人的能力发展的自然前提和基础。同时也指在人的先天生理的基础之上,经过后天的教育和社会环境的影响,由知识内化而形成的相对稳定的心理品质及其素养、修养和能力的总称。人的素质一旦形成就具有内在的相对稳定的特征。所以,人的素质是以人的先天禀赋为基质,在后天环境和教育影响下形成并发展起来的内在的、相对稳定的身心组织结构及其质量水平。

素质是人的一种心理特征,也是人所特有的一种实力。拥有这种实力的人能成功地应对社会的各种需求,可以在不断变化的世界中做出有价值的创新和获得自我实现的目标。培养护士素质的真正含义是要养成他们既能适应社会和护理工作,又能充分实现个人价值和创造力的一种能力、一种心境、一种技巧。提高护士素质既能改善护患关系,又能一定程度提高护理质量。

2. 护士的素质

护士素质是在一般素质的基础上,结合护理专业的特点和特殊性,对护理工作者提出特殊的职业要求。护士素质不仅与医疗护理质量有密切的关系,而且是护理学科发展的决定性要素,是护士通过学习、反思和自我提升所获得的知识、能力和品质。护士素质的塑造和提高是一个不断学习和提高的过程。

1) 思想品德素质 是指人们在一定思想的指导下,在品德行为中表现出来的较为稳定的心理特点、思想倾向和行为习惯的总和。具体包括品性、行为、素养以及正确的人生观和价值观。

(1) 政治思想素质:热爱祖国、热爱党、热爱民众、热爱自己的事业,对护理事业有坚定的信念和强烈的归属感;具有明确的目标、远大的理想、崇高的道德境界及正确的人生观和价值观,能做到自尊、自爱、自立、自强,具有为人类健康服务的奉献精神。

(2) 职业道德素质:热爱自己的本职工作,以恭敬、严肃的态度对待自己的职业,对护理工作一丝不苟、尽心尽力、忠于职守,为实现职业目标而奋斗努力,实事求是地为患者做事,讲信用、守诺言。

📖 拓展阅读 2-1 慎独

2) 科学文化素质

(1) 基础文化知识:良好的科学文化素质是建立在基础文化知识之上的。护士必须具备一定的基础文化知识,包括相应的语文、数学、英语、物理、化学、生物及计算机应用等知识。

(2) 人文、社会科学知识:护理学是一门以自然科学与社会科学为理论基础的学科。随着护理理念的改变,现代护理学更关注全社会人的健康及的需要。护理学需要人文科学与社会科学知识,如哲学、经济学、政治学、历史学、法学、伦理学、语言学及心理学等。

3) 专业素质

(1) 扎实的专业理论知识:理论知识是否扎实决定了护士能否胜任护理工作。护士必须完成相对应专业课程的学习,并通过护士执业资格证的考试才可就业。

(2) 规范的实践操作能力:患者的护理安全由护士保障,而规范、精准、熟练的护理操作技能是护理安全保障的前提。如在危重患者的抢救中,静脉通道的建立、氧气的使用及心电监护仪的连接等。

(3) 敏锐的洞察能力:患者的病情瞬息万变、心理状况也复杂多样,护士应用专业知识及技巧,通过对患者的仔细观察收集患者的相关资料,从而及时发现患者的身心变化,预测及判断护理对象的需要,协助医生的诊断及治疗。

(4) 分析和解决问题的能力:护士在护理患者的过程中,面对患者现存的或潜在的健康问题,能果断准确地做出决策,并采取合理的方式加以解决。这就要求护士在整个护理过程中,拥有较强的综合分析问题和解决问题的能力。

(5) 评判性思维能力:评判性思维就是通过一定的标准评价思维,进而改善思维,是合理、反思性的思维。评判性思维能力既是思维技能,也是思维倾向。在临床护理实践中应用评判性思维可以鞭策护士不断反思,取得进步,从而实施有效的护理决策,使护理质量有效提升。

(6) 机智灵活的应变能力:患者的病情复杂多样,而通常护士是能够最早发现变化的。面对突发的意外情况,护士在工作中应做到反应敏捷、思维灵活,最大限度解决患者出现的问题。

(7) 独立学习和创新能力:护士在护理实践工作中遇到困难时,能独立思考解决问题的方法,并主动积极地查阅各项资料或咨询相关专家以解决问题。护士要不断地关注护理专业新的发展和变化,不断积累经验,汲取新的知识,弥补自己的不足之处,增强自己的工作能力。同时,要善于发现工作中的问题,发挥自己的创新能力解决问题。

4) 心理素质 护士是临床护理工作的主体,要提供最佳的护理服务就必须加强自身修养,有一个良好的精神面貌和健康的心理素质。如:积极向上、乐观自信的生活态度;稳定的情绪;不骄不躁的工作态度;临危不惧、沉着应对的职业素养。护士应具有良好的心境,乐观、开朗、稳定的情绪和较强的自控能力。在护理过程中,护士要善于调节自己的情绪,能做到换位思考,能理解患者、帮助患者、尊重患者。

5) 身体素质 身体素质一般是指人体在活动中所表现的力量、速度、耐力、灵敏、柔韧等功能。身体素质是一个人体质强弱的外在表现。护士工作紧张、繁忙,长期站立,精神高度集中,工作时间长而不规律,要想胜任在这种特殊环境下的特殊工作,就必须具备健康的体魄和饱满的精神状态。

第二节 护 士 角 色

一、角色

1. 角色概念

角色原是戏剧舞台中的用语,是指演员在舞台上按照剧本的规定扮演某一特定的人物。但人们发现现实社会和戏剧舞台之间是有内在联系的,即舞台上上演的戏剧是人类现实社会的缩影。因此,角色的含义为:处于一定社会地位的个体或群体,在实现与这种地位相联系的权利与义务中,所表现的符合社会期望的行为和态度的总模式。角色可理解为行为期待或规范,个体在社会中占有与他人地位相联系的一定地位,当个体根据他在社会中所处的地位而熟悉自己的权利和义务时,他就扮演着相应的角色。角色是一套社会行为模式,是由人的社会地位和身份所决定的,而非自定的,是符合社会期望(社会规范、责任、义务等)的。例如:护士角色是由学生在学校经过不断努力学习获得的,并且要在护理工作中按照护士的行为规范来约束自己的行为。

2. 角色特征

(1)角色具有多重性。社会是一个具有网状结构的关系系统,任何人都不可能处在某种单一的社会关系中扮演某种固定的角色。在不同的社会集体结构中,人占据的位置总是不同的,这就对人的行为程序、行为方式提出了不同的规范,要求人在不同的社会集体结构中按照不同的行为规范实施自己的行为,即扮演不同的角色。如一位女性,在家庭中,她是妻子,是母亲;在医院里,她是护士,可能同时又是技能团队的成员;在社会上,她是消费者、乘客等。

(2)角色之间相互依存。任何角色在社会中都不是单独存在的,而是与其他角色相互依存的。也就是说,一个人要完成某一角色,必须有一个或多个互补角色的存在。例如:要执行学生的角色,必须有教师的角色存在;要完成护士的角色,必须有患者角色的存在等。

(3)角色行为由个体完成。社会对每一个角色均有角色期望。角色期望不是单纯的行为组合,而是包含认识、态度、情感等因素的复杂综合体,它是由每个具有一定社会地位的人所拥有的权利、义务和责任所规定的。一个人的角色行为是否符合其所处的地位和所具有的身份,在很大程度上是看他是否遵从了角色期望。例如:医护人员应具备良好的医德医风,学生应遵守学校的规章制度。

3. 角色转变

角色转变就像演员在舞台上扮演不同的角色一样,人处在不同的社会地位、从事不同的社会职业(或中心任务)都要有相应的个人行为模式,即扮演不同的社会角色。每个人的一生都会获得多种角色,而不同角色又有不同的权利义务,当个体承担并发展一种新角色时,便会经历角色转变的过程。例如:护生在学校通过学习提升自己的知识储备和操作技能,通过考试获得护士资格证后成为一名护士,这是学生角色转变为护士角色的过程。角色转变是发展过程中不可避免的,角色转换时较常见的心理问题是出现角色冲突。角色冲突是指当一个人扮演一个角色或同时扮演几个不同的角色时,由于不能胜任或与角色期望相矛盾,而出现的心理和行为上的不适应和不协调状态。人的一生要变换很多的社会角色,而社会角色的转变往往不是那么容易实现的,角色冲突时有发生。

二、护士的角色功能

护士角色是指护士应具有的与职业相适应的社会行为模式。随着护理事业的发展,当代社会对护士的要求逐步提高,护士的主动性和独立性也随之增强,因此护士被赋予了多元化的角色。一般护理人员所扮演的多重角色如下。

(1) 照顾者:护士独特的功能就是在人们不能自行满足其基本需要时,提供各种护理照顾,以满足生理、心理、文化、精神等方面的需要,帮助人们促进健康、维持健康、恢复健康、减轻痛苦。因此,提供健康照顾是护士的首要职责,如食物的摄取、呼吸的维持、感染的预防和控制。

(2) 计划者:护士运用专业的护理知识和技能,收集护理对象的生理、心理、社会状况等相关信息,评估护理对象,提出护理问题,制订护理计划,并负责护理计划的实施和评价。

(3) 管理者:每个护士都有管理的职责。护理领导者管理人力资源和物资资源,组织护理工作的实施,管理的目的是提高护理的质量和效率;普通护士管理患者和病区环境,最大限度地满足患者的需要,促进患者早日康复。

(4) 咨询者:护士有责任为护理对象提供健康信息,给予预防保健等专业指导。护士运用独有的沟通技巧及知识技能,解答护理对象及家属的疑问,提供相关健康指导和心理安抚,使护理对象能认知自己的健康情况,同时积极、乐观地配合治疗。

(5) 协调者:护士与护理对象、家庭和其他健康专业人员需要紧密合作,相互配合和支持,维持有效沟通,做好协调,以便更好地满足护理对象的需要。

(6) 教育者:护士在许多场合行使教育者的职能。在医院,对患者和家属进行卫生宣教,讲解有关疾病的治疗护理和预防知识,同时也有带教护生的任务;在社区,向居民宣传预防疾病,保持健康的知识和方法;在护理学校,向护生传授专业知识和技能。

(7) 研究者:护理事业与护理科研密不可分。护士需要开展护理研究,善于发现问题,并解决复杂的临床问题,以及在护理教育、护理管理等领域中遇到的有关问题,完善护理理论,推动护理专业的发展。

(8) 代言人和保护者:护士是患者权益的维护者,护士有责任帮助患者理解来自各种途径的健康信息,补充必要信息,帮助患者做出正确的选择,为患者解决困难,保护患者的权益不受侵犯和损害。随着现代科技的发展,新型医疗设备的不断增加,护士应不断地学习,提升知识和技能,保证患者有安全的治疗环境,预防患者损伤和治疗带来的不良反应的影响。

随着社会的发展,医学模式的转变,现代科学技术的不断进步以及人们健康观念的转变,对护理的需求越来越高,对护士角色的需求也越来越多。为实现角色期待,护士必须加强角色学习,以便更好地完成角色功能。

(寿培璐)

PPT 课件　　复习与自测　　更多内容……

第三章　护理学的基础概念

章前引言

　　护理学是一门在自然科学和社会科学理论指导下的综合性应用学科,有其自身独特的理论体系。现代护理理论的基本框架是由人、健康、环境和护理4个基础概念构成的。护理人员的护理理念、护理学范畴、护理工作的内容及护理学的研究领域等与4个基本概念有着密切关系。

学习目标

　　(1)知道人、健康、环境与护理的基础概念。

　　(2)能描述人的基本需要、人的成长与发展、健康与疾病的关系及健康与环境的关系。

　　(3)能处理人与环境的关系。

　　(4)能区分人类基本需要的内容和特点,帮助患者满足其基本需要。

思维导图

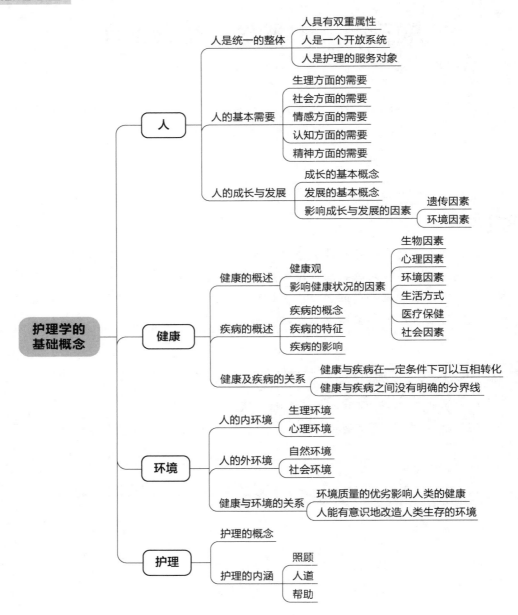

问题：

在此案例中，作为护士该怎样以患者为中心，针对其生理、心理、社会、精神及文化等各个层面的健康问题，采取科学、有效的护理对策，满足其需要，使其尽可能恢复到健康的最佳状态？

第一节 人

护理学研究和服务的对象是人，对人的认识是护理理论与实践的核心和基础，也决定了护理工作的性质和任务。

一、人是一个统一的整体

整体是指按照一定方式、目的有秩序排列各个个体的有机集合体。人是身心统一、内外协调、不断发展变化的有机整体，包括生理、心理、精神、社会、文化等各个方面。它们相互联系、依赖、作用，任何一方面的功能失调都会对整体造成影响，并在一定程度上引起其他方面的功能变化。例如：生理疾病可以影响人的心理和情绪的变化，反过来心理和精神疾病也会对身体产生影响。人体各方面功能的正常运转有助于整体功能的发挥，从而使人获得最佳的健康状态。

1. 人具有双重属性

人具有生物和社会双重属性。人的生物属性是指人是一个生物有机体，受生物学规律制约；人的社会属性是指人在社会发展中担当一定的角色，人有思想、有情感、从事创造性劳动并过着社会生活。因此，护士在护理实践中应从护理对象的生理、心理、社会、文化等各方面评估护理对象的健康问题，最大限度地满足个体的需要，以取得最佳的护理效果。

2. 人是一个开放系统

系统分为开放系统和密闭系统。开放系统是指不断地与其周围环境相互作用进行物质和能量交换的系统；密闭系统是指不与周围环境相互作用的系统。人作为一个生物系统，是由循环、神经、运动、呼吸及消化等多个子系统组成的，各子系统之间不断进行着物质、能量和信息交换。而在自然界的生态系统中，人又是一个开放的子系统，不断地与周围复杂的自然环境和社会环境进行着能量、物质、信息的交换。人的健康有赖于机体内部各子系统间的平衡与协调，以及机体与环境间的适应。护士在帮助护理对象维持内环境平衡的同时，应重视环境中的其他因素（人、家庭及社区等）对机体的影响，努力改善环境条件，提高个体对环境的适应性。

3. 人是护理服务的对象

随着护理学科的发展，护理的服务对象、服务内容在不断地扩大和拓展。护士不仅要注重患者的康复,更要注重维护人的健康。护理的服务对象不仅包括患者,还包括健康人;不仅包括个体,也包括家庭、社区和社会的群体。护理的主要功能不仅是维持和促进个人的健康,更重要的是达到提高整个人类社会的健康水平。

二、人的基本需要

人的基本需要是指个体为了维持身心平衡并求得生存、成长与发展,在生理和心理上最低限度的需求。护理的功能就是帮助护理对象满足其基本需要。人的基本需要可归纳为以下几个方面:

(1)生理需要:是与维持人的正常生理功能有关的需要,如呼吸、进食、休息、睡眠及排泄等,其主要作用是维持机体代谢平衡。

(2)社会需要:是指个人其他人或集体互动,如与他人沟通、交流、交友、被认同、被肯定及被爱等,其主要作用是维持个体心理与精神的平衡。

(3)情感需要:是指人的情感或感觉。人有喜、怒、哀、乐等各种情感,如遇到高兴的事会感到愉快;反之会产生焦虑、恐惧及愤怒等情绪反应。

(4)认知需要:指认知、思考,如不断学习想探究事物的真相,其主要作用是实现自身价值;如得不到满足,将会产生自卑、无助及无能的感觉。

(5)精神需要:指精神信仰、精神依托方面,如宗教信仰、祈祷等,其主要作用是寻求心灵上的慰藉。

当个体的基本需求得到满足时,就处于一种相对平衡的状态;当个体的基本需求得不到满足时,就可能陷入紧张、焦虑及愤怒等情绪中,出现机体的失衡进而导致疾病。因此,护士只有充分认识和掌握人类基本需要的内容和特点,才能协助护理对象解决健康问题,满足其基本需要,维持机体的平衡状态。

三、人的成长与发展

护理服务的对象是各年龄组的人。因此,护士必须对人的生命全过程的成长与发展有所了解,以便有效地判断护理对象是否出现了异常,从而为日常护理工作的主观观察和判断提供标准和依据。

1. 基本概念

(1)成长:是指个体在生理方面的量性增长。常用的人体可测量性生长指标有身高、体重、年龄及胸围等。

(2)发展:是指个体随着年龄增长及与环境间的互动而产生的身心变化过程。发展有5个特点:顺序性、可预测性、持续进行、是学习的结果和成熟的象征、整体性。

2. 影响成长与发展的因素

(1)遗传因素:遗传是影响人类成长与发展的基本因素。遗传的差异不仅影响人的身高、体重、肤色及外貌等方面,而且也影响人的性格、气质及能力等。

(2)环境因素:环境是影响人类成长与发展的重要因素之一,包括个人主要生活的家庭环境、个体学习知识迅速成长的学校环境以及能直接影响个体适应度的社会大环境。

护士面对的服务对象处于各个年龄阶段,具有不同的身心特征,而护理工作贯穿人的生命全过程。因此,护士需了解人类生命全过程的成长与发展的特点,把握各年龄阶段护理对象特有的身心特征和基本需要,提供有效的、个性化的护理服务。

第二节　健　　康

一、健康的概述

健康是一个复杂、多维、综合性且不断变化的概念,随着医学模式的转变以及疾病谱的变化,人类对健康内涵的认识也在不断深化。受不同的历史条件、文化背景、社会阶层、风俗习惯和价值观等因素的影响,人们对健康有不同的理解和认识。

1. 健康观

(1)传统的健康观:认为没有疾病就是健康。它没有回答健康的实质,也没有说明健康的特征,而是将健康与疾病视为"非此即彼"的关系,忽视了人们的心理特征和社会特征。

(2)现代健康观:世界卫生组织(WHO)于1948年将健康定义为"健康不仅是没有疾病和身体缺陷,还要有完整的生理、心理状态和良好的社会适应能力。"此定义从人的整体出发,摒弃了生物医学模式以有机体的生物指标作为评价个体的健康状况的唯一标准,不但重视有机体的生物学特征,还强调了人的心理状态和社会适应能力,提出了适应时代需要的新的健康观,有力地推动了生物-心理-社会医学模式的形成和发展。

(3)健康的概念:健康是随着人类社会的发展而发展的,1990年WHO关于健康的概念又有了新的发展,强调从社会公共道德出发,把道德修养纳入了健康的范畴,提出了新概念,即"健康不仅是没有疾病,而且包括躯体健康、心理健康、社会适应良好和道德健康"。新的概念告诉人们,健康不再是单纯的生理上的病痛与伤残,它涵盖了生理、心理、社会及道德健康,强调从社会公共道德出发,维护人类健康,要求每个社会成员不仅要为自己的健康负责,而且要为社会群体的健康承担社会责任。WHO的健康定义有许多优点:①它正确指出了健康不仅是没有疾病,弥补了"健康就是没有疾病"这一定义的许多漏洞;②它正确指出了健康应包括精神和身体两个方面,克服了那种把身体、心理、社会诸方面机械分割开的传统观念;③它正确指出了健康也应包括对社会环境的适应,即将健康放入人类社会生活的广阔背景中,指出健康不仅是医务工作者的目标,也是国家和社会的责任。可见,WHO把对人的健康定义的内涵扩展到一个新的认识境界,对健康认识的深化起到了积极的指导作用。

拓展阅读 3 - 1 　世界卫生组织（WHO）简介

2. 影响健康状况的因素

健康受生物因素、心理因素、环境因素、生活方式、医疗保健以及社会因素等多种因素的影响。

（1）生物因素：是影响人类健康的主要因素，主要包括两大类：一类是生物性致病因素，即由病原微生物引起的传染病、寄生虫病和感染性疾病；另一类是生物遗传因素导致人体发育畸形、代谢障碍、内分泌失调和免疫功能异常。此外，影响人类健康的生物学因素还有年龄、种族、性别等。例如：人类染色体带有的各种各样的显性或隐性基因可造成染色体遗传性疾病，如糖尿病、血友病等。

（2）心理因素：古人曰，"喜伤心、怒伤肝、思伤脾、忧伤肺、恐伤肾"。心理因素主要通过情绪和情感作用对健康产生影响。人的心理情绪对健康的影响分正反两个方面，良好的心理情绪状态不仅有利于疾病的治疗和身体的康复，而且还可发挥药物难以达到的治疗效果；不良的心理活动使人体对几乎所有的躯体疾病有较高的易感性。也就是说，心理因素可以致病，也可以治病。

（3）环境因素：环境是人类赖以生存和发展的社会和物质条件的总和。环境对人类健康影响极大，除一些遗传性疾病外，还有许多疾病都或多或少与环境有关。住宅、卫生条件、气候、食物、空气、水及土壤等因素均可对健康产生影响。环境因素包括自然环境和社会环境。

（4）生活方式：是指人们长期受一定的文化、民族、经济、社会、风俗特别是家庭影响而形成的一系列生活习惯、生活制度，这些对健康产生着积极或消极的影响。良好的生活方式对健康产生积极的影响，如适当的运动、节制饮食、戒烟限酒、远离毒品、定期体检、生活规律等；不良的生活方式对健康产生消极的影响，如缺乏锻炼、吸烟酗酒、吸毒、药物依赖、饮食过量、长期静坐等，是产生慢性疾病的重要因素。

（5）医疗保健：医疗保健网络是否健全、医疗保健体系是否完善、群体是否容易获得及时有效的卫生保健和医疗护理服务等，均对健康有较大的影响。

（6）社会因素：社会政治经济因素、职业环境因素、社会治安等因素都影响人们的健康水平和健康意识。如社会经济水平的提高有利于增加卫生资金投入，改善卫生保健服务设施，从而提高人们的健康水平；而职业有害因素可导致从业人员的职业损伤甚至引发职业病。

二、疾病的概述

随着人们对健康的深入了解，对疾病的理解也发生了质的改变，疾病不再是由单纯的生物因素（遗传、细菌、病毒、寄生虫等）所引起，而是机体在多种因素的影响下发生的复杂过程。

1. 疾病的概念

疾病是机体在一定因素作用下,内外环境的动态平衡被打破而引起的某部分的形态结构、代谢和功能的变化,表现为损伤与抗损伤的整体病理过程。法国生理学家伯纳德认为所有生命都是以维持内环境的平衡为目的,体内生理过程都是维持内环境稳定中的平衡,而疾病过程是机体内环境平衡的紊乱。现代疾病观对疾病的认识,不局限于身体器官的功能与组织结构的损害,还包括人体各器官、系统之间的联系,人的心理因素与躯体因素的联系,以及人体与外界环境之间的联系。

2. 疾病的特征

（1）疾病是人生命活动中与健康相对应的生命现象,是发生在人体上一定部位、一定层次的整体反应过程。

（2）疾病是机体动态平衡的协调发生障碍,即机体内部各系统之间和机体与外界环境之间的协调发生障碍。

（3）疾病是身心因素相互作用和影响的过程。

3. 疾病的影响

疾病是每个人要面对的重要生活事件,每个患者及其家人都要面对疾病所带来的一系列变化和影响。由于每个患者及其家人对疾病的反应不同,因此疾病对患者及其家人带来的影响也不同,主要表现在以下几个方面。

（1）角色的改变:每个人在家庭和社会中都扮演着一定的角色,由于疾病的影响。患者进入"患者角色",可暂时免于承担一些家庭、社会角色,以安心休息为主,患者原有的角色行为则可能转嫁给其他人。

（2）行为和情绪的改变:患者及其家属行为和情绪的改变与疾病的性质及严重程度有关。通常短期的、无生命危险的疾病不会引起患者及家属明显的行为及情绪的改变;而重病尤其是威胁生命的疾病则可引起强烈的行为及情绪反应,如愤怒、恐惧、焦虑、失望及无助感等。这些反应可以视为患者及其家属对疾病的应激反应。

（3）对个人自主性与生活方式的影响:疾病可降低个人的自主性。许多患者为了疾病的康复,愿意放弃自己原有的生活方式和生活习惯,而出现更多的依从或遵医行为;在今后的生活中会尽量避免某些疾病的因素,如注意改善卫生习惯、注意饮食及起居的合理安排等。

（4）对个人形象的影响:有些疾病可引起个体形象的改变,导致患者及家属出现一系列心理反应。如外伤后的截肢、瘫痪、激素治疗后的肥胖、化疗后的脱发等。心理反应过程一般包括震惊、否认、逐步承认与接受和配合康复4个阶段。其身体外观的改变对身心完整性造成的影响程度视受损位置、范围大小和重要性而有所不同。

（5）对自我概念的影响:自我概念是指一个人对自己的看法,即个人对自己的认同感。一些久治不愈的疾病以及一些社会上存在一定偏见的疾病如精神病、性病等,常影响患者的自尊心或使其难以回到自己原有的角色。

（6）对家庭经济的影响:患病会增加家庭支出,对于经济收入有限的一般家庭来说是一个负担。如果患者本身是家庭生计的主要承担者,患病会使家庭的经济来源出现问题,更加重其家庭的经济负担;同时,患病的人会出现很多心理反应,特别是情绪易激动,对任何事情都喜欢百般挑剔,横加指责,这些表现都将对家庭成员的精神、心理造成刺激。

护士应与护理对象建立良好的人际关系,充分了解疾病概念及所带来的影响,为患者提供个性化护理,为患者家属提供最有效的帮助。

三、健康及疾病的关系

(1)健康与疾病在一定条件下可以互相转化。健康与疾病是生命连续统一体中的一对矛盾,这对矛盾随时都在变化,并在一定条件下可以相互转化。如在当今竞争日趋激烈的状态下,人们脑力及体力长期超负荷的付出,身体的主要器官长期处于入不敷出的非正常状态,容易诱发器官功能障碍,是导致疾病不可忽视的原因;相反,慢性病患者其病情稳定后也可以参加社会活动,逐渐恢复健康。

(2)健康与疾病之间没有明确的分界线。从健康到疾病是一个由量变到质变的过程,任何一种疾病都有一个孕育的过程。在任何时候,一个人的健康总是相对的,没有完全的健康,两者之间存在"过渡形式",即所谓的"亚健康"状态。健康与疾病是动态的,不是绝对的。例如:一个人自觉不适,可能是由于疲劳所致,处于亚健康状态,并非是患了某种疾病,但也可能是某些疾病的先兆;一个早期癌症的患者,可能毫无症状,但疾病已潜伏在其体内并在继续发展中。可见,某些表面上健康的人未必没有疾病。

　📖 拓展阅读 3-2　亚健康

第三节　环　　境

环境是指人类赖以生存的周围的一切事物。环境是人类生存的空间,环境状况与人类的健康息息相关。良好的环境能促进人的健康,不良的环境则给人带来危害。环境包括内环境和外环境,内、外环境之间不断地进行物质、信息、能量的交换,保持动态平衡。

一、人的内环境

内环境(internal environment)是影响机体的内部因素,由生理环境和心理环境组成。一个生物体要生存,就必须保持其内环境处于相对稳定状态。

(1)生理环境(physiological environment):包括呼吸系统、消化系统、循环系统、泌尿系统、神经系统及内分泌系统等。各系统之间通过神经、体液的调节维持生理平衡状态。当一个系统出现问题时,其他系统也会随之发生变化而引起机体整体功能变化。如当心脏功能衰竭时,血管内的有效循环血量减少,影响血液和氧气的运送,导致气体交换、营养物质吸收和利用、代谢产物排泄等功能的障碍。

（2）心理环境（psychological environment）：是人的心理状态，对健康影响较大。人们在生活中，无时无刻不在接受着来自客观世界的各种刺激，引起各种心理反应。尤其当生活中出现突发事件或意外挫折时，如果机体不能经过心理调节产生新的适应，则可使心理长期处于紧张状态，使机体免疫功能发生改变，导致某些心身疾病的发生。

二、人的外环境

外环境（external environment）是指可影响机体生命和生长的全部外界因素的总和，由自然环境和社会环境组成，它是人类及其他一切生物赖以生存和发展的物质基础。

（1）自然环境（natural environment）：即生态环境，是存在于人类周围的各种自然因素的总和，是人类赖以生存和发展的物质基础。自然环境包括空气、阳光、水、土壤、岩石及矿藏等物理环境和动物、植物及微生物等生物环境。良好的自然环境为人类的生存和发展提供了必需的物质条件。随着社会的进步和科技的发展，人类在创造良好的生活环境的同时使自然的生态环境遭到了极大的破坏，如空气污染、水污染、土壤污染、食品污染、噪声污染及辐射污染等，这些都对人类的健康造成了直接或间接的影响，对人类的生存构成了潜在的威胁。

（2）社会环境（social environment）：是人们为了提高物质和文化生活而创造的环境，社会制度、经济条件、政治法律、人际关系、文化教育、宗教信仰、风俗习惯等社会环境因素均可引起人们产生不同的心理反应，影响个体和群体的心理行为。例如，人口过度增长、文化教育滞后、人际关系不和谐、医疗保健服务体系尚不够完善等都可影响人类的健康。

三、健康与环境的关系

人类的一切活动都离不开环境，人类与环境相互依存，相互影响。

（1）环境质量的优劣影响人类的健康。良好的环境促进人体健康，不良的环境则危害人的健康。人类所患的疾病中，某些疾病完全是由于环境因素导致的，并非人体自身的因素所引起。环境污染问题严重威胁着人类的健康。因此，护士有责任和义务通过各种方式和途径宣传保护人类赖以生存的环境。

（2）人能有意识地改造人类生存的环境。随着危及人类生存的现代环境问题的出现，人类开始反省自己，并做出了一系列反应，诸如封山、造林、种草、建立自然保护区、重视对资源的控制开发和对环境的治理等，使人类的生存和发展更能适应环境的发展规律。人只有适应环境，并与环境保持动态平衡，才能维持自身的健康。

第四节　护　　理

护士只有对护理内涵及护理专业有所认识，才能不断地塑造自身的专业特征，培养自己的专业素质，并在护理工作中扮演好自己的角色。

一、护理的概念

护理的概念是随着护理专业的形成和发展而不断变化和发展的。纵观护理发展历史,其概念和内涵随着其理论研究和临床实践的发展,逐步从简单的"照料、照顾"向纵深方向拓展和延伸。

1973 年,国际护士会将护理定义为:护理是帮助健康的人或患病的人保持或恢复健康,或者平静地死去。同年,美国护士协会提出护理的定义为:护理实践是直接服务并适应个人、家庭及社会在健康或疾病时的需要。

1980 年,美国护士协会又将护理定义为:护理是诊断和处理人类对现存的或潜在的健康问题所产生的反应。这一定义表明护理的服务对象是人,不仅包括已有健康问题的患者,而且还包括具有潜在健康问题的人,帮助他们减轻痛苦,恢复健康,预防疾病,促进健康,较好地表达了护理学的科学性和独立性,目前被大多数国家护理界认同和采用。

二、护理的内涵

护理在近百年来发展迅猛,变化颇大,但它所具有的基本内涵,即护理的核心始终未变,主要包括以下 3 个方面。

(1) 照顾:为服务对象提供服务,是护理永恒的主题。纵观护理发展史,无论在什么时期、亦无论以什么方式提供护理,照顾患者或护理对象永远是护理的核心。

(2) 人道:护士是人道主义忠实的执行者。在护理工作中提倡人道,首先要求护士视每一位护理对象为具有个性特征的个体、有各种需要的人,从而尊重个体,注重人性;其次要求护士对待护理对象一视同仁,积极救死扶伤,为人类的健康服务。

(3) 帮助:护士与服务对象之间的帮助性关系是护士用来与护理对象互动以促进健康的手段,这种帮助性关系是双向的。护士与护理对象之间是一种帮助与被帮助、服务者与被服务者之间的关系,这就要求护士以自己特有的专业知识、技能为护理对象提供帮助与服务,满足他们特定的需要,与他们建立起良好的帮助性关系;同时,护士在帮助护理对象时也从中深化了自身专业知识、积累了工作经验,自身也获益提高。

护理活动贯穿人的生命全过程,通过护理活动,为护理对象创造良好的环境,帮助护理对象提高应对和适应能力,以满足多方面需要,促进机体的健康状况向最佳健康方面转化,实现"帮助患者恢复健康,帮助健康人促进健康"的目标。护士在健康促进、健康保护中担当着重要的角色。

(朱炜琴)

📖 **PPT 课件**　　📖 **复习与自测**　　▯ **更多内容……**

第四章 护理相关理论

章前引言

理论是指人们关于客观世界规律的理解和论述,是人们从实践中概括出来的结论。学科的发展必须建立在可用于指导实践的理论知识体系之上。护理学作为一门独立的学科,拥有自己独特的知识体系,在其发展过程中借鉴并运用了相关学科的理论,包括系统理论、需要层次理论、压力与适应理论等。护理理论的知识体系不断完善和丰富,使其能够支持和指导护理实践。护理相关理论对护理专业的发展有重要意义。

学习目标

(1)知道系统的概念、分类以及在护理中的应用。

(2)理解系统的基本属性。

(3)知道弗洛伊德的性心理学说。

(4)知道艾瑞格森的心理社会发展学说。

(5)能阐述马斯洛的人类基本需要层次理论。

(6)知道压力和压力源的概念。

(7)知道塞利的压力理论。

(8)能帮助患者满足需求和减轻压力。

思维导图

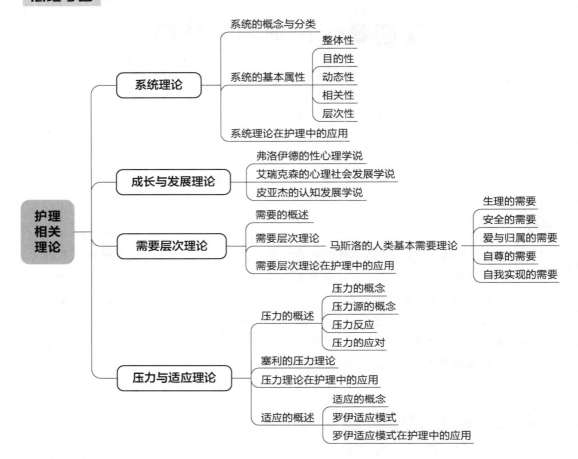

案例导入

患者,杨女士,63 岁,因患高血压病住院治疗。杨女士的老伴于一年前去世,子女因工作繁忙,探视较少。患者情绪低落,经常流泪不语,想出院回家。

问题:

(1) 医院中有哪些常见的压力源可能对该患者造成压力?

(2) 护士应注意满足患者哪些方面的需要?

第一节 系 统 理 论

系统作为一种科学术语、一种理论,源于美籍奥地利生物学家贝塔朗菲。1937 年,他首次提出"一般系统论"的概念。1968 年,他发表了《一般系统论——基础、发展与应用》,为系统科学提出了纲领性的理论指导。

拓展阅读 4-1 生物学家贝塔朗菲生平

一、系统的概念与分类

1. 系统的概念

系统(system)是指由若干相互联系、相互作用的要素组成的具有一定结构和功能的有机整体。这个定义涵盖了双重意义:一是指系统是由多个要素(子系统)所组成的,各要素之间都是相互联系、相互作用的;二是指系统中的每一个要素都有自己独特的结构和功能,但这些要素集合起来构成一个整体系统后,它又具有各孤立要素所不具备的整体功能。

2. 系统的分类

自然界和人类社会都存在着千差万别的各种系统,人们可以从不同的角度对它们进行分类。常用的分类方法有以下几种。

(1)系统按组成要素的性质分类:可分为自然系统和人造系统。自然系统是指由自然物组成的、客观存在的系统,如人体系统、生态系统等。人造系统是指为达到某种目的而人为建立起来的系统,如计算机软件系统等。实际上,大多数系统是自然系统与人造系统的结合,也称复合系统,如医疗系统、教育系统等。

(2)系统按与环境的关系分类:可分为封闭系统和开放系统。封闭系统是指不与外界环境进行物质、能量和信息交流的系统。绝对的封闭系统是不存在的,只有相对的、暂时的封闭系统。开放系统是指与外界环境不断地进行物质、能量和信息交换的系统。开放系统与环境联系是通过输入、输出与反馈来完成的(图 4-1)。物质、能量和信息由环境流入系统的过程叫输入,而由系统进入环境的过程称输出。系统的反馈是指系统的输出反过来又进入系统,并影响系统的功能。

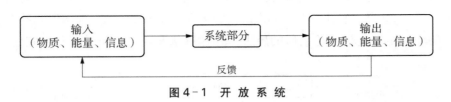

图 4-1 开 放 系 统

(3)系统按组成的内容分类:可分为物质系统和概念系统。物质系统是指以物质实体构成的系统,如机械系统。概念系统是指由非物质实体构成的系统,如理论系统。在大多数情况下,物质系统与概念系统是相互联系、以整合的形式出现的。

(4)系统按运动的状态分类:可分为动态系统与静态系统。动态系统是指系统状态随着时间的变化而变化,如生态系统。静态系统是指系统状态不随时间的变化而变化,具有相对稳定性,但绝对的静态系统是不存在的。

二、系统的基本属性

(1)整体性:主要表现为系统的整体功能大于各要素功能之和。系统功能不是各要素功能的简单相加,当系统将各要素以一定的方式组织构成一个整体后,就产生了孤立要素所不具备的特定功能。系统的整体功能建立在系统要素功能基础之上,要增强系统的整体功效,就要提高每个要素的素质,充分发挥每个要素的作用;同时对系统中各要素的结合以及要素、整体、环境间的相互作用,保持合理和优化。

(2)目的性:每个系统的存在都有其特定的目的。系统结构不是盲目形成的,而是根据系统的目的和功能需要,建立系统及各子系统之间的联系。系统的最终目的在于维持系统内部的平衡和稳定,求得生存与发展。

(3)动态性:是指系统随时间的变化而变化。系统的运动、发展与变化过程是动态性的具体反映。例如:系统为了生存与发展,需要不断地调整自己的内部结构,并不断地与环境互动。

(4)相关性:系统各要素之间是相互联系、相互制约的,其中任何要素的性质或行为发生变化,都会影响其他要素乃至整体的性质和行为的变化。

(5)层次性:任何系统都是有层次的。较简单、低层次的系统称为子系统,较复杂、高层次的系统称为超系统。对于一个系统来说,它既是由某些要素(子系统)组成,同时,它自身又是组成更大系统(超系统)的一个要素(子系统)。系统的层次间存在着支配与服从的关系。高层次支配着低层次,起着主导作用;低层次从属于高层次,往往是系统的基础结构。

三、系统理论在护理学中的应用

(1)促进整体护理思想的形成:根据一般系统理论,当机体的某一器官或组织发生病变时,不能仅提供疾病护理,还应提供生理、心理、社会等要素的整体性护理。

(2)系统理论构成护理程序的理论框架:护理程序是临床护理中一个完整的工作过程,包括评估、诊断、计划、实施和评价 5 个步骤。护理程序是一个开放系统(图 4-2),输入的信息是经过护士评估后的患者基本健康状况,经诊断、计划和实施后,输出的

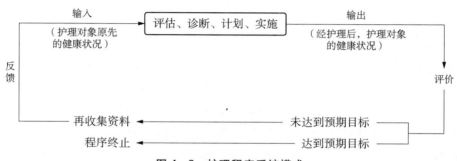

图 4-2 护理程序系统模式

信息主要为护理后患者的健康状况。经评价后进行信息反馈,若患者尚未达到预定健康目标,则需要重新收集资料,修改计划及实施,直到患者达到预定的健康目标。因此,一般系统理论组成护理程序的理论框架。

（3）作为护理理论或模式发展的框架:如罗伊的适应模式、纽曼的系统模式等。

（4）护理系统具有决策和反馈功能:在护理系统中,护士和患者是构成系统的基本要素,护士起支配、调控作用。患者的康复依赖于护士全面收集资料、正确分析资料、科学决策和及时评价反馈。因此,要大力培养护士的科学分析能力、判断能力和决策能力。

第二节　成长与发展理论

一、弗洛伊德的性心理学说

拓展阅读4-2　弗洛伊德简介

弗洛伊德通过精神分析法观察人的行为,创建了性心理学说。弗洛伊德学说包含三大理论要点。

1. 弗洛伊德的意识层次理论

弗洛伊德认为意识是有层次的,并把意识分为意识、前意识和潜意识。意识是人对自己身心状态及环境中的人及事物变化的综合察觉与认识,是直接感知的心理活动部分。前意识是人们没有意识到的深层的心理活动部分,前意识介于意识和潜意识之间。潜意识的心理活动是一切意识活动的基础。潜意识中潜伏的心理矛盾、心理冲突等常是导致个体产生焦虑不适乃至于心理障碍的症结。

2. 洛伊德的人格结构理论

人格由3部分组成:本我、自我和超我。

（1）本我:是人的动物本能,包含遗传的各种内容,目的在于实现自己的欲望和需求。

（2）自我:是意识的存在和觉醒,在本我的冲动和超我的控制发生对抗时进行平衡,遵循现实原则,在不违背超我的前提下延迟满足本我的需求。

（3）超我:是理想化目标,遵循完美原则,是由社会规范、伦理道德、价值观念内化而来的道德化的自我。

人格发展的过程就是人格结构三部分相互作用结果的反映。

3. 弗洛伊德的人格发展理论

从性心理发展的角度论述人格发展,他将性心理发展分为5个阶段。

（1）口欲期:1岁以前,口部是快感的来源中心。婴儿的吸吮和进食欲望若能在这一期得到满足,可带来舒适和安全感;若未得到满足或过于满足则会造成人格的固结现象,从而出现日后的吮手指、咬指甲、吸烟及酗酒等。

(2)肛门期:1～3岁,肛门和直肠成为快感来源中心。健康的发展建立在控制排便所带来的愉快经历上,从而养成讲卫生、有秩序的习惯和控制自己的能力;固结则会造成缺乏自我意识或自以为是等。

(3)性蕾期:3～6岁,生殖器成为快感来源中心。孩子最初的性情感是向双亲发展的,男孩通过恋母情结而更喜欢母亲,而女孩则通过恋父情结而偏爱父亲。健康的发展在于与同性别的父亲或母亲建立起性别认同感;固结则会造成性别认同困难或难以建立正确的道德观念。

(4)潜伏期:6～12岁,精力集中在智力和身体活动上,愉快来自外在的环境;固结则会造成压迫或强迫性人格。

(5)生殖期:12岁以后,精力逐步转向建立成熟的异性关系。但此期将注意力从双亲转移到自己所喜爱的性伴侣身上,而建立起自己的生活;若此阶段失败则可导致个体出现身心方面的功能失常。

4. 弗洛伊德理论在护理中的应用

弗洛伊德理论可以帮助护理人员了解身心发展过程,特别是健康人格形成过程中的心理需求,按照不同的性心理发展时期提供护理,以保证服务对象健全人格的形成。

(1)口欲期:喂养可为婴儿带来快乐、舒适和安全感。因此,喂养应及时且方法得当。

(2)肛门期:对大便的控制和最终排泄可为小孩带来快感和一种控制感。因此,在对小孩大小便训练时,应留给他愉快的经历,并适当鼓励,以利于健康人格的发展。

(3)性蕾期:孩子对异性父母的认识有助于日后建立起自己正确的道德观与良好的两性关系。因此,此期应鼓励他对性别的认同。

(4)潜伏期:鼓励孩子追求知识,认真学习和积极锻炼。

(5)生殖期:鼓励自立、自强和自己做决定。

二、艾瑞格森的心理社会发展学说

艾瑞克森将人格发展过程分为8个时期,每一时期各有一主要的心理社会危机要面对,危机处理是否恰当将导致正性或负性的社会心理发展结果。解决得越好就越接近正性,也就越能发展成健康的人格。艾瑞克森的心理社会发展过程如表4-1所示。

表4-1 艾瑞克森的心理社会发展过程

阶段	年龄	危机	满足的表现	不满足的表现
婴儿期	0～18个月	相信-不相信	信赖别人、乐观、有安全感	不信任、退缩或疏远别人
幼儿期	18个月～3岁	自主-羞愧	自信、自主,形成有意志的品质	缺乏自信、过度自我约束或顺从、任性及反抗

（续表）

阶段	年龄	危机	满足的表现	不满足的表现
学龄前期（生殖器运动期）	3～5 岁	主动-内疚	主动进取,有创造力,有目标	缺乏自信、态度消极、怕出错
学龄期（潜在期）	6～12 岁	勤奋-自卑	学会竞争、合作、守规则,形成有能力的品质	对自己失望、自卑
青春期	12～18 岁	自我认同-角色紊乱	有自我认同感,有明确的生活目标,为之努力	角色模糊不清、难以进入角色要求、出现反社会行为
青年期	18～25 岁	亲密-孤独	与异性建立起亲密关系,对工作与家庭尽职尽责	缺乏人际交往、逃避工作或家庭中的责任
中年期	25～65 岁	繁殖-停滞	富有创造性,生活充实,关心他人	纵容自己、自私、缺乏责任心和兴趣
老年期	＞65 岁	自我完善-悲观失望	感到一生值得,安享晚年	感到痛苦和绝望

运用艾瑞克森学说,护理人员可通过评估患者的表现,分析在其相应发展时期上的心理社会危机解决情况,并给予相应的护理。

三、皮亚杰的认知发展学说

皮亚杰是瑞士杰出的心理学家。他认为儿童思维的发展并不是由教师或父母传授给儿童的,而是通过儿童主动与环境相互作用、主动寻求刺激、主动发现的过程中发展的。认知发展过程分为 4 个阶段。

（1）感觉运动阶段（感觉动作期）:0～2 岁,这一阶段主要是指语言以前的时期,儿童主要通过感觉动作图式来和外界取得平衡,处理主、客体的关系。

（2）前运算思维阶段（前运思期）:2～7 岁,表象或形象思维萌芽于此阶段。此阶段儿童的思维发展到了使用符号的水平,即开始使用语言来表达自己的需要。

（3）具体运算思维阶段（具体运思期）:7～11 岁,这一阶段儿童摆脱了自我为中心,能同时考虑问题的两个方面或更多方面,如能接受物体数目、长度、面积、体积和重量的改变。想法较具体,开始具有逻辑思维能力,但此阶段一般还离不开具体事物的支持,儿童离开具体事物而进行纯粹形式逻辑推理会感到困难。

（4）形式运算思维阶段（形式运思期）:12 岁以后,这一阶段青年人思维迅速发展,进入纯粹抽象和假设的领域。他们能单独地在心中整理自己的思想,并能按所有的可能性做出推测和判断。

皮亚杰的认知发展阶段学说被护理工作者广泛应用于儿童教育及沟通上。

第三节 需要层次理论

一、需要的概述

1. 需要的概念

需要（needs）又称需求，是有机体、个体和群体对其生存与发展条件所表现的依赖状态，是个体和社会的客观需求在人脑中的反映，是个人的心理活动与行为的基本动力。

护理理论学家也从不同的角度阐述了需要。奥兰多对需要的定义："个体需求一旦得到满足，可消除或减轻其不安与痛苦，维持良好的自我感觉，获得舒适感"。罗伊认为："需要是一种内在要求，它可激励个体产生一系列的行为反应，从而维持人的完整性"。护理的创始人南丁格尔认为："需要是新鲜的空气、阳光、温暖、环境及个体的清洁、排泄以及各种防止疾病发生的需求"。

人的基本需要是指个体为了维持身心平衡并求得生存、成长与发展，在生理和心理上最低限度的需要。它包括生理的、社会的、情绪的、知识的及精神的需要。这些需要相互影响、相互作用，在健康状态下保持动态平衡。当基本需要得不到满足时，机体就会出现失衡而导致疾病。

2. 影响基本需要满足的因素

（1）生理因素：如各种疾病、疼痛与生理残疾等。

（2）情绪因素：如兴奋、焦虑、恐惧等。

（3）认知因素：如缺乏相关知识、智力障碍等。

（4）个人因素：如价值观、个人的信仰、生活习惯等。

（5）环境因素：如陌生的环境、不良的环境等。

（6）社会因素：如紧张的人际关系或群体压力过大等。

（7）文化因素：如社会风俗、文化背景等。

二、需要层次理论

19世纪50年代，许多心理学家、哲学家和护理学家从不同的角度探讨了人的基本需要，形成了不同的理论。其中以马斯洛的人类基本需要层次论最常用。马斯洛是美国人本主义心理学家，他将人的基本需要按其重要性和发生的先后顺序排列成5个层次，并用"金字塔"形状来加以描述，形成人的基本需要层次理论（图4-3）。

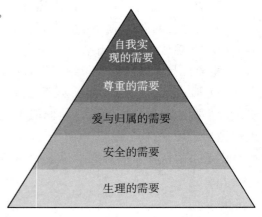

图4-3 人的基本需要层次理论

1. 需要层次理论内容

（1）生理的需要：是指对空气、水、食物、睡眠和性等的需求。如果这些需求的任何一项得不到满足，人的生命和繁衍就会受到威胁。因此，生理需求是人的最基本的需求。

（2）安全的需要：是指对人身安全、生活稳定以及免遭痛苦、威胁或疾病的需求，包括生理安全和心理安全。前者是指个体需要处于一种生理上的安全状态，以防身体上的伤害或生活受到威胁；后者是指个体需要有一种心理上的安全感觉，避免恐惧、害怕、焦虑等的发生。安全需要普遍存在于各个年龄阶段，特别是在婴儿期及危重患者更为明显。

（3）爱与归属的需要：包括友情、爱情以及隶属关系。如果这种需要得不到满足，就会产生孤独、空虚及被遗弃等痛苦。

（4）尊重的需要：包括一个人在各种情境下有实力、能胜任、充满信心、能独立自主等自尊与自信的内部尊重，以及有稳定的社会地位，个人能力和成就能得到社会承认的外部尊重。尊重的需要得到满足，可使人产生价值感、成就感，可使人自信，否则就会产生自卑、软弱及无助等感觉。

（5）自我实现的需要：是指实现个人理想、抱负，将个人的能力发挥到最大程度。它是最高层次的基本需要，是当所有较低层次的需要获得满足后方可达到的境界。

2. 需要层次理论一般规律

马斯洛认为，人的基本需要虽然有层次高低之分，但各层次需要之间彼此关联。①必须满足较低层次的需要，才考虑较高层次的需要。②各种需要得到满足的时间不一定相同。有些需要须立即和持续予以满足（如空气），而有些需要可以暂缓（如食物、睡眠）。③较低层次的需要得到满足后，才会出现更高层次的需要，并逐渐明显。④各需要的层次顺序可发生改变，不同的人在不同的条件下各种需要的层次顺序会有所不同，最明显、最强烈的需要应首先得到满足。⑤越高层次的需要满足的方式和程度差异越大，如对空气、水分的满足方式人人相同，而满足自我实现的方式却因人而异。⑥基本需要满足的程度与健康密切相关。

3. 需要层次理论在护理中的应用

1）需要理论对护理的意义

（1）识别服务对象未满足的需要：护士要按照人类基本需要的不同层次，从整体的角度系统收集资料，评估患者尚未满足的需要层次，发现护理问题，立即帮助解决。

（2）确定护理计划的优先顺序：护士可根据需要层次理论判断问题的轻重缓急，在制订护理计划时妥善排列护理诊断的先后顺序。

（3）能更好地领悟和理解患者的言行：如患者住院怕得不到良好的治疗和照顾，容易对各种检查治疗产生焦虑，这是安全的需要；患者想家、想孩子，这是爱与归属的需要；患者担心因病而影响工作、影响学习，这是自我实现方面的需要。

（4）预测患者尚未表达的需要，或对可能出现的问题采取预防性措施。

（5）系统地收集和评估患者的基本资料：需要层次论可作为护士评估患者资料的理论框架，借助这个理论，护理人员可有系统地、有条理地收集和整理资料，从而避免资料的遗漏。

2）应用需要理论满足患者的基本需要　护士应具备全面评估患者需要的能力，明确患者尚未满足的需要，并根据其优先次序制订和实施相应的护理措施，以帮助患者满足需要，恢复机体的平衡稳定。

（1）生理的需要：疾病常常导致患者各种生理需要无法得到满足，如氧气、水、营养、温度、排泄、休息和睡眠、疼痛的避免等。因此，护士应该运用各种护理技能首先满足患者的生理需要。

（2）安全的需要：人在患病时，由于对医院环境不熟悉、对医疗技术水平不了解、担心治疗效果和医疗护理技术、对各种检查和治疗感到焦虑、担心住院带来的经济问题等，往往安全感会降低。因此，护士应采取各种措施帮助患者提高安全感，用认真负责的工作态度、准确熟练的操作技能、及时有效的人文关怀获得患者的信任，减轻患者的不安，促进患者恢复健康。

（3）爱与归属的需要：人在患病时无助感增强。因此，爱与归属的需要也就变得更加强烈。患者希望得到家人、朋友、周围人的关心、理解和支持。所以，应建立良好的护患关系，允许家属探视并鼓励其参与患者的护理，帮助在患者之间建立友谊。

（4）自尊与被尊重的需要：人在爱与归属的需要得到满足后，才会感到被重视和尊重，这两种需要是相互关联的。患病后患者会因某些方面的能力下降而影响其对自身价值的判断，往往会感到由于疾病而失去自身价值或成为别人的负担，担心被轻视等而影响其自尊需要的满足。因此，护士在与患者交往中要礼貌称呼患者，认真倾听患者的意见，尊重患者的个人习惯、价值观念及宗教信仰等。在进行护理操作时，应注意减少患者肢体的暴露，保护患者的隐私，维护患者的自尊，让其感受到自己是重要的、被别人接受的、受人尊重的和有价值的。

（5）自我实现的需要：是个体最高层次的需要，自我实现需要的产生和满足程度因人而异。护理的功能是切实保证低层次需要满足的基础上，为自我实现需要的满足创造条件。在满足基本需要的基础上，护士应鼓励患者表达自己的个性和追求，帮助患者认识自己的能力和条件，鼓励患者积极配合治疗及护理，为达到自我实现而努力。

3）满足护理对象需要的方式

（1）直接满足患者的需要：对于完全无法自行满足基本需要的患者，如昏迷、瘫痪患者和新生儿等，护士应提供全面的帮助。

（2）协助患者满足需要：对于只能部分自行满足基本需要的患者，护士应鼓励患者完成力所能及的自理活动，帮助患者发挥最大的潜能，如协助患者功能锻炼等。

（3）进行健康教育：对于基本能够满足需要，但缺乏健康知识的患者，护士可通过卫生宣教、科普讲座、健康咨询等多种形式，为护理对象提供卫生保健知识，如对孕、产妇进行保健和育儿指导；协助糖尿病患者制订饮食计划等。

第四节 压力适应理论

一、压力的概述

1. 压力的概念

压力(stress)又称应激、紧张。对压力的定义倾向于以下的表达:

(1)压力是环境中的刺激所引起的人体的一种非特异性反应。这是"压力学之父"塞利的观点。他所提出的非特异性反应是指一种无选择地影响全身各系统或大部分系统的反应。

(2)压力是人与环境交互作用出现的一种结果。这是压力学理论家拉扎勒的观点。他认为压力是来自环境或内部的压力源的需求超过个人、社会等的适应资源时所产生的结果。

2. 压力源的概念

压力源又称应激源或紧张源,是指任何能使机体产生压力反应的内外环境的刺激。凡是能够对身体施加影响而促发机体产生压力的因素均称为压力源。一般按性质可分为 4 类:

(1)躯体性压力源:是指直接作用于躯体产生压力反应的刺激物,包括各种理化因素、生物因素及生理因素。

(2)心理性压力源:是指直接来自大脑的各种紧张性气息,如焦虑、恐惧、挫折、不祥的预感等。

(3)社会性压力源:是指因各种社会现象与人际关系而产生的刺激,包括灾难、重大生活变故与日常冲突 3 种类型。

(4)文化性压力源:是指因文化环境的改变而产生的刺激。例如:一个陌生环境带来的语言、生活习惯、宗教信仰等方面的不适应引发的心理压力。

3. 压力反应

压力反应是机体对压力源所产生的一系列身心反应。压力反应一般分为两类。

(1)生理反应:常见的有心率加快、血压升高、呼吸加快、血糖升高、胃肠蠕动减慢、肌张力增加及免疫力降低等。

(2)心理反应:常见的有焦虑、忧郁、否认、怀疑、依赖、自卑、孤独、恐惧及愤怒等。

4. 压力的应对

人类社会生活中压力无处不在。遇到压力源时,个体会采用多种应对措施主动应对压力。如何应对压力取决于其对压力的感知及应对压力的能力和条件。

(1)减少压力刺激:积极改善人际关系,以乐观的态度对待问题,以轻松的方式开展社交活动;科学合理地安排时间,制订有效的行动计划,学会恰当地拒绝、减少压力源的刺激。

（2）正确认识、评价压力：提高认知能力可以有效应对压力。不仅要看到事物不利的影响，更应观察到有利的因素，增强自信、平衡情绪，这种正确认识自我及周围事物的理性思维可有效地提高个人应对压力的能力。

（3）减轻压力反应：很多压力是无法避免的，学会使用恰当的方法，可减轻压力反应，利于身心健康。方法有以下几种：①有规律的有氧运动有利于减轻压力的刺激；②摄入平衡的营养膳食，并运用休息的方式应对压力，使身心得以放松；③选择有效缓解压力的技巧，如深呼吸训练、听音乐及放松训练等；④有效调节心理平衡，正确面对自己和他人，不过分苛求自己及他人，正确面对成功与挫折，寻求必要的帮助和可能的支持力量，缓解压力反应对身心的影响；⑤适当地发泄，宣泄压力所产生的情感反应。

（4）及时寻求专业帮助。当强烈的压力源导致身心失衡，且无法通过上述方法减轻压力时，容易引发身心疾病。此时，必须及时寻求专业人员（医护人员、心理医生、专业咨询师等）的帮助，接受治疗与护理，促进个体身心恢复健康水平。若寻求专业帮助不及时或不恰当，则会导致病情加重或演变为慢性疾病，如高血压、胃溃疡、孤独症、精神分裂症等。

二、塞利的压力理论

塞利主要从生理角度描述了人体对压力的反应。他认为压力的生理反应包括一般适应综合征和局部适应综合征。一般适应综合征（general adaptation syndrome，GAS）是指机体面临长期不断的压力而产生的一些共同的症状和体征，如全身不适、体重下降、疲乏、倦怠、疼痛、失眠及肠胃功能紊乱等。这些症状是通过神经内分泌途径产生的。局部适应综合征（local adaptation syndrome，LAS）是机体应对局部压力源而产生的局部反应，如身体局部炎症导致的红肿热痛与功能障碍。

塞利认为一般适应综合征和局部适应综合征的反应过程分为 3 个阶段。

（1）警告期：机体在压力源的刺激下，出现一系列以交感神经兴奋为主的改变，如血糖、血压升高、心跳加快、肌肉紧张度增加。这种复杂的生理反应的目的就是动用机体足够的能量以克服压力。

（2）抵抗期：若压力源持续存在，则机体进入抵抗期。在此期，所有警告期反应的特征已消失，但机体的抵抗力处于高于正常水平的状态，使机体与压力源形成对峙。对峙的结果有两种：一是机体成功地抵御了压力，内环境重建稳定；二是压力持续存在，进入衰竭期。

（3）衰竭期：由于压力源过强或过长时间侵袭机体，使机体的适应性资源被耗尽，故个体已没有能量来抵御压力源。这样，不良的生理反应就会出现，最终导致个体抵抗力下降、衰竭及死亡。

三、压力理论在护理中的应用

（1）明确压力与疾病的关系。压力理论清楚地揭示了压力与疾病的关系，压力可能成为众多疾病的原因或诱因,而疾病又会对机体构成新的压力源。

（2）帮助护士识别患者压力,进而缓解和解除压力。压力理论系统地描述了个体在抵抗压力源过程中的反应,这就为护理人员识别患者压力提供了良好的观察要点,也使护士制订措施缓解和解除压力有了依据。

（3）帮助护士认识自身压力,并减轻工作中的压力。

四、适应的概述

1. 适应的概念

适应(adaptation)是生物体促进自己更能适合生存的一个过程,是应对行为的最终目标,是所有生物的特征。适应是一种长期的应对行为,人在遇到任何压力源时,都要选择一系列应对行为进行适应。若适应成功,身心得以维持或恢复平衡;若适应有误,就会导致疾病。而疾病作为压力源,又会促使人们采取一系列应对行为去适应。

2. 罗伊适应模式

适应模式由卡利斯塔·罗伊提出。罗伊是美国著名的护理理论学家,罗伊适应模式深入探讨了人的适应机制、适应方式和适应过程。罗伊理论的核心是"人是一个包括生物、心理、社会属性的整体性适应系统",该系统在结构上可分为 5 部分:输入、控制过程/应对机制、适应方式/效应器、输出和反馈。罗伊认为人是一个整体适应系统,人的生命过程是对内外环境的各种刺激不断适应的过程。护理的目的就是要促进人的适应性发应和提高人的适应性,从而提高人的健康水平。

3. 罗伊适应模式在护理中的应用

在临床护理实践中,罗伊将适应模式与一般的护理程序相结合,指导护士更全面地收集服务对象的健康资料,做出正确的护理诊断,制订科学的护理计划,以便为服务对象提供有效的护理,促进其健康和完整性。

与一般的护理程序所不同的是,罗伊将护理程序分为 6 个步骤,其中评估分为两个部分,即一级评估、二级评估、诊断、制订目标、干预和评价。

（1）一级评估:是指收集与生理功能、自我概念、角色功能和相互依赖 4 种适应方式有关的行为,又称为行为评估。护士要判断个体输出的行为是否为适应性反应,是否有助于促进健康,识别个体出现的无效反应和需要护士帮助才能达到的适应反应。一级评估的内容包括以下 4 个方面。①生理功能:包括氧气、营养、排泄、活动及休息、防御、感觉、水、电解质平衡、神经功能和内分泌功能,其中无效反应的生理活动表现为缺氧、营养不良、腹泻、便秘、尿失禁、失眠、发热、疼痛、压疮、水肿、电解质紊乱、血糖过高、血压过高等。②自我概念:包括自我和人本自我方面的功能表现,其中无效反应的生理活动表现为自卑、自责、自我形象紊乱、无能为力感等。③角色功能:包括个体在家庭、单位、社会等各种角色的功能情况,其中无效反应可表现为角色不一致、角色冲突等。④相互依赖:包括个体与其重要关系人、支持系统的互动状态方面的输出性行为,其中无效反应的表现如孤独、分离性焦虑等。

（2）二级评估：是对影响服务对象行为的 3 种刺激类型的评估，又称刺激评估。在该阶段，护士要对可能影响行为的内部和外部刺激因素进行全面评估，并识别主要刺激、相关刺激和固有刺激。①主要刺激：当即面对的，需要立即应对的刺激；②相关刺激：诱因性刺激，可观察、可测量到的；③固有刺激：有一定关系，但不易观察到、测量到的。

（3）诊断：完成一级评估和二级评估后，明确服务对象的无效反应及其原因，针对 4 个方面的反应方式推断出护理问题或护理诊断。同时，应注意护理诊断的优先次序，排列时应根据威胁或影响个体生存、成长、繁衍和发挥潜能的程度考虑，将对个体生命威胁最大的，需要首先予以解决的护理诊断排列在最前面。

（4）制订护理目标：目的是提高护理对象的适应水平，促进护理对象生理功能、自我概念、角色功能和相互依赖的适应性反应，改变或避免无效反应，从而维护护理对象的健康。

（5）实施护理干预：是护理措施的制订和落实。护理措施的选择和实施应遵循适应模式的基本观点，主要通过控制各种刺激和扩大护理对象的适应区域来达到护理目标。控制刺激不仅应针对主要刺激，还应注意对相关刺激和固有刺激的控制。扩大适应区域应了解其生理调节和心理调节的能力和特点，给予必要的支持和帮助。

（6）评价：评价的目的是检验护理措施的有效性。评价的方法是继续运用一级评估和二级评估收集有关资料，以确定是否达到预期目标。对尚未达到预期目标的护理问题需要找出原因，以确定继续执行护理计划或修改护理计划。

（寿　婷）

PPT 课件　　复习与自测　　更多内容……

第五章　护理程序

章前引言

　　现代护理对于护理工作的科学性、专业性和独立性的要求越来越明确,体现在运用护理程序提供护理对象身心全面的个体性整体护理。对护理程序概念的科学叙述:其一,护理程序是护理活动中一个连续的工作过程;其二,它是科学地确认问题和系统解决问题的工作方法和思维方法。具体来说,护理程序包含了从收集资料开始,通过对护理对象健康状况的评估,到提出护理诊断,制订护理计划,实施正确护理措施,最后进行护理评价,以此来最大限度地满足护理对象的需要,解决健康问题,进而提供身心全面的个体性的整体护理。

· 学习目标 ·

　　(1) 能形成良好的职业情感和职业道德,尊重关心护理对象。

　　(2) 理解护理程序的发展背景。

　　(3) 知道护理程序的概念及步骤。

　　(4) 能阐述护理程序的意义和特点;能阐述护理诊断的概念、护理诊断组成成分以及书写的注意事项;能分辨护理诊断与医疗诊断的区别。

　　(5) 能运用护理程序的工作方法,为护理对象提供整体护理。

思维导图

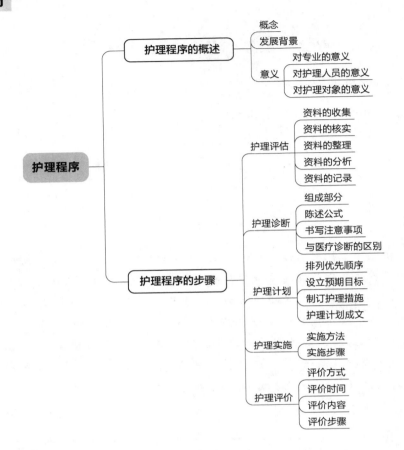

护理程序
- 护理程序的概述
  - 概念
  - 发展背景
  - 意义
    - 对专业的意义
    - 对护理人员的意义
    - 对护理对象的意义
- 护理程序的步骤
  - 护理评估
    - 资料的收集
    - 资料的核实
    - 资料的整理
    - 资料的分析
    - 资料的记录
  - 护理诊断
    - 组成部分
    - 陈述公式
    - 书写注意事项
    - 与医疗诊断的区别
  - 护理计划
    - 排列优先顺序
    - 设立预期目标
    - 制订护理措施
    - 护理计划成文
  - 护理实施
    - 实施方法
    - 实施步骤
  - 护理评价
    - 评价方式
    - 评价时间
    - 评价内容
    - 评价步骤

案例导入

　　患者,刘刚,67 岁,因肺炎球菌性肺炎住院。查体:体温 39 ℃,脉搏 92 次/min,呼吸 24 次/min;神志清楚,面色潮红,口角疱疹,痰液黏稠不易咳出,情绪烦躁,生活不能自理。医嘱:给予抗生素静脉输液。请根据上述资料,针对患者存在的健康问题列出护理诊断,并制订相应的护理计划。

　　问题:

　　(1) 所收集的资料是否准确、全面?

　　(2) 护理诊断是否正确?

　　(3) 目标的时间和行为标准是否合理?

　　(4) 护理措施是否适合患者? 执行是否有效?

　　(5) 患者是否配合?

　　(6) 病情是否已经改变或有新的问题发生? 原定计划是否失去了有效性?

第一节 护理程序的概述

一、护理程序的概念

护理程序(nursing process)是护理活动中一个连续的、综合的、动态的、具有决策和反馈功能的工作过程,是科学地确认问题和系统解决问题的工作方法和思维方法。护理程序是以促进和恢复护理对象的健康为目标,通过对护理对象进行主动、全面的整体护理,使其达到最佳健康状态。

二、护理程序的发展背景

1. 护理程序在全世界的发展

1955 年,美国护理学者莉迪亚·海尔第一次提出按程序进行护理的工作过程。

1959 年,奥兰多撰写了《护士与患者的关系》一书,书中首次使用"护理程序"。1967 年,尤拉和渥斯完成第一部权威性的《护理程序》教科书,此书将护理程序分成 4 个步骤,即评估、计划、实施及评价。

1973 年,美国召开第一次全国护理诊断会议。

1973 年,若埃等学者提出应将护理诊断从护理评估中分离出来,作为一个独立的步骤,护理程序由"评估、计划、实施、评价"4 个步骤发展成为"评估、诊断、计划、实施、评价"5 个步骤。

1977 年,美国护理学会正式发表声明,把护理程序列为护理实践的标准,使护理程序走向合法化。

1982 年,北美护理诊断协会(The North American Nursing Diagnosis Association,NANDA)成立,对护理诊断及其分类进行了精准化、统一化及推广化。

2. 护理程序在我国的发展

20 世纪 80 年代初期,美籍华裔学者李式鸾博士来华讲学,提到护理程序的应用。

1994 年,美籍华裔学者袁剑云博士来华介绍以护理程序为核心的系统化整体护理,全国部分医院开始试点建设"模拟病房"。

1996 年,整体护理协作网正式组建。

1997 年 6 月,卫生部下发文件,要求各医院积极推行整体护理。

2001 年,袁剑云博士又在我国介绍以护理程序为基本框架的临床路径,促进了护理程序在我国护理工作中的运用。

三、护理程序的意义

护理程序是一种系统而科学地安排护理活动的工作方法,是为护理对象提供完整的、适应个体需要的护理的一种科学方法,具有重要的实际意义。

1. 对护理专业的意义

（1）真正体现了护理工作的科学性、专业性和独立性，促进了护理专业的发展。

（2）对护理工作的范畴和护士角色的特征有了新的明确。

（3）对护理管理，尤其是在临床护理质量方面有了新的更高的要求。

（4）对护理教育的教学模式改革具有指导性意义。

（5）推进了对护理对象实施整体护理的研究重点和研究方向。

2. 对护理人员的意义

（1）护理程序的运用使护理人员的创造性思维得以体现，护理工作变被动执行医嘱和常规操作工作为主动工作，使护士从医生的助手转变为医生的合作伙伴。

（2）护理程序的运用可使护理人员明确自身的职责范围和专业标准。使护理对象的健康问题迅速、准确地确立，并依据问题严重程度依次处理，为护理对象提供及时的护理照顾，最后评价护理目标的完成度，使护理对象始终有计划地得到照顾，体现出为护理对象解决健康问题的科学的工作方法。

（3）运用护理程序为护理对象提供个体性、整体性和持续性护理服务，有利于提高护理人员的专业能力，同时也有利于培养护理人员的独立解决问题能力、学习能力、决策能力及人际交往能力、评判性思维能力等。

（4）在护理程序的运用过程中，能充分体现护士的角色与功能，使护理人员自我价值得以认同，提高工作成就感。

3. 对护理对象的意义

（1）护理对象是护理程序的直接受益者，一切护理活动都是以满足护理对象的需求，达到恢复健康或改善健康状态为目标的。

（2）对护理对象系统地收集、分析资料，确立其健康问题，依其健康问题制订护理计划，护理目标需依据护理对象的行为目标而定，使护理对象获得个体化护理。

（3）从护理对象入院开始，由责任护士为其建立护理病历、完成护理评估，其他工作人员可根据护理记录和护理计划，清楚地了解护理对象的健康问题和执行的措施，确保护理对象可以接受持续性护理服务。

第二节　护理程序的步骤

护理程序的基本结构框架依托于系统理论，是为护理对象提供系统、全面、整体护理的工作方法。它包括评估护理对象的健康状况、确定护理诊断、制订护理计划、实施护理措施和评价护理效果5个步骤，是一个综合的、动态的、具有决策和反馈功能的过程。

一、护理评估

护理评估（nursing assessment）是护士通过与护理对象交谈、观察、查阅、护理体检等方法,有目的、有计划、系统地收集护理对象资料的过程,最终找到需要解决的护理问题,护理评估是护理程序的第一步,却始终贯穿于护理程序的全过程。

1. 资料的收集

(1)收集资料的目的:为做出正确的护理诊断、制订合理的护理计划、评价护理效果提供依据,为护理科研积累资料提供参考。

(2)资料的来源:护士可向患者、患者家属、朋友、邻居、同事及其他卫生保健人员收集资料。其中资料的主要来源是患者。

(3)资料的内容。①一般资料:姓名、年龄、性别、婚姻、职业、民族、籍贯、文化程度、住址、入院方式等。②既往健康史:既往病史、婚育史、过敏史、家族史、用药史、手术史和外伤史等。③现在健康史:本次患病情况、目前主要健康问题、日常生活形态等。④护理体检:包括生命体征、意识状态、营养状况、身体各系统体征等。⑤生活状态和自理程度:自理能力、饮食、嗜好、睡眠、卫生习惯等。⑥心理-社会状况:心理状态、就业状态、近期事件、性格特征、社会交往、家庭关系、经济情况等。

(4)资料的类型:收集的资料可分为主观资料和客观资料两种类型。①主观资料:是通过和护理对象交谈时得到的主诉。包括护理对象感觉到的、经历的以及看到、听到、想到的描述。例如:“我感到头痛”“患者主诉胸闷1天”。②客观资料:是通过观察、体格检查或仪器检查或实验室检查所获得的资料。例如:血压、黄疸、体温、触摸到的腹部肿块等资料。

(5)收集资料的方法:具体如表5-1所示。

表 5-1　收集护理资料的方法和内容

方　　　法		内容要点
观察	运用感官或借助于简单的诊疗器械进行系统的护理体检而收集资料的方法	视觉观察 触觉观察 听觉观察 嗅觉观察
交谈	可使护士有目的的获得有关护理对象的健康资料,向患者收集或反馈有关其自身疾病、治疗和护理的相关信息,获取患者的信任	交谈方式:正式交谈和非正式交谈 提问方式:开放式与封闭式 安静舒适、不受干扰的交谈环境 引导患者抓住主题 注意倾听,及时反馈 不催促、不随意打断
查阅	查阅护理对象的医疗病历、护理病历、实验室及其他检查结果和医疗护理文献等	发现既往史 作为交谈内容的补充 发现客观资料
护理体检	运用视、触、叩、听、嗅等方法	对护理对象生命体征及身体各系统进行体格检查

2. 资料的核实

(1)核实主观资料:主观资料是护理对象的主观感受,因此不可避免地会出现一定偏差,需要运用客观的方法进一步验证主观资料。例如:患者主诉"胸闷",护士应查看有无胸闷引起的呼吸困难,或通过实验室检查来查看。

(2)澄清含糊资料:护理对象的主诉往往不够完整或不够确切,应进一步进行取证和补充。例如:患者主诉"肚子痛",资料不够明确,护士应进一步询问疼痛的确切部位、频次、疼痛的程度等。

3. 资料的整理

将收集的资料进行归纳、分类等整理工作,从而发现护理对象的健康问题,是护理评估的重点工作内容。

对资料分类的方法有:①对马斯洛需要层次论进行整理分类;②戈登的 11 种功能性健康形态整理分类;③NANDA 的人类反应形态分类法Ⅱ进行诊断分类。

> 拓展阅读 5-1　马斯洛需要层次论在护理评估中的应用
> 拓展阅读 5-2　戈登的 11 个功能性健康形态

4. 资料的分析

(1)检查有无遗漏:仔细检查,保证资料的完整性和准确性。

(2)找出异常情况:将所收集到的资料与正常值进行比较,综合分析以发现异常情况。

(3)评估危险因素:由于危险因素的存在,若不及时采取预防措施很可能会出现异常,损害服务对象的健康。因此,护士应及时从收集到的资料中,通过评估找出这些风险因素。

5. 资料的记录

资料记录是护理评估的最后一步,具体要求如下。

(1)记录应做到全面、及时、真实、客观、准确,避免出现错别字。

(2)主观资料的记录尽量用患者的原话,并加引号。如"患者主诉感觉胸口闷闷的两三天了。"

(3)客观资料的记录要使用医学术语,描述的语句应准确,要能正确反应护理对象的问题,避免护士的主观判断和结论。如"血压 145/98 mmHg"。

(4)记录时应避免使用"好、坏、佳、尚可、正常、增加、严重"等无法衡量的词语,如"患者食欲不佳",可根据患者情况记录为"患者每餐进食主食 1 两,每天进食 2 餐,主诉不想进食"。

二、护理诊断

> 拓展阅读 5-3　医护合作性问题

1990 年,NANDA 提出护理诊断(nursing diagnosis)的概念:是关于个人、家庭、社区对现存的或潜在的健康问题的反应的一种临床判断。护理诊断是护理程序的第二步,是护士确立护理措施的基础。护理诊断的应用是护士在护理工作过程中科学地确认问题和解决问题的具体体现,是护士评判性思维的展示。

1. 护理诊断的组成部分

护理诊断由名称、定义、诊断依据、相关因素 4 个部分组成(表 5-2)。

表 5-2　护理诊断的组成

组成	内容	举例
名称	是针对护理对象健康问题或生命过程中反应的概括性的描述。一般用受损、增加、减少、不足、无效或低效等词语描述,但不能说明变化的程度	根据健康状态分为 3 类 (1) 现存的:目前已存在的健康问题,如气体交换受损、体液不足 (2) 潜在的:可能出现的健康问题,如长期卧床的患者,存在"有皮肤完整性受损的风险" (3) 健康的:达到更高健康水平的潜能,如母乳喂养有效、执行治疗方案有效等
定义	是对护理诊断名称的一种清晰、正确的描述和解释,并以此与其他护理诊断相鉴别	"体温过高"定义为"个体体温高于正常范围的状态" "清理呼吸道无效"的定义是"个体处于不能有效咳嗽以清除呼吸道分泌物或阻塞物,引起呼吸道不通畅的威胁状态"
诊断依据	分为主要依据和次要依据 (1) 主要依据:是必须具有的症状、体征及有关病史,为护理诊断成立提供必要的条件 (2) 次要依据:是可能出现的症状、体征及有关病史,是护理诊断成立的辅助条件	护理诊断"体温过高" (1) 主要依据:体温高于正常范围 (2) 次要依据:皮肤潮红,触之有热感,呼吸增快,心动过速,疲乏、无力、头痛、头晕等
相关因素	是导致护理对象出现健康问题的直接因素、促成因素或危险因素	常见的相关因素 (1) 病理生理方面:如"体温过高"的相关因素可能是病毒感染 (2) 心理方面:如"活动无耐力"可能是因患病后护理对象处于较严重的抑郁状态所致 (3) 治疗方面:如"便秘"的相关因素可能是使用麻醉药的不良反应 (4) 情境方面:"营养失调:低于机体需要量"的相关因素可以是不良的饮食习惯所致 (5) 年龄方面:如便秘常见于老年人

举例:

【名称】体温过高。

【定义】个人体温高于正常范围。

【诊断依据】主要依据:口腔测温高于 37.3 ℃。次要依据:皮肤潮红灼热、口唇干燥、头晕头痛、全身乏力等。

【相关因素】病理生理因素:致热源侵入人体,如病毒或细菌感染。情境因素:淋雨、受凉、高温环境致中暑。

2. 护理诊断的陈述

护理诊断的陈述包括 3 个结构要素，简称 PSE 公式。其中 P（护理诊断的名称即健康问题）、S（症状和体征）、E（相关因素）。

（1）三部分陈述：多用于现存的护理诊断，即 PSE 公式。

例如：焦虑：烦躁不安、失眠，与身体健康受到威胁有关。
　　　 P　　　　　 S　　　　　　 E

（2）二部分陈述：多用于潜在的护理诊断，没有症状和体征 S，即 PE 公式。

例如：有皮肤完整性受损的危险：与长期卧床有关。
　　　　　　 P　　　　　　　　　 E

（3）一部分陈述：用于健康的护理诊断，即 P 公式。

例如：母乳喂养有效。
　　　　 P

3. 护理诊断书写注意事项

（1）对健康问题的陈述因采用 NANDA 的统一命名，避免与护理目标、护理措施、医疗诊断相混淆。

（2）一项护理诊断针对一个健康问题。陈述的健康问题必须是护理措施能解决的问题。

（3）对症状和体征的陈述应简明、准确，规范，应为护理措施的确立提供方向，必须是以收集到的资料作为诊断依据。

（4）对相关因素的陈述必须详细、具体、容易理解。

（5）护理诊断的书写，不应有易引起法律纠纷的描述。

4. 护理诊断与医疗诊断的区别

"诊断"一词不属于医疗的专有名词，但由于医疗诊断的历史较长，在使用护理诊断时容易与医疗诊断混淆，两者的区别如表 5-3 所示。

表 5-3　护理诊断与医疗诊断的区别

区别	护理诊断	医疗诊断
诊断核心	护理对象对健康问题/生命过程问题的反应	对个体病理生理变化的一种临床判断
问题状态	现存的或潜在的	多是现存的
决策者	护理人员	医疗人员
职责范围	护理	医疗
适用对象	个体、家庭、社区	个体
数量	可同时有多个	一个疾病只有一个诊断
稳定性	随护理对象反应的变化而不断变化	保持不变
陈述方式	PES 公式	特定的疾病名称或专有名词

三、护理计划

在线案例 5－1 车祸外伤患者护理诊断排序

护理计划(nursing plan)是护理程序的第 3 步。其工作内容包含 4 个步骤:排列护理诊断的优先顺序、与护理对象共同设立预期目标、制订护理措施、护理计划成文。

(一)确定优先顺序

一个护理对象可能会有多个护理诊断,为了提高工作效率,护士会按先急后缓、先重后轻的原则排列多个护理诊断的次序,再按次序处理。

(1)排序原则:①优先解决直接危及护理对象生命的问题;②按马斯洛需要层次理论原则,先解决低层次的需要,再解决高层次的需要;③在治疗、护理不冲突的前提下,可先解决护理对象主观上迫切需要解决的问题;④先解决现存的问题,但不忽视潜在的、有风险性的问题。

(2)排列顺序:直接威胁护理对象生命,需要护士立即解决的问题列为首优问题,需要护士优先解决。急、危重症护理对象在紧急状态下,可能同时存在多个首优问题。没有直接威胁护理对象生命,但带来生理上或精神上损害的问题列为中优问题,可稍后解决。与此次发病没有直接联系,但在应对发展和生活中变化时所遇到的问题列为次优问题,可待到恢复期再进行处理。

(3)排序的注意事项:①护理诊断的先后顺序并不是固定不变的,可随着疾病的进展和患者的反应变化而发生改变。②护理诊断的排列并非指只有前一个问题完全解决后,才能开始下一个问题;往往同时解决几个健康问题,但重点应放在首优问题的解决上。

(二)设立预期目标

预期目标是指护理对象接受护理后期望能够达到的健康状态,也是评价护理效果的标准。预期目标的设立可以是护理对象与医护人员一起制订的,护患双方共同努力落实护理措施,实现预期目标。

1. 目标的种类

(1)近期目标:在几小时或几天内能达到的目标(一般少于 7 天)。

【举例】 3 天内患者体温下降至正常。

(2)远期目标:相对较长时间内才能实现的目标(一般超过 7 天)。

【举例】 10 天后患者可拄拐行走 50 米。

2. 目标的陈述

目标的陈述包括:主语、谓语、行为标准、条件状语和时间状语。

【举例1】 2 日后(时间状语) 护理对象(主语) 能扶墙边护栏(条件状语) 行走(谓语) 10 分钟(行为标准)

【举例2】 15 日后(时间状语) 护理对象体重(主语) 下降至(谓语) 50 千克以内(行为标准)

3. 注意事项

（1）目标主语是护理对象或其身体的一部分。

【举例】 出院前教会患者自己注射胰岛素。（错误）

出院前患者学会自己注射胰岛素。（正确）

（2）一个目标中只能出现一个行为动词。

【举例】 10天后护理对象能做到拄拐行走100米并维持血压至正常值。（错误）

10日后护理对象能做到拄拐行走100米。（正确）

10日后护理对象能维持血压至正常值。（正确）

（3）一个目标针对一个护理诊断，一个护理诊断可有多个目标。

【举例】 体温过高：与病毒感染有关。

目标1：1小时内护理对象的体温在药物作用下降至低热范围。（正确）

目标2：2天后护理对象的体温维持在低热状态。（正确）

目标3：4天后护理对象的体温维持在正常范围。（正确）

（4）目标的陈述应具体，可观察、可测量，有具体的日期甚至时间可评价。避免使用含糊、不明确的词句，如了解、增强、正常、尚可等，否则很难评价。

【举例】 2天后护理对象食欲尚可。（错误）

2天后护理对象每餐可进食2两主食。（正确）

（5）目标属护理范畴内，即可通过护理措施达到。

【举例】 有感染的风险，与使用化疗药物有关。

目标：1周后护理对象白细胞计数回升到$8 \times 10^9/L$。（错误）

护理对象住院期间无感染发生。（正确）

（6）目标切实可行，能够在护理对象能力及客观条件的范围内实现，如考虑护理对象身体、心理状态、智力水平、经济条件等，且护理目标应与医嘱保持一致。

【举例】 躯体移动障碍：与车祸至右下肢截肢有关。

目标：1周后护理对象能拄拐行走100米。（错误）

1个月后护理对象能拄拐下地行走50米。（正确）

（三）制订护理措施

护理措施的制订需针对护理对象的护理诊断、相关因素及其预期目标。

1. 护理措施的内容

护理措施包括饮食护理、病情观察、基础护理、护理体检、手术前后护理、心理护理、功能锻炼、健康教育、执行医嘱及对症护理等。

2. 护理措施的类型

（1）依赖性护理措施，即需遵医嘱执行的具体措施。例如，遵医嘱给药等。

（2）独立性护理措施：护士在职责范围内，根据收集的资料，可独立决策并采取的措施。例如：护士观察患者的病情变化、护士协助患者完成生活护理等。

（3）协作性护理措施：是护士与其他医务人员合作完成的护理活动。例如：为糖尿病患者制订饮食计划,为患者及家属提供健康教育与咨询,提供心理支持等。

3. 制订护理措施的要求

(1)护理措施应与医疗工作协调一致,不发生冲突,按一定的顺序有条理地排列各项措施。

(2)护理措施是针对护理诊断与预期目标制订的,应考虑护理对象的病情和耐受能力,使护理对象乐于接受;可鼓励护理对象及其家属参与护理措施的制订过程,有助于他们理解各项措施的意义和功能,能更好地接受、配合护理活动,从而获得最佳的护理效果。

(3)护理措施应有科学理论依据,必须明确、具体、切实可行,护理措施的内容应完整,包括日期、具体内容、用量、执行方法、执行时间和签名等。

(四)护理计划成文

将护理诊断、预期目标、护理措施、效果评价等内容按一定格式书写成文填写在护理计划表格中,即构成护理计划(表5-4)。

表 5-4　护 理 计 划

姓名:蒋剡　科别:呼吸内科　床号:6　住院号:3678912

开始日期	护理诊断	预期目标	护理措施	签名	效果评价	停止日期	签名
2021-02-01 9:25	体温过高:与细菌感染有关	入院3天后体温恢复正常	(1)给予冰袋冷敷于大动脉 (2)遵医嘱给予降温药、抗生素 (3)每4小时测体温一次,观察患者的呼吸、脉搏、神志等	张岚	2021-02-01 10:00用药后体温降至37.6℃ 2021-02-03,入院第3天体温降至正常	2021-02-03 16:00	徐晔 徐晔

四、护理实施

护理实施(nursing implementation)是指执行护理计划、实现护理目标的过程。这一步要求护士具备丰富的专业知识,熟练的操作技能和良好的人际沟通能力,保证患者得到高质量的护理。

1. 实施方法

(1)独立完成型:如为患者翻身、吸痰、观察用药后疗效及不良反应等。

(2)共同合作型:护士与其他医护人员互通信息、密切配合,保证患者得到连续、系统的整体护理。

(3)指导参与型:鼓励护理对象及其家属积极参与实施,护患双方相互配合、共同实现预期目标。

2. **实施步骤**

（1）准备：实施前应做好充分准备。①为确保护理计划中的护理措施与护理对象目前的病情相符合，对护理对象进行重新评估。根据重新评估的情况，对计划中与护理对象目前情况不符的，需要立即修改。②合理安排所需设备、物品、相关技术人员、环境及时间。③预测可能会发生的并发症，做好预防工作。

（2）执行：护士运用护理操作技术、沟通技巧、观察能力、合作能力和应变能力去执行护理措施。同时也要对患者的反应进行评估，并对护理效果进行评价。因此，实施阶段也是评估与评价的过程。

（3）记录：记录护理对象的健康问题、采取的护理措施和护理对象的反应及护士观察到的效果。临床采用 PIO 格式进行记录：P 代表护理问题、I 代表护理措施、O 代表护理结果，如表 5-5 所示。

表 5-5　护 理 记 录 单

姓名：乔一　　性别：女　年龄：28 岁　科室：产科　病室：2　床号：3　住院号：123456

日期	时间	护理记录（PIO）	签名
2021-02-11	08:00	P：恐惧：与担心手术（剖宫产）有关	丁五
	08:00	I：（1）为护理对象讲解手术及术后的情况	
		（2）介绍手术医生和麻醉师	
		（3）让家人陪伴护理对象	
	14:00	O：护理对象自述恐惧感缓	

五、护理评价

护理评价（nursing evaluation）是护理程序的最后一个步骤，但并不代表必须到护理的最终阶段才能进行评价。实际上从收集资料开始，护理评价就贯穿于护理活动的全过程。护理评价是有计划地、系统地将实施护理计划后患者的健康现状与确定的预期目标进行比较，并作出评定的过程。

（1）评价方法：分为护士自我评价，护理查房，护士长、护理教师和护理专家的评价，医院质量控制中心检查。

（2）评价时间：分为及时评价、阶段评价和终结评价。

（3）评价内容：包括护理过程、护理效果和目标实现程度的评价。其中，最重要的是护理效果的评价。目标实现程度按情况可分为目标完全实现、目标部分实现和目标未实现。

（4）评价步骤：包括收集资料、判断效果、分析原因和重审护理计划。

例如：将护理对象的反应与预期目标比较，检测目标实现的情况。

预期目标是"护理对象 1 周后能行走 50 米"。1 周后的评价结果为：①护理对象能行走 50 米——目标完全实现——终止计划；②护理对象能行走 20 米——目标部分实现——收集资料、分析原因、继续和增加计划；③护理对象拒绝下床行走或无力行走——目标未实现——收集资料、分析原因、修订计划。

（徐　育）

PPT 课件　　复习与自测　　更多内容……

第六章 医院与住院环境

章前引言

　　医院是对人进行防病治病和健康宣教的场所,包括患病人群、亚健康人群以及特定需要的人群(如孕妇等),还应具备一定数量的病床设施、相应的医务人员和必要的医疗设备,通过医务人员的集体协作,达到对住院或门诊、急诊患者实施科学和正确的诊疗护理为主要目的的卫生事业机构。

· 学习目标 ·

（1）能阐述医学物理环境的具体要求。

（2）知道医院门诊、急诊工作的特点。

（3）知道医院的概念、性质、任务、种类和医院的组织结构。

（4）能应用各种铺床技术。

（5）具有高度的同情心和责任心,关心尊重患者。

思维导图

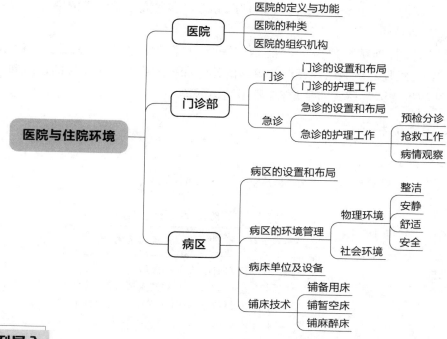

案例导入

患者,李某,38 岁,因右下腹剧烈疼痛伴有大汗淋漓来院急诊。

问题:

（1）作为急诊科护士应做好哪些护理工作?

（2）李某在分诊后于相应诊室待诊,随后出现面色苍白、恶心呕吐、呼吸急促的症状,你作为急诊科护士该如何协助医生进行抢救?

（3）李某行急诊全麻手术后需送回普外科病房治疗,你作为病房护士应准备哪类病床?

第一节 医 院

一、医院的定义与功能

1. 医院的定义

医院（hospital）是以诊治疾病、照理患者为主要目的的医疗场所。

世界卫生组织(WHO)提出的医院定义为:医院是社会和医学系统中的一个完整组织,它的功能是为人们提供一个完善的健康服务,包括医疗和预防两个方面,以及从门诊延伸到家庭的医疗服务。医院也是培训医务人员和研究医学科学的中心。

2. 医院的功能

根据《医院管理学》,医院的功能是:"医疗、预防、保健、康复服务、临床教学、科研"。近年来,医院的功能已经逐渐从单纯的诊疗和护理患者向对疾病的预防和康复发展,从单纯的生物医学模式向生物-心理-医学模式转变。

二、医院的种类

1. 医院的分类

医院根据不同的划分方法可划分为不同的类型(表6-1)。

表6-1 医院的划分类型

划分方法	医院类型
按收治范围	专科医院、康复医院、职业病医院
按特定任务	军队医院、企业医院、医学院校附属医院
按地区	城市医院(市、区、街道医院)、农村医院(县、乡、镇医院)
按产权归属	公立医院、私立医院、股份制医院、股份合作制医院、中外合资医院
按卫生部分级管理制度	一级医院、二级医院、三级医院

2. 医院的分级

我国从1989年开始实行医院分级管理制度。医院分级管理是按照医院的功能、任务、设施条件、技术建设、医疗服务质量和科学管理综合水平。医院分级管理的实质是按照现代医院管理的原理,遵照医疗卫生服务工作的科学规律与特点所实行的医院标准化管理和目标管理。

(1)一级医院:是直接向一定人口的社区提供预防、医疗、保健、康复服务的基层医院和卫生院。

(2)二级医院:是向多个社区提供综合医疗卫生服务和承担一定教学、科研任务的地区性医院。

(3)三级医院:是向几个地区提供高水平专科性医疗卫生服务和执行医学高等教学、科研任务的区域性以上的医院。

各级医院经过评审,按照《医院分级管理标准》确定为甲、乙、丙三等,其中三级医院增设特等,因此医院共分为三级十等。

三、医院的组织机构

我国医院的组织结构模式如图6-1所示。医院各部门之间既分工明确、各尽其责,又

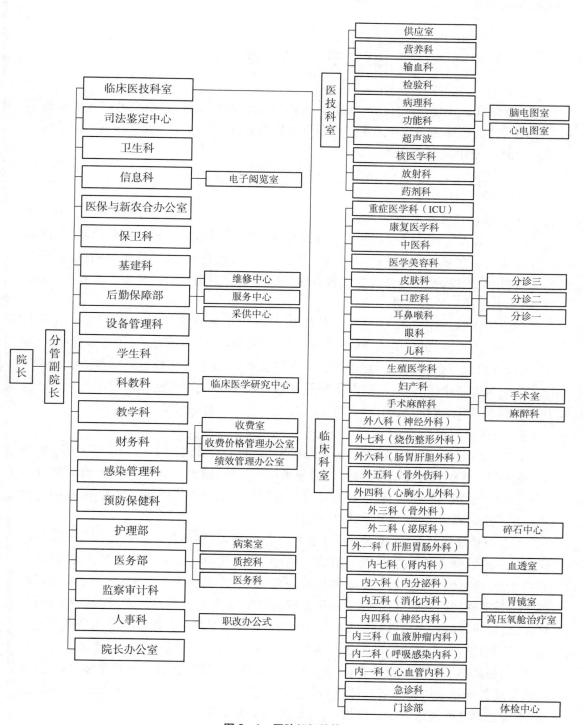

图 6-1 医院组织结构

相互协调、相互合作。

第二节　门　诊　部

门诊部(outpatient department)是医院面向社会的窗口,往往是患者踏入医院的第一个场所。门诊部的医疗护理工作质量直接影响公众对医院的认知和评价。门诊部包括两大部门,即门诊与急诊。

一、门诊

1. 门诊的设置和布局

门诊一般设有挂号处、收费处、检查化验室、药房、综合治疗室与分科诊察室、咨询导诊台等。诊察室应备有电脑、办公桌、诊察床、屏风或挂帘,洗手设施,各种检查设备及化验单、检查申请单、处方等应放置有序。综合治疗室内设有必要的急救设备,如氧气、电动吸引器及抢救车等。

门诊的候诊、就诊环境要以方便患者为目的,以注重公共卫生为原则,并体现医院对患者的人文关怀;做到美化、绿化、安静、整洁、布局合理,应备有醒目的标志和指示路牌,可设立总服务台、导诊台,配备多媒体查询触摸屏,使各种医疗服务项目清晰、透明,电子显示屏配备电子叫号设施,电子叫号设施应做好隐私管理,使就诊程序简便、快捷,让患者感到亲切、放松,从而对医院产生信任感,愿意配合医院工作。

2. 门诊的护理工作

(1)预检分诊:这项工作需由实践经验丰富,且较为耐心的高年资护士担任,在简单询问病史、观察病情和护理体检后,对患者进行评估,做出初步判断,给予合理的分诊挂号指导。做到先预检分诊,后挂号诊疗。对疑似传染病或传染病的患者,需在第一时间做好严格的隔离措施,防止病原体传播扩散。

(2)安排候诊与就诊:患者在护士指导下挂号后,分别到各科门诊候诊室依次等候就诊。为缩短患者候诊时间,维持好诊疗秩序,护士应做好以下护理工作:①做好开诊前的准备,整理候诊室、就诊室,备齐诊疗所需用物,并定时检查设备,处于完好备用状态。②分别整理初诊和复诊病历,收集整理各种辅助检查报告单。③根据患者病情测量体温、脉搏、呼吸、血压等,并记录在门诊病历上,方便医生查看。④按挂号顺序安排患者有序就诊,必要时协助医生进行诊断和检查等工作。⑤密切观察候诊患者的病情变化,如遇高热、剧痛、呼吸困难、出血、休克等患者应立即安排就诊或送急诊科处理;对病情较重者或年老体弱的患者可适当调整就诊次序,让其提前就诊。⑥做好就诊后工作,整理各诊室和候诊大厅的用物,并完成终末消毒工作。

(3)健康教育:利用候诊时间对患者开展健康教育,护士应根据就诊专科的性质,采用口头、图片、广播、视频、宣传手册等形式对该专科常见病、多发病的预防、治疗及康复等方面进行形式多样的健康教育。对患者提出的询问应耐心、热情地给予解答。

（4）治疗工作：根据医嘱执行治疗，如各种注射、穿刺、换药、导尿、灌肠、引流等。护士应严格遵守查对制度和操作流程，确保治疗安全、有效。

（5）消毒隔离：门诊是患者的集散地，病种多而复杂，人群流动性大，极易发生交叉感染，要认真做好消毒隔离工作。对传染病或疑似传染病患者，应及时分诊到隔离门诊就诊，并按规定上报。候诊大厅、门诊走廊、诊室、检查室、治疗室及门诊手术室等各部门及其用物，都要进行严格的终末消毒处理，医疗垃圾分类后及时处理。

（6）保健工作：经过培训的护士可以直接参与各类保健门诊的咨询或诊疗工作，如疾病普查、健康体检、预防接种等保健工作。

二、急诊

急诊是社会急救体系的重要组成部分，也是院内急诊救治的首诊场所。急诊科（emergency department）负责 24 小时为来院的急诊患者进行抢救生命、稳定病情和缓解病痛的处置，为患者及时获得后续的专科诊疗提供支持和保障。急诊的工作特点是急、危、重、杂，包括患者病情变化急速、需求急迫、病情危重、护理工作繁杂。因此，急诊科护士需要有良好的心理素质，具备丰富的抢救知识和经验，遇事不慌，做事谨慎。急诊的管理工作应达到标准化、程序化和制度化。

1. 急诊的设置和布局

急诊应具备与医院级别功能和任务相适应的场所、检查设备、抢救设施及抢救药物。急诊应是一个完整的工作单元，患者到达急诊后能最大限度地得到诊治及护理。

急诊环境以方便患者就诊为目的，以最大限度地缩短候诊时间，争取抢救时机，提高抢救效率为原则。急诊的标志应清晰明显，入口应通畅，设有无障碍通道，设有轮椅及平车的定点安置点，有合理、完整的急诊分诊流程。

急诊科应设有医疗区和支持医疗区。医疗区包括急诊台、分诊室、各类诊室、治疗室、输液室、抢救室、留观室、急诊病房、急诊监护室。支持医疗区应包括收费、各类辅助检查部门、药房、保安部门。

2. 急诊的护理工作

1）预检分诊　患者被送到急诊，负责出迎的人员应立即上前帮助转运患者到诊察室。预检护士要掌握急诊就诊标准，做到"一问、二看、三检查、四分诊"。急诊实行首诊负责制，不得以任何理由拒绝和推诿患者。

2）抢救工作

（1）物品准备：抢救物品应做到"五定"，即定数量品种、定点安置、定人保管、定期消毒灭菌和定期检查维修。所有护士必须熟练掌握急救物品和设备的性能、使用方法和注意事项，并能排除一般性故障，使急救物品完好率达 100%。急诊常用的抢救物品包括一般用物、无菌物品和急救包、急救设备、急救药品和通信设备，如表 6-2 所示。

表6-2　抢救物品的种类和名称

种　类	名　　称
诊疗护理物品	血压计、听诊器、张口器、压舌板、舌钳、手电筒、止血带、输液架、氧气管、吸痰管、胃管等
无菌物品及无菌急救包	各种注射器、各种型号针头、输液器、输血器、静脉切开包、气管插管包、气管切开包、开胸包、导尿包、各种穿刺包、无菌手套及各种无菌敷料等
抢救器械	中心供氧装置(加压给氧设备)、电动吸引器、心电监护仪、电除颤器、心脏起搏器、呼吸机、超声波诊断仪、洗胃机、心电图机等,有条件可备X线机、心脏复苏机、暖风机、冰毯、血液净化机器、手术床、多功能抢救床等
抢救药品	各种中枢神经兴奋剂、镇静剂、镇痛药、抗休克、抗心力衰竭、抗心律失常、抗过敏及各种止血药;急救用激素、解毒药、止喘药;纠正水、电解质紊乱及酸碱平衡失调类药物以及各种输入液体;局部麻醉药及抗生素类药等,并附有简明扼要的说明卡片
通讯设备	设有自动传呼系统、电话、对讲机等

(2) 配合抢救:①护士必须严格按急诊抢救流程、操作规程实施抢救措施,做到分秒必争。医生未到抢救现场之前,护士应根据病情做出初步判断,并给予紧急处理。如判断患者是否心搏骤停,未触摸到颈动脉搏动时按照心搏骤停的流程进行处理;判断患者未心搏骤停时可进行其他处理措施,如保持呼吸道通畅、吸氧、止血、配血、洗胃、体位固定及建立静脉输液通道,进行基本生命支持等。医生到达后,立即汇报处理情况,正确执行医嘱,密切观察病情变化,及时判断抢救效果。②做好抢救记录。抢救记录内容包括病情变化情况、抢救时间及措施、参加抢救的医务人员姓名等,并且一定要注明患者和医生到达的时间,各种抢救措施执行及停止时间(如用药、吸氧及心肺复苏等)。抢救记录应及时、准确及清晰。同时,应做好家属的解释及安慰工作。一般情况下,医生不得下达口头医嘱。若抢救急危重患者需要下达口头医嘱时,护士应当复述一遍,双方确定无误后再执行。抢救结束后,请医生需在6小时内补写医嘱和处方。③认真执行各项查对制度。各种急救药品的空安瓿需经两人核对无误后方可弃去。抢救中使用的空药瓶、空安瓿及输血空袋等应集中放置,以便进行统计和查对。

3) 病情观察　急诊观察室通常设有一定数量的观察床,用来收治暂时未确诊的患者;或已明确诊断但因各种原因暂时不能住院的患者;或只需短时观察,病情稳定后即可返家的患者。留观时间一般是3～7天。留观室护士应做到:①对留观患者进行入室登记,建立档案,认真填写各种记录,及时记录病情变化,并向医生汇报;②主动巡视患者,密切观察患者的病情变化,正确执行医嘱,认真完成各项护理工作,关注患者的心理变化,加强心理护理;③做好患者及其家属的管理工作;④协助患者家属对患者进行基础护理,使患者处于一个安全、舒适的状态;⑤维持舒适、整洁、干净的病室环境。

拓展阅读6-1　抢救监护室

第三节 病 区

病区是指住院患者接受诊断、治疗和护理的场所,也是医护人员开展医疗、预防、教学、科研活动的重要基地。病区的设置、布局和管理对医院各项任务的完成都起到重要的作用。为患者创建一个安全舒适的物理环境及和谐的社会环境,可促进医院各项任务的进行,使患者早日康复。

一、病区的设置和布局

病区一般设有病室、抢救区、治疗室、护士台、医生办公室、配餐室、更衣室、库房、医护值班室和示教室等。有条件的医院可设置多功能厅、小卖部、休闲娱乐区等。

病区的布局应科学合理,以方便治疗和护理工作。如护士办公室(或护士站)应设在病区的中心位置,与抢救室、危重病室及治疗室邻近,以便观察患者的病情、抢救患者和准备物品。每个病区最好设 30～40 张病床,每间病室设 2～4 张病床,并配置相应数量的床旁桌椅,病床之间的距离至少有 1 米,并在床与床之间设有遮隔设备,以保护患者的隐私。有条件的医院可设置中心供氧及中心吸引装置、呼叫系统、电视、电话、壁柜及卫生间等,或设立单人病室,病室布置温馨,充分体现医院人性化的服务理念。

二、病区的环境管理

1. 物理环境

物理环境是指医院内的建筑、基础设备以及辅助设施等为主的物质环境。

1)整洁 物理环境的整洁主要是指病区的护理单元和医疗护理操作环境应整洁,要求做到无角落积灰,无病菌附着。保持病区环境整洁的措施有:①病区陈设齐全,规格统一,布局合理,摆放整齐,方便取用;②做到定点安放,定时监测,定时维修;③患者周围物品、环境和医疗器械等每日擦拭消毒;④患者废弃物按流程处理;⑤保持患者及病床单位清洁,床单被套及衣裤及时更换;⑥非患者生活及医疗护理必需品不得带入病区;⑦从业人员仪表整洁,佩戴工牌。

2)安静 当健康状况不良时,人对声音的耐受能力下降,即使是美妙的音乐也会被视为噪声。凡是能使人生理及心理产生不舒服的声音都属于噪声。噪声会对人的身心健康造成损害,严重的噪声甚至造成听力丧失,其危害程度与个人的承受能力、噪声的强度、持续时间相关。衡量音响强弱的单位是"分贝"(dB)。根据 WHO 规定的噪声标准,白天病区的噪声强度应控制在 35～40 dB,以保持病区环境安静,具体有以下措施。

(1)医护人员应做到"四轻":走路轻、说话轻、操作轻及开关门窗轻。①说话轻:说话声音适中,及时评估自己的声量并根据不同患者的适用情况保持适当的音量;不可以耳语,耳语会使患者产生怀疑和恐惧等不良情绪。②走路轻:走路时脚步要轻巧,穿软底鞋,防止走路时发出不悦耳的声音。③操作轻:操作时动作要轻柔缓慢,收拾物品时注意避免物品相互碰撞。④开关门窗轻:随时注意门窗轻开轻关,及时提醒,以避免不必要的噪声。

(2)呼叫设备应使用消音设置,或将音量调至最低。

(3)病区所用的轮椅、平车、治疗车等设备的轮轴,应定期检查并滴注润滑油,以减少过度摩擦而发出的声音。

(4)加强对患者及家属的宣教,保持病室安静。

(5)有条件时可在病室安装分贝检测仪,时时监测病室噪声情况,做到监控噪声有据可循。

🔲 拓展阅读6-2　噪声监控标准

3)舒适　物理环境舒适主要是指病室的温度、相对湿度、通风、采光、色彩和绿化等方面对患者的影响及调节。

(1)温度:适宜的温度使患者感觉舒适,有利于患者治疗、休息及护理工作的进行。一般病室内适宜的温度是18~22℃,产房、新生儿室、手术室、老年病室内适宜的温度是22~24℃。室温过高会使神经系统受到抑制,同时干扰呼吸功能和消化功能,不利于体热散发,使人烦躁,影响体力恢复;室温过低则使患者畏寒、肌肉紧张,容易出现低体温,也容易影响诊疗结果。

病室内应该有室温计,以便随时评估和调节室内温度。护士可以根据天气情况采取相应的护理措施。例如,夏天可用风扇使室内空气流通,或使用空调设备调节;冬天可使用暖气设备保持室温。此外,应根据气温变化适当增减患者的衣服和盖被。实施护理措施时尽可能避免不必要的暴露,防止患者受凉。

(2)相对湿度:湿度为空气中含水分的程度。病室湿度一般是指相对湿度,湿度会影响皮肤蒸发散热的速度,从而影响患者的舒适感。病室相对湿度以50%~60%为宜。湿度过高,蒸发作用减弱,抑制汗液排出,患者感到闷热,尿液排出增多,加重肾脏负担,对患心脏、肾脏疾病尤为不利。对于烧创伤患者来说,湿度过大,不利于创面生长,影响创面愈合,从而增加患者感染的概率。湿度过低,室内空气干燥,人体蒸发大量水分,出现口干舌燥、咽痛、烦渴等不适症状,引起上呼吸道过于干燥,而导致出现痰液干燥,不易排出等,对气管切开或呼吸系统疾病的患者尤为不利。

病室内应该有湿度计,以便随时评估和调节室内湿度。当室内的湿度过低时,可以使用加湿器。当湿度过高时,适当打开门窗,使室内空气流通或使用空调、除湿器等。同时注意皮肤的护理,当患者皮肤潮湿出汗较多时,应及时给予清洁并更换病员服。皮肤干燥时可以涂抹乳液增加湿度,及时补充水分使患者处于舒适的环境中。

(3)通风:是通过自然或者机械手段达到空气流通,增加空气中的含氧量,并调节室内的温湿度,降低室内空气中二氧化碳及微生物的密度,减少呼吸道疾病传播的一种手段。通风效果与通风面积、室内外温度差、通风时间和室外气流速度有关。一般病室使用自然通风方式,每次开窗通风 30 min 左右,通风时应避免对流风直吹患者。根据患者的需求,在不同的季节,通风时可采取不同的保暖措施。

（4）采光:病室采光有自然光源和人工光源两种,护士应根据治疗、护理需要以及不同患者对光线的不同需求予以满足。日光是维持人类健康的要素之一,适当的日光照射能使照射部位温度升高,血管扩张,血流加速,改善皮肤和组织的营养状况,使人心情愉悦,充满希望感。此外,阳光中的紫外线有杀菌作用,并可促进机体内部生成维生素 D。因此,病室应经常开窗,让阳光直接射入,也可以协助患者直接到户外接受阳光照射,以辅助治疗,增进疗效。但要避免日光直接照射患者的眼睛,以防引起头晕目眩。为夜间照明和诊治的需要,病室必须准备人工光源。夜间采用地灯或可调节型床头灯,既方便护士夜间巡视工作,又不影响患者睡眠,夜间巡视病房时要及时关闭明亮的光源,开启地灯以营造一个舒适的睡眠环境。病室还应备有立式鹅颈灯,便于特殊检查时使用。

（5）装饰:病室装饰应简洁、美观,优美的环境能让人产生愉快、舒适的感觉。医院可以根据各病室的不同需求来设计和配备不同颜色,促进患者身心舒适,同时还可以产生特殊的治疗效果。如儿科病室选用暖色系及卡通图片装饰,儿科护士服装采用粉红色,使患儿感到温馨甜蜜,减轻恐惧感。手术室一般选用绿色或蓝色,给人整洁舒适但又相对严肃认真的感觉,增加患者的信心及信任感。病室墙壁上方选涂白色,下方选涂浅绿色或浅蓝色,以避免白色反光,也可以贴上使人视觉舒适的墙纸,避免引起患者疲劳。病床、桌、椅、窗帘、被套、床单等也趋向家居化,以满足患者的需要。病室、走廊适当摆放一些绿色植物、花卉盆景等,使人赏心悦目,并增添生机(过敏性疾病病室除外)。各病室及治疗娱乐生活区域的标志明显,便于消除新患者及家属的陌生感。病室外可以栽种树木、草坪和修建花园、桌凳等,供患者休息、散步和观赏。

4）安全　物理环境安全是指安定、无危险、无伤害的环境。

（1）避免各种原因导致的意外损伤。①避免机械性损伤:走廊、浴室、厕所应设置栏杆,地面应有防滑设备,防止潮湿所致患者滑倒跌伤,厕所浴室应配备紧急呼叫铃,以备意外之需;对意识不清、烦躁不安、婴幼儿等患者应加床档或使用保护性约束带,防止患者坠床或撞伤,防止患者意外拔管。②避免温度性损伤:使用冷热疗时,应按操作要求进行,必要时守护;注意危化品的保管和使用,做到定人保管、定时检查、定点安放,定数量;有防火措施和紧急疏散措施。③避免生物性损伤:应有灭蚊、蝇、蟑螂等措施。

（2）避免医院内感染:病区应有严格的管理系统和措施,预防医院内感染。如操作中严格执行无菌技术操作原则和消毒隔离制度,定期对病室及各种设备进行清洁、消毒、灭菌等,医疗垃圾的处理应符合避免院内感染的要求。

（3）避免医源性损伤:由于医务人员言语及行为不当、责任心不强、违反操作规程等对患者造成心理、生理上的损伤,称为医源性损伤。因此,应加强医务人员职业道德教育,尊重、关心患者;进行治疗护理操作时,应严格遵循操作规程和查对制度,防止差错事故发生;语言、行为符合职业规范,加强责任心,以避免造成患者心理和生理上的损伤。

2. 社会环境

1) 建立良好的人际关系 影响住院患者身心康复的人际关系包括医患关系、护患关系和病友关系。帮助患者创建和维护良好的人际关系的措施有:①根据患者的需求给予不同的身心护理,对患者一视同仁;②操作技术娴熟,态度和蔼,获得患者信赖;③尊重患者的权利与人格,注意保护患者的隐私,与患者多沟通、多交流,从言语中寻得患者的真实需要;④鼓励病友间相互帮助和照顾,营造融洽、愉快的氛围。

2) 制订合理的医院规章制度 医院为了保证医疗、护理工作的顺利开展及预防医院内感染等而制订各种院规,如入院须知、探视制度、陪护制度等。具体的措施有:①热情接待,耐心解释,取得患者的理解和配合;②在维护院规的情况下,让患者有一定的自主权;③尊重探视人员,如探视时间和行为不恰当,应用良好的沟通技术劝阻和限制方法应适当;④及时向患者提供与其检查、治疗、护理等相关的信息,并鼓励患者参与护理计划的制订。

三、病床单位及设备

病床单位是指住院期间医疗机构提供给患者使用的物品和设备,它是患者住院期间休息、睡眠、治疗与护理等活动的最基本的生活单位。每个病床单位应配备固定的设施(图6-2A)。

1. 病床

病床(sick-bed)是患者休息及睡眠的用具,必须实用、耐用、舒适、安全。普通病床一般为长2米、宽0.9米、高0.6米,床头可以抬高的手摇式床,以方便患者更换卧位。床的升降功能有手工调节和电动调节两种,床的两侧有床档。临床也可选用多功能病床(图6-2B),根据患者的需要可以改变床的高低或活动床档,变换患者的体态姿势。床脚有脚轮,便于病床移动。随着医疗设备的进步,临床上也逐渐使用电动多功能床。这种电动多功能床多在急诊抢救室及监护室使用,能更好地协助患者处于主动和被动体位,更高级别的还有称重、照明、一键心肺复苏等功能,以满足患者及医护人员的需要(图6-2C)。床上用品如表6-3所示。

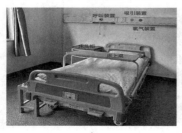 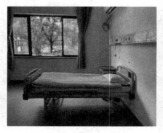 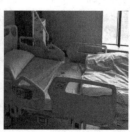

A   B   C

图6-2 病床单位及设备

A.每个病床单位应配备固定的设施;B.普通病床;C.多功能病床

表 6-3 床上用品

物品名称	规格	要求
床垫	长宽与床规格相同,厚 0.1 m	垫芯可用棕丝、木棉、棉花或海绵等,包布应选择牢固防滑的布料制成,床垫应坚硬,以免承受重力较多的部位发生凹陷
床褥	长宽与床规格相同	褥芯用棉花做,吸水性强,包布用棉布做
枕芯	长 0.6 m,宽 0.4 m	内装荞麦皮、木棉、中空棉、羽绒等,用棉布做枕面
棉胎	长 2.1 m,宽 1.6 m	多用棉花胎,也可用人造棉或羽绒等
大单	长 2.5 m,宽 1.8 m	用棉布制作
被套	长 2.3 m,宽 1.7 m	用棉布制作,尾端开口钉上布带或拉链
枕套	长 0.7 m,宽 0.45 m	用棉布制作
中单	长 1.70 m,宽 0.85 m	以棉布制作为宜,也可使用一次性成品
橡胶中单	长 0.85 m(两端各加白布 0.4 cm),宽 0.65 m	中间用橡胶制作,两端用棉布制作

2. 其他设施

其他设施包括床旁桌、床旁椅、床上小桌(随着医院的发展,现在医院还提供陪客躺椅);床头墙壁上配有照明灯、呼叫装置、供氧和负压吸引装置、多功能插座;天花板上有轨道、输液吊架,床之间有隔帘等。

四、铺床技术

📱 云视频 6-1 铺床法

铺床的基本要求是平、整、紧,达到舒适、安全、实用的目的,包括备用床、暂空床和麻醉床。

1. 铺备用床(图 6-3)

【目的】保持病室整洁、干净,准备迎接新患者。

【操作程序】

1)评估 ①病床单位设施是否齐全,功能是否完好;②床上用品是否齐全、清洁,规格与床单位是否符合;③床旁设施是否处于备用状态。

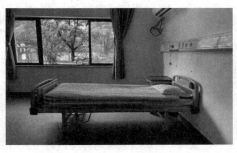

图 6-3 备用床

2)计划 ①护士准备:着装整洁,洗手,戴口罩。②用物准备:床、床垫、床褥、大单、被套、棉胎或毛毯、枕套、枕芯。③环境准备:环境整洁、通风,病室内无患者进餐或进行治疗。

3)实施 铺床操作流程如表 6-4 所示。

表 6-4　铺床操作流程

操作步骤	具体过程	重点说明
备物检查	(1) 准备好用物,按顺序放于治疗车上,携至床边 (2) 检查床及床垫的功能是否完好、有无破损,必要时翻转床垫 (3) 有脚轮的床应先固定,调整床至适合高度	(1) 节时省力,避免多次走动 (2) 确保安全
移开桌椅	移开床旁桌,距床约 20 cm,移椅至床尾正中,距床约 15 cm,置用物于床尾椅上	扩大操作空间,便于操作
铺平床褥	必要时,将床褥放于床垫上,下拉至床尾,铺平床褥,对齐床中线	床褥上下、左右中线与床上下、左右中线对齐
展开大单	(1) 将大单纵、横中线对齐床中线放于床褥上,向床尾一次打开,再向两侧打开 (2) 先铺近侧床头,右手将床头床垫托起,左手伸过床头中线,将大单整齐地包塞于床垫下	护士身体靠近床边,两脚分开,上身保持直立,两膝稍屈,动作平稳、连续,减少来回走动
规范折角	距床头约 30 cm 向上提起大单边缘,使其同床边垂直呈等边三角形,以床沿为界,将三角形分为两半;将上半三角铺于床上,下半三角平整地塞于床垫下,再将上半三角翻下平整地塞于床垫下(图 6-4)	要求床角美观、整齐、牢靠
铺好大单	(1) 同法铺近侧床尾大单 (2) 先拉紧大单中部,双手掌心向上,将大单平塞于床垫下 (3) 随即转至床对侧,同法铺对侧大单	铺大单的顺序:先床头后床尾,先近侧后对侧
套好被套		
"S"式套被套法	(1) 将被套头端对齐床头放置,分别向床尾、床两侧打开,开口向床尾,中线与床中线对齐 (2) 将被套开口端的上层 1/3 部分打开,将折好的"S"式棉胎置于开口处 (3) 将棉胎上缘中部拉至被套封口处,棉胎上端与被套边平齐,对好两上角,盖被的上缘平齐床头(图 6-5) (4) 于床尾处拉平棉胎及被套,系带	(1) 被套正面向外,开口端朝床尾:便于放棉胎 (2) 使被子四个角充实,避免棉胎与被头空虚 (3) 避免棉被下缘滑出被套
卷筒式套被套法	(1) 将被套反面向外,分别向床尾、床两侧打开,开口向床尾,中线与床中线对齐 (2) 将棉胎铺于被套上,上缘齐床头 (3) 将棉胎与被套一起自床头卷向床尾,再由开口端翻转至床头,于床尾处拉平棉胎及被套,系带	
折叠被筒	将盖被的两侧向内折与床沿平齐,折成被筒,将盖被尾端向内折叠塞于床垫下	盖被平齐,中线对齐
放置套枕	(1) 于床尾处或护理车上套枕套,系带 (2) 开口背门,横放于床尾,再拖至床头	枕头四角充实、平整
桌椅移回	将床旁桌椅归回原处	保持病室整洁、美观
整理用物	整理用物,洗手	避免交叉感染

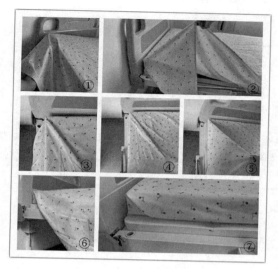

图6-4　规范折角

①～⑦为折角顺序

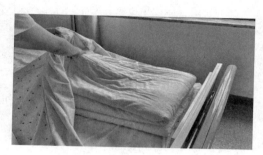

图6-5　"S"式套被套

4）评价　①护士操作时遵循节力原则；②操作过程流畅，未影响患者治疗和护理等活动；③病室及病床单位整洁、美观。

【注意事项】①符合铺床的实用、耐用、舒适、安全的原则。②患者进食或者在接受护理及治疗时延缓铺床。③操作时动作幅度适中，切勿使病室内尘土飞扬。④遵循省时、节力原则。操作前用物按序摆放，拿取方便；操作中减少走动，避免无效动作；身体靠近床边，上身直立，两脚前后或左右分开，扩大支撑面，降低重心，增加稳定性；操作后检查是否用物归位。

2. 铺暂空床（图6-6）

【目的】①保持病室整洁，准备接收新患者；②供新入院或暂离床活动的患者使用。

【操作程序】

1）评估　①患者病情是否允许暂时离床活动；②患者是否具有暂离床的能力。

2）计划　①护士准备：着装整洁、洗手、戴口罩。②用物准备：同备用床，必要

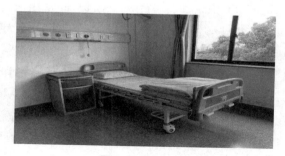

图6-6　暂空床

时备橡胶单、中单（或一次性中单）。③环境准备：环境干净整洁、通风，病室内无患者进餐或进行治疗。

3）实施　暂空床铺铺床操作流程如表6-5所示。

表6-5 暂空床铺铺床操作流程

操作步骤	具体过程	重点说明
折叠盖被	将备用床的盖被朝上端向内折,呈现扇形三折于床尾,使之与床尾平齐	方便患者上床,同时保持病室整齐、美观
酌情铺单	(1)将橡胶中单及中单上缘距床头45~50 cm,中线与床中线对齐,两单边缘下垂部分一并塞入床垫下 (2)走至对侧,分别将橡胶单和中单的边缘下垂塞入床垫内	避免床褥免受污染
整理用物	整理用物,洗手	避免交叉感染

4)评价 ①同备用床操作评价①和②;②病床实用、舒适、安全、平整、便捷;③用物符合病情需要。

【注意事项】同铺备用床操作。

3.铺麻醉床(图6-7)

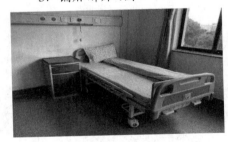

图6-7 麻醉床

【目的】①便于接收和护理麻醉术后的患者;②避免床上用物被患者的血渍或呕吐物等污染,便于更换;③使患者处于舒适、安全的环境,预防并发症。

【操作程序】

1)评估 ①患者的病情、手术及麻醉方式;②患者术后所需的急救物品和药品;③病室内环境及床单位的安全。

2)计划

(1)护士准备:着装整洁、洗手、戴口罩。

(2)用物准备。①床上用物:同备用床,另加橡胶中单和中单(或一次性中单)各2条。②麻醉护理盘:治疗巾内置开口器、舌钳、压舌板、牙垫、纱布、数块治疗碗、镊子、吸氧管、吸痰管;治疗巾外置血压计、听诊器、弯盘、棉签、胶布、手电筒、护理记录单和笔。③其他:输液架,根据需要另备吸痰管和给氧装置、胃肠减压器、负压吸引器、引流袋、微量泵等,冬天按需备热水袋及布套、毛毯。

(3)环境准备:环境干净整洁、通风,病室内无患者进行治疗或进餐。

3)实施 铺麻醉床操作流程如表6-6所示。

表 6-6 铺麻醉床操作流程

操作步骤	具体过程	重点说明
同备用床	同铺备用床操作,铺好床褥、大单	
铺好两单	(1) 同铺暂空床操作,铺好病床中部近侧橡胶中单及中单 (2) 根据手术部位,将另一橡胶中单及中单对好中线,铺于床头或床尾。铺床头时,上端齐床头,下端压在中部橡胶中单及中单上,将边缘下垂部分塞入床垫下;铺床尾时,下端齐床尾,上端压在床中部橡胶中单及中单上,将边缘下垂部分塞入床垫下 (3) 转至对侧,分层铺好对侧大单、橡胶中单和中单	颈、胸部手术或全麻后铺于床头;下肢手术后铺于床尾
套好被套	同铺备用床操作,套好被套	盖被平整、美观,中线对齐
折叠被筒	同铺备用床操作,将盖被两侧边缘向内折叠与床沿齐,尾端向内折叠与床尾齐,将盖被三折叠至一侧床边,开口向门	盖被三折上下对齐,外侧齐床沿,便于将手术患者移到床上
放置套枕	于床尾处套好枕套,系带,开口背门,横立于床头	防止头部受伤
桌椅移回	将床旁桌移回原处,床旁椅移至盖被折叠侧	便于将患者移到床上
置麻醉盘	将准备好的麻醉护理盘放床旁桌上,其余用物放于合适位置	便于急救
整理用物	整理用物,洗手	避免交叉感染

4) 评价 ①操作熟练,无多余动作;②操作过程中利用节力原则;③用物齐全,能满足手术后患者治疗、护理的需要。

【注意事项】①同铺备用床操作;②铺麻醉床时应更换洁净被单,保证术后患者舒适,预防感染发生。

拓展阅读 6-3 床罩铺床技术

(章红亚)

PPT 课件　　复习与自测　　更多内容……

第七章 医院感染的预防与控制

章前引言

　　随着现代化医学的迅速发展,医疗水平的不断提高,各种新的医疗技术的开展,加上医院环境中病原微生物的种类繁多、易感者集中,大量抗生素及免疫抑制剂的广泛应用等因素,使得医院感染的发生逐年增加且日益复杂化。医院感染不仅使医院耗费大量的人力、物力、财力,也增加了患者的身心痛苦。世界卫生组织(WHO)提出有效控制医院感染的关键措施为清洁、消毒、灭菌、无菌技术、隔离技术、合理使用抗生素等。因此,掌握相关的知识和技术十分必要。

学习目标

　　(1)知道无菌技术操作原则和隔离消毒原则。

　　(2)理解物理和化学消毒灭菌的方法。

　　(3)知道医院感染的分类、形成的主要原因及预防措施;说出各种隔离的种类。

　　(4)能正确使用常用化学消毒灭菌剂;能应用各项无菌技术和隔离技术操作。

　　(5)理解医院感染,具有无菌和隔离观念及自我保护意识,工作认真、严谨。

　　(6)能应用医院感染的预防措施严格控制医院感染的发生。

思维导图

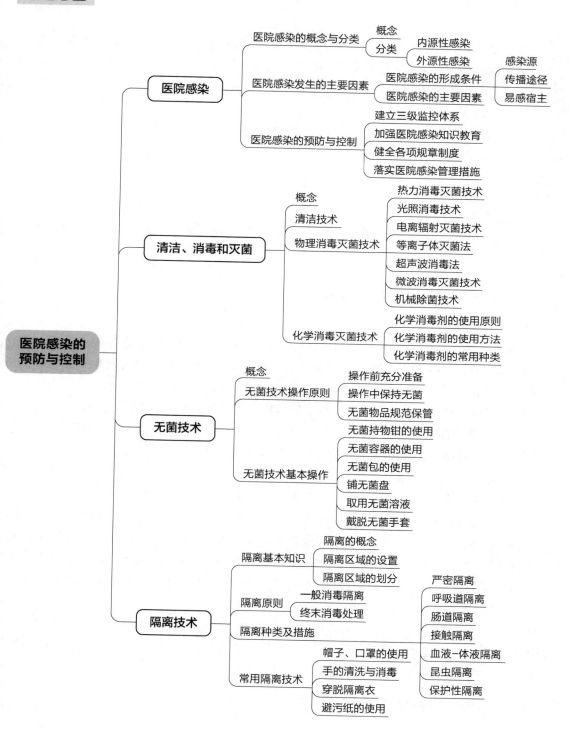

　　患儿,女,2岁。因大便次数增多及性状改变入院,诊断为婴幼儿腹泻。查体:精神好,口唇略干,哭时有泪,皮肤弹性好,尿量正常;粪常规化验:轮状病毒阳性,医生判断其为轮状病毒性肠炎。

　　问题:

　　(1) 对此患者应采取什么样的隔离种类?

　　(2) 隔离措施有哪些?

第一节　医　院　感　染

一、医院感染的概念与分类

1. 医院感染的概念

医院感染(nosocomial infection)是指在医院内获得的感染,又称医院获得性感染、医院内感染。包括在住院期间发生的感染和在医院内获得而出院后发生的感染,但不包括入院前已开始或已处于潜伏期的感染。一般入院48 h后发生大感染,通常被认为是医院感染。广义地讲,其所涉及的对象包括一切在医院内活动的人员,医院工作人员在医院内获得的感染也属医院感染。若在医疗机构或其科室的患者中,短时间内发生3例及以上同种同源感染病例的情况称为医院感染暴发。

2. 医院感染的分类

根据病原微生物的来源分类,分为内源性感染和外源性感染。

(1) 外源性感染(exogenous infection):又称交叉感染,是指病原微生物来自患者体外,通过直接或间接的途径传播给患者而引起的感染。如患者与患者之间、患者与医务人员之间、医护人员手,以及通过空气、水、污染的医疗器械等的间接感染。手卫生是有效预防控制病原体传播,从而降低医院感染发生率的最基本、最简单且行之有效的手段。因此,做好手卫生至关重要。

(2) 内源性感染(endogenous infection):又称自身感染,是指引起感染的病原体来源于自身的体表或体内的正常菌群。寄居在患者体内的正常菌群或条件致病菌,在机体免疫功能低下或正常菌群发生移位时就可引起感染。

二、医院感染发生的主要因素

　　🔲 在线案例 7-1　新生儿科陆续出现多例发热、休克患儿

1. 医院感染的形成条件

医院感染的发生必须具备 3 个基本条件:即感染原、传播途径和易感宿主。医院感染链中的 3 个环节缺少任何一个,医院感染都不可能发生(图 7-1)。只有三者同时存在并相互联系形成了感染链,才可能导致医院感染的发生。因此,医护人员如果通过各种感染控制措施切断感染链,就能达到预防感染发生的目的。

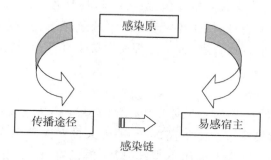

图 7-1　医院传染发生的基本条件

1) 感染原(infectious agent)　是指病原微生物生存、繁殖并排出的场所或宿主(人或动物)。主要的感染原包括:①已感染的患者及病原体携带者。已感染的患者是最重要的感染原;病原携带者由于病原微生物不断生长繁殖并经常排出体外,故也是主要的感染原。②患者自身正常菌群。③动物感染原:各种动物如鼠、蚊、蝇、螨、蝉、蟑螂等都可能感染或携带病原微生物而成为动物感染原,其中以鼠类的临床意义最大。鼠类不仅是沙门菌的重要宿主,而且是鼠疫、流行性出血热等传染病的感染原。④医院环境:极易受病原微生物的污染而成为感染原。

2) 传播途径(route of transmission)　是指病原微生物从感染原传至易感宿主的途径和方式。

(1) 接触传播:是最主要的方式。①直接接触传播:感染原直接将病原微生物传播给易感宿主。②间接接触传播:感染原排出的病原微生物通过媒介传递给易感宿主。最常见的传播媒介是医护人员的手,其次是各种医疗设备。

(2) 空气传播:是指带有病原微生物的微粒子,如菌尘、飞沫,通过空气流动引起的疾病传播。

(3) 飞沫传播:是指由于患者咳嗽、打喷嚏时喷出的飞沫核,病原微生物附着在上面,随空气漂浮,下一位宿主短距离(<1 m)因呼吸、张口或触碰到黏膜等时,引起新的宿主被感染。如流行性脑脊髓膜炎、白喉、麻疹、严重急性呼吸综合征(severe acute respiratory syndrome,SARS)等主要是通过飞沫传播的。飞沫传播属于空气传播的一种方式。

(4) 饮水、饮食传播:病原微生物通过饮水、饮食传播,常可导致感染暴发流行。

(5) 生物媒介传播:是指动物或昆虫携带病原微生物作为人体传播的中间宿主。如蚊子传播疟疾、乙型脑炎等。

（6）血源性传播：是指通过血液传播的一种传播方式，包括使用污染的注射器、输液器、输血器、血液制品、母婴垂直等造成疾病的传播。

3）易感宿主（susceptible host） 是指对感染性疾病缺乏免疫力而易感染的人。如将易感者作为一个总体，则称为易感人群。

病原微生物传播到宿主后是否引起感染主要取决于病原微生物的毒力和宿主的易感性。医院感染常见的易感人群主要包括：①婴幼儿及老年人；②住院时间长者；③手术时间长者；④营养不良者；⑤机体免疫功能严重受损者；⑥接受各种免疫抑制药治疗者；⑦接受各种侵入性诊疗操作者；⑧不合理使用抗生素者；⑨精神状态差，缺乏主观能动性者。

2. 医院感染的主要原因

医院感染的主要因素有：①病原体来源广泛，环境污染严重；②机体抵抗力下降、免疫功能受损；③医院感染管理制度不完善；④医务人员对医院感染的严重性认识不足；⑤消毒灭菌不严格和无菌技术操作不当；⑥感染链的存在；⑦抗生素的不合理使用；⑧侵入性诊疗手段增多；⑨医院布局不合理，隔离措施和隔离设施不健全。

3. 医院感染的预防与控制

（1）建立医院感染管理机构，加强三级监控体系。医院感染管理机构要有独立完整的体系，通常设置三级管理组织，即医院感染管理委员会、医院感染管理科及各科室医院感染管理小组。

在医院感染管理委员会领导下及医院感染管理科的指导下，建立由医生、护士为主体的医院感染监控办公室及层次分明的三级护理管理体系（一级管理——病区护士长和兼职监控护士；二级管理——科护士长；三级管理——护理部副主任，为医院感染委员会副主任），及时评估医院感染发生的风险性，做到预防为主，及时发现问题，及时进行处理。

（2）加强医院感染知识教育。加强医务人员医院感染知识教育，向医务人员、配餐员、卫生员、患者及家属等进行预防医院感染的宣传教育是防止医院感染的一项非常重要的工作。根据医院实际情况采取多种形式，提高医务人员有关医院感染的专业知识，严格遵守诊疗过程中的操作规程。

（3）建立、健全、落实各项规章制度。严格按照国家有关卫生行政部门的法律、法规，健全医院感染管理制度，包括清洁卫生制度、消毒灭菌制度、隔离制度、消毒灭菌效果监测制度、一次性医疗器材及常用器材的监测制度、各重点科室的感染管理制度、医务人员医院感染知识培训制度以及感染管理报告制度等。并在实际操作中严格执行这些制度，避免医院感染的发生。

（4）落实医院感染管理措施。主要措施包括：合理的医院建筑布局，有利于消毒隔离；严格执行技术操作规程等医院感染管理的各项规章制度，做好清洁、消毒、灭菌工作；参加预防和控制医院感染的技能培训；对消毒灭菌过程及物品进行消毒灭菌效果的监测；合理使用抗生素，严格掌握使用指征；对医院污水、污物按有关规定处理。

第二节　清洁、消毒和灭菌

一、清洁、消毒、灭菌的概念

（1）清洁：指用清水、去污剂等清除物体表面的污垢、尘埃和有机物的过程，以去除和减少微生物的方法。

（2）消毒：指用物理或化学的方法清除或杀灭物体上除芽孢以外的所有病原微生物的方法。

（3）灭菌：指用物理或化学方法杀灭物体上的一切微生物，包括致病微生物和非致病微生物以及细菌芽孢和真菌孢子的方法。

二、清洁技术

最常用的方法有水洗、去污剂去污和机械去污。常用于餐具、地面、墙壁、家具和医疗器械等物体表面的处理，是物品进行消毒、灭菌前的步骤。

三、物理消毒灭菌技术

1. 热力消毒灭菌技术

热力消毒灭菌法（heating disinfection and sterilization）是利用热力作用使微生物的蛋白质凝固变性，酶失去活性，导致其死亡的技术。分干热消毒灭菌和湿热消毒灭菌法两类。

1）干热灭菌法（dry heat sterilization）　简称干热法，由空气导热，传热较慢，所以消毒灭菌所需温度高、时间长。

（1）燃烧灭菌法：是一种简单、迅速、彻底的灭菌方法。该法包括焚烧法、火焰烧灼法、乙醇燃烧法。

【使用方法】①焚烧法：直接在焚烧炉内进行焚毁。常用于无保留价值的污染纸张、特殊感染（如破伤风、气性坏疽、铜绿假单胞菌感染）的敷料以及污染的病理标本的处理。②火焰燃烧法：直接在火焰上方烧灼。当开启或关闭无菌器皿的瓶塞时，将器皿口和塞子，在火焰上来回旋转 2～3 次，避免污染。在紧急情况下，也可用于金属器械急用，或无条件用其他方法消毒时，将金属器械放在火焰上烧灼 20 秒。③乙醇燃烧法：在搪瓷容器内倒入少量 95%～100% 浓度的乙醇后慢慢转动，使乙醇分布均匀，再点火燃烧直至熄灭。

【注意事项】①燃烧时必须远离氧气、汽油、乙醚等易燃、易爆物品，以确保安全；②燃烧过程中不得添加乙醇，以免火焰上窜造成烧伤或火灾；③贵重器械及锐利刀剪禁用此法，以免锋刃变钝。

（2）干烤灭菌法：是利用特制的专用密闭烤箱，利用其升温后的热力通过空气对流和介质的传导进行灭菌的方法,灭菌效果可靠。适用于搪瓷类物品、金属制品、玻璃制品、粉剂及各类油脂等在高温下不损坏、不变质、不蒸发的物品的灭菌;不适用于纤维织物、塑料制品、橡胶制品等不耐热物品的灭菌。

【使用方法】将需灭菌的物品洗净晾干后放入电烤箱内。灭菌所需的温度及时间,应根据消毒灭菌物品的种类和烤箱的类型来确定,一般为箱温150℃、时间2.5 h;箱温160℃、时间2 h;箱温170℃、时间1 h;箱温180℃、时间0.5 h。

【注意事项】①灭菌前器皿应洗净并完全干燥;②物品包体积不宜过大,不应超过10 cm×10 cm×20 cm,粉剂、油剂的厚度不应超过0.6 cm,凡士林纱布条的厚度不应超过1.3 cm,以利于热的穿透;③灭菌后要待温度降至40℃以下再打开烤箱,以防炸裂;④勿与烤箱底部及四壁接触,物品间留有充分的空间;⑤在灭菌的中途不宜打开烤箱重新放入物品;⑥烤箱内放入物品不宜过多,以箱体高度的2/3满为宜;⑦灭菌时间应从烤箱内温度达到要求开始计时,同时应打开排风装置;⑧导热性差以及在高温下容易损坏的物品,不可采用此方式灭菌。

2)湿热灭菌法(moist heat seerilization) 是指用饱和水蒸气、沸水或流通蒸汽进行灭菌的方法。与干热消毒灭菌相比,湿热消毒灭菌法所需温度低、时间短,但效果较好。

(1)煮沸消毒法:是应用最早和家庭常用的消毒方法之一。适用于耐湿、耐高温的物品,如金属、玻璃、搪瓷和橡胶类等。

【使用方法】煮沸前先将物品刷洗干净全部浸没在水中,然后开始加热,水沸后开始计时,煮沸5~10 min可以杀灭繁殖体达到消毒目的;15 min可将多数细菌芽孢杀灭;某些对热抗力极强的细菌芽孢则需要更长的时间,如破伤风芽孢需煮沸1 h,肉毒芽孢需煮沸3 h才能杀灭。中途如需添加物品,应从第2次水沸后开始重新计时。煮金属器皿时,应在水中加入碳酸氢钠,配成浓度1%~2%的溶液,这样沸点可达到105℃,有增强杀菌和去污防锈作用。

【注意事项】①消毒前物品刷洗干净,全部浸没水中,水面至少高出物品最高处3 cm。②有轴节的器械或带盖的容器应将轴节或盖打开再放入水中。③大小相同的碗、盆不能重叠,要保证物品各面都能与水充分接触。④空腔导管需先在腔内注水。⑤玻璃器皿、金属及搪瓷类物品应在冷水中放入;橡胶类物品用纱布包好,待水沸后放入,消毒后及时取出。⑥海拔高的地区,水的沸点低。海拔每增高300 m,需延长煮沸时间2 min,或采用加压煮锅。⑦物品不宜放置过多,一般不超过消毒容器容量的3/4。⑧消毒后物品放在无菌容器内及时使用,4 h未用完时需重新煮沸消毒。

(2)压力蒸汽灭菌法:是利用高压下的高温饱和蒸汽杀灭所有微生物及芽孢的方法,是热力消毒灭菌效果最好的一种方法。临床应用广泛,为医院首选的灭菌方法,适用于耐高压、耐高温、耐潮湿的物品,如各类器械、敷料、搪瓷、橡胶、玻璃制品及溶液等。

【使用方法】根据排放冷空气的方式和程度的不同,压力蒸汽灭菌器可分为下排气式和预真空(脉动真空)两种模式。①下排气式压力蒸汽灭菌器:下部有排气孔,灭菌时利用冷空气和热空气的相对密度差异,借助灭菌器上部的蒸汽压迫使冷空气从底部气孔排出。下排气压力蒸汽灭菌器包括手提式压力蒸汽灭菌器和卧式压力蒸汽灭菌器。②预真空压力蒸汽灭菌器:配有真空泵,在通入蒸汽前先启动真空泵将内部抽成真空,形成 2.0～2.7 kPa 的负压,通入蒸汽后得以迅速穿透到物品内部进行灭菌。预真空压力蒸汽灭菌器可分为预真空和脉动真空两种。

【注意事项】①操作人员必须经过专门培训,考核合格后才能上岗;严格遵守操作规程;设备运行前每天进行安全检查并预热,预真空压力蒸汽灭菌器每天开始灭菌运行前还应空载进行 B-D 试纸测试。②灭菌包不宜过大(不超过 30 cm×30 cm×25 cm),包扎不宜过紧,各包之间应留有空隙,便于蒸汽流通,有利于蒸汽透入包的中央,在排气时蒸汽可迅速排出,保持物品干燥。③摆放时应将小包放在下层、大包放在上层,金属盘、盆、碗等应处于竖立位放置,玻璃瓶和管状物应开口向下或侧放,所有物品包应竖放,各包之间应留有空隙,便于蒸汽流通、渗入包裹中央。布类物品应放在金属和搪瓷类物品之上,以免蒸汽遇冷凝成水珠,使包布受潮,影响灭菌效果。④灭菌物品的装量不得超过柜内容积的 80%,预真空灭菌器也不得超过柜室容积 90%,但不小于柜室容量的 10%,如使用脉动真空压力蒸汽灭菌器,装填量不得小于柜室容量的 5%。⑤灭菌时只有当柜室温度达到要求时才能开始计算灭菌时间。⑥有良好的饱和蒸汽(含水量＜5%)。⑦灭菌器的物品必须干燥后才能从灭菌器中卸载,取出的物品冷却时间应＞30 min,温度降至室温时才能移动;每批次应检查灭菌是否合格,如果灭菌不彻底或有可疑污染如破损、湿包、有明显水渍、掉落地上等则不做无菌包使用;快速压力蒸汽灭菌后的物品应在 4 h 内使用,不能储存。⑧定期监测灭菌效果。

【效果监测】①物理监测法:用 150 ℃ 或 200 ℃ 的留点温度计。使用前将温度计汞柱甩至 50 ℃ 以下,放入包裹内,灭菌后检视其读数是否达到灭菌温度。②化学监测法:是目前临床上广泛使用的常规检测手段。常用化学指示胶带法使用时将其贴在所需灭菌物品的包装外面(图 7-2);也可使用化学指示卡放在待灭菌物品包的中央部位(图 7-3)。通过化学指示剂的化学反应,灭菌后呈现的颜色变化与标准色块比较来判断是否达到了灭菌要求。使用时将化学指示卡放在灭菌包的中央部位,灭菌后根据指示卡颜色的改变,判断是否达到灭菌效果。③生物监测法:是最可靠的监测法。选择对热耐受力较强的非致病性嗜热脂肪杆菌芽孢菌片制成标准生物测试包,或使用一次性

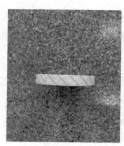 

消毒前　　　　　　消毒后

图 7-2　化学指示胶带

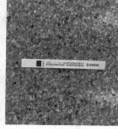 

消毒前　　　　　　消毒后

图 7-3　化学指示卡

标准生物测试包,平放在灭菌锅内最难灭菌处,一般压力蒸汽灭菌器为排气口上方或灭菌器厂家建议的最难灭菌位置。灭菌完毕,在无菌条件下取出标准测试包的指示菌片,投入培养基中,经(56 ℃±1 ℃)温箱中培养 7 天,若菌片无细菌生长则表示灭菌合格。

2. 光照消毒技术

光照消毒技术又称辐射消毒(radiation disinfection),主要是利用紫外线或臭氧的杀菌作用,使微生物蛋白发生光解、变性而导致其死亡。

1)日光曝晒消毒法(sunshine disinfection)　利用日光的热、干燥和紫外线的作用而发挥其杀菌作用。适用于床垫、床褥、棉胎、毛毯、枕芯、衣服及书籍等物品。

【使用方法】将物品放在直射阳光下曝晒 6 h。

【注意事项】紫外线穿透力差,需定时翻动(一般 2 h 一次),使物品各面均能受到日光照射。

2)紫外线消毒法(ultraviolet light irradiation disinfection)　使用的是 C 波紫外线,最强的波段为 250～270 nm,一般以波长 253.7 nm 作为杀菌紫外线的代表。紫外线消毒剂量越大,消毒效率越高。主要用于空气、物体表面和液体的消毒。临床上常采用的有紫外线消毒灯、紫外线消毒器。

【使用方法】①空气消毒时首选紫外线消毒器,开机 30 min 便可达到消毒合格水平,可在室内有人活动时使用。在室内无人时,也可使用悬吊式或移动式紫外线消毒灯直接照射。安装的紫外线灯的平均照射功率为每立方米不少于 1.5 W,有效照射距离不超过 2 m,消毒时间 30～60 min。②物品消毒最好使用便携式紫外线消毒器近距离照射或紫外线消毒灯悬吊式照射,有效距离为 25～60 cm,消毒时间为 20～30 min。消毒时物品摊开,定时翻动,使其各个表面都受到直接照射。③对液体进行消毒可采用水外照射法和水内照射法,紫外线光源应装有玻璃保护罩,水层厚度应小于 2 cm,并根据紫外线辐射的强度确定水流速度。

【注意事项】①保持灯管清洁:灯管表面一般每两周用无水乙醇纱布或棉球擦拭一次,应随时擦拭灯管表面灰尘、油污。②消毒环境合适:紫外线消毒时房间内的适宜温度为 20～40 ℃,相对湿度为 40%～60%。如温度过低或相对湿度过高,应适当延长照射时间。③有效身体防护:由于紫外线对人的眼睛、皮肤有强烈的刺激作用,照射时产生的臭氧也对人体不利,因此紫外线照射时人员应尽量离开房间,必要时戴防护眼镜,穿防护衣。紫外线照射结束后开窗通风。④正确计算时间:紫外线消毒时间应从灯亮后 5～7 min 开始计时,并使用登记卡,使用时间超过 1 000 h 需要更换灯管。⑤定期空气培养:监测灭菌效果(一般每月 1 次)。

3)臭氧消毒法(ozonization disinfection)　杀菌灯内装有 1～4 支臭氧发生管,在电场作用下将空气中的氧气转换成高纯臭氧。臭氧主要依靠其强大的氧化作用杀菌,是一种广谱杀菌剂,可杀灭细菌繁殖体、芽孢、病毒、真菌,并可破坏肉毒杆菌毒素等。主要用于空气、诊疗用水、医院污水、物品表面的消毒。

【使用方法】应在密闭无人状态下消毒,消毒结束后 30 min 以上人员方可进入。对物品表面消毒时,在密闭空间内相对湿度 70% 以上,采用 60 mg/m³ 的臭氧,作用 60～120 min。

【注意事项】①臭氧对人有毒,空气消毒时人员应离开现场,消毒结束后 20～30 min 方可进入。②用灭菌灯时应保持门窗关闭,以确保消毒效果。③臭氧是强氧化剂,会使织物褪色、橡胶老化。

3. 电离辐射灭菌技术

辐射灭菌法(radiation pasteurization)又称冷灭菌,是利指用放射性核素⁶⁰Co 发射的 γ 射线或电子加速器产生的高能电子束穿透物品而杀死微生物的灭菌方法。此法是通过干扰微生物 DNA 合成,破坏细胞膜,导致酶系统发生紊乱来杀灭微生物的。适用于不耐热物品的灭菌,如一次性注射器、输液器、输血器、精密医疗器械、塑料及橡胶等。

4. 等离子体灭菌法

等离子体灭菌法(plasma sterilization)是一种新型的低温灭菌技术。医院大多采用的是过氧化氢蒸气低温等离子体灭菌器。灭菌器在高频电磁场作用下形成等离子体,等离子体中的自由基 HO、激发态 H_2O_2、活性氧原子 O、活性氢原子 H 等一些活性因子,极易与微生物体内蛋白质、核酸物质发生反应,等离子体成分可直接氧化蛋白质链中的氨基糖,致使微生物死亡。常用于对高温、湿热敏感的医疗用品和器械的灭菌,如关节镜、膀胱镜、腹腔镜等内镜器械;电子仪器、电源、电极等电子电源设备;摄像机、钻头、导线、传感器等金属器械。灭菌过程都在自动模式下运行,整个过程时间不超过 1 h,大幅提高器械或设备的周转率,适合紧急手术时器械的准备。

5. 超声波消毒法

超声波消毒法(ultrasonic sterilization)是利用频率为 20～20 000 Hz 的声波,使细菌细胞机械破裂、原生质迅速游离而达到消毒的目的。如声波洗涤机用于治疗碗、弯盘的清洁和初步的消毒处理。

6. 微波消毒灭菌技术

微波是一种频率高(300～300 000 MHz)、波长短(0.001～1 m)的电池波,一般使用的频率为 2 450 MHz。微波消毒(microwave disinfection)的作用机制:在电磁波的高频交流电场中,物品中的极性分子发生极化,进行高速运动,互相碰撞、摩擦,使温度迅速升高而达到消毒灭菌效果。常用于食品及餐具的处理、医疗药品、票证及耐热非金属材料的消毒灭菌。

7. 机械除菌技术

机械除菌法(mechanical sterilization)常用自然通风和空气洁净技术。自然通风是目前最简单、最方便、行之有效的净化空气的方法。空气洁净技术是医院采取现代化设备进行空气净化的措施。此法虽不能杀灭病原微生物,但可除掉空气中 0.5～5 μm 的尘埃,大幅度减少其数量和医院感染的机会。通过在送风口安装高效空气过滤器,使室外空气通过空隙小于 0.2 μm 的高效空气过滤器以垂直或水平两种气流呈线状流入室内,然后以等速流过房间后流出,使室内的微生物、尘粒随气流方向排出房间。主要用于手术室、器官移植室、烧伤病房和重症监护室(intensive care unit,ICU)等。

四、化学消毒灭菌技术

化学消毒灭菌法(chemical disinfection and sterilization)是指用化学药品直接作用于病原微生物而将其杀死的方法。其原理是使菌体蛋白凝固变性,酶蛋白失去活性,抑制细菌代谢和生长,或破坏细菌细胞膜的结构,改变其通透性,使细胞破裂、溶解,从而达到消毒灭菌的作用。

1. 化学消毒剂的使用原则

(1) 能用物理方法消毒灭菌的,尽量不使用化学消毒灭菌法。

(2) 根据物品性能及微生物特性,选择消毒剂。

(3) 严格掌握消毒剂的有效浓度、消毒时间及使用方法。

(4) 使用新鲜配制的消毒灭菌液。

(5) 消毒剂应存放于无菌容器中,易挥发的要加盖,并定期检测。

(6) 消毒液中不能放置纱布、棉花等。

(7) 待消毒的物品必须先洗净、擦干。

(8) 在使用前用无菌生理盐水冲净,避免刺激组织。

2. 化学消毒剂的使用方法

(1) 浸泡法:是将被消毒的物品洗净、擦干后,浸没在规定浓度的消毒液内一定时间的一种消毒方法。注意浸泡前要打开物品的轴节或套盖,管腔内要灌满消毒液。浸泡法适用于大多数物品、器械。

(2) 擦拭法:是蘸取规定浓度的化学消毒剂,擦拭被污染物品的表面或皮肤、黏膜的一种消毒方法。一般选用易溶于水、穿透力强、无显著刺激性的消毒剂。

(3) 喷雾法:是在规定的时间内,用喷雾器将一定浓度的化学消毒剂均匀地喷洒于空间或物品表面进行消毒的一种方法。常用于地面、墙面、空气及物品表面的消毒。

(4) 熏蒸法:是在密闭空间内将一定浓度的消毒剂加热或加入氧化剂,使其产生气体在规定的时间内进行消毒的一种方法。如手术室、换药室、病室的空气消毒以及精密贵重仪器、不能蒸煮浸泡物品的消毒。在消毒间或密闭的容器内,也可用熏蒸法对被污染的物品进行消毒灭菌。熏蒸法的常用消毒剂如表 7-1 所示。

表 7-1 熏蒸法常用消毒剂

消毒剂	剂量(ml/m³)	消毒方法	消毒时间
纯乳酸	0.12	加等量水,加热熏蒸	密闭门窗 30~120 min
食醋	5~10	加热水 1~2 倍,加热熏蒸	密闭门窗 30~120 min
2%过氧乙酸	8	加热熏蒸	密闭门窗 30~120 min

3. 化学消毒剂的常用种类

(1) 临床常用的化学消毒剂如表 7-2 所示。

表7-2　常用化学消毒剂

类别	名称	消毒效力	作用机制	适用范围及方法	注意事项
醛类	戊二醛	灭菌	与微生物蛋白质的氨基结合，形成无活性的物质，而起到杀菌的作用	(1) 2%戊二醛溶液加入0.3%碳酸氢钠，成为2%碱性戊二醛，用于浸泡器械、内镜等 (2) 在温度为10~25℃环境中，消毒需20~45min，灭菌需10h	(1) 使用中加强浓度检测，每周过滤一次，每两周同更换消毒液一次 (2) 戊二醛对金属有腐蚀性，浸泡此类物品时应加0.5%亚硝酸钠防锈 (3) 消毒后的物品，在使用前用无菌生理盐水或蒸馏水冲洗 (4) 内镜连续使用，需同隔消毒10min，每天使用前后需浸泡消毒30min，消毒后用冷开水冲洗 (5) 碱性戊二醛稳定性差，应加盖并现配现用
	甲醛	灭菌	能与微生物蛋白质的氨基结合，使蛋白质变性，酶活性消失，致使微生物死亡	主要用于空气消毒和物品的灭菌。采用35%~40%甲醛进行灭菌，每个循环的甲醛溶液用量根据装载量不同而异。灭菌参数为：温度55~80℃，维持时间30~60min	(1) 对人体有害，操作者必须经经培训后方能上岗 (2) 甲醛蒸汽穿透力弱，被消毒的物品应摊开并留有一定的间隙通风 (3) 灭菌后的物品须残留去除方可使用
氧化类	环氧乙烷	灭菌	与微生物蛋白结合，使酶代谢阻受而导致死亡	(1) 适用于一次性使用的诊疗用品、电子仪器、光学仪器、透析器等 (2) 环氧乙烷沸点为10℃，超过10.8℃为气态，操作须密闭进行	(1) 易燃易爆，且有一定毒性，必须熟悉使用方法，严格遵守安全操作程序 (2) 放置阴凉通风，无火源及电源开关处，储存温度不超过40℃，以防爆炸 (3) 灭菌后的物品应放入解析器内清除环氧乙烷残留量后方可使用 (4) 每次消毒时，应进行效果检测及评价
	过氧乙酸	灭菌	能产生新生态氧，将微生物蛋白质氧化，使其死亡	(1) 0.5%溶液用于耐腐蚀医疗器械的高水平消毒，时间为10min (2) 0.2%~0.5%溶液用于物体表面擦拭，或浸泡30~60min (3) 1%~2%溶液用于室内空气消毒8ml/m³，加热熏蒸，密闭门窗30~120min	(1) 使用前应监测有效含量，原液浓度低于12%时不能使用 (2) 不稳定，高温易爆炸，应存于阴凉避光通风处 (3) 浓溶液有刺激性和腐蚀性，配制时要戴口罩和橡胶手套 (4) 对金属有腐蚀性，对织物有漂白作用，消毒后应及时冲净消毒液 (5) 空气熏蒸消毒时，室内不应有人

（续表）

类别	名称	消毒效力	作用机制	适用范围及方法	注意事项
	过氧化氢	高效消毒	具有强氧化性，将微生物蛋白氧化而致其死亡	(1) 3%过氧化氢用于冲洗、擦拭伤口或皮肤黏膜，时间3~5 min (2) 室内空气消毒，用气溶胶喷雾器，按20~30 ml/m³用量，作用1 h	(1) 常规室温下储存，需避光、高避光，对金属有腐蚀性，避热 (2) 对织物有漂白作用，对金属有腐蚀性 (3) 对眼睛和皮肤黏膜有害，喷雾消毒时应采取防护措施
氯制剂消毒剂	含氯消毒剂	高效消毒	在水溶液中释放出有效氯，破坏菌酶的活性而致其死亡	(1) 对细菌繁殖体污染的物品，用0.05%有效氯溶液浸泡10 min (2) 对结核杆菌、分枝杆菌污染的物品，用0.2%~0.5%有效氯溶液浸泡30 min以上 (3) 大物件或其他不能浸泡消毒的物品，采用擦拭法，浓度和时间同(1)和(2) (4) 一般污染物表面，用0.04%~0.07%有效氯溶液均匀喷洒10~30 min；对结核分枝杆菌等污染物，用0.2%有效氯溶液均匀喷洒后作用1 h以上；对分泌物、排泄物用含氯消毒剂干粉搅拌后作用2 h以上；对医院污水的消毒，用有效氯50 mg/L用量加入污水中，搅拌均匀，作用2 h后再排放	(1) 消毒剂保存在密闭容器内，置于阴凉、干燥、避光密封保存，粉剂要防潮 (2) 配制的溶液性质不稳定，应现配现用 (3) 未加防腐剂的含氯消毒剂对金属有腐蚀性，不宜用于金属制品，对织物有漂白作用，不用于有色织物的消毒 (4) 配置消毒液时，应戴口罩、帽子 (5) 定期更换消毒液，保证有效浓度
胍类消毒剂	氯己定（洗必泰）	低效消毒	破坏细菌细胞膜，抑制酶活性，使胞质膜破裂，但不能杀灭芽孢，分枝杆菌和病毒	(1) 0.02%溶液用于手消毒，浸泡3 min，对咽喉炎及口腔溃疡有效，也可用于面清消毒 (2) 0.05%溶液用于创面消毒 (3) 0.1%溶液用于物体表面消毒 (4) 0.5%氯己定-乙醇（70%乙醇）可用于手术部位消毒	(1) 布、棉花等有吸附作用的物品，会降低消毒药效，故溶液内不可投入纱布、棉花等 (2) 与洗衣粉、肥皂等阴离子表面活性剂有拮抗作用，应延长冲洗时间 (3) 若创面脓液过多，应延长冲洗时间
碘制剂	碘酊	高效消毒	与菌体蛋白的氨基结合，使其变性沉淀死亡；能杀灭大部分细菌、真菌、芽孢和原虫	2%碘酊原液直接涂擦于注射和手术部位2遍以上，待干，再用75%乙醇脱碘	(1) 对皮肤有较强的刺激性，不能用于黏膜的消毒 (2) 对金属有腐蚀性，不可用于金属器械的消毒 (3) 碘过敏者，乙醇过敏者需慎用 (4) 不能与汞溴红一起使用，防止产生碘化汞而腐蚀皮肤

（续表）

类别	名称	消毒效力	作用机制	适用范围及方法	注意事项
	碘伏	中效消毒	能破坏微生物细胞膜的通透性屏障，使蛋白质漏出后与细菌酶蛋白起碘化反应使之失活	(1) 0.05%有效碘溶液用于阴道黏膜创面的消毒 (2) 0.1%有效碘溶液用于体温计的消毒 (3) 0.1%～0.2%有效碘溶液用于口腔黏膜及创面的消毒搽扶 (4) 原液用于外科手消毒、手术及注射部位的皮肤消毒	(1) 阴凉、避光处、干燥、密封保存 (2) 对2价金属制品有腐蚀作用，不可用于相应金属制品的消毒 (3) 碘过敏者慎用
	安尔碘	高效消毒	对细菌、真菌、乙肝病毒等具有广谱、速效、持效杀菌作用	原液用于注射前皮肤消毒、外科换药消毒等的皮肤消毒	(1) 使用后启封时盖好保存 (2) 使用高频电刀的手术部位皮肤消毒时，必须待消毒剂干后再使用
醇类	乙醇	中效消毒	使菌体蛋白脱水凝固变性，干扰其新陈代谢而导致死亡	(1) 75%乙醇溶液用于皮肤消毒、浸泡锐利金属器械及体温计 (2) 95%溶液可用于燃烧灭菌	(1) 易挥发、高温、阴凉处保存，检测浓度不低于75% (2) 醇类易燃，忌明火 (3) 有刺激性，不适宜黏膜及创面的消毒 (4) 对乙醇过敏者慎用
季铵盐类	苯扎溴铵（新洁尔灭）	低效消毒	是阳离子表面活性剂，能改变细胞膜通透性，阻碍其代谢而起到杀灭作用	(1) 0.01%用于创面消毒 (2) 0.1%～0.2%用于黏膜消毒	(1) 密闭，避光保存 (2) 不宜与肥皂和其他阴离子表面活性剂合用

注：灭菌剂：能杀灭一切微生物（包括细菌芽孢）达到灭菌的消毒剂；高效消毒剂：能杀灭一切细菌的繁殖体（包括结核分枝杆菌）、细菌芽孢、病毒及其芽孢子在内的各种微生物的消毒剂；中效消毒剂：能杀除细菌芽孢以外的各种病原微生物的消毒剂；低效消毒剂：只能杀灭真菌繁殖体、部分真菌和亲脂性病毒、不能杀灭结核杆菌、亲水性病毒和芽孢的消毒剂。

（2）临床应用：清洁消毒用品如图7-4所示。消毒剂浓度配比：①500 mg/L=1颗泡腾片+1 L水；②1 000 mg/L=2颗泡腾片+1 L水；③2 000 mg/L=4颗泡腾片+1 L水。

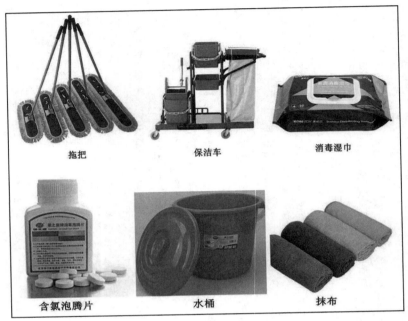

　　　拖把　　　　　　　　　保洁车　　　　　　　　消毒湿巾

　含氯泡腾片　　　　　　　水桶　　　　　　　　　　抹布

图7-4　清洁消毒用品

第三节　无菌技术

　　无菌技术是预防和控制医院感染的一项重要的基本操作，医护人员在操作中必须加强无菌观念，正确熟练地掌握无菌技术，严格遵守操作规程，以确保患者的安全。

一、概念

　　无菌技术（aseptic technique）是指在医疗、护理操作过程中，保持无菌物品、无菌区域不被污染、防止一切微生物侵入人体的一系列操作技术。无菌物品是指经过物理或化学等方法灭菌处理后未被污染的物品。非无菌物品是指未经过灭菌处理，或虽经过灭菌处理但又被污染的物品。无菌区是指在医疗护理操作中，防止一切微生物侵入人体，防止无菌物品、无菌区域被污染的区域。非无菌区是指未经过灭菌处理，或虽经过灭菌处理但又被污染的区域。

二、无菌技术操作原则

1. 操作前充分准备

（1）环境准备：操作环境清洁、宽敞、明亮、定期消毒；操作台清洁、干燥、平坦，物品布局合理;无菌操作前 30 min 停止清扫地面及更换床单等,减少人员走动,避免尘埃飞扬。

（2）操作者准备:着装符合无菌操作要求。操作前修剪指甲、戴好帽子（圆帽）、洗手、戴口罩。必要时穿无菌衣,戴无菌手套。

2. 操作中保持无菌

（1）操作者身体与无菌区保持一定的距离,面向无菌区,手臂必须保持在腰部或操作台面以上,且在肩部以下;不可跨越无菌区,操作时不可面向无菌区内说笑、咳嗽及打喷嚏。

（2）夹取无菌物品时必须使用无菌持物钳;无菌物品一经取出,即使没有使用也不可放回无菌容器内;一套无菌物品只能供一位患者使用,防止交叉感染。

（3）在操作过程中,无菌物品如怀疑被污染或已被污染,则不可使用,应立即更换或重新灭菌。

3. 无菌物品规范保管

（1）标识清楚:无菌物品和非无菌物品应分开放置,且有明显的标志,应摆放有序。

（2）有序使用:无菌物品必须存放在无菌包或无菌容器内,不得暴露在空气中;无菌包或无菌容器外注明物品名称、灭菌日期并按有效期或失效期的先后顺序摆放使用。一般纺织品材料包装的无菌物品有效期为 14 天,否则为 7 天;医用一次性纸袋包装的无菌物品,有效期为 1 个月;用一次性医用皱纹纸、一次性纸塑袋、医用无纺布或硬质容器包装的无菌物品,有效期为 6 个月;由医疗器械生产厂家提供的一次性使用的无菌物品遵循包装上标识的有效期使用。

（3）定期检查:无菌物品的保管情况,如无菌包过期、包布受潮、可疑污染及污染均应重新灭菌。

三、无菌技术基本操作

📖 在线案例 7-2　进食坚果时突发吸气性呼吸困难,需行气管切开

📱 云视频 7-1　无菌操作

1. 无菌持物钳的使用

【目的】取放和传递无菌物品,保持无菌物品的无菌状态。

【操作程序】

1）评估　操作环境,持物钳。

2）计划　①护士准备:着装整洁（戴圆帽）,剪指甲,洗手,戴口罩。②环境准备:操作区域清洁、宽敞、干燥、定期消毒、物品放置合理。③用物准备:无菌持物钳、盛放无菌持物钳的容器。临床上,常用的无菌持物钳有三叉钳、卵圆钳和长、短镊子 4 种（图 7-5）。三叉钳主要用于夹取较大或较重物品,如瓶、罐、盆及骨科器械等。卵圆钳主要用于夹取治疗碗、弯盘、剪刀、刀片及镊子等。镊子的尖端细小、轻巧方便,主要用于夹取

棉球、针头及纱布等。

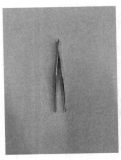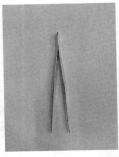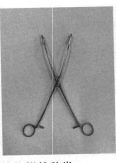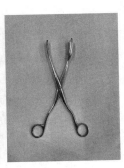

图 7-5　无菌持物钳的种类

3）实施　无菌持物钳使用的操作流程如表 7-3 所示。

表 7-3　无菌持物钳使用的操作流程

操作步骤	具体过程	重点说明
检查核对	检查并核对名称、有效期及灭菌标识	确保在有效期内使用
开盖取钳	打开盛放无菌持物钳的容器盖，手持无菌持物钳上 1/3 处，钳端闭合，将钳移至容器中央，垂直取出，关闭容器盖（图 7-5）	（1）容器盖闭合时不可从盖孔中取、放无菌持物钳 （2）取、放时，钳端不可触及液面以上的容器内壁及容器口边沿 （3）手不可触及消毒液浸泡部位
正确使用	使用时必须保持钳端向下，在腰部以上肩部以下视线范围内活动，不可倒转向上	保持无菌持物钳的无菌状态
及时放回	使用后打开容器盖，闭合钳端，立即垂直放回容器中，盖好容器盖	（1）防止无菌持物钳在空气中暴露过久而污染 （2）放入无菌持物钳后应打开轴节以利于钳与消毒液充分接触

4）评价　①取放无菌持物钳时，钳端闭合，不触及容器口边缘及外部（图 7-6）。②使用时始终保持钳端向下，不触及非无菌区。③使用后立即放回无菌容器内，并将钳端打开，以便充分接触消毒液。

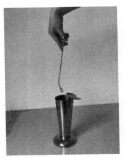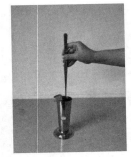

图 7-6　取放无菌持物钳（左）、镊（右）

【注意事项】①无菌持物钳只能用于夹取无菌物品,但不能夹取油纱布,以免油粘于钳端,影响消毒效果。无菌持物钳不可用于换药或消毒皮肤,防止无菌持物钳被污染。②无菌持物钳一经污染或怀疑污染时应重新灭菌,干燥法保存时应每 4 h 更换 1 次。③如到远处夹取无菌物品时,应连同容器一起搬至物品旁,就地取出使用,以免在空气中暴露过久而污染。

2. 无菌容器的使用

【目的】无菌容器用于盛放无菌物品,并使其在一定时间内保持无菌状态。

【操作程序】

1）评估　无菌容器的种类及有效期。

2）计划　①护士准备:衣帽整洁,修剪指甲,洗手,戴口罩。②环境准备:清洁、宽敞、光线适宜。③用物准备:常用的无菌容器有无菌储槽、盒、罐、盘等。无菌容器内盛放无菌物品,如器械、治疗碗、棉球及纱布等。

3）实施　无菌容器的使用操作流程如表 7-4 所示。

表 7-4　无菌容器的使用操作流程

操作流程	具体过程	重点说明
核对检查	检查并核对无菌容器名称、灭菌日期、失效期、灭菌标识	（1）确保达到灭菌效果且在灭菌有效期内使用 （2）同时查对无菌持物钳以确保在有效期内
正确开盖	打开无菌容器盖,平移离开容器,内面向上拿在手中或放于稳妥处(图 7-7)	（1）开、关盖时,手不可触及盖的边缘及内面,防止污染 （2）容器盖不得在无菌容器上方翻转,避免灰尘落于容器内
夹取物品	用无菌持物钳从无菌容器内夹取无菌物品	无菌持物钳及物品不可触及容器边缘及外面
正确关盖	无菌物品取出后立即将盖翻转,使内面向下,由一侧向另一侧或由近向远移至容器口上方盖严	免容器内无菌物品在空气中暴露过久
手持容器	手持无菌容器时,应托住容器底部(图 7-8)	（1）手指不可触及容器的边缘及内面 （2）第一次使用,应记录开启日期、时间并签名,24 h 内有效

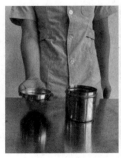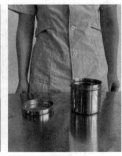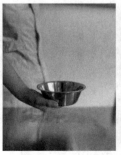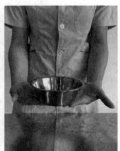

图 7-7　打开无菌容器盖　　　　　　图 7-8　手持无菌容器

4）评价 ①无菌容器盖的内面未触及操作台面或任何非无菌区域。②手未触及无菌容器盖的内面及边缘。③无菌物品夹取后，及时且正确盖严无菌容器的盖。

【注意事项】①使用无菌容器时，不可污染盖、容器的边沿及内面。②无菌容器应定期消毒灭菌；一经打开，使用时间不超过 24 h。

3. 无菌包的使用

【目的】用于存放无菌物品，并使其在规定时间内保持无菌状态，供无菌操作使用。

【操作程序】

1）评估 操作环境、台面，无菌包的名称及有效期。

2）计划 ①护士准备：衣帽整洁，修剪指甲，洗手，戴口罩。②环境准备：清洁、宽敞、干燥。③用物准备：无菌包、盛有无菌持物钳的无菌罐、无菌包、标签、化学指示胶带、签字笔。选用质厚、致密、未脱脂的纯棉布制成双层包布，将待灭菌物品放于包布内包扎后经压力蒸汽灭菌处理，即成无菌包。无菌包包扎法：将待灭菌物品和化学指示卡放在包布对角线中央，用包布近侧一角折叠盖住物品，左右两角先后盖上并将角尖向外翻折，然后折叠最后一角，塞到包裹里面，角尖外部突出大约 5 cm，最后在包外面再贴上注明物品名称、灭菌日期、失效日期的化学指示胶带粘贴封包。对于手术器械包或较大的无菌包，在包外两边可配合贴上灭菌封包胶带（图 7-9）。

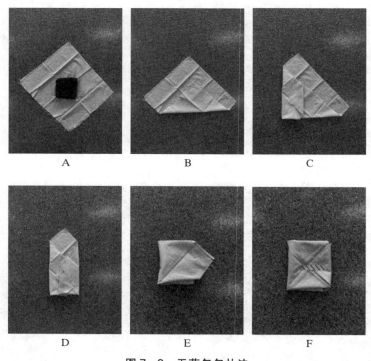

A　　　　　　　　B　　　　　　　　C

D　　　　　　　　E　　　　　　　　F

图 7-9 无菌包包扎法
A～E 为折巾顺序

3）实施 无菌包的使用操作流程如表 7-5 所示。

表7-5 无菌包的使用操作流程

操作流程	具体过程	重点说明
核对检查	检查并核对无菌包名称、灭菌日期、失效期、灭菌标识,有无潮湿、松散及破损	(1)如超过有效期或有潮湿破损不可使用 (2)同时检查无菌持物钳,以确保在有效期内
开包取物	(1)将无菌包平放在清洁、干燥、平坦的操作台上,撕开外面粘贴的化学指示胶带,用拇指和示指先揭开包布外角的外面,再揭开左右内角,最后揭开内角,检查化学指示条,用无菌持物钳取出所需物品,放在准备好的无菌区内 (2)如取出包内全部物品,将无菌包托在手上打开,另一手打开包布四角并抓住,稳妥地将包内物品放入准备好的无菌区内(图7-10)	(1)如为双层包布包裹的无菌包,内层则需用无菌持物钳打开 (2)不可放在潮湿处 (3)投放时,手托住包布使无菌面朝向无菌区域 (4)打开包布时,手不可触及包布内面 (5)如包布破损或潮湿,不可使用 (6)不可跨越无菌区
原样包好	包内物品一次未用完,应按无菌原则依原折痕包好,横贴化学指示胶带	
计时签名	注明开包日期、时间,并签名	有效期24 h

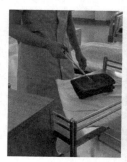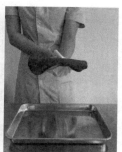

图7-10 开包取物

4)评价 ①包扎无菌包方法正确,松紧适宜;②打开或还原无菌包时,手不可触及包布内面及无菌物品;③开包日期及时间记录准确;④操作时手臂未跨越无菌区。

【注意事项】①打开无菌包时,手不可触及包布的内面,不可跨越无菌区。②包内物品一次未用完,应遵循无菌操作原则按原折痕包好,注明开包时间并签名,在未污染的情况下有效期为24 h。③无菌包过期、潮湿或包内物品被污染及破损时均不可使用,需重新灭菌。

4. 铺无菌盘

【目的】将无菌治疗巾铺在清洁干燥的治疗盘内,形成无菌区,放置无菌物品,以供检查、治疗使用。

【操作步骤】

1)评估 操作环境、检查和治疗项目、无菌物品有效期。

2）计划　①护士准备：衣帽整洁、修剪指甲、洗手、戴口罩。②环境准备：整洁、宽敞、干燥。③用物准备：盛有无菌持物钳的无菌罐、无菌治疗巾包、治疗盘、无菌物品、记录卡、笔。治疗巾的折叠方法有横折法和纵折法，折好包扎灭菌后备用。横折法：治疗巾横折后纵折，成为4折，再重复一次（图7-11）。纵折法：治疗巾纵折两次成4折，再横折2次，开口边向外（图7-12）。

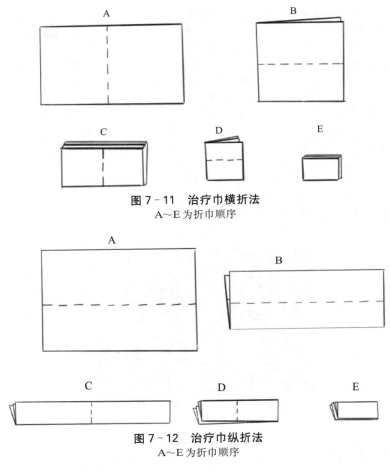

图7-11　治疗巾横折法
A～E为折巾顺序

图7-12　治疗巾纵折法
A～E为折巾顺序

3）实施　铺无菌盘操作流程如表7-6所示。

表7-6　铺无菌盘操作流程

操作步骤	具体过程	重点说明
核对检查	取无菌治疗巾包，查看其名称、灭菌标识、灭菌日期、失效期，有无潮湿、松散及破损	（1）如名称不正确、未达到灭菌效果、超过有效期或有潮湿、松散及破损，均不可使用 （2）应同时检查无菌持物钳，确保其在有效期内

（续表）

操作步骤	具体过程	重点说明
开包取巾	（1）打开无菌包，用无菌持物钳取出一块无菌治疗巾放于清洁干燥治疗盘内 （2）剩余无菌治疗巾按原折痕包好，注明开包日期、时间，并签名	包内治疗巾在未污染的情况下限24 h内使用
开巾铺盘	双手捏住无菌治疗巾一边的外面两角，轻轻抖开，双折平铺于治疗盘上，将上层无菌巾向远端折成扇形4折，开口边朝外，无菌面向上（图7-13）	（1）手不可触及无菌巾内面 （2）手臂不可跨越无菌区 （3）无菌巾上下2层边缘对齐后翻折以保持物品的无菌状态
置物盖巾	放入无菌物品后，用双手捏住上层无菌巾的左右角外面，将无菌巾拉平盖于无菌物品上，对齐上下层边缘。然后将开口向上翻折2次，两侧边缘分别向下翻折1次，露出治疗盘边缘	在不污染的情况下，调整无菌物品的位置，使之尽可能居中
计时签名	注明铺盘日期、时间，并签名	（1）保持盘内无菌 （2）铺好的无菌盘4 h内有效

4）评价 ①无菌巾的位置恰当，放入无菌物品后上下2层的边缘对齐；②无菌物品、无菌区域未被污染；③无菌巾内物品放置有序，取用方便。

【注意事项】①铺无菌盘的区域及治疗盘必须清洁干燥，避免无菌巾受潮；②操作者的手、衣袖及其他非无菌物品不可触及无菌巾内面，不可跨越无菌区；③覆盖无菌治疗巾后，上下2层边缘必须对齐，以保持其内无菌物品的无菌状态；④铺好的无菌盘有效期为4 h。

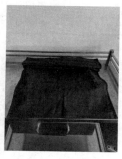

图7-13 铺无菌盘操作流程

5. 取用无菌溶液

【目的】保持无菌溶液在一定时间内处于无菌状态。

【操作步骤】

1）评估 操作环境，无菌溶液的名称及有效期。

2）计划 ①护士准备：衣帽整洁，修剪指甲，洗手，戴口罩。②环境准备：光线适宜，清洁、宽敞、干燥。③用物准备：无菌溶液、启瓶器、弯盘、无菌棉签、消毒液、盛装无菌溶液的容器、盛有无菌持物镊的无菌罐、无菌纱布及罐、小毛巾、笔。

3）实施 取用无菌溶液的操作流程如表7-7所示。

表7-7 取用无菌溶液操作流程

操作步骤	具体过程	重点说明
擦净瓶身	取密封瓶装的无菌溶液，擦净瓶外灰尘	如密封瓶有外包装，直接拆掉外包装，无须擦尘

（续表）

操作步骤	具体过程	重点说明
查对溶液	检查并核对瓶签上的药名、浓度、剂量和有效期；瓶盖有无松动，瓶身及瓶底有无裂痕；溶液有无浑浊、沉淀或变色	（1）确定溶液正确，质量可靠 （2）对光检查溶液无浑浊、无沉淀物、无絮状物、无变色 （3）应同时检查其他无菌物品以确保在有效期内
启盖取塞	用启瓶器撬开瓶盖，消毒瓶塞，待干后盖上无菌纱布，打开瓶塞（如为拉环瓶塞，示指勾住拉环打开）	手不可触及瓶口及瓶塞内面，防止污染
冲洗瓶口	瓶签朝向掌心，先倒少量溶液于弯盘中，冲洗瓶口	避免沾湿瓶签，瓶口距弯盘至少 6 cm，防止水珠回溅，污染瓶口
倒取溶液	由原处倒出所需溶液至无菌容器中（图 7-14）	倒溶液时，瓶口距无菌容器至少 6 cm，勿使瓶口接触容器口周围，勿使溶液溅出
消毒盖好	如瓶中剩余溶液还需再用，应立即塞上瓶塞	必要时消毒后盖好，以防溶液污染
计时签名	如为第一次打开，在瓶签上注明开瓶日期、时间、用途并签名，放回原处	已开启的溶液瓶内的溶液，只能保存 24 h
分类处理	按要求整理用物并处理	

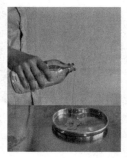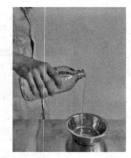

图 7-14　倒 取 溶 液

4）评价　①取出和剩余的无菌溶液未被污染；②瓶签未浸湿，瓶口未污染，液体未溅到操作台。

【注意事项】①取用无菌溶液时，不可将无菌敷料、器械直接伸入瓶内蘸取；也不可将无菌敷料接触瓶口倾倒溶液。②倒取无菌溶液时，溶液瓶和无菌容器应保持一定的距离，不可触及无菌容器，防止水珠飞溅。③已倒出的无菌溶液，不可再倒回瓶内，以免污染剩余的无菌溶液。④翻转有盖的瓶塞时，手不可触及瓶塞的内面。⑤已打开的无菌溶液，如未污染可保存 24 h。

6. 戴脱无菌手套

【目的】确保医疗护理操作的无菌效果，保护患者免受感染。

【操作程序】

1）评估　操作环境，无菌手套的号码及有效期。

2）计划 ①护士准备：衣帽整洁、修剪指甲、洗手、戴口罩。②环境准备：操作区域清洁、宽敞、干燥，定期消毒，物品放置合理。③用物准备：无菌手套、弯盘。无菌手套一般有两种类型：天然橡胶、乳胶手套和人工合成的非乳胶产品，如乙烯、聚乙烯手套（图7-15）。

3）实施 戴脱无菌手套的操作流程如表7-8所示。

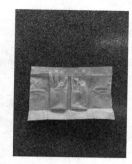

图7-15 无菌手套的放置

表7-8 戴脱无菌手套的操作流程

操作步骤	具体过程	重点说明
核对检查	核对无菌手套袋外的型号、灭菌日期，检查包装是否完整、干燥	（1）选择大小合适的手套 （2）如超过有效期，有潮湿或破损的，均不可使用
打开手套	从标记"撕开处"将手套袋撕开，将手套内袋平放在清洁、干燥的操作台上并打开。如有滑石粉包，则转身涂擦滑石粉于双手	不可在打开的手套内袋上方涂滑石粉，防止手上的粉末落在无菌区
戴无菌手套（图7-16和图7-17）		
一次取戴法	（1）两手同时抓起手套袋开口处外层，捏住两只手套反折部分同时取出手套 （2）将两手套5指对准，一手捏住手套反折部分的外面，另一只手对准手套5指戴上；再用戴好手套的手指插入另一只手套的反折内面，同法将手套戴好	
分次取戴法	（1）一手抓起手套袋开口处外层，另一手捏住一只手套反折部分（即手套内面）取出手套，对准5指戴上 （2）未戴手套的手同法抓起另一袋口外面，已戴无菌手套的手指插入另一手套的反折内面（即手套外面）取出手套，同法将手套戴好	（1）未戴手套的手只能触及手套的内面 （2）已戴手套的手只能触及手套的外面（无菌面） （3）戴手套时，注意手套的外面（无菌面）不能触及任何非无菌物品及区域
调整手套	（1）双手对合交叉调整手套的位置，再将手套反折部分套在工作服衣袖外面 （2）检查是否漏气	（1）调整手套位置，使手指与手套贴合 （2）不可强拉手套
保持等待，准备操作	双手交叉相握于胸前，与普通工作服保持一定的距离，以保证手套的无菌状态	戴好手套的双手应保持在肩部以下、腰部以上视线范围内活动
脱去手套	用戴手套的手握住另一只手套的套口外面翻转脱下，再用已脱下手套的手指插入另一只手套的口内将其向下翻转脱下	（1）勿使手套外面（污染面）接触到皮肤 （2）不可强力拉扯手套边缘或手指部分以免损坏
整理用物	按要求整理用物并处理	（1）弃手套于黄色医疗垃圾袋内 （2）洗净双手，摘掉口罩

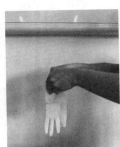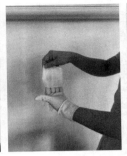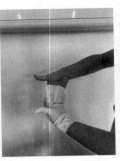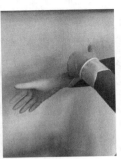

图 7-16 一次性取戴无菌手套操作步骤

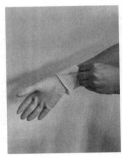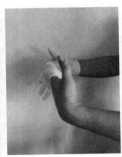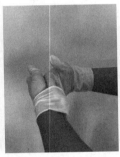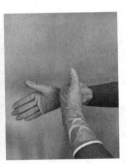

图 7-17 分次取戴无菌手套操作步骤

4）评价 ①涂抹在手上的滑石粉未洒落在无菌手套和无菌区域内；②戴、脱手套时未强行牵拉手套边缘，没有被污染；③始终在腰部或操作台面以上水平进行操作。

【注意事项】①戴上无菌手套后的双手应始终保持在腰部或操作台面以上、肩部以下视线范围内活动，如发现污染或可疑污染应立即更换。②无菌手套外面为无菌区，应保持无菌；未戴手套的手不可触及手套的外面，已戴手套的手只能触及手套的内面和未戴手套的手。③脱手套时应翻转向下，避免强力拉扯，注意勿使手套外面接触到皮肤；脱手套后应立即洗手。④戴手套时或无菌操作过程中发现手套破损或污染，应立即更换手套。

第四节 隔 离 技 术

一、隔离基本知识

1. 隔离的概念

隔离（isolation）是采用各种方法与技术，防止病原微生物从患者及携带者传播给他人的措施。具体来讲，隔离就是将传染病患者和高度易感人群安置在指定的地方，暂时避免与周围人群接触，以达到控制传染源，切断传播途径，保护易感人群的目的。对传染病患者采取的隔离称为传染源隔离，对易感人群采取的隔离称为保护性隔离。

2. 隔离区域的设置

传染病区与普通病区应分开，并远离食堂、水源和其他公共场所。相邻病区楼房相隔大约 30 米，侧面防护距离为 10 米，以防止空气对流传播。病区设置多个出入口，便于工作人员和患者分道进出。

3. 隔离区域的划分

（1）清洁区：是指未被病原微生物污染的区域。如医护人员的值班室、卫生间、男女更衣室、浴室以及储物间、配餐间等。

（2）半污染区：又称潜在污染区，是指有可能被病原微生物污染的区域，如医护人员办公室、治疗室、护士站、患者用后的物品及医疗器械等的处理室、内走廊、化验室等。

（3）污染区：是指患者直接或间接接触、被病原微生物污染的区域，如病室、处置室、污染间等。

二、隔离原则

1. 一般消毒隔离

（1）对病室的要求：①病区和病室门前应悬挂隔离标志，门口放置用消毒液浸泡的脚垫，门外设立隔离衣悬挂架（柜或壁橱）备消毒、洗手设施及避污纸等消毒手用物。②病室每日进行空气消毒，可用紫外线照射、等离子消毒机或消毒液喷雾；每日用消毒液擦拭病床及床旁桌椅。根据隔离类型确定每日消毒的频次。

（2）对工作人员的要求：①进入隔离室应按规定戴帽子、口罩、穿隔离衣，必要时换隔离鞋。②穿隔离衣前，备齐所用物品，各种护理操作应有计划并尽可能集中执行，以减少穿脱隔离衣的次数和刷手的次数。③穿隔离衣后，只能在规定范围内活动。一切操作要严格遵守隔离规程，每接触一位患者或污染物品后必须消毒双手。④离开隔离单位时必须脱下隔离衣，并消毒双手。⑤向患者讲清隔离的重要性，减轻患者的恐惧感和因被隔离而产生悲观、孤独等不良的心理反应，以取得其信任与配合。

（3）对患者的要求：感染者和非感染者分开安置，同类感染者可集中安置，特殊感染者应单独安置。

（4）对污染物品的处理要求：①每天用消毒液擦拭病床、床旁桌椅等；②患者接触过的物品均视为污染，消毒后才能给他人使用；③患者的用物、票证等均须严格消毒后，才能带出病区；④患者的分泌物、呕吐物、排泄物及引流液须按规定消毒处理后方可排放；⑤需要送出病区处理的物品应装入专用污物袋，且污物袋外要有明显的标志。

（5）解除隔离的标准：患者的传染性分泌物 3 次培养结果均为阴性或已渡过隔离期，医生开出医嘱后方可解除隔离。

2. 终末消毒处理

终末消毒处理是指对出院、转科或死亡患者及其所住病室、用物、医疗器械等进行的消毒处理。

（1）患者的终末处理：患者转科或出院前，应洗澡后换上清洁衣服才能离开病区，个人用物须消毒后方可带出。如患者死亡，须用中效以上消毒剂擦拭尸体，然后用浸透消毒液的棉球填塞口、鼻、耳、阴道及肛门等孔道，最后用一次性尸单包裹尸体，装入尸袋内密封送太平间。衣物原则上一律焚烧。

（2）患者病室及床单位的消毒：对患者出院、转科、死亡后所用的床及床周围物体表面进行的清洁与消毒，如门窗、家具、地面、床旁桌椅、床垫及枕芯等（表7-9）。

表7-9　传染病污染物品消毒法

物品种类	消毒方法
医疗用金属、橡胶、搪瓷、玻璃类	压力蒸汽灭菌法、煮沸法、浸泡法
血压计、听诊器、手电筒	擦拭法、熏蒸法
体温计	浸泡法
餐具、茶具、药杯	煮沸法、浸泡法
信件、报纸、杂志、票证	熏蒸法
布类衣物	压力蒸汽灭菌法、煮沸法、浸泡法
化纤类衣物	浸泡法、熏蒸法
被褥、枕芯、毛纺织品	紫外线照射法、日光曝晒法、熏蒸法
便器、痰杯	浸泡法
排泄物、分泌物、呕吐物	漂白粉搅拌法、痰放于蜡纸盒内焚烧法
剩余食物	煮沸法
垃圾	焚烧法

三、隔离种类及措施

📖 在线案例7-3　近一个月来咳嗽、咳痰，痰中带血，伴乏力，午后低热

根据病原微生物传播途径不同，将隔离分为不同的类型，并采取相应的隔离措施。

1. 严密隔离

严密隔离适用于经飞沫、分泌物、排泄物直接或间接传播的甲类传染病，如霍乱、鼠疫。但传染性强、病死率高的乙类传染病如SARS、甲型H1N1流感、人感染高致病性禽流感等也需要严密隔离。主要隔离措施如下：①患者住单间病室，禁止离开病室，通向走廊的门、窗须关闭；禁止陪护与探视。②病室内的陈设尽可能简单，便于消毒；室外挂有醒目的严密隔离标识。③患者所用的医疗物品尽可能专人专用，护士在进入病房时必须穿隔离衣、戴帽子、口罩、换隔离鞋或穿鞋套、戴手套；接触患者后，按程序做好自身清洁后方可离开隔离区。④病室空气和地面每日用消毒液喷洒或紫外线照射消毒。⑤患者的分泌物、排泄物、呕吐物及一切用过的物品必须严格消毒，污染的敷料装在专用隔离袋内做明显的标记，焚烧处理。

2. 呼吸道隔离

呼吸道隔离适用于通过空气、飞沫传播的感染性疾病,如肺结核、麻疹、水痘及流行性感冒等。主要隔离措施如下:①相同病原微生物引起感染的患者可同住一室,有条件时尽可能将隔离室设在远离其他病区的地方。②病室通向走廊的门、窗应关闭,每日消毒病室空气1次。③患者外出时必须戴口罩,工作人员或探视者接触患者时也必须戴口罩,必要时穿隔离衣。④患者的口鼻腔分泌物要用专用容器盛放,消毒后才可倒掉;被污染的敷料应装袋做好标记,然后焚烧或按消毒-清洁-消毒步骤处理。

3. 肠道隔离

肠道隔离适用于由患者的排泄物直接或间接污染了的食物或水源而引起传播的疾病,如伤寒、细菌性痢疾及甲型肝炎等。主要隔离措施如下:①不同病种患者最好分开安置,如条件不允许也可同住一室,但必须做好床边隔离,床旁设置隔离标志,患者之间禁止交换物品。②患者的食具、便器应专用并严格消毒,患者之间禁止互换食物,剩余的食物及排泄物须按规定消毒后再倒掉。③工作人员接触不同病种患者时,更换隔离衣、消毒双手,接触污染物时应戴手套。④病室应保持无蝇、无蟑螂及无老鼠。

4. 接触隔离

接触隔离适用于经体表或伤口直接或间接接触而感染的疾病,如破伤风、气性坏疽及狂犬病等。主要隔离措施如下:①患者必须单间病室隔离且不能接触他人。②工作人员接触患者时,必须戴帽子、口罩、穿隔离衣、戴手套,如手或皮肤有破损时尽量避免接触此类患者,必要时戴手套进行操作。③患者接触过的一切物品如被单、衣物、换药器械等,均应先灭菌处理后再清洗、消毒或灭菌。④被患者污染的敷料应在装袋标记后进行焚烧处理。

5. 血液-体液隔离

血液-体液隔离主要用于通过直接或间接接触传染性的血液或体液而传播的感染性疾病,如乙型肝炎、梅毒、艾滋病等。主要隔离措施如下:①同种病原体感染的患者可同住一室,必要时单间隔离。②工作人员接触患者的血液或体液时应戴手套、口罩;当估计操作会有血液或体液溅出时,应戴护目镜或面罩;如在工作服可能被血液或体液污染时,需穿隔离衣。③操作时严防锐器伤,如手被血液、体液污染或可能污染时,应立即进行手消毒。④被血液、体液污染的物品,应装入袋标记后进行焚烧或经高压蒸汽灭菌后再处理。⑤患者用过的针头或其他尖锐物品,应放入防水、防刺破且有标记的专用容器中直接送焚烧处理。⑥患者使用过的医疗器械必须经消毒液浸泡后再进行高压蒸汽灭菌。

6. 昆虫隔离

昆虫隔离适用于以昆虫为媒介而传播的疾病,如流行性乙型脑炎、流行性出血热、疟疾、斑疹伤寒及回归热等。应根据昆虫的类型来制订隔离措施,如流行性乙型脑炎患者的病室应有防蚊设备如蚊帐、纱门、纱窗等;斑疹伤寒患者入院时,需经灭虱处理后才能住进同种病室。

7. 保护性隔离

保护性隔离也称反向隔离,适用于抵抗力低下或极易感染的患者,如严重烧伤、白血病、早产儿、脏器移植及免疫缺陷的患者。主要隔离措施如下:①设置专门隔离病室,患者应住单间,室外要悬挂明显的隔离标志。②工作人员或探视人员进入病室时,须戴帽子、口罩、穿隔离衣、戴手套、换隔离鞋。③接触每一位患者前后均要严格洗手。④患呼吸道疾病或咽喉部带菌者,应避免接触患者。⑤所有物品需先消毒才可带入病室。⑥病室内空气保持正压通风、定时换气,每天应用空气消毒器进行空气消毒;室内家具和地面等均应每天严格消毒。

四、常用隔离技术

隔离技术是为了保护患者和工作人员,避免相互传播,减少感染和交叉感染的发生而实施的一系列操作技术。

1. 帽子、口罩的使用

【目的】帽子可防止工作人员的头发、头屑散落或头发被污染;口罩可保护患者和工作人员,避免互相传染,并防止飞沫污染无菌物品或清洁物品等。

【操作程序】

1)评估　帽子的大小、口罩的种类和有效期、患者的病情、目前采取的隔离种类。

2)计划　①护士准备:着装整洁、修剪指甲、洗手。②环境准备:操作区域清洁、宽敞、安全。③用物准备:根据需要备合适的帽子、口罩。

3)实施　帽子和口罩的使用操作流程如表7-10所示。

表7-10　帽子和口罩的使用操作流程

操作步骤	具体过程	重点说明
戴工作帽	将帽子遮住全部头发,戴妥	帽子大小合适,能遮护全部头发
取戴口罩		根据用途及佩戴者脸型大小选择不同种类的口罩,口罩要求干燥、无破损、无污渍
纱布口罩	用干净手取出口罩,将口罩罩住鼻、口及下颌,下方两条带子系于颈后,上方两条带子系于头顶中部	(1) 口罩必须遮住口鼻 (2) 不可用污染的手触及清洁的口罩
外科口罩 (图7-18)	(1) 将口罩罩住口鼻及下颌,上方两条带子系于头顶中部,下方两条带子系于颈后 (2) 双手指尖放在鼻夹上,从中间位置开始,用手指向内按鼻夹,并分别向两侧移动和按压,根据鼻梁的形状塑造鼻夹 (3) 调整系带的松紧度,检查密合性	(1) 有颜色的一面朝外 (2) 如系带是耳套式,分别将系带系于左右耳后即可 (3) 不能用一只手按压鼻夹 (4) 确保不漏气 (5) 口罩潮湿、受到患者的血液或体液污染后,应及时更换

（续表）

操作步骤	具体过程	重点说明
医用防护口罩 （图 7-19）	（1）用一只手托住防护口罩，有鼻夹的一面背向外将防护口罩罩住口鼻及下颌，鼻夹部位向上紧贴面部 （2）用另一只手将下方系带拉过头顶，放在颈后双耳下，再将上方系带拉至头顶中部 （3）双手指尖放在金属鼻夹上，从中间位置开始，用手指向内按鼻夹，并分别向两侧移动和按压，根据鼻梁的形状塑造鼻夹，同时检查密闭性	每次佩戴医用防护口罩进入工作区域之前，应进行密合性检查
摘下口罩	（1）洗手后先解开下面系带，再解开上面的系带 （2）口罩摘下后，应向内折叠污染面，将其放入胸前小口袋或小塑料袋内 （3）需要更换口罩时，用手仅捏住口罩的系带丢到医疗废物容器内	（1）口罩用后立即取下，不可挂于胸前，取下时手不可接触口罩污染面 （2）纱布口罩使用 2～4 小时更换，清洗消毒；一次性口罩不超过 4 小时
取下帽子	洗手后取下帽子	布制帽子，每日更换，清洗消毒；如是一次性帽子，摘下后放入医疗垃圾袋集中处理

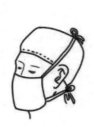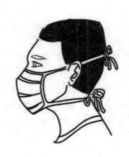

图 7-18 外科口罩佩戴

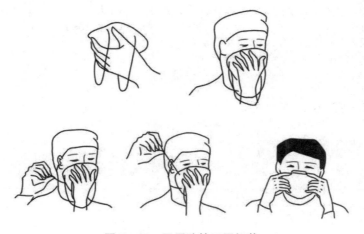

图 7-19 医用防护口罩佩戴

4）评价　①戴帽子、口罩方法正确；②保持帽子和口罩的清洁、干燥，并定时更换；③口罩未戴时不可悬挂于胸前，摘下后放置妥当。

【注意事项】①戴、脱口罩前应洗手，使用帽子时应将头发全部遮住，口罩应遮住口鼻，不可用污染的手接触口罩。②口罩用后立即取下，不可悬挂在胸前，取下时手不可接触污染面。③戴上口罩后避免咳嗽和不必要的谈话，以保持口罩的干燥。④纱布口罩使用4～8小时应更换，一次性口罩使用不超过4小时；口罩潮湿后、被患者血液或体液污染后应立即更换；每次接触严密隔离的传染病患者后应立即更换。

拓展阅读7-1　N95口罩、护目镜或防护面罩的使用

2. 手的清洗与消毒

【目的】清除手部皮肤污垢、大部分暂住菌及病原微生物，预防感染和交叉感染，避免污染无菌物品及清洁物品。

【操作程序】

1）评估　手污染的程度；患者的病情；目前采取的隔离种类。

2）计划　①护士准备：衣帽整洁，修剪指甲，取下手表，卷袖过肘。②环境准备：操作区域清洁、宽敞、安全。③用物准备：流动水洗手设施、清洁剂、干手物品、手消毒液。

3）实施　卫生洗手法（七步洗手法）操作流程如表7-11和图7-20所示。

表7-11　卫生洗手法（七步洗手法）操作流程

操作流程	具体过程	重点说明
充分准备	打开水龙头（最好使用感应式或用轴、膝、脚控制的开关），调节适宜的水温和水流	（1）水流过大易浸湿工作服 （2）水太冷或太热会使皮肤干燥
浸湿双手	用流动水充分淋湿双手，关上水龙头，取适量洗手液，均匀涂抹在整个手掌、手背、手指和指缝	
洗手	搓洗双手，具体步骤如下（图7-18） 第一步（内）：掌心对掌心，手指并拢，相互揉搓 第二步（外）：手指交错，掌心擦手背两手互换 第三步（夹）：手指交错，掌心擦掌心 第四步（弓）：两手互握，互擦指背 第五步（大）：一手握住另一手大拇指旋转揉搓，交换进行 第六步（立）：指尖摩擦掌心，两手互换 第七步（腕）：螺旋式擦洗手腕，两手互换打开水龙头，用流动水冲净双手	（1）每个部位揉搓至少10次 （2）注意指背、指缝、指尖、指关节和拇指等处清洗干净 （3）认真揉搓双手至少15秒 （4）洗至腕上10 cm
擦干	用一次性擦手纸（小毛巾或自动干手器）擦干双手	若为小毛巾，一人一巾，一用一消毒

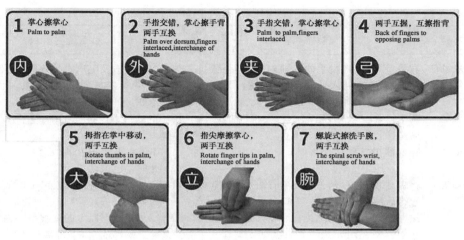

图 7-20　卫生洗手揉搓步骤(内、外、夹、弓、大、立、腕)

4)评价　①卫生洗手的方法正确,冲洗彻底,工作服和周围环境未被溅湿;②洗手后卫生学检测达标。

【注意事项】①洗手时身体勿靠近水池,以免隔离衣污染水池边缘或溅湿工作服;②严格掌握洗手指征;③去除手部首饰,首饰会使局部形成一个藏污纳垢的区域,难以完全洗净;④洗手时间不得短于 15 秒,如洗手时间过短,不能达到理想的去污和杀菌效果。

📖 拓展阅读7-2　手卫生

3. 穿脱隔离衣

📱 云视频7-2　隔离衣

【目的】
保护工作人员和患者,避免交叉感染。

【操作程序】
1)评估　患者病情;目前采取的隔离种类。
2)计划　①护士准备:着装整洁,修剪指甲,取下手表,卷袖过肘,洗手及戴口罩。②环境准备:操作区域清洁、宽敞及安全。③用物准备:隔离衣、挂衣架、消毒手的设备、污衣袋。
3)实施　穿脱隔离衣操作流程如表 7-12 所示。

表 7-12　穿脱隔离衣操作流程

操作步骤	具体过程	重点说明
穿隔离衣法(图 7-21)		
持领取衣	手持衣领取下隔离衣,将清洁面朝向自己,污染面向外,衣领两端向外折齐,对齐肩缝,露出肩袖内口	隔离衣的衣领、内面为清洁面,工作人员的手是清洁的

（续表）

操作步骤	具体过程	重点说明
穿好衣袖	右手持衣领,将左手伸入袖内,举起手臂抖动衣袖,右手伸入袖内,依上法使右手露出袖口,举双手将袖抖动,露出手腕	(1) 手不能触及隔离衣的外面(污染面) (2) 隔离衣的衣袖外面勿触及面部、衣领
系好领扣	两手持前面衣领,由领子中央沿着边缘向后将领扣系好	污染的袖口不可触及衣领、帽子、面部和颈部
扣好袖扣	扣好袖扣或系上袖带	(1) 不能触及隔离衣的内面 (2) 此时手已被污染
系好腰带	将隔离衣一边(约腰下 5 cm)向前拉,见到边缘后用同侧手捏住隔离衣外面边缘,同法捏住另一侧;双手在背后将边缘对齐,向一侧折叠并用一只手按住折叠处,另一手将腰带拉至背后压住折叠处,腰带在背后交叉,回到前面打一个活结	(1) 隔离衣必须遮盖背面的工作服,后边缘须对齐,折叠处不可松散 (2) 双臂在腰部以上的视线范围内活动 (3) 穿上隔离衣后,不得再进入清洁区,不可触及清洁物品
脱隔离衣法(图 7 - 22)		
松带打结	解开腰带,在前面打一活结	(1) 明确脱隔离衣的区域划分 (2) 如隔离衣后侧下部边缘有衣扣,则先解开后侧
解扣塞袖	解开袖口,在肘部将部分衣袖塞入工作服衣袖下,暴露双手	勿使衣袖外面塞入袖内
消毒双手	消毒双手并擦干	(1) 按七步洗手法洗净双手 (2) 不能沾湿隔离衣,隔离衣不能污染洗手池
解开领扣	解开领扣	保持衣领清洁
脱袖退手	一手伸入另一侧袖内,拉下衣袖裹住手,再用裹住的手握住另一衣袖的外面将袖子拉下;双手在袖内轮换拉下袖子,逐渐退至衣肩;双手在衣袖内对齐肩缝,纵折隔离衣,一手捏住两肩缝,再撤另一手	隔离衣的衣袖外面不可污染手及手臂
持领挂衣	双手握住衣领,将隔离衣两边对齐,挂在衣钩上,然后洗手	(1) 如隔离衣挂在污染区,则污染面朝外,如挂在半污染区则清洁面朝外 (2) 隔离衣应每天更换,如遇潮湿或污染,应及时更换

4) 评价　①隔离观念强,环境物品无污染;②刷手方法正确,隔离衣未被溅湿,也未污染水池;③穿脱隔离衣的方法正确,符合要求。

【注意事项】①隔离衣的长短要合适,须全部遮盖工作服;有破损时则不可使用。②隔离衣的衣领及内面为清洁面(如为反向隔离,则内面为污染面),穿脱时要避免污染。③穿隔离衣后不得进入清洁区,双手应保持在腰部以上、视线范围以内,避免接触清洁物品。④隔离衣应每日更换,如有潮湿、内面污染或接触严密隔离患者后应立即更换。⑤挂隔离衣时,如在污染区,则污染面朝外,不得露出清洁面;如挂在半污染区则清洁面朝外,不得露出污染面;隔离衣不能挂在清洁区。⑥临床应用:常用防护用品种类包括口罩、一次性工作帽和防护眼罩/防护面屏、一次性隔离衣和医用防护服、乳胶手套（图7-23至图7-28）。

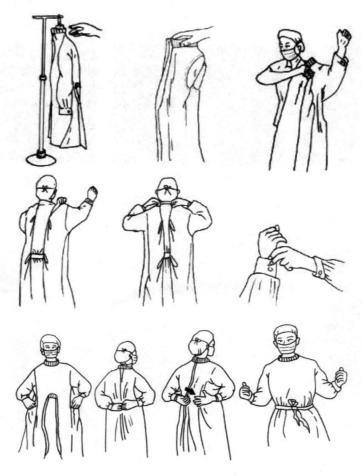

图7-21 穿隔离衣操作步骤

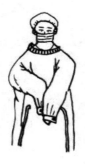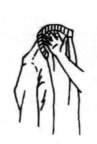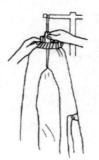

图7-22 脱隔离衣操作步骤

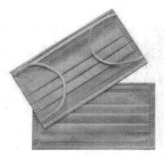
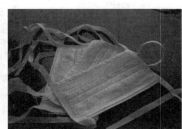
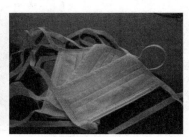

一次性医用口罩　　　　　　医用外科口罩　　　　　　　医用防护口罩

图 7‑23　口　罩

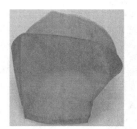
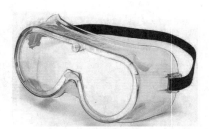
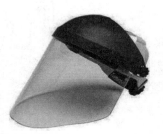

图 7‑24　一次性工作帽、防护眼罩/防护面屏

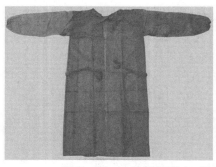
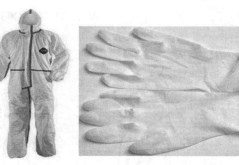

图 7‑25　一次性隔离衣、医用防护服　　　　　图 7‑26　乳胶手套

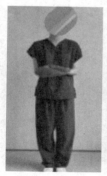
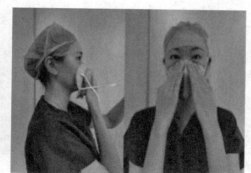

第一步：手卫生戴工作帽，遮住所有头发

第二步：戴 N95 口罩，检查密闭性

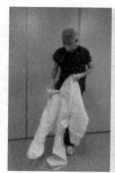
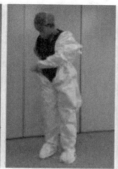
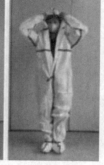
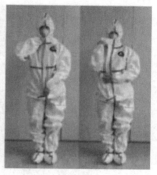

第三步：取出防护服，由上往下拉开拉链，双腿依次伸入防护服裤腿中，上拉防护服，依次将胳膊伸入衣袖中，防护服帽子覆盖工作帽

第四步：拉好防护服拉链，黏好外层衣襟

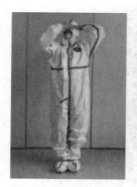
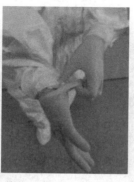
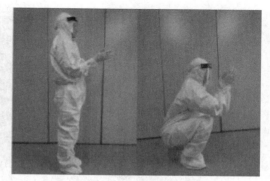

第五步：戴上眼罩或面屏

第六步：戴手套，将防护服袖口完全包住（非连脚款式加穿鞋套）

第七步：穿戴好防护服后通过举双臂、弯腰、下蹲排气；从镜子中检查防护服是否防护到位，有无穿戴不规范

图 7－27　防护服穿戴步骤

进入一脱区

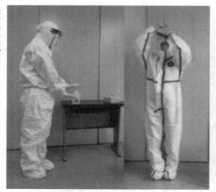
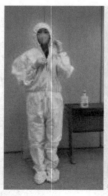
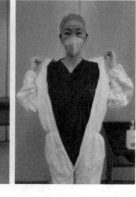

第一步：手卫生
第二步：摘眼罩或面屏，手卫生

第三步：脱防护服，将拉链拉到底，同时将防护服向上提拉帽子，脱离头部，注意不要碰到脸部

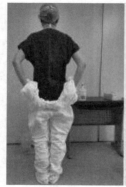
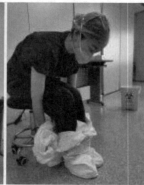
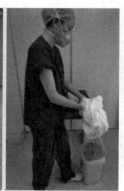

第四步：从上向下边脱边卷，注意动作轻柔；将防护服污染面朝内，卷成包裹状，连同手套一起脱下，丢入医疗废物桶，手卫生

进入二脱区

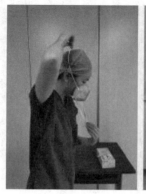
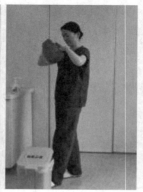

第五步：脱 N95 口罩，手卫生
第六步：脱工作帽，手卫生

第七步：戴医用外科口罩，离开缓冲区

图 7-28　防护服脱摘步骤

4. 避污纸的使用

【目的】保护双手或物品不被污染。

【操作程序】

1）评估 患者的病情以及目前采取的隔离种类。

2）计划 ①护士准备：衣帽整洁,修剪指甲,洗手,戴口罩。②境准备：清洁、宽敞、安全。③用物准备：避污纸。

3）实施 避污纸的使用操作流程如表7－13所示。

表7－13 避污纸的使用操作流程

操作步骤	具体过程	重点说明
使用时	取避污纸时应从页面抓取,不可掀页撕取（图7－29）	（1）使用前保持避污纸清洁 （2）抓取避污纸时必须保持一面为清洁面
使用后	避污纸使用后立即丢入污物桶内,集中焚烧处理	避污纸必须放入医用污物桶或污物袋内,不可随意丢弃

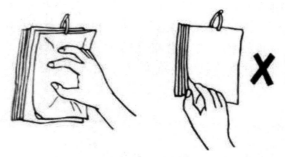

图7－29 取避污纸

【注意事项】取避污纸时不可掀页撕取,以保持一面清洁。

拓展阅读7－3 医疗废物分类及处置

（周慧萍）

PPT课件   复习与自测   更多内容……

第八章 护理安全与职业防护

章前引言

安全是人类的基本需要,也是护理工作的基本需要。护理安全文化是通过营造和谐的安全氛围,对护理人员的安全理念、意识、态度和行为等形式从无形到有形的影响,从而对人的不安全行为产生控制作用,以达到减少护理差错、事故的目的。近年来,护理安全问题越来越受到业内外人士的广泛关注。如何提升护理安全,已成为护理工作者近年来研究的重要课题。护理安全包括患者的安全与护士的安全,本章主要是从护士的角度讨论护理安全。

· 学习目标 ·

(1) 具有主动培养护士护理安全的意识。

(2) 知道护理安全的概念、职业损伤的概念,以及护理职业损伤的预防措施。

(3) 能描述护理安全的控制原则。

(4) 能应用防范护理职业损伤的各项措施。

思维导图

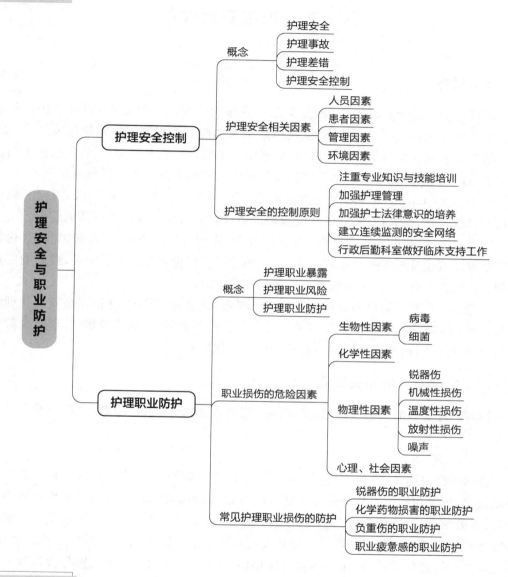

护理安全与职业防护
- 护理安全控制
  - 概念
    - 护理安全
    - 护理事故
    - 护理差错
    - 护理安全控制
  - 护理安全相关因素
    - 人员因素
    - 患者因素
    - 管理因素
    - 环境因素
  - 护理安全的控制原则
    - 注重专业知识与技能培训
    - 加强护理管理
    - 加强护士法律意识的培养
    - 建立连续监测的安全网络
    - 行政后勤科室做好临床支持工作
- 护理职业防护
  - 概念
    - 护理职业暴露
    - 护理职业风险
    - 护理职业防护
  - 职业损伤的危险因素
    - 生物性因素
      - 病毒
      - 细菌
    - 化学性因素
    - 物理性因素
      - 锐器伤
      - 机械性损伤
      - 温度性损伤
      - 放射性损伤
      - 噪声
    - 心理、社会因素
  - 常见护理职业损伤的防护
    - 锐器伤的职业防护
    - 化学药物损害的职业防护
    - 负重伤的职业防护
    - 职业疲惫感的职业防护

案例导入

　　护士小丽已工作二年。一次晚上值班,小丽在为一个胆囊术后患者抽动脉血做血气分析时,另一个病房的患者家属叫小丽赶紧去看看,小丽心里有点着急,结果针头扎到了自己的左手示指。

　　问题:

　　小丽发生的是一例什么类型的职业损伤?接下来应该怎么处理?

第一节　护理安全控制

一、概念

护理安全(nursing safety)一般是指患者在接受护理的全过程中,不发生法律和法定的规章制度允许范围以外的心理、机体结构或功能上的损害、障碍、缺陷或死亡。从广义的角度和现代护理管理的发展看,护理安全不仅包括患者的安全,还包括护士的执业安全,即在执业过程中不发生允许范围与限度以外的不良因素的影响和损害。

护理事故(nursing accident)是指在护理工作中,由于护理人员的过失,直接导致患者死亡、残疾组织器官损伤,导致功能障碍或造成患者明显人身损害的其他后果。

护理差错(nursing error)是指在护理工作中,由于责任心不强,工作疏漏、不严格执行规章制度或违反技术操作规程等原因,给患者造成精神和肉体上的痛苦,或影响医疗护理工作的正常进行,但未造成严重后果或构成事故。

护理安全控制是通过树立护理安全文化理念,健全组织管理架构,完善安全管理制度与流程,落实护理安全措施,制订及实施各类应急预案等,加强业务培训,以减少护理不良事件的发生,构建以预防为主的护理安全文化体系。

二、护理安全的相关因素

影响护理安全的因素很多,最主要的因素是人员因素、患者因素、管理因素和环境因素。

1. 人员因素

我国医疗机构普遍存在患者多、护理人员缺乏的显著特点,直接造成了护士的工作强度较大,患者在病情发生变化时未能及时发现,以致延误诊治,或在手术后未能得到及时、有效的治疗,这些都极易引发护患纠纷。护理人员的业务素质不能满足患者的基本需要也给患者造成了安全隐患。护理人员的技术水平较低、临床经验不足或不熟练、缺乏应激性处理的经验、操作失误或操作错误、忽视细节性观察、违反操作常规等对患者的安全构成威胁。特别是随着新技术、新项目的大量引进和一些特殊诊疗手段的引进,护理工作中复杂程度高、技术要求高的内容日益增多,不仅增加了对护理工作的压力,而且导致护理工作中技术方面的风险加大,影响护理安全。

2. 患者因素

患者因素是指患者的成长经历、接受教育程度、对疾病的认知程度及理解能力,将影响患者的情绪,进而影响患者的遵医行为,形成护理安全隐患。如各种不遵医行为:不按医嘱服药、进食,不定期复查,擅自改变输液滴速,不配合护理操作等。患者期望值过高和价值观的改变时,对护理的期望值会明显提高,主要表现在对医院的硬件设施、病房环境和医疗护理工作上。一些患者在经济利益的驱使下，会向医院要求无理索赔，对护理工作过分挑剔，使护理人员面临人身安全的威胁。

3. 管理因素

管理因素是指医疗护理设备未进行妥善管理，如急救设备未进行必要的定期保养，影响正常抢救；抢救用物准备不够，急救药物用后未及时清点和补充；护理管理制度不完善、业务培训不到位、管理监督不得力、管理人员对护理人员的管理不到位，是影响护理安全的重要因素。例如：不重视护理业务技术培训，业务技术水平差；相关法律知识、法律意识淡薄；对工作中存在的不安全环节缺乏预见性，未采取相应的措施或采取措施不及时；护理人员排班不合理造成护士超负荷工作，这些都会构成护理安全隐患。

4. 环境因素

患者所处的医疗环境直接影响着患者的护理质量。医院中不安全的环境因素包括：医院的基础设施、病区物品配置存在不安全的因素，如地面过滑导致跌倒，床旁无护栏造成坠床；环境污染所致的隐性不安全因素，如消毒隔离不严所致的院内交叉感染；昆虫叮咬导致过敏性伤害，以及引发传染性疾病；医用危险品如氧气、煤气、蒸汽锅炉等管理使用不当；医院信息系统的设置不合理，导致患者隐私泄露；病区治安问题，给患者造成经济损失和精神上的不安全感等。

三、护理安全的控制原则

1. 注重专业知识与技能培训

重视护理安全文化建设，注重系统缺陷分析，重视护理安全教育，提高全体护理人员的安全意识，是保证护理安全的基础。同时加强对护士的专业知识技能的培训，促进护理人员业务素质及职业素养的提高。加强自身风险意识，使护理人员明确良好的职业道德，严格执行规章制度是护理安全的重要保证。

2. 加强护理管理

完善护理工作制度、岗位职责、质量标准、护理常规、应急预案、护理规范、操作流程，制订护理质量监测指标和专科护理质量监测指标，从而提高整个护理系统运行的安全性和应对的有效性。建立长效管理制度，落实各项安全管理措施，提高护理安全防范，预防护理差错、事故的发生。制订职业安全规范要求，并依据护理岗位的需求和护理服务的质量，最大限度地减少由于护理人力资源短缺，组织管理滞后、失误而造成的不安全的隐患。

3. 加强护士法律意识的培养

加强法制学习，掌握怎样合法执行医嘱和明确护理文件的法律效应，并运用法律知识维护自己的合法权益，使护士牢固树立相应承担法律责任的意识，强化其法制观念，使护理人员在提高服务质量的同时能有效降低护理人员的责任事故，同时加强自我保护。

4. 建立连续监测的安全网络

医院应实行"护理部-科护士长-病区护士长"三级目标管理责任制,实行分级管理,各级人员分工明确,职责落实;重点科室及重点时段进行重点监控,如手术室、急诊科、重症监护室、供应室,风险大、涉及面广、影响大的工作区域应该给予足够的重视并加强监督;重点时段包括夜间、周末及节假日等,护理管理部门应监督各科室合理安排上班人员,保障足够和有经验的护理人员在岗,保质保量完成日常护理工作。

5. 行政后勤科室做好临床支持工作

行政后勤各科室与临床科室一对一服务,临床后勤服务中心负责全院患者的转运、各种标本的转运,帮助患者预约检查等,把护士更多的时间留给患者。保障临床药物质量及各类耗材的产品质量,抢救用物规范管理,使用后及时补充;维修科各类维修及检测应做到主动、及时、到位,保证水、电、气、网络、仪器设备等性能完好,定期下临床检修保养,后勤部门应建立以临床为中心的服务意识;各类物资供应及时、到位,主动、及时下送;保证医院的治安管理、基础设施、危化品、病区物品配置安全规范,不发生失窃、跌倒等意外事件。

> 📖 拓展阅读8-1 "海恩"法则

第二节 护理职业防护

一、概念

护理职业暴露(occupational exposure)是指护理人员从事诊疗、护理活动中接触有毒、有害物质或病原微生物,以及受到心理社会等因素的影响而损害健康或危及生命的职业暴露。护理职业风险是指护理服务过程中可能发生的一切不安全事件。护理职业防护是指在护理工作中采取多种有效措施,保护护士免受职业有害因素的损伤,或将其损伤降到最低程度。

二、职业损伤的危险因素

护理工作的特殊性也决定着容易受到各类生物、化学、物理等因素的危害。

1. 生物因素

护理人员接触具有传染性的血液、分泌物、排泄物时,若不重视个人防护,不仅可造成自身感染,还会成为传播媒介。护理工作环境中主要的生物学因素为病毒与细菌。

(1)病毒:护士是血源性病原体职业暴露发生的最高职业群体,护士锐器伤发生率为79.36%～92.3%,被乙肝污染的针或锐器伤后感染率为6%～30%。主要有人类免疫缺陷病毒(human immunodeficiency virus,HIV)、乙型肝炎病毒(hepatitis B virus,

HBV)、丙型肝炎病毒(hepatitis C virus，HCV)、梅毒及流感病毒等。

（2）细菌：各种常见致病菌包括葡萄球菌、链球菌、肺炎球菌、大肠埃希菌、结核杆菌等，存在于患者用过的器具、衣物、呼吸道分泌物、排泄物中，通过呼吸道、血液等途径感染护士。

2. 化学因素

护士在日常工作中，可以通过各种途径接触到各种化学消毒剂而使自身受到不同程度的污染。美国国家职业安全与卫生研究院资料显示，医院至少使用 159 种对皮肤或眼有刺激的物品，135 种具有潜在危害的化学物品。调查证实百万分之一浓度的甲醛可刺激皮肤、眼、鼻、咽、喉及肺，引起变态反应、哮喘。护士在化疗操作过程中，注射器溶药、排气、换液、拔针等都可能造成皮肤接触或吸入，长期受到低剂量药物影响，可诱发基因变性，使染色体畸变，有致癌、致畸及脏器损害等危险。护士还可能因为工作关系吸入臭氧、麻醉气体，引起胸闷、气短、肺水肿等，危害自身健康。

3. 物理因素

（1）锐器伤：护理人员在临床工作中经常接触到注射针头、针剂安瓿、手术刀片等各种锐器，如防护意识薄弱、操作不规范，极易导致不同程度的锐器伤，是最常见的职业性有害因素之一。而感染的锐器伤也是导致血源性传播疾病的最主要因素，其中最常见、危害性最大的是 HBV、HCV 和 HIV 感染。

（2）机械性损伤：临床护理人员在工作中，护士在照顾肥胖、病重患者时，劳动强度较大、负重过度，特别是重症监护室、骨科、精神科、急诊等，需要搬运患者的机会较多，用力不当、不正确的弯腰等容易扭伤腰部，引发腰椎间盘脱出，造成自身伤害。此外，长时间站立、走动还可引起静脉曲张，手术室经常保持前屈位引起的颈椎病也很普遍。此外，在照顾精神疾病、吸毒、酗酒患者时，护士也可能受到暴力行为的伤害。

（3）温度性损伤：常见的有热水瓶、热水袋所致的烫伤；易燃易爆物品，如氧气、乙醇等所致的各种烧伤；各种电器使用，如烤灯、高频电刀所致的烧伤等。由于仪器设备老化或操作不慎，护理人员在抢救过程中，如使用电击除颤或电动吸引器等可能出现漏电或短路现象，有发生触电或电灼伤的风险。

（4）放射性损伤：在患者进行放射性诊断和治疗的过程中，护理人员会因多次少量接触各种放射线而受到电离辐射的危害，如果护理人员自我保护不当，可导致放射性皮炎、皮肤溃疡坏死，甚至产生致癌、致畸和对造血系统的慢性损伤。另外，工作中常需定期消毒病室，护士不可避免地会接触到紫外线、激光等放射性物质，造成不同程度的皮肤红斑、紫外线性眼炎等不良反应。

（5）噪声：主要来源于各种设备仪器的机械声、报警声、电话铃声、患者的呻吟声、家属探视谈话声、物品及机器移动的声音等。护理人员长期处于这样的工作环境中，会引发多器官功能的改变，严重者可导致听力、中枢神经系统、心血管系统、内分泌系统损害。例如，长期在输液室等声音嘈杂的环境中工作，护士易得突发性耳聋等疾病。

4. 心理和社会因素

护士每天服务于千差万别的人群，同时承担着多种角色，常处于超负荷状态，再加上人际关系的特殊性与复杂性影响着护士的身心状态,很容易产生身心疲劳,不仅影响护士的身体健康,而且还影响着护士的心理健康,并影响社会群体对护士职业的选择。

三、常见护理职业损伤的防护

(一)锐器伤的职业防护

锐器伤(sharp instrument injury)是一种由医疗利器,如注射器针头、缝针、各种穿刺针、手术刀、剪刀、碎玻璃、安瓿等造成的意外伤害。锐器伤是当今医务工作者面临的严重职业危害之一,被污染的锐器损伤可引起血源性疾病的传播,威胁着医务人员的职业安全和生命健康,给暴露者带来极大的精神和心理压力,也给医疗卫生机构和暴露者带来沉重的经济负担。护理人员是针刺伤的高危人群,由针刺伤所致的血源性传播疾病的发生率高于其他医务工作者。目前,针刺伤已成为护理人员关注的重大安全问题之一。

1. 引发锐器伤的常见原因

(1)护理人员因素:自我防护意识淡薄,对锐器伤的危害认识不足;技术不熟练和操作不规范:使用锐器进行护理操作时,一次性注射器针头使用后未放入锐器盒、双手回套针帽等;各种因素导致护理人员疲劳、焦虑等负性心理状态也是发生锐器伤的原因。

(2)防护用品因素:防护用品不到位,如锐器回收容器配备数量不足、规格不适宜、放置位置不合理等。

(3)工作环境因素:采光不良、拥挤、嘈杂及患者不配合的操作环境中易发生锐器伤。

(4)意外损伤:整理治疗盘、治疗室台面时被裸露的针头或碎玻璃扎伤;手术过程中锐器传递时造成误伤;注射器、输液器毁形过程中刺伤。

(5)患者原因:各种注射、拔针时患者不配合造成误伤(如精神病患者);或在操作中患者突然躁动导致受伤。

(6)教育培训不到位:医院未开展安全防护教育,对新护士未进行相关的培训等。

(7)制度保障因素:预防锐器损伤相关制度、规范、流程、标准、预案等未建立、修订或完善。

2. 防护措施

(1)培养职业安全意识:①医院应对新入职的护理人员就预防锐器伤的重要性等进行安全意识培训;②医院每年应对护理人员进行正确、标准的安全工作流程培训;③医院应培训护理人员正确使用安全型护理工具;④医院应每年一次对护理人员进行血源性传播疾病的流行病学知识培训。

(2)防护用品的使用:锐器回收盒配备数量充足、规格适宜、放置位置合理。

(3)环境。①采光:各类穿刺操作的视野环境应保持光线充足、明亮、舒适;②空间:操作台面应平展、宽敞,物品有序放置;③物品备置:实施各类穿刺操作前,应确保各种用具、工具、辅助用品在操作者的可及范围内,避免手持锐器远距离移动。

(4)纠正损伤的风险行为:①禁止用双手分离污染的针头和注射器;②禁止用手直接接触使用后的针头、刀片等锐器;③禁止用手折弯或弄直针头;④禁止双手回套针头帽;⑤禁止直接传递锐器(手术中锐器用弯盘或托盘传递);⑥禁止徒手携带裸露针头等锐器物;⑦禁止消毒液浸泡针头;⑧禁止直接接触医疗垃圾。

(5)患者不合作时的预防:为不合作或有昏迷躁动患者治疗时易发生锐器伤害。因此,必须请求其他人协助配合,尽量减少锐器误伤自己或患者。

(6)管理:①制订职业安全和预防针刺伤、针刺伤处理的相关制度与操作流程;②有专职负责职业安全和预防处理针刺伤的责任和感控部门;③加强对医护人员的职业安全与预防针刺伤的相关知识与技能培训、考核;④提供数量充足、符合规范的个人防护用品和锐器盒;⑤保障各类操作环境光线充足;⑥建立护士健康档案,定期为护士进行体检,并接种相应的疫苗;⑦建立受伤员工监控体系,追踪伤者的健康状况。

(7)操作:①在进行接触患者血液、体液的操作时要戴手套。②尽可能使用带有安全装置的注射器和医疗器具。③为不配合的患者进行注射治疗时,应有人协助。④操作中要全神贯注,避免与他人交谈,分散注意力。⑤单手回套使用后的针头;禁止徒手接触使用后的针头和刀片等锐器;手术中需传递锐器时避免徒手传递,应将锐器置于防刺破的容器(如弯盘、托盘)中进行无接触式传递。⑥使用后的锐器应直接放入耐穿刺、防渗漏的锐器盒内;锐器盒一次性使用,不应超过容量的3/4,平时应处于密封状态。

(8)医疗废物处理:①不要将裸露的针头传递给别人,各类穿刺针使用后不可故意弯曲、折断,不可分离注射器针头;严禁双手回套针帽、徒手分离和二次分拣使用后的注射器和针头。②操作者应立即将使用后的各类穿刺针放入锐器盒中,按医疗废物处理标准进行处理。③锐器盒应防刺破且防渗漏,尺寸以能容纳各种锐器为宜,并加盖管理。④移出存放污染锐器的容器前应先评估;若有发生穿透或渗漏的可能,应将其放入第2层密闭、耐穿刺、防渗漏的容器中。

(9)合理安排工作时间:根据工作性质灵活机动地安排休息时间,使护士身心得以缓冲,减轻压力,焕发精神,提高工作效率,减少锐器伤的发生,保障护理工作安全。

3. 应急处理

(1)受伤后保持镇静,戴手套者按规范迅速脱去手套。

(2)立即用健侧手从近心端向远心端挤压,排出伤口部位的血液,但禁止在伤口局部来回挤压,避免产生虹吸现象,将污染血液回吸入血管,增加感染率。

(3)用肥皂水彻底清洗伤口,并用流动水反复冲洗伤口。

(4)用0.5%碘伏、2%碘酊或75%乙醇消毒伤口并包扎。

(5)向主管部门汇报并填写锐器伤登记表。

(6)请有关专家评估锐器伤并指导处理,根据患者血液中含病毒的多少和伤口深度、暴露时间和范围进行评估,做相应的处理。

📖 拓展阅读8-2 艾滋病病毒职业暴露防护

（二）化疗药物损害的职业防护

广义的<u>化学治疗（chemotherapy）</u>是指病原微生物、寄生虫所引起的感染性疾病以及肿瘤采用化学合成药物治疗的方法，简称化疗。理想的化疗药物应对病原体、寄生虫和肿瘤有高度的选择性，而对机体的毒性很小。从狭义上讲，现在化疗多指对于恶性肿瘤的化学药物治疗。

1. 造成化疗药物损害的原因

专业人员在接触、处理化疗药物过程中，如果操作不慎或长期接触均可造成对人体的潜在危害。因此，必须了解可能成为导致化疗药物损害的风险因素。

（1）药物准备与操作过程中可能发生的药物接触：配药时打开安瓿时药物溅出；注药时加压过大，导致针头拔出时药物飞溅；液体容器与输液连接管道各个连接处渗漏和破裂导致药物泄漏；在注射过程中意外损伤自己；在化疗药物配制过程中发生药物经皮肤及头发吸收等。

（2）化疗废物及用物处理过程中可能发生的药物接触：①化疗用具如注射器、输液器、针头、安瓿与药瓶等未按规定密闭放置；②处理化疗药物时未按规定佩戴防护用具；③化疗药物配制用过的防护服、帽等未按规范处理。

（3）与患者化疗后的分泌物和排泄物等接触：化疗患者的尿液、粪便、呕吐物、分泌物及其他体液未按规范进行污物处理，如清理时未戴手套，清理完毕后未用肥皂彻底洗，化疗患者使用的水池、抽水马桶用后未冲洗 2 次等。

2. 防护措施

（1）配制化疗药物的环境要求：①科学的集中式管理，即由经过培训的专业人员在防护设备齐全的配液中心负责化疗药物的配制和供应。这样，既能保证配制药液的质量、节省人力和设备，也最大限度地限制了抗肿瘤药物接触人群和空间，有利于职业安全和环境保护。②配制化疗药物均需在垂直层流生物安全柜内进行。由于操作中柜内形成负压状循环气体，不会将沾染化疗药物的空气吹向操作者，既保证了操作区域的洁净度，又避免了操作人员受到伤害，可以提供双方面的保护。

（2）配制化疗药物的准备要求：①配制前用流动水洗手，佩戴一次性防护口罩、帽子、一次性防护眼镜、工作服外套、一次性防渗透隔离衣。操作过程中从呼吸道吸入化疗药物的风险性较大，因此必须戴有效的一次性防护口罩。②有些化疗药物对皮肤有刺激作用，接触后可直接被吸收，因此操作时必须选择合适的手套。聚氯乙烯手套防护作用较好，如需戴双层手套时，应在其外面再戴一副乳胶手套。

（3）配制与执行化疗药物的操作要求：①在配药过程中注意打开安瓿时应垫以纱布，以防划破手套。②打开粉剂安瓿时应先轻弹其颈部，使附着的药粉降落至瓶底；溶解药物时，溶媒应沿瓶壁缓慢注入瓶底，待药粉浸透后再行搅动，以防粉末溢出。③瓶装药物稀释及抽取药液后在瓶内进行排气和排液后再拔针，不使药液排于空气中。④抽取药液以不超过注射器容量 3/4 为宜，以防针栓从针筒中意外滑落。⑤先用无菌纱布或棉球裹住瓶塞，再撤针头，防止拔出针头瞬间药液外溢。⑥操作完，彻底洗手，并沐浴更衣。

（4）化疗废弃物的管理：要求与其他垃圾分开管理，存放在有特别标记的厚塑料袋及坚固、防漏、带盖的容器中。使用中容器要加盖，并在上面标明"细胞毒性废弃物"。污染物品的处理要求：①凡与化疗药物接触过的针头、注射器、输液管、棉球、棉签等，必须收集在专用的密闭垃圾桶内，标明警示标志统一处理，不能与普通垃圾等同处理。②处理污物时，护士要戴帽子、口罩及手套，处理完毕后应彻底洗手。③患者化疗后应避免与他人的口腔紧密接触，应将尿液和呕吐物排放在马桶中，厕所要冲 2 次，小便后应仔细洗手。

（5）化疗护士的素质要求：①具备良好的身体素质与心理素质；②扎实的化疗专业知识和过硬的操作技能；③注意锻炼身体，定期体检，每隔 6 个月检查肝功能、血常规及免疫功能。怀孕护士或准备怀孕的护士应避免暴露于化疗药物，以免出现流产、胎儿畸形。

虽然护士为患者进行化疗过程中存在一定的职业危害，但只要从思想上重视，认真实施各种防护措施，化疗药物对护士的危害是可以防范的。

🔲 **拓展阅读8-3　静脉药物配置中心与职业防护**

（三）负重伤的职业防护

由于护理工作的特殊性，护士常需要弯腰为患者进行护理操作，如肌内注射、输液及整理床单位等，对腰部损伤较大；重症监护室、急诊科的护士在工作中常常会搬动患者或较重物品，长期的损伤积累导致腰部负荷加重，使其易患腰部疾病，其中较为常见的是腰椎间盘突出症。腰椎间盘一旦受到损伤，将严重影响临床护士的日常工作和生活，甚至影响其职业生命的质量。此外，护士经常超时站立、走动，还易引起静脉曲张等。因此，预防负重伤的发生，降低职业危害，是每一位护士不可忽视的问题。

负重伤是指由于工作性质的原因常需要搬动或移动重物，而使身体负重过度，或不合理用力等，导致肌肉、骨骼和关节的损伤。

1. 造成负重伤的原因

（1）较大的工作强度：临床护士工作压力较大，不但需要处理诸多强度较大的工作，且要适应较快的工作节奏，尤其是在重症监护室、手术室、急救中心工作的护士，精神始终处于高度紧张状态，随时准备处理应激事件。长期处于此环境中工作，使护士在重负下身体承受力下降，如用力不均衡或不当，腰部很易受损，加速了椎间盘的损伤率，导致椎间盘突出症的发生。

（2）不正确的姿势：护士如防护意识差，操作时姿势不正确，或不能有意识地应用正确姿势保护腰部，容易使肌肉产生紧张和疲劳，严重时可造成肌肉、肌腱、椎间盘的损伤。

（3）长期的积累损伤：损伤是护士发生椎间盘突出症的常见原因，积累损伤是其重要的诱因。重复或静态的不良姿势，如弯腰或身体扭曲会增加脊柱压力，造成脊柱受力不均,是发生腰痛的主要危险因素。

2. 防护措施

（1）加强锻炼,提高身体素质:在业余生活中,可通过健美操作、广播体操、打太极拳、慢跑、游泳及瑜伽等体育运动,增加肌肉的柔韧性及骨关节活动度,提高机体免疫力,防止发生负重伤。

（2）合理利用力学:在操作中,根据实际需要两肢前后或左右分开以扩大支撑面,取得平衡稳定的姿势;在取位置低的物体或进行低平面的护理操作时,双下肢应随身体动作的方向前后或左右分开同时屈膝屈髋;在提物品、抱起或抬起患者时应尽量将物体或患者靠近身体,使重力线落在支撑面内,增加稳定性;提取重物时,最好把重物分成相等的两部分由两手提拿,若重物由一只手提拿,另一只手臂可向外伸展以保持平滑;移动重物时应注意平衡,有节律并计划好所要移动的位置和方向,以直线方向移动,尽可能使用推或拉代替提取。

（3）经常改变工作姿势:护士在日常的工作和生活中,应避免长时间保持一种体位或姿势,要定时变换体位,以缓解肌肉、关节及骨骼的疲劳,减轻脊柱负荷,同时要避免过于剧烈的活动,以防腰部肌肉拉伤等。

（4）使用劳动保护用品:在工作中,护士可佩戴颈围、腰围等保护用品以加强颈椎、腰部的稳定性,但颈围、腰围不可长时间使用,否则可造成颈部肌肉及腰肌萎缩,导致肌肉损伤。在腰椎间盘突出症急性期,护士应坚持佩戴腰围保护用品,卧床休息时解下。做长时间站立的工作可穿弹力袜,以防治下肢静脉曲张;为避免长时间保持同一姿势,可让双腿轮流支撑身体重量,并适当做踮脚动作;工作间隙可以适当做下肢运动操,以促进下肢静脉回流。

（5）科学合理饮食:多食富含钙、铁、蛋白质、维生素的饮食,如牛奶、菠菜、肉、蛋、鱼、西红柿及骨头汤等。

（四）职业疲溃感的职业防护

临床护理工作是心理压力大、劳动强度高的职业,护理人员每天面对的大多是生理或是心理不健康的人群,需要处理复杂的人际关系,随时监护患者的病情变化,同时还要面临可能发生事故的威胁,工作中存在众多的压力源,任务繁重、风险高,所以护士成为职业疲溃感的高发人群。

职业疲溃感(occupational fatigue)是指由于持续的工作压力引起个体的"严重紧张"反应,从而出现的一组综合征,其主要表现为:缺乏工作动机、回避与他人交流、对事物多持否定态度、情感冷漠等。

1. 造成职业疲溃感的原因

职业疲溃的发生与工作压力有关,护士工作中的压力主要来源如下。

（1）工作负荷过重:护理人力资源配备不足是我国现阶段各级医院的现状,临床护理人员长期处于超负荷运转的状态。

（2）职业特征因素:常常要面对针刺伤、噪声、消毒剂、化疗药物、麻醉废气、病毒、细菌等因素的危害,给护士带来很大的压力;护理工作的特点决定了作息时间的特殊性,轮班制工作、随机加班抢救等容易导致人体生物钟紊乱、内分泌和胃肠道功能失调。

(3) 社会认同感:护士工作繁重但社会对其的认可度不高,长期的工作负担重且不被重视使护士的工作积极性受挫。

(4) 继续教育与晋升压力:护士由于原始学历相对较低,很大一部分人需要边工作边完成学历再深造、培训,同时护士数量多而职称晋升名额少,导致护士需要在申请课题、撰写论文等方面投入更多的精力,造成精神方面的压力增加。

(5) 人事管理制度的影响:现行的人事管理制度可能导致护士同工不同酬现象,很多护士不满意医院的绩效分配,出现护士考编制、辞职现象严重。护士辞职致使原本医院护士缺编的情况更为严重,加重了在职护士的压力。而对考编制、辞职护士个人而言,压力大也是毋庸置疑的。

(6) 个体因素及家庭支持因素:有资料表明,有神经质倾向的护士更易产生工作疲溃感。护士的自我成就感与家庭支持呈正相关,家庭支持度上升,能有效缓解工作压力,减轻工作疲溃感。

(7) 缺乏必要的心理应对能力,在面对压力时不能充分运用各种防御机制保护自己。

2. 防护措施

(1) 配备足够的人员:充足的人员可以减轻护士上班的强度,保证休息时间。合理安排劳动时间和班次可以降低夜班劳动带来的负面效应,避免连续上夜班,这样可以最大限度降低夜班带来的身心疲劳,减轻护士的职业紧张,提高工作效率。

(2) 积极参加教育与培训:护士应积极参加继续教育和学术会议以及其他形式的学习,增加对学科发展前沿和国内外专业情况的了解,以带来工作变革的方向和动力,拓展专业领域的视野,提高职业竞争力,避免职业风险,增强应对工作压力的能力。

(3) 提高护理工作价值感:随着时代的发展,赋予护士多元化的角色,护士成为"维护和促进人类健康"的重要生力军,社会对护理工作的评价也需相应得到改善。护士社会地位的提高,创造了一个尊重护士的社会环境,这些有助于提高护士的自我工作价值感,增强应对工作疲溃的动力。

(4) 创造健康的职业环境:护理人员应该提高语言沟通能力,让患者及家属认识到护理人员对其康复诊疗的重要作用,尊重并认同护士的工作,缓解紧张的护患关系,同时培养自己团队合作的精神,友好沟通、宽容理解,创造轻松愉快的工作环境。一个良好的职业环境可以在一定程度上缓解工作和思想的压力。

(5) 培养积极乐观的精神:积极乐观的精神、愉快的情绪是战胜疲劳的基础和关键。面对困难和挫折调整心态,以开朗豁达的态度对待可以缓解压力引起的身心反应,并可将压力转换成积极的动力,为个人发展创造机遇。

(6) 合理疏导压力带来的影响:合理运用应对压力的技巧,积极疏导负面的躯体和心理反应可以降低紧张感。护理人员也应该努力培养自己的兴趣爱好、养成锻炼身体的习惯,正确对待社会偏见,进行自我调节,使自己更好地投入到工作中去。这样,才有助于摆脱焦虑,焕发出充沛的精力。

(7) 提高自身综合素质:社会的进步,人们健康需求的增加,新的仪器设备的使用,是促使护理学科和护理人员发展的动力。护理人员应与时俱进,不断提升自身综合素质,适应时代的需要,克服职业疲溃感。

(边春鸽)

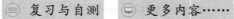

第九章　入院和出院护理

章前引言

　　患者入院和出院护理要求护士以整理护理的理念满足患者身心和社会等多层次的需求。入院时护士应掌握患者入院的一般程序,对患者进行评估,了解患者的护理需要,并给予有针对性的护理措施,使患者尽快适应住院环境,积极配合治疗护理活动。经过治疗护理,患者病情好转或痊愈,可以出院时需办理出院手续。护士应掌握患者出院的一般程序,协助其办理出院手续,同时做好出院患者的健康指导,提高患者的自护能力,给患者及其家属留下美好的印象。

·学习目标·

（1）知道患者入院、出院的护理工作,以及分级护理和病历的排列。

（2）能描述入院程序及注意事项。

（3）能应用轮椅运送技术和平车运送技术。

（4）具有高度的责任心,关心尊重患者。

思维导图

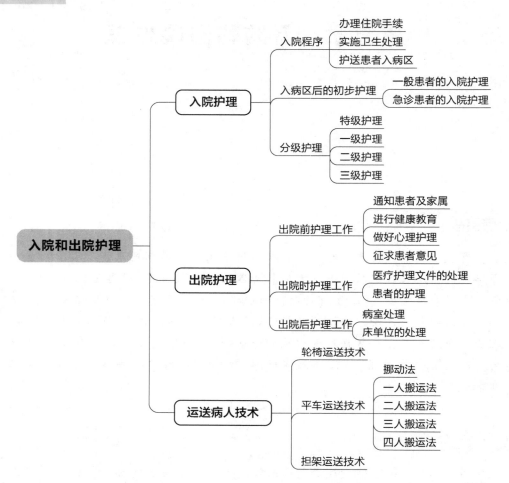

案例导入

患者,李某,女性,41岁,因车祸导致多处骨折而急诊入院。急诊科医生初步给予吸氧、静脉输液等处理后,需立即送往手术室。经过住院治疗一段时间后,患者病情稳定,医嘱给予第二天出院。

问题:

(1)护士应如何为该患者做入院护理?

(2)患者如果需要去拍摄CT片,如何运送患者?运送中应注意什么?

(3)护士应如何为该患者实施出院护理?

(4)护士应给患者做出哪些出院指导?

第一节　入　院　护　理

入院护理是指患者经门诊或急诊医生诊断确定后需要住院做进一步的观察、检查和治疗,由门诊医生签发住院证开始至患者进入病区时,护士对患者所进行的一系列护理工作。患者入院一般包括入院程序和患者入病区后的护理工作。其目的包括:协助患者了解与熟悉环境,以尽快适应医院生活;满足其各种合理需要,调动患者配合治疗和护理的积极性;做好健康教育,满足患者对疾病知识的需求。

一、入院程序

入院程序是指门诊或急诊患者根据医生签发的住院证,自办理入院手续至进入病区的过程。

1. 办理住院手续

患者或家属凭医生签发的住院证到住院处填写登记表格,缴纳住院保证金,办理入院手续。手续办完后,由住院处通知相关病区值班护士,根据患者病情做好新患者入院准备工作。对急危重症或者需急诊手术的患者,可先入院或急诊手术后再补办入院手续。

2. 实施卫生处置

根据入院患者的病情,对患者进行卫生处置,如沐浴、更衣、理发等。急危重症患者或即将分娩者可酌情免浴;遇有虱虮者,应先行灭虱虮,再做常规卫生处置;对于传染病患者或疑似传染病患者,应送隔离室处置。患者换下的衣服和不需用的物品(包括贵重物品和钱)可交给家属带回或按保管手续暂存住院处。

3. 护送患者入病区

住院处护士携病历护送患者入病区,根据患者病情酌情选用步行、轮椅、平车或担架护送。护送时注意安全和保暖,不可停止必要的治疗,如输液、给氧等。外伤者还应该注意卧位。护送患者入病区后,与病区值班护士认真交接病情、治疗、护理措施及物品等。

二、入病区后的初步护理

1. 一般患者的入院护理

(1)准备床单位:病区护士接到住院通知后,立即根据患者病情需要准备患者床单位。一般患者应将备用床改为暂空床,并备齐患者所需用物;危重患者应安置在危重病室,并根据情况加铺橡胶单和中单;急诊手术患者应铺好麻醉床。对于急危重症和手术患者应同时备好急救物品及药物。

(2)迎接新患者:护士应以热情的态度迎接新患者,将其引导到指定的床位,安置妥当。向患者作自我介绍及介绍主管医生和同室的病友,并为患者佩戴腕带标识。护士应以自己的行动和语言消除患者的不安情绪,增加患者的安全感及对护士的信任感。

（3）通知医生诊查：通知负责医生诊查患者，必要时协助医生为患者体检、治疗。

（4）完成护理评估：测量患者体温、脉搏、呼吸、血压和体重，必要时测量身高。收集患者的健康资料，完成入院护理评估单，制订初步的护理计划。

（5）建立患者住院病历、填写有关护理表格。①排列住院病案：体温单、医嘱单、入院记录、病史及体格检查、病程记录（手术、分娩记录单等）、会议记录、各种检验检查报告单、护理病案、住院病案首页、住院证及门诊病案；②用蓝（黑）钢笔逐项填写住院病历及各种表格眉栏项目；③在体温单40～42℃相应的时间栏内，用红钢笔纵行填写入院时间；④记录首次体温、脉搏、呼吸、血压、身高及体重值；⑤填写患者入院登记本、诊断卡（一览表卡）、床头（尾）卡。

（6）介绍与指导：向患者及家属介绍病区环境、有关规章制度、床单位及相关设备的使用方法，指导常规标本（如粪便、尿液及痰液）的留取方法、时间及注意事项。

（7）执行入院医嘱：根据医嘱执行各项治疗和护理措施，并通知营养室准备膳食。

2. 急危重症患者的入院护理

（1）通知医生：接到住院处电话通知后，护士应立即通知有关医生做好抢救准备。

（2）准备急救药物及设备：如急救车、氧气、吸引器、输液物品及各种无菌包等，做好抢救准备。

（3）安置患者：将患者安置在已经备好床单位的危重病室或抢救室。

（4）配合抢救：密切观察患者病情变化，主动配合医生进行救治，做好护理记录。在医生到达之前，护士应根据病情做出初步诊断，给予必要的紧急处理，如通畅呼吸道、止血及建立静脉通路等。

（5）暂留陪送人员：对于不能正确叙述病情的患者，如语言障碍、听力障碍、意识不清的患者及婴幼儿等，需暂留陪护人员，以便询问患者病史。

📖 拓展阅读9-1　医用 PDA

三、分级护理

📖 在线案例9-1　胃切除术后切口疼痛、无力

分级护理是根据患者病情的轻、重、缓、急和自理能力不同，按照护理程序的工作方法制订不同级别的护理措施。分级护理共分为4个等级，如表9-1所示。

表9-1　分级护理等级

护理级别	适用对象	护理要点
特级护理	（1）病情危重，随时可能发生病情变化需要进行抢救的患者，如重症监护的患者；各种复杂或大手术后的患者；严重外伤或大面积烧伤的患者	（1）安排专人24 h护理，严密观察病情变化，测量生命体征，并及时准确填写特别护理记录单 （2）备好急救所需物品

（续表）

护理级别	适用对象	护理要点
	（2）使用呼吸机辅助呼吸，并需要严密监护生命体征的患者 （3）实施连续性肾脏替代疗法，并需要严密监护生命体征的患者	（3）根据医嘱，正确实施治疗、给药及护理措施 （4）根据患者病情，正确实施基础护理和专科护理，如口腔护理、压疮护理、气道护理及管路护理等，实施安全措施 （5）保持患者的舒适和功能体位 （6）根据医嘱准确测量，记录 24 h 出入量 （7）实施床旁交接班
一级护理	（1）病情趋向稳定的重症患者，但还需要严格卧床的患者 （2）生活完全不能自理且病情不稳定的患者；生活部分自理，但病情随时可能发生变化的患者，如各种大手术后、休克、昏迷、瘫痪、高热、大出血、肝肾功能衰竭患者和早产儿	（1）每小时巡视患者一次，观察患者病情变化 （2）根据患者病情，定期测量生命体征 （3）根据医嘱正确实施治疗、给药措施 （4）根据患者病情，正确实施基础护理和专科护理，如口腔护理、压疮护理、气道护理及管路护理等，实施安全措施 （5）提供护理相关的健康指导 （6）观察患者情绪上的变化，做好心理护理
二级护理	（1）病情趋于稳定仍需卧床的患者 （2）生活部分自理的患者，如大手术后病情稳定者、老年体弱者、慢性病不宜多活动者、幼儿等	（1）每 2 h 巡视患者一次，观察患者的病情变化 （2）根据患者病情测量生命体征 （3）根据医嘱正确实施治疗、给药措施 （4）根据患者病情，正确实施护理措施和安全措施 （5）提供护理相关的健康指导
三级护理	（1）生活完全自理且病情稳定的患者 （2）生活完全自理且处于康复期的患者，如一般慢性病患者、疾病恢复期患者和择期手术前的患者	（1）每 3 h 巡视患者一次，观察患者的病情变化 （2）根据患者病情，测量生命体征 （3）根据医嘱，正确实施治疗、给药措施 （4）提供相关的健康指导

第二节　出　院　护　理

出院护理是指住院患者经住院治疗和护理，病情好转、稳定、痊愈需出院或需转院，或有患者不愿意接受医生的建议而自动离院时，护士对患者进行的一系列护理工作。其目的包括：对患者进行出院指导，帮助患者尽快恢复社会功能，并能遵照医嘱继续按时接受治疗或定期复诊；指导患者办理出院手续；清洁、整理床单位。

一、出院前护理工作

1. 通知患者及家属

医生根据患者康复情况，决定出院日期，开写出出院医嘱，护士根据出院医嘱将出院日期通知患者及家属，并协助患者做好出院准备。

2. 进行健康教育

护士根据患者的康复现状进行恰当的健康教育,告知患者出院后在休息、饮食、用药、功能锻炼和定期复查等方面的注意事项。必要时可为患者或家属提供有关书面资料,便于患者或家属掌握有关的护理知识和技能。

3. 做好心理护理

护士应注意观察患者的情绪变化,特别是对病情无明显好转、转院、自动离院的患者,进行针对性的安慰与鼓励,减轻其离院时所产生的恐惧与焦虑。自动出院的患者应在出院医嘱上注明"自动出院",并由患者或家属签名认可。

4. 征求患者意见

征求患者及家属对医院工作的意见,以便改进工作,不断提高医疗护理质量。

二、出院时护理工作

1. 医疗护理文件的处理

(1) 停止一切医嘱,用红笔在各种卡片,如服药卡、治疗卡、饮食卡、护理卡或有关表格上填写"出院"字样,注明时间并签名。

(2) 撤去"患者一览表"上的诊断卡及床头(尾)卡。

(3) 遵医嘱领取患者出院后需继续服用的药物,将药物交给患者或家属,同时给予用药知识指导。

(4) 填写患者出院登记本。

(5) 在体温单 40~42 ℃ 相应的时间栏内,用红钢笔纵行填写出院时间。

(6) 填写患者出院护理记录(护理评估单)。

(7) 按要求整理病历,交病案室保存。

2. 患者的护理

(1) 协助患者或家属清理用物,归还寄存的物品,收回患者住院期间所借物品并消毒处理。

(2) 协助患者或家属办理出院手续,护士收到住院收费处签写的出院通知单后,根据患者情况采用相应的护送方式护送患者出病区。

三、出院后护理工作

护士应在患者离开病室后整理床单位,避免在患者未离开病室时撤去被服给患者带来心理上的不适感。

1. 病室处理

病室开窗通风,更新室内空气。

2. 床单位的处理

(1) 撤去病床上的污被服,放入污衣袋中。根据出院患者疾病种类决定清洗或消毒方法。

（2）用消毒液擦拭床、床旁桌及床旁椅；非一次性使用的痰杯、脸盆须用消毒液浸泡。

（3）床垫、床褥、枕芯、棉胎等用紫外线灯照射或使用臭氧机消毒，也可置于日光下曝晒。

（4）传染患者离院后，需按传染病终末消毒法进行处理。

（5）铺好备用床，准备迎接新患者。

第三节　运送患者技术

一、轮椅运送技术

【目的】①护送不能行走但能坐起的患者入院、出院、检查、治疗或室外活动；②帮助患者离床活动，促进血液循环和体力恢复。

【操作程序】

1）评估　①患者的体重、意识状态、病情与躯体活动能力；②患者损伤的部位和合作程度。

2）计划　①患者准备：了解使用轮椅的目的、配合方法及注意事项，能主动配合。②护士准备：衣帽整洁，修剪指甲，洗手，戴口罩。③用物准备：轮椅、毛毯及外套（根据季节酌情准备）、别针、软枕等。④环境准备：移开障碍物，通道通畅，地面防滑。

3）实施　轮椅运送操作流程如表9-2所示。

4）评价　①患者感觉舒适、安全；②操作时动作轻稳、节力、协调。

表 9-2　轮椅运送技术操作流程

操作步骤	具体过程	重点说明
核对解释	（1）检查轮椅性能，将轮椅推至病床旁 （2）核对患者信息，解释操作目的、配合要点	应仔细检查轮椅的车轮、椅座、椅背、脚踏板及刹车等各部件的性能，以保证安全
放置轮椅	（1）将轮椅背与床尾平齐，面朝床头 （2）固定车闸，翻起脚踏板 （3）若天冷，毛毯平铺于轮椅	缩短距离，防止车轮滑动，便于患者坐入轮椅
协助起床	扶患者坐于床沿，嘱患者以手掌撑在床面上，维持坐姿，协助患者穿衣裤、鞋袜	观察和询问患者有无眩晕和不适
协助上椅	（1）嘱患者双手置于护士肩上，护士双手环抱患者腰部，协助患者下床站立 （2）协助患者移向轮椅，坐于轮椅中（图9-1）	（1）保证患者安全 （2）嘱患者抓紧轮椅扶手，让患者尽量靠后坐，系好安全带

（续表）

操作步骤	具体过程	重点说明
	（3）若用毛毯，则将上端边向外翻折 10 cm 围在患者颈部，别针固定；两侧围裹患者双臂，别针固定在腕部；余下毛毯将身体和下肢（脱鞋）包裹，避免受凉 （4）翻下脚踏板，协助患者将脚置于脚踏板上 （5）整理床单位，铺暂空床 （6）放松制动闸，推患者至目的地	（3）运送过程中注意观察患者的病情变化，下坡应减速，过门槛时翘起前轮以避免震动过大
协助回床	（1）推轮椅至病床尾，椅背与床尾齐 （2）轮椅制动，翻起脚踏板 （3）解除患者身上固定的毛毯和别针 （4）协助患者站起、转身、坐于床沿 （5）协助患者脱去鞋子、外衣，盖好盖被整理床单位	（1）患者面向床头，缩短搬运距离 （2）保证患者安全，便于患者上床 （3）防止患者摔倒 （4）使患者躺卧舒适 （5）观察患者病情
整理用物	推轮椅至原处放置	便于其他患者使用

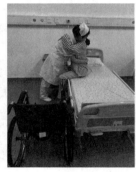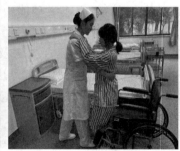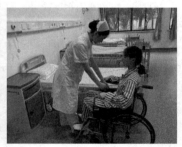

图 9-1　协助患者坐轮椅操作步骤

【注意事项】①使用轮椅前应检查性能是否完好，确保患者安全；②推轮椅时应控制车速，保持平稳，使患者舒适；③根据室外温度适当增加衣服、盖被，注意保暖，防止受凉；④运送过程中注意观察患者的病情变化。

二、平车运送技术

【目的】运送不能起床的患者入院，以及做各种特殊检查、治疗、手术或转运等。

【操作程序】

1）评估　①患者的体重、意识状态、病情与躯体活动能力；②患者损伤的部位和理解合作程度。

2）计划　①患者准备：了解搬运的步骤及配合方法。②护士准备：衣帽整洁，修剪指甲，洗手，戴口罩。③用物准备：平车（性能良好，车上置以被单和橡胶单包好的垫子及枕头）、带套的毛毯或棉被，按需备大单、中单及木板。④环境准备：环境宽敞，便于平车通行。

3）实施　平车运送操作流程如表 9-3 所示。

表 9-3　平车运送技术操作流程

操作步骤	具体过程	重点说明
核对解释	（1）查平车性能，将平车推至病床旁 （2）核对患者信息，解释操作目的、配合要点	检查平车各部件性能良好，以保证安全
检查导管	妥当安置患者身体上的导管、输液装置	避免导管扭曲受压
挪动法：适合于能在床上配合的患者（图 9-2）		
放置平车	（1）移开床旁桌、椅，松开盖被 （2）将平车与病床纵向紧靠，大轮靠近床头，制动	方便患者头部枕于大轮端，防止平车滑动
协助上车	（1）协助患者挪动身体于平车上 （2）协助患者躺好，用盖被包裹患者（先将脚端向上反折，再反折近侧，后对侧，两侧颈部反折成衣领）	（1）依次移动上身、臀部、下肢 （2）包裹整齐、美观，患者保暖、舒适
铺暂空床	整理床单位，将床改为暂空床	
运送患者	松开平车制动闸	注意观察患者，保证患者舒适、安全
协助回床	（1）先移动下肢、再移动上身 （2）为患者安置舒适卧位，整理病床单位	使患者舒适，观察患者病情
一人搬运：适合于体重较轻、不能自行移动的患者（图 9-3）		
放置平车	（1）移开床旁桌、椅，推平车至床尾，使平车头端与床尾呈钝角，将平车制动 （2）松开盖被，协助患者穿好衣服	节力、安全
搬运患者	（1）护士一手自患者近侧腋部伸至对侧肩部，另一手伸至患者大腿下；患者双臂交叉于护士颈后 （2）护士抱起患者，移步将患者放于平车中央，盖好盖被	（1）护士双脚前后分开站立，扩大支撑面 （2）略屈膝屈髋以降低重心，增加稳定度，便于转身
铺暂空床	整理床单位，将床改为暂空床	
运送患者	松开平车制动闸	注意观察患者，保证患者舒适、安全
协助回床	回床搬运与离床搬运方法相同	
二人搬运：适合于不能活动，体重较重者（图 9-4）		
放置平车	（1）移开床旁桌、椅，推平车至床尾，使平车头端与床尾呈钝角，将平车制动 （2）松开盖被，协助患者穿好衣服	节力、安全
搬运患者	（1）护士甲、乙站在床的同一侧，患者上肢交叉于胸腹前 （2）护士甲一手托住患者的头、颈、肩部，另一手托住患者腰部；护士乙一手托住患者臀部，另一手托住患者腘窝 （3）二人同时抬起患者并移步转身至平车前，将患者放于平车中央，盖好盖被	（1）使患者头部处于较高位置，减轻不适 （2）抬起患者时，尽量使患者身体靠近搬运者身体，减少重力线偏移，省力 （3）保证患者舒适、保暖
铺暂空床	整理床单位，将床改为暂空床	

（续表）

操作步骤	具体过程	重点说明
运送患者	松开平车制动闸	注意观察患者,保证患者舒适、安全
协助回床	回床搬运与离床搬运方法相同	
三人搬运:适合于不能活动、体重超重的患者(图9-5)		
放置平车	(1) 移开床旁桌、椅,推平车至床尾,使平车头端与床尾呈钝角,将平车制动 (2) 松开盖被,协助患者穿好衣服	节力、安全
搬运患者	(1) 护士甲、乙、丙站在床的同一侧,患者上肢交叉于胸腹前; (2) 护士甲双手托住患者的头、颈、肩胸部,护士乙双手托住患者的腰、臀部,护士丙双手托住患者的膝部及双足 (3) 三人合力抬起患者并移步转身至平车前,将患者放于平车中央,盖好盖被	(1) 使患者头部处于较高位置,减轻不适 (2) 操作中力气较大者站中间使患者身体尽量靠近搬运者身体,注意保持平稳移动,减少意外伤害 (3) 保证患者舒适、保暖
铺暂空床	整理床单位,将床改为暂空床	
运送患者	松开平车制动闸	注意观察患者,保证患者舒适、安全
协助回床	回床搬运与离床搬运方法相同	
四人搬运:适合于颈椎、腰椎骨折和病情危重的患者(图9-6)		
放置平车	(1) 移开床旁桌、椅,松开盖被 (2) 将平车与病床纵向紧靠,大轮靠近床头,制动	便于移动患者
搬运患者	(1) 在患者腰部、臀部下铺帆布单或大单 (2) 护士甲抬起患者的头、颈、肩;护士乙抬起患者的双足;护士丙、丁分别站于病床及平车两侧,紧握大单 (3) 4人同时抬起患者向平车移动,将患者放于平车中央,盖好盖被	(1) 帆布单或大单能承受患者的体重 (2) 搬运者动作应协调一致,护士甲应随时观察患者的病情变化 (3) 患者平卧于平车中央,避免碰撞 (4) 保证患者舒适、保暖
铺暂空床	整理床单位,将床改为暂空床	
运送患者	松开平车制动闸	注意观察患者,保证患者舒适、安全
协助回床	回床搬运与离床搬运方法相同	

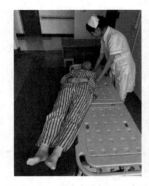 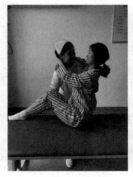 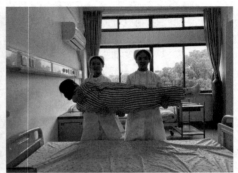

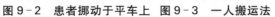

图9-2　患者挪动于平车上　图9-3　一人搬运法　　　图9-4　二人搬运法

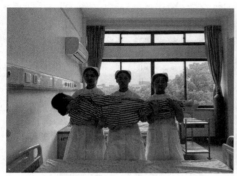

图 9-5　三人搬运法

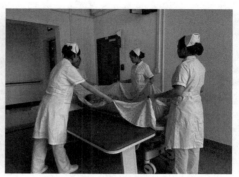

图 9-6　四人搬运法

4）评价　①患者舒适、平稳、安全；②操作协调、节力、正确。

【注意事项】①搬运患者时动作轻稳、协调一致，尽量使患者身体靠近护士，达到节力的效果。②运送患者时车速适宜，护士应在患者头端，便于观察病情。推平车进出门时，应先打开门，不可用车撞门，以免震动患者及损坏建筑物。③患者卧于平车中央，头部位于大轮端，上下坡时保持患者头部在高处一端，以免引起不适。搬运骨折患者，平车上需垫木板，并固定好骨折部位；带有输液管及引流管的患者，应安置好各种导管，避免扭曲、脱落、受压，保持通畅；颅脑损伤、颌面部外伤及昏迷患者，应将头偏向一侧。④转运时注意给患者保暖，避免受凉。

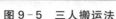 拓展阅读 9-2　医用过床器

三、担架运送技术

在急救过程中，担架是运送患者最基本、最常用的工具，其特点是运送患者平稳舒适，体积小，乘各种交通工具上、下方便。担架运送的目的和操作技术同平车运送技术，运送时步伐一致，确保平稳。搬运患者时由于担架位置低，应由两人将担架抬起与病床平齐，便于搬运。

（郭淑妮）

📖 PPT 课件　　📖 复习与自测　　💻 更多内容……

第十章 患者卧位与安全的护理

章前引言

卧位是指患者休息和适应医疗护理需要采取的卧床姿势。正确的卧位姿势对减少疲劳、提高患者的舒适感、预防并发症和增进安全均能起到积极的作用。因此,护士在临床护理中应熟悉各种卧位的基本要求,然后根据患者的病情、治疗与护理的需要为之调整相应的卧位,满足其舒适、安全的需要。在临床护理中,为维护儿童、谵妄或意识不清等特殊患者的安全与治疗效果,可以适当使用保护工具来限制患者身体或机体某部位的活动,以达到确保患者安全与护理工作顺利进行的目标。

学习目标

(1)理解卧位的概念、保护具的适用范围及种类。

(2)知道卧位性质、常用卧位的适用范围。

(3)能根据患者护理需要为其安置各种卧位,并协助其更换卧位。

(4)能学会安置各种卧位、协助患者更换卧位、保护用具的使用技术。

(5)具有高度的责任心,做到方法正确、动作轻柔,保证患者安全舒适。

思维导图

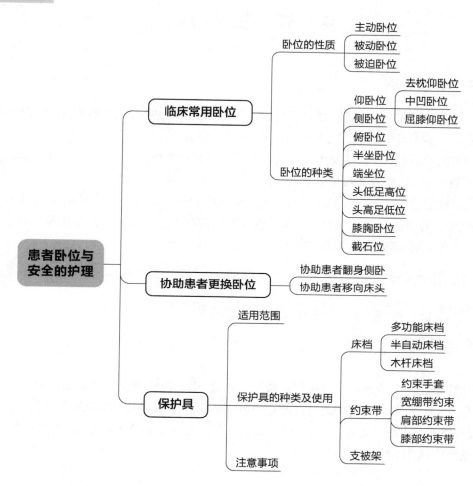

案例导入

患者,杨某,女性,63 岁,近日觉得心脏不舒服到医院就诊。今天早上 9 时在输液过程中出现气促,呼吸困难,咳粉红色泡沫样痰。

问题:

(1) 应帮助患者采取什么卧位?

(2) 患者的卧位属于什么性质?

(3) 采取此种卧位的目的是什么?

(4) 如何为患者安置卧位?

第一节 患者卧位

一、卧位性质

（1）主动卧位：患者能根据自己意愿、习惯采取最舒适的卧位，能随意改变体位，称主动卧位。常见于轻症患者、术前或术后恢复期患者。

（2）被动卧位：患者自身无变换卧位的能力，处于被他人安置的卧位，称被动卧位。常见于极度衰弱、昏迷及瘫痪的患者。

（3）被迫卧位：患者意识清晰，也有变换卧位的能力，但为了减轻疾病所致的痛苦或因治疗所需而被迫采取的卧位，称被迫卧位。如哮喘急性发作、心力衰竭等患者由于出现呼吸极度困难而被迫采取端坐位。

二、卧位种类

📖 在线案例 10 - 1　车祸大出血后昏迷不醒

（一）仰卧位

1. 去枕仰卧位

【适用范围】①昏迷或全身麻醉未清醒的患者，避免呕吐物误入气管而引起误吸、肺部感染等并发症；②椎管内麻醉或脊髓腔穿刺后的患者，以预防颅内压减低而引起的头痛。

【安置卧位】协助患者去枕仰卧，头偏向一侧，两臂放于身体两侧，两腿自然放平，将枕头横置于床头（图 10 - 1）

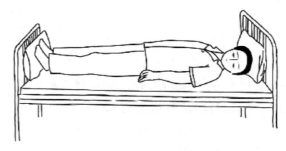

图 10 - 1　去枕仰卧位

📖 拓展阅读 10 - 1　去枕仰卧位预防术后头痛

2. 中凹卧位（休克卧位）

【适用范围】用于休克患者。抬高头胸部，保持气道通畅，增加肺活量，从而改善通气功能，纠正缺氧症状；抬高下肢，有利于静脉血液回流，增加心排出量而缓解休克症状。

【安置卧位】抬高患者头胸部 10°～20°,抬高下肢 20°～30°(图 10-2)

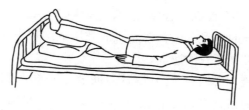

图 10-2 中凹卧位(休克卧位)

3.屈膝仰卧位

【适用范围】①胸腹部检查时此卧位可使腹部肌肉放松,便于检查;②实施导尿术及会阴冲洗的患者,便于暴露操作部位。

【安置卧位】患者仰卧,头下垫枕,两臂放于身体两侧,两膝屈曲,并稍向外分开(图 10-3)。检查或操作时注意保暖及保护患者隐私。

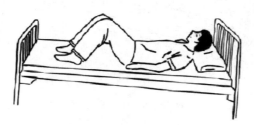

图 10-3 屈膝仰卧位

(二)侧卧位

【适用范围】①灌肠、肛门检查以及配合胃镜、肠镜检查等。②臀部肌内注射(上腿伸直、放松,下腿弯曲,使臀部肌肉放松)。③预防压力性损伤。协助患者侧卧与平卧交替进行,避免局部组织长期受压造成压力性损伤。④对单侧肺部病变者,根据病情采取患侧卧位或健侧卧位。

【安置卧位】患者侧卧,臀部稍后移,两臂屈肘,一手放于胸前,另一手放于枕旁;上腿弯曲,下腿稍伸直。必要时在两膝之间、胸腹部、背部可放置软枕,以扩大支撑面稳定卧位,增进患者的舒适和安全(图 10-4)。

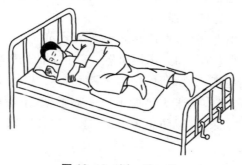

图 10-4 侧 卧 位

（三）俯卧位

【适用范围】①腰背部检查或配合胰、胆管造影检查。②脊椎手术后或腰、背、臀部有伤口,不能平卧或侧卧的患者。③胃肠胀气所致腹痛的患者:采取俯卧位时腹腔容积增大,可用于缓解胃肠胀气所致的腹痛。

【安置卧位】患者俯卧,头偏向一侧,两臂屈曲放于头的两侧,两腿伸直,胸下、髋部及踝部各放一软枕,酌情在腋下用小枕支托(图10-5)。如果为俯卧患者臀部肌内注射时,患者足尖相对,足跟分开,保持肌肉放松。

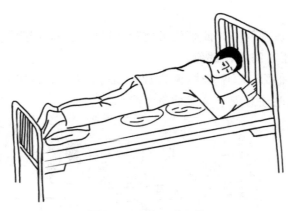

图10-5　俯　卧　位

（四）半坐卧位

【适用范围】①某些面部及颈部手术后的患者,采取半坐卧位可减少局部出血。②心肺疾病引起呼吸困难的患者,采取半坐卧位。由于重力作用,可使膈肌位置下降,胸腔容量扩大,减轻腹腔内脏器对心肺的压力,肺活量增加,有利于气体交换;同时,也使部分血液滞留于下肢和盆腔脏器内,使回心血量减少,从而减轻肺部淤血和心脏负担,使呼吸困难的症状得到改善。③胸腔、腹腔、盆腔手术后或有炎症的患者,采取半坐卧位。一方面,可使腹腔渗出液流入盆腔促使感染局限,便于引流;另一方面,盆腔腹膜抗感染性较强,而吸收性较弱,采取半坐卧位可防止感染向上蔓延引起膈下脓肿。此外,腹部手术后患者采取半坐卧位可松弛腹肌,减轻腹部切口缝合处的张力,缓解疼痛,增进舒适感,有利于切口愈合。④疾病恢复期体质虚弱的患者,采取半坐卧位有利于患者向站立过渡,使其有一个适应过程。

【安置卧位】①摇床:患者仰卧,先摇起床头支架至30°～50°角,使上半身抬高,再摇起膝下支架,以防患者下滑。必要时,床尾可置一软枕,垫于患者的足底,增进患者的舒适感,防止足底触及床尾栏杆。放平时,先摇平膝下支架,再摇平床头支架(图10-6)。②靠背架:将患者上半身抬高,在床头垫褥下放一靠背架,下肢屈膝,用大单包裹软枕,垫在膝下,大单两端固定于床沿,以防患者下滑,床尾足底垫软枕(图10-7)。放平时,先放平下肢,再放平床头。

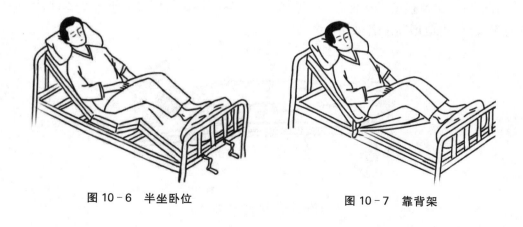

图 10 - 6　半坐卧位　　　　　　　图 10 - 7　靠背架

⊡ 拓展阅读 10 - 2　术后早期采取正确的半坐卧位预防膈下脓肿

（五）端坐位

【适用范围】心力衰竭、心包积液及支气管哮喘发作等疾病引起呼吸困难的患者，由于呼吸极度困难而采取被迫端坐。

【安置卧位】扶患者坐起，并用床头支架或靠背架将床头抬高 70°～80°角，患者身体稍向前倾，床上放一跨床桌，桌上放一软枕，患者可伏桌休息；同时患者背部放置一软枕，使其背部能向后依靠，膝下支架抬高 15°～20°角以防身体下滑。必要时加床档，保证患者安全。如用于急性肺水肿患者时，在病情允许情况下可使患者两腿向一侧床沿下垂，可减少下肢静脉血回流，减轻心脏负荷（图 10 - 8）。

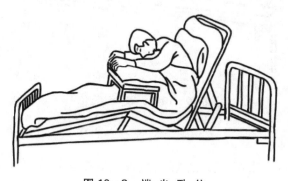

图 10 - 8　端 坐 卧 位

（六）头低足高位

【适用范围】①肺部分泌物引流，使痰液易于咳出；②十二指肠引流术，有利于胆汁引流；③妊娠后期胎膜早破，可防止脐带脱垂；④跟骨或者胫骨骨折行结节牵引时，可利用人体重力作为反牵引力。

【安置卧位】患者仰卧，枕横立于床头，以防碰伤头部。床尾用支托物垫高 15～

30 cm,如电动床可使整个床面移动(图 10-9)。这种体位易使患者感到不适,使用时间不宜过长,颅内压增高患者禁用。

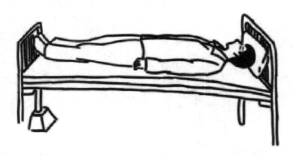

图 10-9 头低足高位

(七)头高足低位

【适用范围】①颈椎骨折的患者行颅骨牵引时,作为反牵引力;②降低颅内压,预防或者减轻脑水肿;③颅脑手术后或者头部外伤患者,可减轻颅内出血。

【安置卧位】患者仰卧,床头用支托物垫高 15～30 cm 或根据病情而定,枕横立于床尾,以防足部触及床尾栏杆(图 10-10)。如使用电动床可调节整个床面向床尾倾斜。

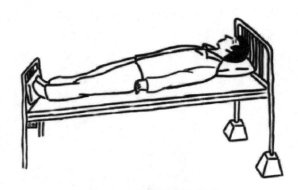

图 10-10 头高足低位

(八)膝胸卧位

【适用范围】①肛门、直肠、乙状结肠镜检查及治疗;②矫正胎位不正或子宫后倾,如将胎儿臀先露转为头先露;③促进产后子宫复原。

【安置卧位】患者跪卧,两小腿平放于床上,稍分开,大腿与床面垂直,胸贴床面,腹部悬空,臀部抬起,头转向一侧,两臂屈肘,放于头的两侧(图 10-11)。如果孕妇采取此卧位矫正胎位时,每次不应超过 15 min。对于子宫后倾患者,因臀部抬起,腹部悬空,由于重力作用使腹部脏器前倾,对子宫后倾的矫正也能起到良好的作用。

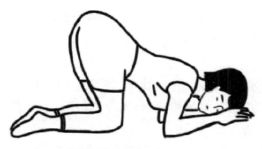

图 10 - 11　膝 胸 卧 位

（九）截石位

【适用范围】①会阴、肛门部位的检查、治疗或手术,如膀胱镜检查、阴道灌洗、妇产科检查等;②产妇分娩。

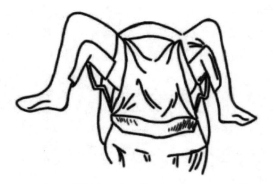

图 10 - 12　截 石 位

【安置卧位】患者仰卧于检查台上,两腿分开,放于支腿架上,支腿架上放软垫,臀部齐台边,两手放在胸前或身体两侧(图 10 - 12)。安置这种卧位时,患者会有不安情绪,需耐心解释,同时适当遮挡患者,尽量减少暴露,并注意保暖。

第二节　协助患者更换卧位

患者需长期卧床,因疾病或治疗的限制无法自由翻身更换体位,长此以往导致身心各方面出现问题,局部皮肤长期受压,血液循环障碍,呼吸道分泌物不易咳出,有些患者易出现精神萎靡、压疮、坠积性肺炎、消化不良、便秘、肌肉萎缩等。因此,护士应定时协助患者更换体位,以保持患者舒适安全和预防并发症的发生。

一、协助患者翻身侧卧

【目的】①协助长期卧床、颅骨牵引、脊椎术后等不能自行翻身的患者变换姿势,增进舒适;②预防并发症,如压疮、坠积性肺炎等;③满足治疗、护理的需要,如背部皮肤护理、肌内注射以及更换床单或整理床单位。

【操作程序】

1) 评估 ①患者的神志状况、生命体征、躯体及四肢活动能力、局部皮肤受压情况;②患者的手术部位、伤口及引流情况、有无身体创伤、骨折固定、牵引、留置导管等情况;③患者的心理状况、合作能力等。

2) 计划 ①患者准备:患者及家属了解更换卧位的目的、过程及注意事项,建立安全感,并取得合作。②护士准备:着装整洁,修剪指甲,洗手,戴口罩。③用物准备:根据所需卧位准备好软枕。④环境准备:安静整洁,光线适宜,根据需要进行遮挡。

3) 实施 协助患者翻身侧卧的操作流程如表10-1所示。

表 10-1 协助患者翻身侧卧的操作流程

操作步骤	具体过程	重点说明
核对解释	核对患者床号、姓名、住院号,向患者解释,取得合作	核对床头卡、手腕带并询问,做到核对无误
安置管道	(1) 固定床脚轮 (2) 各种导管及输液装置等安置妥当	(1) 防止患者翻身时床身晃动出现意外 (2) 各种管道整理妥当,以免患者翻身时引起导管连接处脱落或扭曲受压
患者准备	患者仰卧位,两手放于腹部,双腿屈曲	利于操作进行
一人协助:适合于体重较轻的患者(图 10-13)		
移至床沿	先将患者肩部、臀部移向护士侧,再将患者双下肢移向靠近护士侧的床沿	(1) 使患者尽量靠近护士,以缩短重力臂达到省力 (2) 不可拖拉,以免擦破皮肤
翻向对侧	一手托肩,另一手扶膝,轻轻地将患者转向对侧,使患者背向护士	翻身时用力均匀
放置软枕	按侧卧位要求,在患者的背部、胸前及两膝间放置软枕,必要时使用床档,使患者安全、舒适	垫软枕可扩大支撑面,避免局部组织长期受压 增进舒适,确保卧位稳定、安全
整理记录	整理床单位、洗手记录	记录翻身时间和皮肤状况
二人协助:适用于体重较重或病情较重的患者(图 10-14)		
移至床沿	(1) 两名护士站在床的同一侧,一人托患者颈肩部和腰部,另一人托患者臀部和腘窝部 (2) 两人同时将患者稍抬起移向近侧	(1) 患者的头部应予以托持 (2) 不可拖拉,以免擦破皮肤
转至对侧	两人分别托扶患者的肩、腰部和臀、膝部,轻轻地将患者转向对侧,使患者背向护士	两人的动作要协调一致
放置软枕	在患者的背部、胸前及两膝间放置软枕	(1) 扩大支撑面,必要时使用床档,使患者安全、舒适 (2) 石膏固定和伤口较大的患者,翻身后将患处放于适当位置,防止受压
整理记录	整理床单位、洗手记录	记录翻身时间和皮肤状况

（续表）

操作步骤	具体过程	重点说明
轴线翻身:适合脊椎损伤和脊椎手术后的患者		
移至床沿	（1）三名护士站在同侧,护士甲固定患者头部,纵轴向上略加牵引;护士乙将双手分别置于肩、背部;护士丙将双手分别置于腰部、臀部 （2）三人同时将患者移至近侧	（1）勿扭曲或旋转患者的头部,以免加重神经损伤引起呼吸肌麻痹而死亡 （2）移动时患者头、颈、腰、髋保持在同一水平线上
转至对侧	保持患者脊椎平直,其中一人发口令,三人同步翻转至侧卧位	翻转角度≤60°,可避免由于脊柱负重增大而引起关节突骨折
放置软枕	将一软枕放于患者背部支撑身体,另一软枕放于两膝之间并使双膝处于功能位	两膝之间垫软枕可扩大支撑面,避免局部组织长期受压,使膝部呈自然弯曲,避免关节强直
整理记录	观察背部情况并整理床单位,洗手,记录	记录翻身时间和皮肤状况

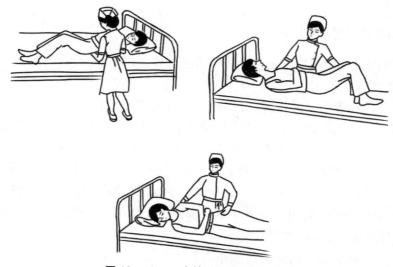

图 10-13　一人协助患者更换卧位

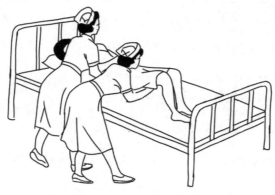

图 10-14　两人协助患者翻身侧卧

4）评价　①护患沟通有效，患者配合护理，皮肤受压情况得到改善；②操作过程轻稳协调，患者舒适、安全，未发生并发症。

【注意事项】①护士应注意节力原则。如翻身时，尽量让患者靠近护士，动作协调一致。②移动患者时动应将患者身体稍抬起，不可拖拉，以免擦伤皮肤。③轴线翻身法翻转时，维持躯干的正常生理弯曲，以避免加重脊柱骨折、脊髓损伤和关节脱位。④翻身时注意为患者保暖并防止坠床。⑤根据病情及皮肤受压部位情况，确定翻身间隔时间，如发现皮肤发红、破溃，应增加翻身次数以防压疮发生，同时做好交接班。⑥若患者身上置有多种导管及输液装置时，翻身前应先将导管安置妥当，翻身后检查各导管是否扭曲或连接处脱落，注意保持导管通畅。⑦为手术后患者翻身前先检查敷料是否脱落或潮湿，如脱落或被分泌物浸湿，应先换药再翻身；颅脑手术后的患者，头部翻动过剧可引起脑疝，压迫脑干，导致突然死亡，故一般只能卧于健侧或取平卧位；颈椎和颅骨牵引的患者，翻身时不可放松牵引；石膏固定或伤口较大的患者，翻身后应将患处放于适当位置，防止受压。

二、协助患者移向床头

【目的】协助滑向床尾却无法自主移动的患者移向床头，使其卧位舒适。

【操作程序】

1）评估　①患者的年龄、目前身体状况以及需要改变卧位的原因；②患者的意识情况、生命体征、自主活动能力、皮肤受压情况、手术部位、伤口及引流情况、有无创伤、骨折固定、牵引、留置导管等情况；③患者的心理状态及配合程度等。

2）计划　①患者准备：让患者及家属知晓更换卧位的目的，了解操作过程及注意事项，建立信任感，便于配合工作。②护士准备：着装整洁，修剪指甲，洗手，戴口罩。③用物准备：根据所需卧位准备好枕头等物品。④环境准备：安静整洁，光线适宜，根据需要使用屏风或床帘遮挡保护患者隐私。

3）实施　协助患者移向床头的操作流程如表 10-2 所示。

表 10-2　协助患者移向床头的操作流程

操作步骤	具体过程	重点说明
核对解释	核对患者床号、姓名及住院号，说明目的，取得患者的配合	床头卡、手腕带进行仔细核验，避免差错
固定装置	（1）固定床脚刹车，安置各种导管及输液装置等安置，有需要时，可将盖被折叠至床尾或床的一侧 （2）根据病情摇平床头，将枕头横立放于床头	（1）防止病床移动导致患者发生不安全事件 （2）避免患者头部被撞伤
患者准备	协助患者取仰卧屈膝位，双手握住床头栏杆	便于后续操作的进行

（续表）

操作步骤	具体过程	重点说明
一人协助：适用于生活能部分自理的患者（图10-15）		
护士协助	护士靠近床边，两腿适当分开，一手托住患者肩背部，另一手托住膝部	缩短重力臂，降低重心
移向床头	护士抬起患者的同时，嘱患者脚蹬床面上移身体	患者用脚蹬床面给予一定力量，护士与患者动作一致，禁止拖拉拽
安置整理	移回枕头，根据患者需求抬高床头，安置患者舒适卧位，整理床单位	使患者感觉舒适
两人协助：适用于生活不能自理的患者（图10-16）		
托住患者	两种方法 （1）两名护士站在同一侧，一人托患者的颈、肩及腰部，另一人托臀部及腘窝部 （2）两名护士分别站在床的两侧，从患者身下相接双手，手指交叉，共同托住患者的颈肩部及臀部	可根据患者的实际情况，选择其中一种方法进行操作
合力上移	两名护士同时用力，将患者移向床头	动作需协调一致。
安置整理	移回枕头，根据患者需求抬高床头，安置患者舒适卧位，整理床单位	双膝之间可垫软枕促进患者舒适

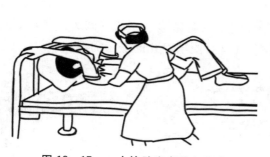

图10-15　一人协助患者移向床头

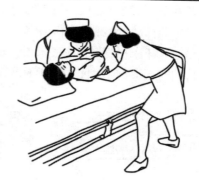

图10-16　两人协助患者移向床头

4）评价　①护患沟通有效，彼此需要得到满足；②患者积极配合，感到安全舒适；③操作过程轻稳协调。

【注意事项】①护士应运用人体力学原理，操作轻稳、节力、安全，两人的动作应协调统一；移动患者时不可有拖、拉、推等动作，以减少患者与床之间的摩擦力，避免擦伤皮肤及关节脱位。②枕头横立于床头，避免撞伤患者。

第三节　保　护　具

保护具（protective device）是用来限制患者身体或机体某部位活动的器具或为保护

受压部位采用的器具。适用于年幼、高热、谵妄、昏迷、躁动及危重患者,防止患者因意识不清而发生坠床、撞伤及抓伤等意外,确保患者安全和治疗护理工作的顺利进行。

一、适用范围

(1) 儿科患者:因认知及自我保护能力尚未发育完善,尤其是未满 6 岁的儿童,易发生坠床、撞伤、抓伤等意外或不配合治疗等行为。

(2) 易发生坠床的患者:如麻醉术后未清醒者、意识不清、烦躁不安、抽搐患者或老年人。

(3) 眼科术后患者:如白内障摘除术后患者、虹膜牵张术后患者。

(4) 精神病患者:如躁狂症患者、自我伤害者。

(5) 长期卧床、极度消瘦、虚弱及其他压力性损伤易发生者。

二、保护具的种类及使用

1. 床栏

床栏用于保护患者安全,预防坠床(图 10 - 17)。

(1) 多功能床栏:使用时插入两侧床沿,不用时插于床尾。必要时可将床栏取下垫于患者背部,做胸外心脏按压时使用。

(2) 半自动床栏:可按需升降。

(3) 木杆床栏:使用时将床档栏稳妥固定于两侧床边。床栏中间为活动门,护理操作时将门打开,平时关闭。儿科床配有高位床栏,便于病儿的安全需要。

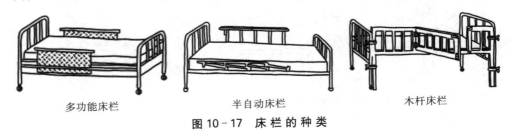

多功能床栏　　　　半自动床栏　　　　木杆床栏

图 10 - 17　床 栏 的 种 类

2. 约束带

约束带(restraint)用于保护躁动、意识不清的患者,约束躁动肢体或治疗时需要固定身体某一部位,限制其身体及肢体的活动。

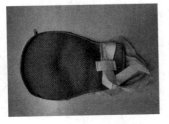

图 10 - 18　约束手套

(1) 约束手套:用于固定手腕及手掌,限制患者拔管,是目前临床应用最广泛的约束工具。医用约束手套多为棉质手套手腕部内缝加厚棉垫,一端开口,另一端带有拉链可封口(图 10 - 18)。使用时,先将患者的手用手套包裹,再用手套约束带打成双套结在手腕部后将系带系在床栏上,使肢体不易脱出又不影响血液循环。

（2）宽绷带约束：常用于固定手腕和踝部。使用时，先将棉垫包裹手腕部或踝部，再用宽绷带打成双套结，套在棉垫外稍拉紧，使肢体不易脱出，松紧度以不影响血液循环为宜（图10－19），然后将宽绷带的两端系于床沿。

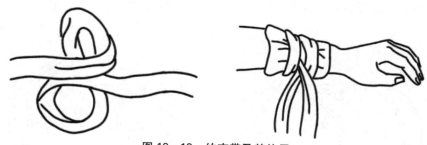

图 10 - 19　约束带及其使用

（3）肩部约束带：用于固定肩部，限制患者坐起。专用肩部约束带用宽布制成，宽 8 cm，长 120 cm，一端成袖筒。使用专用肩部约束带时，患者两侧肩部套上袖筒，腋窝衬好棉垫，两袖筒上的细带在胸前打结固定，把两条宽的长带尾端系于床头（图 10 - 20）。

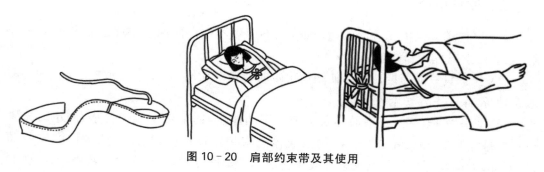

图 10 - 20　肩部约束带及其使用

（4）膝部约束带：用于固定膝部，限制患者下肢活动。膝部约束带用布制成，宽 10 cm，长 250 cm，宽带中部相距 15 cm 分别缝制两条双头带。使用时，两膝腘窝处衬好棉垫，将约束带横放于两膝上，宽带下的两头带各缚住一侧膝关节，然后将宽带两端系于床沿（图 10 - 21）。

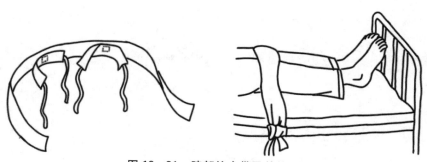

图 10 - 21　膝部约束带及其使用

3. 支被架

支被架主要用于肢体瘫痪或极度衰弱的患者,以防盖被压迫肢体造成足下垂,影响肢体的功能位置;也可用于烧伤患者采用暴露疗法需保暖时。使用时,根据需保护的部位及损伤的大小选择合适的支被架,将支被架罩于防止受压的部位,盖好盖被(图 10 - 22)。

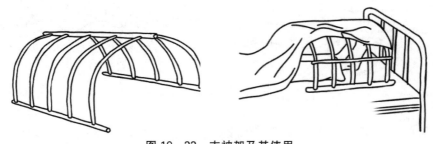

图 10 - 22　支被架及其使用

三、注意事项

(1) 严格掌握保护具应用的适应证,能不用则不用。使用前要向患者及家属做好解释,征得家属理解和签名。

(2) 保护具只能短期使用。使用约束带时要定时松解,每 2 小时放松一次,并协助患者翻身,保证患者安全、舒适。

(3) 使用保护具时,患者肢体及关节处于功能位,约束带下应垫衬垫,固定时松紧适宜。每隔 15～30 min 观察一次约束肢体的末梢循环情况,注意约束部位的皮肤颜色、温度、活动及感觉。若发现患者肢体苍白、麻木、冰冷时,应立即放松约束带;必要时进行局部按摩,促进血液循环。

(4) 做好记录,包括使用保护具的原因、时间、部位、每次观察结果、相应的护理措施及解除约束的时间。

(黄　超)

🖭 PPT 课件　🖭 复习与自测　🖵 更多内容……

第十一章 患者清洁的护理

章前引言

　　清洁卫生能够促进个体生理和心理的健康。清洁可以去除身体表面的污垢及微生物，维持皮肤的防御功能，促进血液循环，预防感染和并发症的发生。同时，清洁还能使人感到舒适、安全、愉快，保持自信与自尊。做好患者的清洁卫生工作是护理工作的基本职责之一。患者的清洁护理包括口腔护理、头发护理、皮肤护理和晨晚间护理。护士在为患者提供清洁护理时，通过与患者的密切接触，建立良好的治疗性护患关系。同时，实施护理工作时应尽可能确保患者的独立性，尊重患者，保护患者隐私，以促进患者的身心健康舒适。

·学习目标·

（1）能阐述口腔护理、头发护理及皮肤护理的评估内容。

（2）知道特殊口腔护理、头发护理及皮肤护理的目的和注意事项。

（3）能区分常用的口腔护理溶液及其作用。

（4）能为患者进行口腔护理、头发护理、皮肤护理及晨晚间护理。

（5）能对患者进行各种清洁卫生的健康教育。

（6）能阐述压疮、剪切力的概念。

（7）理解压疮发生的原因、高危人群、易发部位及各期的临床表现。

（8）能正确指导患者采取有效措施预防压疮的发生。

（9）能正确实施压疮的治疗和护理措施。

（10）能阐述晨晚间护理的目的和内容。

（11）理解影响疼痛的因素、三阶梯镇痛疗法的基本原则和内容。

（12）能选择合适的评估工具对患者疼痛程度进行正确评估。

（13）能采取有针对性、有效的控制疼痛的护理措施。

思维导图

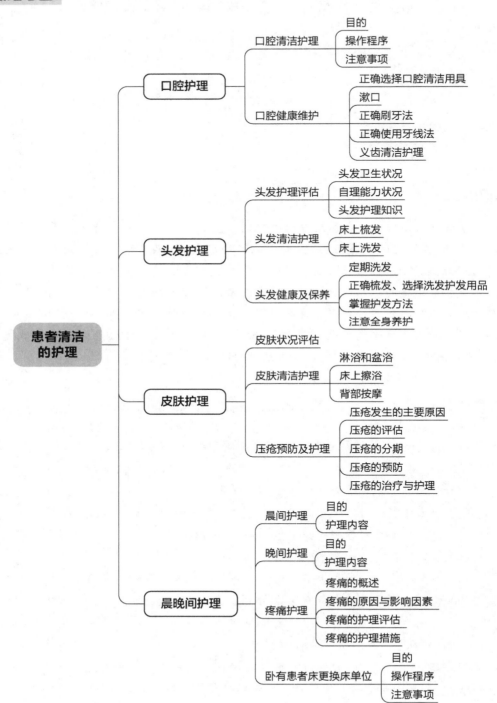

口腔护理
- 口腔清洁护理
  - 目的
  - 操作程序
  - 注意事项
- 口腔健康维护
  - 正确选择口腔清洁用具
  - 漱口
  - 正确刷牙法
  - 正确使用牙线法
  - 义齿清洁护理

头发护理
- 头发护理评估
  - 头发卫生状况
  - 自理能力状况
  - 头发护理知识
- 头发清洁护理
  - 床上梳发
  - 床上洗发
- 头发健康及保养
  - 定期洗发
  - 正确梳发、选择洗发护发用品
  - 掌握护发方法
  - 注意全身养护

皮肤护理
- 皮肤状况评估
- 皮肤清洁护理
  - 淋浴和盆浴
  - 床上擦浴
  - 背部按摩
- 压疮预防及护理
  - 压疮发生的主要原因
  - 压疮的评估
  - 压疮的分期
  - 压疮的预防
  - 压疮的治疗与护理

晨晚间护理
- 晨间护理
  - 目的
  - 护理内容
- 晚间护理
  - 目的
  - 护理内容
- 疼痛护理
  - 疼痛的概述
  - 疼痛的原因与影响因素
  - 疼痛的护理评估
  - 疼痛的护理措施
- 卧有患者床更换床单位
  - 目的
  - 操作程序
  - 注意事项

患者清洁的护理

案例导入

患者,陈先生,40岁,因急性脑梗死入院11天。目前患者右侧肢体行动困难,翻身坐起不能独立完成。近日发现患者口腔黏膜出现乳白色片状分泌物,不易拭去,其骶尾部皮肤出现红、肿、麻木,有触痛。

问题:

(1)护士在为其进行口腔护理时需评估哪些内容?

(2)护士应该为患者选择何种漱口液?其作用是什么?

(3)护士在为该患者进行口腔护理时应注意什么问题?

(4)护士应如何为该患者进行皮肤清洁护理?

(5)患者骶尾部皮肤出现了什么并发症?

(6)导致患者发生此并发症的原因是什么?

(7)如何预防此并发症的发生?

(8)目前应采取何种治疗和护理措施?

第一节 口 腔 护 理

口腔是人体消化系统的起始部位,具有摄食、咀嚼、消化、吞咽、代替鼻腔保持呼吸、协助语言及发音等功能。它的主要组成部分包括硬腭、软腭、颊、舌、牙龈、牙齿及唇。良好的口腔卫生状况能促进机体健康、舒适及美观。

正常人的口腔内存有大量的致病性和非致病性微生物。当人体处于健康状态时,机体抵抗力强,唾液中的溶菌酶具有杀菌作用,同时规律饮水、进食、漱口和刷牙等都对清除微生物具有一定的作用,不易导致口腔疾患。

当人体患病时,机体抵抗力下降,饮水、进食减少,唾液分泌不足,口腔内的温湿度和食物残渣都为病原微生物在口腔内迅速繁殖创造了条件,易引起口腔局部炎症、溃疡及异味,导致食欲下降、消化功能减退和社交心理障碍等问题。

因此,护士应认真评估患者的口腔卫生状况,提供必要的口腔防病治病知识,指导患者学会正确的口腔清洁技术。对完全或部分不能自理的患者协助其进行口腔护理,维持良好的口腔功能可预防感染,提高患者的生活质量。

一、口腔清洁护理

特殊口腔护理(oral care)适用于昏迷、危重、禁食、鼻饲、高热、术后、口腔疾病、血液病及生活不能自理的患者。根据患者的口腔状况,每日进行2~3次口腔清洁护理,也可按需酌情增加护理次数。

【目的】

（1）清除口腔内残留物质,保持口腔清洁,预防口腔感染。

（2）湿润口腔,防止口腔黏膜干燥及口唇干裂,维持口腔正常功能。

（3）预防或减轻口腔异味,增进食欲,使患者感到舒适。

（4）观察口腔黏膜、舌苔、牙龈等处的变化及特殊的口腔气味,提供病情变化的信息,协助临床诊断。如肝功能不全的患者,口腔有氨臭味,提示肝性脑病的先兆;糖尿病酮症酸中毒患者,口腔有烂苹果味等。

【操作程序】

1）评估　口腔评估的目的是及时发现患者现存或潜在的口腔健康问题,为制订护理计划和提供恰当的护理措施提供重要依据,预防和治疗口腔疾病。

（1）自理能力:评估患者全身活动能力和完成口腔清洁活动的能力。了解患者的临床诊断、意识状态、进食进水情况等,根据评估结果制订协助患者完成口腔清洁活动的护理方案。

（2）口腔状况:护士应随时观察患者口腔内的各种状况,针对性地采取口腔清洁护理措施。口腔状况评估内容如表 11-1 所示。

表 11-1　口腔护理评估表

口腔部位	分值		
	1 分	2 分	3 分
唇	滑润,质软,无裂口	干燥,有少量痂皮,有裂口,有出血倾向	干燥,有大量痂皮,有裂口,有分泌物,易出血
黏膜	湿润,完整	干燥,完整	干燥,黏膜擦破或有溃疡面
牙龈	无出血及萎缩	轻微萎缩,出血	有萎缩,容易出血、肿胀
牙/义齿	无龋齿,义齿合适	无龋齿,义齿不合适	有许多空洞,有裂缝,义齿不合适,齿间流脓液
牙垢/牙石	无牙垢或有少许牙石	有少量至中量牙垢或中量牙石	大量牙垢或牙石
舌	湿润,少量舌苔	干燥,有中量舌苔	干燥,有大量舌苔或覆盖黄色舌苔
腭	湿润,无或有少量碎屑	干燥,有少量或中量碎屑	干燥,有大量碎屑
唾液	中量,透明	少量或过多量	半透明或黏稠
气味	无味或有味	有难闻气味	有刺鼻气味
损伤	无	唇有损伤	口腔内有损伤
自理能力	全部自理	需部分帮助	需全部帮助
健康知识	大部分知识来自实践,刷牙有效,使用牙线清洁牙齿	有些错误观念,刷牙有效,未使用牙线清洁牙齿	有许多错误观念,很少清洁口腔,刷牙无效,未使用牙线清洁牙齿

（3）口腔保健知识:评估患者对保持口腔清洁重要性的认识程度和预防口腔疾患

相关知识的掌握程度,如口腔卫生习惯、口腔清洁用具的选用、刷牙方法、牙线使用方法、义齿清洁护理方法等。

2)计划

(1)患者准备:了解口腔护理的目的、方法、注意事项及配合要点。

(2)护士准备:衣帽整洁,修剪指甲,洗手,戴口罩,掌握沟通交流技巧。

(3)环境准备:宽敞,光线充足或有足够的照明。

(4)用物准备。①治疗盘内备:治疗碗(根据需要内盛若干个浸湿漱口液的无菌棉球)、弯血管钳、镊子、弯盘、压舌板、治疗巾、杯子(内盛漱口液)、吸水管、手电筒,必要时备开口器。②治疗盘外备:口腔外用药,按需准备。常用药物包括液状石蜡、锡类散、冰硼散、西瓜霜、维生素 B_2 粉末、制霉菌素甘油、金霉素甘油、新霉素等。③常用漱口液:如表 11-2 所示。④治疗车下层:生活垃圾桶、医用垃圾桶。

表 11-2　常用漱口溶液及作用

药液名称	口腔 pH 值	作用
0.9%氯化钠溶液	中性	清洁口腔,预防感染
复方硼砂溶液(朵贝尔液)	中性	轻微抑菌,除臭
0.02%呋喃西林溶液	中性	清洁口腔,广谱抗菌
2%~3%硼酸溶液	偏碱	酸性防腐剂,抑菌
0.1%醋酸溶液	偏碱	用于铜绿假单胞菌感染
1%~3%过氧化氢溶液	偏酸	遇有机物时,释放新生氧,抗菌除臭
1%~4%碳酸氢钠溶液	偏酸	碱性药剂,用于真菌感染
0.08%甲硝唑溶液	偏酸	用于厌氧菌感染
0.01%氯己定(洗必泰)	偏酸	清洁口腔,广谱抗菌
中药漱口液(金银花、一枝黄花、野菊花)	偏酸	清热、解毒、消肿、止血、抗菌

3)实施　口腔护理操作流程如表 11-3 所示。

表 11-3　口腔护理技术操作流程

操作步骤	具体过程	重点说明
核对解释	(1) 核对床号和姓名 (2) 向患者解释说明操作目的、方法、注意事项及配合要点	(1) 严格执行查对制度 (2) 做好解释工作,消除患者疑虑
擦洗前	(1) 取侧卧位或仰卧位,头偏向一侧,面向护士 (2) 取治疗巾围颌下及枕上,置弯盘于口角旁 (3) 湿润口唇:用棉签蘸冷开水或拧干 1 个棉球,动作轻柔	(1) 昏迷患者禁忌漱口 (2) 如有义齿,应取下义齿浸泡在冷水杯中保存;如患者有口唇干裂,应先湿润口唇(昏迷患者可用开口器协助张口)

（续表）

操作步骤	具体过程	重点说明
	（4）漱口：协助患者用吸水管吸水漱口，将漱口水吐入弯盘中，用治疗巾拭去口角处水渍 （5）观察口腔情况：嘱患者张口，一手持手电筒，另一手用压舌板轻轻撑开颊部，观察口腔情况	
擦洗口腔	（1）用弯血管钳夹取含有无菌溶液的棉球，拧干 （2）擦洗外侧面，嘱患者咬合上、下齿，用压舌板轻轻撑开对侧颊部，拧干棉球，纵向擦洗磨牙至切牙处；同法擦洗近侧 （3）嘱患者张口，依次擦洗对侧牙齿的上内侧面、上咬合面、下内侧面、下咬合面，擦洗颊部（纵向来回或"C"字形擦洗）；同法擦洗近侧 （4）弧形擦洗硬腭，由内向外擦洗舌面及舌下	（1）棉球拧至不滴水为宜 （2）棉球应夹紧，包住钳端，避免擦洗时血管钳直接接触患者口腔 （3）每个部位用一个棉球，防止棉球遗留在口腔内
擦洗后	（1）再次观察患者口腔情况，检查是否有棉球遗漏 （2）漱口 （3）口腔黏膜如有溃疡、真菌感染，酌情涂药于患处；口唇干裂可涂液状石蜡或润唇膏 （4）清点棉球 （5）撤去弯盘及治疗巾 （6）协助患者取舒适卧位，整理床单位 （7）清理用物、洗手、记录	擦洗后，确保没有棉球遗漏在口腔内

4）评价　①患者感到口腔清洁、舒适，口唇滋润；②患者口腔异味、口腔感染有所好转；③护患沟通良好，患者能积极配合，并有效掌握口腔清洁保健知识。

【注意事项】①擦洗时动作要轻柔，防止钳端误伤黏膜及牙龈，特别是凝血功能差、容易出血及口腔有溃疡的患者。②昏迷患者禁忌漱口，擦洗时棉球不可过湿，以防溶液吸入呼吸道；要夹紧棉球，每次一个，防止遗留在口腔内；需用张口器时，应从臼齿处放入（牙关紧闭者不可用暴力助其张口）。③操作结束后协助患者戴上义齿；暂不使用的义齿清洁后放入冷开水中，每天换水一次；义齿不可浸泡在热水中，也不能用乙醇等消毒溶液浸泡或擦拭，以防变形、变色及老化。④对长期使用激素和抗生素的患者，应注意观察口腔内有无真菌感染。⑤传染病患者的用物须按消毒隔离原则处理。

二、口腔健康维护

🎦 云视频 11－1　口腔护理

护士应向患者及家属讲解口腔卫生的重要性,介绍口腔健康维护的相关知识,使患者及家属自觉有效地维护口腔健康,预防口腔感染等并发症的发生。

1. 正确选择口腔清洁用具

口腔清洁用具包括牙刷、牙膏、牙线等。牙刷应选用外形较小、质地较软、表面平滑的尼龙毛刷,或电动牙刷,每隔 3 个月更换 1 次刷头。牙膏应无腐蚀性,以防损伤牙齿,可根据需要选用不同功效的药物牙膏。但牙膏不宜常用一种,应轮换使用。

2. 漱口

餐后漱口可以将附着在牙齿表面尚未被细菌发酵的食物残渣清除掉,减少口腔疾病发生的机会。提倡餐后、临睡前漱口,特别是吃甜食后应及时漱口。一般情况下可用清水漱口,也可以依据个体习惯选择漱口液。对于化疗、放疗、使用免疫抑制剂的患者可选用药液漱口清洁口腔。

3. 正确刷牙法

采用正确的刷牙方法刷牙可清除食物残渣,有效减少牙齿表面与牙龈边缘的牙菌斑,而且具有按摩牙龈的作用,有助于减少口腔环境中的致病因素,增强组织抗病能力。刷牙通常于晨起和就寝前进行,每次餐后也建议刷牙。目前提倡的刷牙方法有颤动法和竖刷法。颤动法是将牙刷毛面与牙齿呈 45°角(图 11－1A),刷头指向牙龈方向,使刷毛进入龈沟和相邻牙缝内,作短距离的快速环形颤动,每次只刷 2~3 颗牙齿,刷完一个部位再刷相邻部位。刷前排牙齿内面时(图 11－1B),用刷毛顶部以环形颤动方式刷洗;刷咬合面时(图 11－1C),将刷毛压在咬合面上,使毛端深入裂沟区作短距离的前后来回颤动。竖刷法是沿牙齿的纵向刷洗,牙齿的内、外、咬合面都应刷洗干净。每次刷牙时间不应少于 3 min。刷完牙齿后,再由内向外刷洗舌面。协助患者刷牙时,可嘱其伸出舌头,用较小力量先刷向舌面尖端,再刷舌的两侧面。最后,用清水洗净牙刷,甩去多余水分后控干,待用。

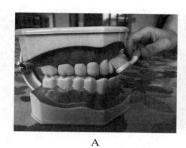 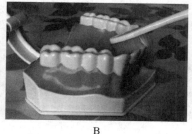 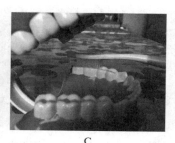

A　　　　　　　　　　B　　　　　　　　　　C

图 11－1　正确刷牙法

A.牙刷毛面与牙齿呈 45°角;B.刷前排牙齿内面;C.刷咬合面

4. 正确使用牙线法

牙线可选用尼龙线、丝线、涤纶线作为材料（图 11 - 2A）。取牙线 40 cm，先在中间预留 14～17 cm，两端分别绕在两手中指上，以两手的拇指和示指夹住牙线（图 11 - 2B），将牙线绷紧沿一侧牙齿缝前后移动，清洁牙齿侧面，将食物残渣剔出，分别清洁相邻牙齿的两侧牙缝（图 11 - 2C、D），反复数次，再漱口。注意力度要轻柔，以免猛力下压损伤牙龈。剔牙应在餐后及时进行。

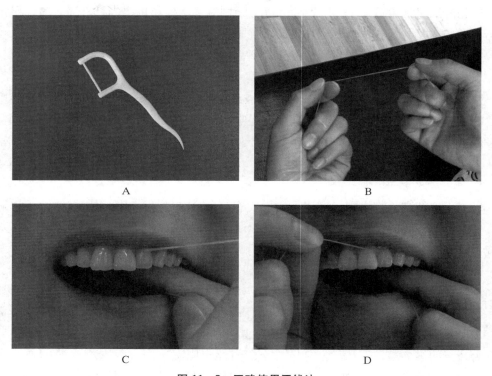

图 11 - 2　正确使用牙线法
A.牙线；B.持牙线法；C、D.使用牙线

5. 义齿的清洁护理

牙齿缺失者通过佩戴义齿可促进食物咀嚼，便于交谈，维持良好的口腔外形和个人外观。日间佩戴义齿，因其会积聚食物碎屑、牙菌斑及牙石，故应在餐后取下义齿进行清洗，其清洗方法与刷牙法相同。夜间休息时，应将义齿取下，使牙龈得到充分休息，防止细菌繁殖，并按摩牙龈。当患者不能自行清洁口腔时，护士应协助患者完成义齿的清洁护理。操作时护士戴手套，取下义齿，清洁义齿并进行口腔护理。取下的义齿应浸没于贴有标签的冷水杯中，每日换水一次。注意勿将义齿浸于热水或乙醇中，以免变色、变形及老化。佩戴义齿前，护士应协助患者进行口腔清洁，并保持义齿湿润以减少摩擦。

第二节　头 发 护 理

头发清洁是患者日常生活护理的一项重要内容。经常梳理和清洁头发可以清除头屑灰尘及脱落的头发。促进头部血液循环,增进上皮细胞的营养,有利于头发生长,预防感染的发生。同时,清洁整理头发还可以维护患者的形象,增强患者战胜疾病的信心。因此,护士需在认真评估患者头发卫生状况的基础上,指导和帮助患者做好头发护理。

一、头发护理评估

1. 头发卫生状况

头发的分布、长度、清洁状况、有无光泽、有无虱子等;头发的脆性与韧性、干湿度、尾端有无分叉;头皮有无瘙痒、破损、病变或皮疹等。

2. 自理能力状况

患者是否卧床,有无肢体活动受限,自行梳发或洗发的能力,以及梳发或洗发时需要部分协助还是完全协助。

3. 头发护理知识

患者及家属对头发清洁护理重要性和相关知识的了解程度,如梳发、洗发的正确方法及头发护理用具的选择等。

二、头发清洁护理

1. 床上梳发

【目的】①除去污秽、脱落的头发和头皮屑,使患者清洁、舒适和美观,减少感染的机会。②按摩头皮,刺激头部血液循环,促进头发的生长和代谢。③维护患者的自尊,增加患者的自信,建立良好的护患关系。

【操作程序】

1) 评估　见"一、头发护理评估"。

2) 计划　①患者准备:了解床上梳发的目的、方法、注意事项及配合要点。②护士准备:衣帽整洁,修剪指甲,洗手,戴口罩。③环境准备:安静、整洁、宽敞,光线充足或有足够的照明。④用物准备:梳子(患者自备)、治疗巾、纸袋、30%乙醇、发夹(必要时)。

3) 实施　床上梳发操作流程如表 11-4 所示。

表 11 - 4 床上梳发技术操作流程

操作步骤	具体过程	重点说明
核对解释	(1) 核对床号和姓名 (2) 向患者解释说明操作目的、方法、注意事项及配合要点	(1) 严格执行查对制度 (2) 做好解释工作,消除患者疑虑
安置体位	(1) 卧床患者,可协助患者抬起头,铺治疗巾于枕头上,协助患者将头转向一侧 (2) 协助患者取坐位或半坐卧位,铺治疗巾于肩上	
梳理头发	(1) 将头发从中间梳向两边,护士一手握住一股头发,另一手持梳子,从上至下,由发根梳向发梢 (2) 同法梳另侧	若遇长发或头发打结不易梳通时,可将头发缠绕于手指上,由发梢开始梳理,逐渐向上梳至发根;或用 30%乙醇湿润打结处,再小心梳顺
编好辫子	根据患者喜好,将长发编辫或扎成束	不可太紧,以免引起不适
整理用物	(1) 将脱落的头发置于纸袋中,撤下治疗巾 (2) 协助患者取舒适卧位,整理床单位 (3) 清理用物,洗手,记录	

4）评价　①梳头手法轻柔,患者感到舒适、头发整齐、美观;②护患沟通有效,患者满意。

【注意事项】①梳发动作轻柔,避免强行拉拽,以免造成患者疼痛不适;编好的辫子每天至少松开 1 次。②梳发过程中,与患者交流了解其需求,尊重其习惯;密切观察病情变化。③可用指腹按摩患者头皮,促进头部血液循环。

2. 床上洗发

床上洗发适用于长期卧床、大手术后和骨牵引等生活不能自理的患者,以保持头发的清洁。根据患者的病情、意识、生活自理能力及个人卫生习惯、头发清洁度等情况选择进行床上洗发的时间和方法,一般每周 1 次。常用的床上洗发方式有洗头车法、马蹄形垫法和扣杯法。

【目的】①同"1. 床上梳发";②预防虱、虮寄生,防止疾病传播。

【操作程序】

1）评估　见"一、头发护理评估"。

2）计划

（1）患者准备:了解床上洗头的目的、方法、配合要点,并愿意配合。床上洗发时,按需要给予患者便器,协助患者排便。

（2）护士准备:衣帽整洁,修剪指甲,洗手,戴口罩。

（3）环境准备:宽敞,光线充足或有足够的照明;床上洗发时需关好门窗,调节室温至 22～26 ℃,必要时用屏风或挂帘遮挡。

（4）用物准备。①治疗盘内备:毛巾、洗发液或肥皂、冲洗壶或量杯、眼罩或纱布、别针、棉球 2 个(以不吸水棉球为宜)、纸袋、梳子、镜子、护肤霜。②治疗车上层:小橡胶单、大毛巾、水壶(内盛 40~45℃热水)、电吹风。③根据洗发方式不同另外准备。

3)实施　床上洗发操作流程如表 11-5 所示。

表 11-5　床上洗发技术操作流程

操作步骤	具体过程	重点说明
核对解释	(1)核对床号、姓名 (2)向患者解释说明操作目的、方法、注意事项及配合要点	(1)严格执行查对制度 (2)做好解释工作,消除患者疑虑
垫单围巾	(1)移开床旁桌、椅 (2)垫小橡胶单及大毛巾于枕上,松开患者衣领,向内反折,将毛巾围于颈部,用别针固定	在操作过程中应保持床单位干燥
安置体位	(1)用洗头车法(图 11-3),协助患者取舒适位,将洗头车拉至床旁,仰卧或患者斜角仰卧,双腿屈膝,头部枕于洗头车的头托上 (2)用马蹄形垫法(图 11-4),移枕头于肩下,将头置于马蹄形垫内,可自制马蹄形卷或用充气水槽替代;马蹄形垫的开口处下方置污水桶 (3)用扣杯法(图 11-5),移枕头于肩下,铺橡胶单和治疗巾于患者头部床单上,放脸盆一只,盆底放毛巾一块,其上倒扣宽口杯,杯上垫四折的毛巾,外裹隔水薄膜;将患者头部枕于毛巾上,脸盆内置一橡胶管,另一端下接污水桶	
保护眼耳	(1)用棉球塞两耳,戴眼罩或纱布遮盖双眼 (2)梳顺头发	
清洗头发	(1)用水将头发湿透,再用洗发液(肥皂)涂遍头发,用手指指腹部揉搓头皮后再用热水冲洗,直至洗净为止 (2)擦去头发上的积水,解下颈部毛巾包住头发 (3)一手托住头部,另一手移去洗头车、马蹄形垫或脸盆扣杯	
擦干梳理头发	(1)除去耳内棉花及眼罩,用患者毛巾擦干面部,酌情使用护肤霜 (2)协助患者卧于床正中,将枕头、橡胶单、大毛巾一并从肩下移至头部 (3)用包头的毛巾揉搓头发,再用大毛巾擦干或电吹风吹干,梳理成患者喜好的发型	
整理记录	(1)撤去用物,协助患者取舒适卧位,整理床单位 (2)清理用物,放下排污管排空污水箱 (3)洗手,记录	

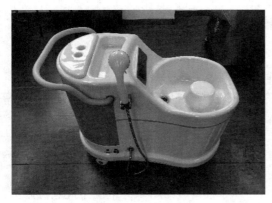

图 11-3　洗头车

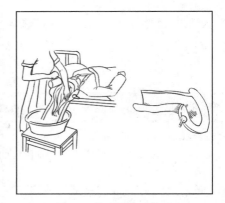

图 11-4　马蹄形垫法

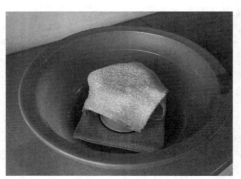

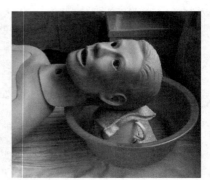

图 11-5　扣 杯 法

4）评价　①患者头发清洁,感觉舒适,满足身心需求;②护士动作轻柔,保证患者安全,沟通有效,患者感到满意。

【注意事项】①随时观察患者的病情变化,面色、脉搏、呼吸如有异常,应立即停止操作。②操作中注意保暖,调节室温 22～26℃,水温 40～45℃,及时擦干头发,防止患者受凉。③动作轻稳,勿将水流入患者眼、耳内,避免颈部与洗头车的头托缘直接接触;保护衣领和床单,避免沾湿。④揉搓力度适中,不可用指甲抓洗,防止头皮损伤。⑤操作中随时与患者进行沟通交流,了解其感受及需求,并及时给予适当处理。操作时注意运用节力原则,避免疲劳。⑥洗头时间不宜过长,以免患者疲劳;病情危重、衰弱的患者不宜洗发。

三、头发健康及保养

1. 定期洗发

通过洗发可去除头发及头皮上的污垢,保持头发清洁,促进头皮的血液循环和生理功能的发挥,为头发获取足够的营养创造条件。洗发次数应根据发质、季节及活动空间灵活掌握,隔天 1 次至每周 1 次不等。

2. 正确梳发、选择洗发护发用品

梳发时要选择合适的梳子，以木质和牛角的较好，梳齿不要太锐利，以钝圆为宜。梳发时动作要轻，每日梳发 2～3 次。洗发剂和护发素应根据个人发质的特点选用，避免使用碱性太强的洗发水。

3. 掌握护发方法

要尽量改变晚上洗头的习惯，或者确保吹干头发再睡觉。洗发后最好自然晾干，如用电吹风吹干则温度不宜过高。束发不要过紧。烫发与染发次数不宜过多。冬季应对头发保暖，夏天防止日光暴晒，经常按摩头皮。

4. 注意全身养护

健康的体魄和良好的心态是头发健美的基础。因此，要拥有健康的秀发必须从日常生活做起。饮食要注意营养均衡，适当增加粗粮、黑芝麻、核桃仁、黑米、红豆等具有美发、护发功能的食物。保证充足的睡眠，劳逸结合，生活有规律，保持心情舒畅，保障身体健康，为头发提供充足的营养。

第三节　皮肤护理

皮肤是人体最大的器官，由表皮、真皮及皮下组织组成。皮肤与其附属物构成皮肤系统，如毛发、皮脂腺、汗腺和指（趾）甲等。完整的皮肤具有保护机体、调节体温、感觉、吸收、分泌及排泄等功能。维护皮肤清洁是保障人体健康的基本条件。皮肤的新陈代谢迅速，其代谢产物如皮脂、汗液及表皮碎屑等与外界细菌和尘埃结合形成污垢，黏附于皮肤表面，如不及时清除可刺激皮肤，降低皮肤抵抗力，以致破坏其屏障作用，成为细菌入侵的门户，造成各种感染。皮肤护理有助于维持身体的完整性，促进舒适，预防感染，防止压疮及其他并发症的发生，还可维护患者自身形象，促进康复。

一、皮肤状况评估

护士可通过视诊和触诊评估患者皮肤，作为患者一般健康资料和清洁护理的依据。护士在评估患者皮肤时，应仔细检查皮肤的颜色、温湿度、柔软度和厚度、弹性、完整性以及皮肤的感觉和清洁度等（表 11-6）

表 11-6　皮肤状况评估表

评估项目	正常	异常
颜色	红润、有光泽	苍白、发红、黄疸、色素沉着
温度	正常	高于或低于正常体温
柔软度和厚度	柔软细腻	粗糙、皲裂、皮肤增厚或变薄
弹性	富有弹性及活力	失去弹性、皮肤松弛

（续表）

评估项目	正常	异常
完整性	完整	水肿、破损，有斑点、丘疹、水疱、硬结、感染
感觉	正常，不敏感	对冷、热、触觉、痛觉刺激敏感、迟钝或无反应，易过敏
清洁	滋润、有光泽、光滑、平整	干燥或油腻，出现皱纹，汗液量多

二、皮肤清洁护理

1. 淋浴和盆浴

适用于能自行完成或在协助下完成沐浴的患者。

【目的】①去除皮肤污垢，保持皮肤清洁，使患者舒适，身心愉悦；②促进皮肤血液循环，增强皮肤的排泄功能，预防皮肤感染和压疮等并发症的发生；③观察患者的皮肤情况，放松肌肉，增强皮肤对外界刺激的敏感性；④促进护患交流沟通。

【操作程序】

1）评估　①患者的病情、意识状况、肢体活动能力、自理能力和配合程度。②患者的皮肤情况：见"一、皮肤状况评估"。③患者的清洁习惯、对皮肤清洁卫生知识的了解程度。

2）计划　①患者准备：了解沐浴的目的、方法、注意事项及配合要点；根据需要协助患者排便。②护士准备：衣帽整洁，修剪指甲，洗手，戴口罩。③环境准备：调节室温至 22～26℃，水温 40～45℃，也可按患者习惯调节，浴室内设有信号铃、扶手，必要时放置椅子，浴盆内和地面应防滑等。④用物准备：毛巾 2 条、浴巾、浴皂、清洁衣裤及拖鞋。

3）实施　淋浴和盆浴技术操作流程如表 11-7 所示。

表 11-7　淋浴和盆浴技术操作流程

操作步骤	具体过程	重点说明
备齐用物	（1）检查浴室或浴盆是否清洁 （2）协助患者将自备的洗浴用品和润肤用品放于浴室或浴盆易取处	
解释	（1）协助患者进浴室，向患者交代有关事项，如信号铃的使用方法，不用湿手接触电源开关，贵重物品如手表、钱包等应妥善存放 （2）指导患者如何调节冷、热水，嘱患者进、出浴室应扶好安全把手等	做好解释工作，消除患者疑虑
淋浴	对需帮助淋浴的患者，护士应进入浴室，协助患者脱衣、淋浴及穿衣	（1）患者入浴室沐浴时，护士应在可呼唤到的地方 （2）注意患者入浴时间，若时间过久应予询问，防止发生意外

（续表）

操作步骤	具体过程	重点说明
		（3）若遇患者发生晕厥，应迅速组织救治、护理
盆浴	（1）扶患者进出浴盆，盆内必要时可放防滑垫，旁边应有扶手 （2）盆外放脚垫，并穿上防滑的拖鞋，防止滑倒 （3）在淋浴或盆浴旁放一把椅子，供患者休息	（1）浴盆中的水位不可超过心脏水平，以免引起胸闷 （2）浸泡时间≤20 min，浸泡过久，容易导致疲倦
整理记录	（1）患者沐浴后，再次观察患者的一般情况 （2）协助患者回病房，并取舒适卧位 （3）清洁浴室或浴盆，用物放回原处 （4）洗手，记录	

4）评价 ①患者感觉全身清洁、舒适及愉快。②护士动作轻柔，保证患者安全，沟通有效，患者感到满意。

【注意事项】①沐浴应在进餐 1 小时后进行，以免影响消化功能。②防止患者受凉、晕厥、烫伤、滑倒摔伤等意外情况发生。③浴室门不锁，门外可挂牌示意，浴室内安装扶手，备防滑垫，确保安全。④女性月经期间、妊娠 7 个月以上的孕妇禁用盆浴；衰弱、创伤和患心脏病须卧床休息的患者不宜盆浴和淋浴。⑤传染病患者应根据病种、病情，按消毒隔离原则处理。

2. 床上擦浴

适用于病情较重、必须卧床、衰竭、虚弱、活动受限等无法自行沐浴的患者。

【目的】①同"1.淋浴和盆浴"的目的；②观察患者的一般情况，协助患者活动肢体，防止关节僵硬和肌肉挛缩等并发症的发生。

【操作程序】

1）评估 同"1.淋浴和盆浴"的评估内容。

2）计划

（1）患者准备：了解床上擦浴的目的、方法、注意事项及配合要点，根据需要协助患者排便。

（2）护士准备：衣帽整洁，修剪指甲，洗手，戴口罩。

（3）环境准备：调节室温至 22～26 ℃，关好门窗，拉上床帘或使用屏风遮挡。

（4）用物准备。①治疗盘内备：毛巾 2 条、浴巾、浴皂、小剪刀、50%乙醇、护肤品（润肤剂、爽身粉）及梳子。②治疗车上备：橡胶单、脸盆 2 只、水桶 2 只（一桶盛 50～52 ℃的热水，并按年龄、季节和个人习惯调整水温；另一桶接盛污水）、清洁衣裤和被服。必要时备便盆、便盆巾、屏风。

3）实施 床上擦浴操作流程如表 11-8 所示。

表 11-8　床上擦浴技术操作流程

操作步骤	具体过程	重点说明
核对解释	(1) 核对床号和姓名 (2) 向患者解释说明操作目的、方法、注意事项及配合要点	(1) 严格执行查对制度 (2) 做好解释工作,消除患者疑虑
调整体位	(1) 调整病床高度,根据病情放平床头及床尾支架,放下或移去近侧床档 (2) 松开床尾盖被,将患者身体移向床沿,靠近护士	
清洗面部及颈部	(1) 将脸盆放于床旁椅上,倒入热水约 2/3 满,调试水温 50~52℃ (2) 将微湿的热毛巾包在右手上呈手套式(图 11-6)擦拭 (3) 洗眼部:由内眦擦向外眦,搓洗毛巾同法擦洗另一侧 (4) 洗脸、鼻、颈部:手套式持巾,依"3"字形擦洗一侧额部、面颊部、鼻翼、人中、耳后、下颌直至颈部 (5) 同法擦洗另一侧 (6) 用绞干的毛巾再擦洗一遍	(1) 防止眼分泌物进入鼻泪管 (2) 注意擦干净耳廓、耳后及皮肤皱褶处
擦洗上肢	(1) 为患者脱去上衣,先脱近侧,后脱对侧 (2) 暴露一侧上肢,将浴巾铺于上肢下,一手支托患者肘部及前臂,另一手由远心端向近心端擦洗 (3) 同法擦洗另一侧上肢	如肢体有外伤,先脱健侧,后脱患侧
泡洗双手	将患者双手浸泡于盆内热水中,洗净、擦干	
擦洗胸腹部	将浴巾铺于患者胸腹部,一手略掀起浴巾,另一手依次擦洗胸部及腹部	防止患者受凉
擦洗背部	(1) 协助患者侧卧,背向护士,浴巾铺于患者背侧下 (2) 依次擦洗后颈部、背部和臀部 (3) 协助患者穿上清洁上衣,先穿对侧后穿近侧 (4) 安置患者平卧	(1) 擦洗后根据情况用 50% 乙醇按摩受压部位 (2) 如肢体有外伤,先穿患侧后穿健侧
擦洗下肢	(1) 为患者脱裤,将浴巾一半铺于一侧腿下,另一半覆盖腿上 (2) 依次擦洗髋部、大腿、小腿,并以浴巾轻拍或拭干 (3) 同法擦洗另一侧下肢	(1) 一般用热水擦净,浴巾擦干即可 (2) 如皮肤污垢较多,可先用热水湿润皮肤,再用涂有浴皂或浴液的毛巾擦洗,然后用湿毛巾拭净皂液,最后用浴巾擦干(即一湿、二皂、三净、四干) (3) 及时换水,洗净毛巾
泡洗双足	(1) 协助患者两腿屈膝,置小橡胶单、浴巾于患者脚下,足盆放于小橡胶单之上 (2) 护士一手把持足盆,一手将患者的两脚分别轻放于盆内热水中浸泡洗净(图 11-7) (3) 移去足盆及小橡胶单,两脚放于浴巾上擦干	洗净趾间分泌物,并擦干,防止细菌滋生

（续表）

操作步骤	具体过程	重点说明
擦洗会阴部	（1）铺浴巾于患者臀下，协助或指导患者清洗会阴部 （2）为患者换上清洁裤子	女性患者由耻骨联合向肛门方向清洗
整理记录	（1）根据患者需要，给患者梳发、修剪指（趾）甲，50%乙醇按摩足跟、内外踝，更换床单等 （2）安置患者躺卧舒适 （3）清理用物，做好记录	

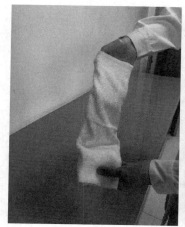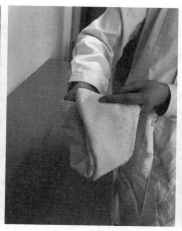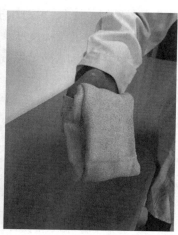

图 11-6　手套式包毛巾法

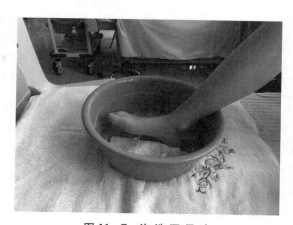

图 11-7　泡洗双足法

4）评价　①同"1.淋浴和盆浴"的评价内容；②患者及其家属能掌握床上擦浴的知识和技能。

【注意事项】①擦浴时应注意患者保暖，控制室温，随时调节水温，及时为患者盖好浴毯,减少翻动次数,注意保护患者隐私。天冷时可在被内进行操作。②擦浴过程中,注意遵循节时省力原则,通常于15~30 min内完成擦浴。③擦净腋窝、腹股沟及脐部等皮肤皱褶处。④擦浴过程中应密切观察患者病情变化及皮肤情况,如出现寒战、面色苍白、脉速等征象,应立即停止擦浴,并给予适当处理。⑤擦浴过程中,注意保护伤口和引流管,避免伤口受压、引流管弯折或扭曲。

3. 背部按摩

 云视频 11-2　背部护理

背部按摩(back massage)通常在患者沐浴后进行,可刺激皮肤和肌肉的血液循环,改善局部营养状况,增强皮肤抵抗力,预防皮肤破损,使患者感到舒适,通过观察患者皮肤有无破损或破损的迹象,预防压疮。下面详细介绍手法按摩的方法。

【目的】①促进背部皮肤血液循环,预防压疮等并发症的发生;②观察患者的一般情况、皮肤有无破损;③满足患者身心需要,增进护患关系。

【操作程序】

1) 评估　①患者病情、意识状态、活动能力、自理能力;②皮肤状况的评估(表11-6)及按摩禁忌证;③患者及其家属对按摩知识的了解程度和要求。

2) 计划　①患者准备:了解背部皮肤按摩的目的、方法、注意事项及配合要点。②护士准备:衣帽整洁,修剪指甲,洗手,戴口罩。③环境准备:调节室温至22~26 ℃,关好门窗,拉上床帘或使用屏风遮挡。④用物准备:毛巾、浴巾、脸盆(内盛50~52 ℃热水)、50%乙醇、屏风。

3) 实施　背部按摩操作流程如表11-9所示。

表 11-9　背部按摩技术操作流程

操作步骤	具体过程	重点说明
核对解释	(1) 核对床号和姓名 (2) 向患者解释说明操作目的、方法、注意事项及配合要点	(1) 严格执行查对制度 (2) 做好解释工作,消除患者疑虑
按摩前	(1) 关门窗,拉床帘或屏风,调节室温 (2) 将盛有温水的脸盆放于床旁桌上 (3) 协助患者取侧卧位或俯卧位,如是侧卧位,背向操作者;保护患者的隐私,维护患者的自尊	
按摩过程	(1) 全背按摩:①暴露患者背部、肩部、上肢和臀部,身体的其他部位用盖被盖住,浴巾纵向铺在患者的背部身下。②用温湿毛巾擦洗患者的颈部、肩部、背部和臀部。③两手掌蘸少许50%乙醇,用手掌的大、小鱼际做按摩。从患者骶尾部开始沿脊柱两侧向上按摩,到肩部时做环形动作向下按摩,如此反复按摩至少3 min;再用拇指指腹蘸50%乙醇由骶尾部开始沿脊柱按摩到第7颈椎处(图11-8)	(1) 按摩力量要足够刺激肌肉组织 (2) 不可揉搓,防止皮肤损伤

（续表）

操作步骤	具体过程	重点说明
	（2）局部按摩：两手掌蘸少许 50%乙醇，以大小鱼际部分 　　　紧贴皮肤、压力均匀做向心方向按摩，按摩力度由轻到 　　　重，再由重到轻，重复多次，每次 3～5 min （3）背部轻叩：用两手掌小指侧轻轻叩击臀部、背部及肩 　　　部，持续约 3 min	
按摩后	（1）用浴巾擦净背部过多的乙醇，协助患者穿好衣服 （2）协助患者取舒适卧位，整理床单位 （3）拉开围帘或撤去屏风 （4）整理用物，洗手，记录	

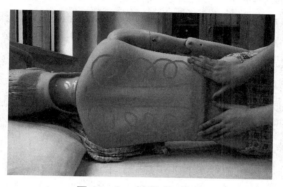

图 11-8　全背按摩法

4）评价　①患者感到背部放松、舒适；②操作者按摩手法得当，无皮肤损伤，注意保护患者安全和保暖；③患者及其家属能掌握背部按摩的知识和技能。

【注意事项】①操作过程中，注意监测患者的生命体征变化，如发生异常则应立即停止操作。②按摩力度适中，防止皮肤损伤；背部手术、肋骨骨折患者禁止背部按摩。③护士在操作中应运用人体力学原理，注意节时省力；可与患者交谈，分散其注意力。

三、压疮预防及护理

压疮（pressure sore）是指身体局部组织长期受压，血液循环障碍，局部组织持续缺血、缺氧、营养缺乏，导致皮肤失去正常功能而引起局部组织破损和坏死，常出现于骨隆突处。由于产生压疮的患者多长期躺卧于床上，身体与垫褥接触而发生皮肤破溃，因而也有褥疮之称。后来发现长久坐位的患者也易发生压疮，即压疮的发生与压力的关系密切，所以压疮又称为"压力性溃疡"。

压疮具有发病率高、病程发展快、难以治愈及治愈后易复发的特点，一直是医疗和护理领域的难题，也是提高护理质量的标准之一。一旦发生压疮，会给患者带来痛苦、加重病情及延长疾病康复的时间，严重者还会因继发感染引起败血症而危及生命。因此，护士应明确压疮发生的原因和好发部位，正确认识压疮的分期及各期的临床表现，为患者提供

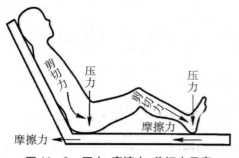

图 11 - 9 压力、摩擦力、剪切力示意

有针对性的预防和护理措施。

(一)压疮发生的主要原因

1. 力学因素

压疮的形成主要由垂直压力、摩擦力和剪切力造成,一般由 2～3 种力联合作用所致(图 11 - 9)。

(1)垂直压力:是对局部组织的持续性垂直压力。当持续性的垂直压力超过毛细血管压(正常值为 16～32 mmHg)(1 mmHg = 0.133 kPa)时,组织会发生缺血、溃烂坏死。当毛细血管压超出 16 mmHg,即可阻断毛细血管对组织的灌流。压力超过 30 mmHg,持续 2～4 小时,即可引起压疮。压疮的形成与压力的大小和持续的时间有密切关系。健康人在睡眠中约每 15 min 改变一次体位,患者如长期卧床,不能自由地变更体位,就会导致组织产生压疮。

(2)摩擦力:是指相互接触的两个物体在接触面上发生的阻碍相对运动的力。摩擦力可直接损伤皮肤角质层,使皮肤抵抗力下降。患者在床上活动时骶尾部、足跟等处经常与床面出现摩擦,造成擦伤,如床面不平整、有渣屑,或搬动患者时采用拖、拉、推、拽等动作,均可产生较大摩擦力。

(3)剪切力:是两层组织相邻表面间的滑行,产生进行性的相对移位所引起,是由摩擦力和压力相加而成,与体位有密切关系。两层组织间发生剪切力时,血管被拉长、扭曲、撕裂而发生深层组织坏死。如当患者平卧抬高床头或半卧位时身体下滑,皮肤与床铺出现平行的摩擦力,加上皮肤垂直方向的重力,导致剪切力发生,引起局部皮肤血液循环障碍而发生压疮。由于剪切力作用于深层,引起组织的相对移位能切断较大区域的血液供应。因此,剪切力比垂直方向的压力更具有危害性。

2. 局部潮湿持续刺激

局部皮肤长期受到潮湿或排泄物刺激,如大小便、汗液、尿液及各种渗出引流液等,导致皮肤酸碱度改变、角质层破坏、屏障作用削弱,使之更易受到剪切力和摩擦力等损伤,皮肤组织破溃,容易继发感染。

3. 全身营养不良

全身营养不良或水肿的患者皮下脂肪减少,肌肉萎缩,皮肤变薄,抵抗力较弱;受压后缺血、缺氧更为严重,很容易导致皮肤受损而发生压疮。过度肥胖者卧床时,体重对皮肤的压力较大,因而容易发生压疮。

4. 体温升高

体温升高时,机体新陈代谢率增高,组织细胞对氧的需求量增加。加之局部组织受压,使已有的组织缺氧更加严重。因此,伴有高热的严重感染患者存在组织受压情况时,压疮发生率升高。

5. 年龄

老年人的皮肤在解剖结构、生理功能及免疫功能等方面均出现衰退现象,表现为皮肤松弛、干燥,缺乏弹性,皮下脂肪萎缩、变薄,皮肤抵抗力下降,对外部环境反应迟钝,皮肤血流速度下降且血管脆性增加,导致皮肤易损性增加。

6. 医疗仪器装置使用不当

因医疗器械,如心电监护、吸氧面罩、呼吸机、气管切开导管、各种约束装置及矫形器使用不当,在医疗器械使用的部位产生压力和(或)造成局部温湿度改变,进而发生不同程度的压疮。因医疗器械固定使接触部位皮肤破损隐秘而难以被及时发现。

7. 机体活动感觉障碍

活动障碍多由神经损伤、手术麻醉或制动造成,自主活动能力减退或丧失,使局部组织长期受压,血液循环障碍而发生压疮。

(二)压疮的评估

1. 高危人群

根据压疮发生的主要原因,判断压疮发生的高危人群包括:昏迷或瘫痪患者、老年患者、身体衰弱营养不良患者、肥胖患者、脱水或水肿患者、疼痛患者、发热患者、使用医疗器械患者、手术患者。对于以上高危人群须加强压疮的预防管理。

2. 易发部位

压疮易发生在受压和缺乏脂肪组织保护,无肌肉包裹或肌层较薄的骨骼隆突处,以及皮肤皱褶处。比较典型的部位为骶骨、股骨大转子、坐骨粗隆、足跟及外踝,这些解剖部位是卧床患者产生压疮最危险的部位。压疮的发生部位与躺卧姿势有着密切的关系,卧位不同,受压部位和易发部位也不同(图 11 - 10)。①仰卧位:枕骨粗隆、肩胛部、肘、脊椎体隆凸处、骶尾部及足跟。②侧卧位:耳部、肩峰、肘部、髋部、膝关节的内外侧及内外踝。③俯卧位:耳、颊部、肩部、女性乳房、男性生殖器、髂嵴、膝部及脚趾。④坐位:坐骨结节、肩胛部、脊柱及肘部。

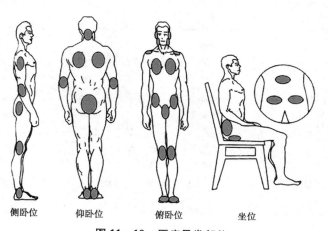

侧卧位　　仰卧位　　俯卧位　　坐位

图 11 - 10　压疮易发部位

　　此外,医疗器械与皮肤接触的相关部位:如无创面罩、连续加压装置、石膏、夹板、支架、管道固定部位等医疗器械与皮肤接触的部位。

　　3. 风险因素评分

　　可使用风险评估工具对患者发生压疮的危险因素进行定性和定量的全面分析,判断发生压疮的危险程度,为护理工作和健康教育提供客观依据。目前常用的评分法有 Braden 评分法和 Norton 评分法。

　　(1) Braden 评分法:Braden 危险因素评估表(表 11 - 10)的评估内容包括感知能力、潮湿程度、活动能力、移动能力、营养、摩擦力和剪切力 6 个部分。分值越低,提示发生压疮的危险性越高。评分≤18 分,提示患者有发生压疮的危险,建议采取预防措施。

表 11 - 10　Braden 危险因素评估表

评估内容	1 分	2 分	3 分	4 分
感知能力:对压力所致不适的反应能力	完全受限	非常受限	轻度受限	未受损
潮湿程度:皮肤暴露于潮湿环境的程度	持续潮湿	常常潮湿	偶尔潮湿	罕见潮湿
活动能力:身体活动的程度	限制卧床	坐位	偶尔步行	经常步行
移动能力:改变和控制体位的能力	完全无法移动	严重受限	轻微受限	未受限
营养:日常事务摄取状态	非常差	可能缺乏	充足	丰富
摩擦力和剪切力	存在问题	潜在问题	无明显问题	—

　　(2) Norton 评分法:Norton 压疮风险评估量表(表 11 - 11)评估 8 个方面的压疮风险因素:精神、营养、运动、行走、排泄、循环、体温和用药情况。分值越低,表明发生压疮的风险性越高。评分≤14 分,则提示易发生压疮。此表特别适用于评估老年患者。

表 11 - 11　Norton 压疮风险评估量表

评估内容	4 分	3 分	2 分	1 分
精神状态	清醒	淡漠	模糊	昏迷
营养状况	好	一般	差	极差
运动情况	运动自如	轻微受限	严重受限	运动障碍
行走能力	活动自如	扶助行走	依赖轮椅	卧床不起
排泄控制	能控制	尿失禁	大便失禁	二便失禁
循环	毛细血管再灌注迅速	毛细血管再灌注减慢	轻度水肿	中度至重度水肿
体温	(36.6~37.2)℃	(37.2~37.7)℃	(37.7~38.3)℃	>38.3℃
用药情况	未使用镇静剂或甾体抗炎药	使用镇静剂	使用甾体抗炎药	使用镇静剂或甾体抗炎药

（三）压疮的分期

压疮的发生是由轻到重进行性发展的过程，根据其损伤程度分为 4 期。

（1）淤血红润期：此期为压疮的初期。局部皮肤受压或潮湿刺激后，出现暂时性血液循环障碍，表现为红、肿、热、麻木或有触痛，解除压力 30 min 后皮肤颜色不能恢复正常。此期皮肤的完整性未受到破坏，为可逆性改变，若能及时去除危险因素，可阻止压疮的发展。

（2）炎性浸润期：红肿部位如继续受压，血液循环仍得不到改善，静脉回流受阻，局部静脉淤血，表皮层和真皮层均受损或坏死。受压表面可呈紫红色，皮下产生硬结，皮肤水肿变薄，表皮水疱形成，极易破溃；水疱破溃后表皮脱落显露潮湿、红润的创面，患者有疼痛感。

（3）浅度溃疡期：静脉血液回流严重障碍，局部淤血致血栓形成，组织缺血、缺氧。全层皮肤破损，深及皮下组织，表皮水疱逐渐扩大、破溃，创面有黄色渗出物，感染后脓液流出，浅层组织坏死，形成溃疡，疼痛加重。

（4）坏死溃疡期：坏死组织侵入真皮下层和肌肉层，感染向周围及深部组织扩展，可深达骨面。脓性分泌物增多，坏死组织发黑、有臭味，严重者可引起败血症，造成全身感染，危及患者生命。

（四）压疮的预防

压疮预防的关键在于消除风险因素，加强管理。科学而精心的护理可将压疮的发生率降到最低程度。因此，护士在工作中应做到"七勤"，即勤观察、勤翻身、勤按摩、勤擦洗、勤整理、勤更换及勤交班。交接班时，护士应严格、细致地交接患者的局部皮肤情况和护理措施的执行情况。

另外，因某些疾病限制翻身，也难以预防压疮的发生。如神经外科患者需要镇静剂以减少颅内压增高的风险，翻身不利于颅内压稳定；成人呼吸窘迫综合征患者改变体位时可引起缺氧。

1. 全面的皮肤评估

皮肤评估系统对于压疮的预防、分类、诊断及治疗至关重要，护士应对患者定期进行评分，了解压疮的主要危险因素。评估方法见危险因素评分（表 11 - 10 和表 11 - 11）。

2. 避免局部组织长期受压

（1）定时翻身，解除局部组织持续受压：间歇性解除压力是有效预防压疮的关键，经常翻身是最简单且有效的解除压力的方法。翻身间隔的时间应根据病情及局部受压情况而定。一般每 2 小时翻身一次，必要时每小时翻身一次，建立床头翻身记录卡（表 11 - 12），翻身后及时记录，严格交接班。协助患者翻身时应先将其身体托起，再挪动位置，避免拖、拉、推等动作以防擦伤皮肤。有条件时可使用电动翻转床帮助患者翻身。

表 11 - 12 翻身记录卡

床号：		姓名：	
日期/时间	卧位	皮肤情况及备注	执行者

（2）保护骨隆突处，支持身体空隙处：将患者体位安置妥当后，可在身体空隙处垫软枕或海绵垫，需要时可垫海绵垫褥、气垫褥、水褥等，使支撑体重的面积增大，从而降低骨突处皮肤所承受的压强。此外，还可使用电动翻转床、电动压力轮替床垫等用来分散患者的体重，避免局部组织持续受压，但这些措施不能替代定时翻身。

（3）正确使用矫形器：对使用石膏绷带、夹板、牵引的患者，衬垫应平整、松软适度，并严密观察局部状况及指（趾）端的皮肤颜色、温度、运动及感觉；认真听取患者的反映，如发现石膏绷带凹凸不平，应立即报告医生，及时调整。

3. 避免局部组织潮湿刺激

大小便失禁、出汗及分泌物多的患者，应及时擦洗干净，保持皮肤干燥；可在局部皮肤涂凡士林软膏以保护皮肤。床铺要经常保持清洁干燥、平整无碎屑；不可让患者直接躺卧于橡胶单或塑料布上；小儿要勤换尿布。

4. 避免摩擦力和剪切力

（1）卧位时，如使用双摇床，可将头部摇高 $30°\sim50°$ 角，下肢摇高 $10°\sim20°$ 角；如使用靠背架，按照上述角度调整头部高度，在下肢腘窝处垫软枕，防止患者身体下滑。

（2）长期处于坐位或使用轮椅的患者应适当地使用约束带，防止患者身体下滑。

（3）协助患者翻身、更换体位或搬运患者的过程中，应将患者的身体托起，避免身体与床面直接接触，防止拖、拉、推等动作造成皮肤摩擦而损伤。

（4）床上使用便器时，应检查便器是否完好，有破损的便器不可使用；使用便器时，应协助患者将臀部抬高，不可硬塞、硬拉，以免损伤皮肤。

5. 促进局部血液循环

对易发生压疮的患者，要经常检查受压皮肤的情况，用温水擦浴并行局部按摩或红外线照射。

（1）手法按摩：可促进血液循环，改善局部组织的新陈代谢、活血散瘀、缓解痉挛、软化瘢痕、减轻疼痛，增加皮肤抵抗力，调整神经系统功能。蘸少许 50% 乙醇或润滑剂，以手掌大小鱼际肌紧贴受压皮肤，做向心方向按摩，力量由轻到重，由重到轻，每次 $3\sim5$ min。具体方法详见"背部按摩"。

（2）电动按摩器：电动按摩器是利用电力使按摩头振动，对人体施行按摩的保健电器,以代替各种手法按摩。操作者应根据不同部位选择合适的按摩头,并将按摩器头紧贴皮肤进行按摩。

(3) 红外线灯照射:可改善人体的微循环,提高机体血液中吞噬细胞的功能,从而提高人体的免疫力和抗病能力,如消炎、消肿、活血镇痛、激活生物大分子的活性、活化组织细胞等。使破损的皮肤快速干燥、结痂,控制感染进一步发展,达到预防和治疗压疮的目的。

6. 改善全身营养

营养不良既是导致压疮的内因之一,又在一定程度上影响了压疮的愈合。良好的营养是创面愈合的重要条件。因此,在病情允许的情况下,应给予高蛋白、高维生素及富含锌元素的饮食,以增强机体抵抗力和组织修复能力,促进慢性溃疡愈合。必要时采取支持疗法,如补液、肠外营养等。

7. 健康教育

患者及家属应积极有效地参与或独立采取预防压疮的措施,了解压疮发生、发展、预防及护理知识。护士应教会患者及家属经常改变患者的体位,定时翻身;患者也可经常自行检查皮肤状况,保持身体及床褥的清洁干燥等措施。

(五) 压疮的治疗与护理

压疮是局部和全身因素综合作用所引起的变性、坏死的过程。一旦发生,应在积极治疗原发病的基础上,增加全身营养,加强局部治疗和护理。

1. 全身治疗

全身治疗主要是积极治疗原发病,增加营养和全身抗感染治疗等。良好的营养是疮面愈合的重要条件,应给予平衡饮食,增加蛋白质、维生素和微量元素的摄入;遵医嘱抗感染治疗,以预防败血症;加强心理护理。

2. 局部治疗和护理

(1) 淤血红润期:护理要点是去除风险因素,避免压疮持续发展。避免红肿区域持续受压,改善局部血液循环,增加翻身次数与监测皮肤状况,可使用减压式气垫床。避免潮湿和排泄物对皮肤的刺激,保持床铺平整、干燥、无碎屑。局部组织不可加压按摩,可采用红外线灯或烤灯照射。

(2) 炎性浸润期:护理要点是保护疮面,预防感染。除继续加强去除风险因素的护理措施外,还应注意对出现水疱的皮肤进行护理。未破的小水疱应尽量减少摩擦,防止水疱破裂、感染,使其自行吸收;大水疱可在无菌操作下用注射器抽出疱内液体,不必剪去表皮,局部消毒后再用无菌敷料包扎。如表皮破损,应剪去死皮,遵医嘱局部用治疗压疮的药物,并用红外线灯每 2 小时照射一次,每次 10～15 min,使疮面保持干燥,防止感染。

(3) 浅度溃疡期:护理要点是清洗疮面,促进愈合,控制感染。继续解除压迫,保持局部清洁、干燥。使用 0.02% 呋喃西林溶液清洁创面后用鹅颈灯照射疮面,距离 25 cm,每日 1～2 次,每次 10～15 min,这样可以保持创面干燥,避免伤口感染,吸收和排除伤口渗液。还可用新鲜鸡蛋内膜、纤维蛋白膜、骨胶原膜等贴于疮面,粘贴在组织溃烂且渗出液较多的潮湿伤口表面,以吸收伤口分泌物、毒素及坏死组织;因其内膜含有一种溶菌酶,能杀死细菌,同时含有蛋白质,能在疮面表层形成无色薄膜覆盖创面,防止污染和刺激,减轻疼痛,促进炎症局限化,具有明显的收敛作用。以新鲜鸡蛋内膜为例,将其剪成适宜大小,平整贴于疮面,如内膜下有气泡,以无菌棉球轻轻挤压使之排除,再以无菌敷料覆盖其上,1~2 天更换一次,直至疮面愈合为止。感染的疮面应进行药物治疗,局部可涂擦 3%~5%碘酊。碘酊具有杀菌、使组织脱水、促进疮面干燥的作用。

(4) 坏死溃疡期:护理要点是清洁疮面,去除坏死组织,保持引流通畅,促进肉芽组织生长。用 0.02%呋喃西林溶液清洗疮面,再用无菌凡士林纱布及敷料包扎,1~2 天更换敷料一次。对于溃疡较深、引流不畅者,应用 3%过氧化氢溶液冲洗,以抑制厌氧菌生长。感染的疮面应定期采集分泌物做细菌培养及药物敏感试验,每周一次,根据检查结果选用治疗药物。此期还可采用空气隔绝后局部持续吹氧法,其原理是利用纯氧抑制疮面厌氧菌生长,提高疮面组织供氧,改善局部组织有氧代谢,并通过吹氧使疮面干燥,促进结痂,有利于愈合。方法是用塑料袋罩住疮面并固定四周,通过一个小孔向袋内吹氧,氧流量5~6 L/min,2 次/d,每次 15 min,治疗完毕后,疮面用无菌纱布覆盖或暴露均可。对分泌物较多的疮面,可在湿化瓶中加 75%乙醇,这样可以抑制细菌生长,减少分泌物,加速疮面愈合。

第四节 晨晚间护理

晨晚间护理是优质护理服务的重要组成内容,为满足患者基本生活护理、身心舒适、休息与睡眠和疾病康复的需要,护士于每日晨间及晚间对患者进行一系列卫生护理和环境整理的工作。尤其是对于危重、昏迷、瘫痪、高热、大手术后或年老体弱等自理能力受限的患者,护士需要根据患者病情协助其进行晨晚间护理。

一、晨间护理

晨间护理是基础护理的重要工作内容,一般于患者晨间醒来后、诊疗工作前完成,可促进患者身心舒适,预防并发症。对于能离床活动、病情较轻的患者,应鼓励其自行完成,从而增强疾病康复的信心;对于病情较重、不能离床活动的患者,护士应予以协助完成。

1. 目的

(1) 促进患者清洁、舒适,预防压疮、肺炎等并发症的发生。

(2) 观察和评估病情,为诊断、治疗及调整护理计划提供依据。

(3) 进行心理和卫生指导,满足患者心理需求,促进护患沟通。

(4) 保持病室和床单位的整洁、美观。

2. 护理内容

(1) 采用湿式扫床法清洁并整理床单位,必要时更换被服。

（2）根据患者病情和自理能力,协助或鼓励患者排便、洗漱、进食及适当活动。

（3）对于不能离床的患者,检查全身皮肤有无受压变红,进行背部及受压骨隆突处皮肤的按摩,预防压疮及并发症。合理摆放体位,如腹部手术患者采取半卧位。

（4）根据患者需要给予叩背、协助排痰,必要时给予吸痰,指导有效咳嗽。

（5）检查各种管道的引流、固定及治疗完成情况,维护管道安全和通畅。

（6）进行晨间交流,询问夜间睡眠、疼痛、呼吸情况、肠功能恢复情况,以及活动能力。

（7）酌情开窗通风,保持病室内空气新鲜。

二、晚间护理

晚间护理是为入睡前的患者提供的护理,以了解患者的病情变化,创造良好的睡眠条件,促进患者舒适入睡,鼓励其战胜疾病的信心。

1. 目的

（1）确保病室安静整洁,空气流通,病床清洁舒适,为患者创造良好的睡眠条件。

（2）观察和了解病情变化,满足患者身心需要,促进护患沟通。

（3）预防压疮等并发症的发生。

2. 护理内容

（1）整理床单位,必要时予以更换;根据气温增减毛毯或盖被。

（2）根据患者病情和自理能力,协助洗漱、泡脚、梳发等;女性患者清洗会阴。

（3）协助患者取舒适卧位,并检查患者全身皮肤受压情况,观察有无早期压疮迹象,按摩背部及骨隆突部位。

（4）保持病室安静,督促家属离院。夜间巡视时,护士要注意做到"四轻",即走路轻、说话轻、操作轻及关门轻。

（5）保持病室光线适宜,留廊灯和墙角灯,便于观察患者夜间病情变化。病室空气流通,调节室温。

（6）进行管道护理,检查导管有无打折、扭曲或受压,妥善固定并保持导管通畅。

（7）疼痛患者遵医嘱给予镇痛措施。

（8）经常巡视病室,了解患者的睡眠情况,对于睡眠不佳的患者给予相应的护理。

三、疼痛护理

疼痛(pain and ache)是临床上常见的症状之一,是一种复杂的主观感受,也是继体温、脉搏、呼吸、血压之后的第五生命体征,越来越受到医学界的广泛关注。护士必须了解疼痛的概念、原因及发生机制,熟悉疼痛的分类及其对个体的影响等方面的知识,才能更好地为疼痛患者提供有效的护理措施,减轻患者的疼痛,以达到有效管理疼痛的目的。

（一）疼痛概述

1. 疼痛的概念

1979 年,国际疼痛学会(IASP)将疼痛定义为"是一种令人不快的感觉和情绪上的感受,伴随着现有的或潜在的组织损伤"。疼痛有双重含义,痛觉和痛反应。痛觉是个体的主观知觉体验,是一种意识现象,受个体的心理、性格、经验、情绪和文化背景的影响,个体通常表现为痛苦、焦虑、紧张。痛反应是机体对疼痛刺激所产生的一系列反应与变化,包括生理反应如面色苍白、血压升高、呼吸急促、出汗、肌肉收缩等,情绪反应如紧张、焦虑等,行为反应如烦躁不安、皱眉、咬唇、握拳、呻吟、苦恼等。疼痛是人体最强烈的应激因素之一,是机体对有害刺激的一种保护性防御反应,具有保护和防御的功能。

2. 疼痛的发生机制

疼痛发生的机制非常复杂。迄今为止,尚无一种学说能全面合理地解释疼痛发生的机制。有关研究认为痛觉感受器是游离的神经末梢。当各种伤害性刺激作用于机体并达到一定程度时,可引起受损部位的组织释放某些致痛物质,如组胺、缓激肽、5-羟色胺、乙酰胆碱、H^+、K^+、前列腺素等,这些物质作用于痛觉感受器,产生痛觉冲动,并迅速沿传入神经传导至脊髓,再通过脊髓丘脑束和脊髓网状束上行,传至丘脑,投射到大脑皮质的一定部位而引起疼痛。

人体的多数组织都有痛觉感受器。由于痛觉感受器在身体各部位的分布密度不同,对疼痛刺激的反应及敏感度也有所不同。痛觉感受器在角膜、牙髓的分布最为密集,皮肤次之,肌层、内脏最为稀疏。根据其分布情况,可分为以下几种。

(1)表层痛觉感受器:分布于皮肤、角膜及口腔的复层鳞状上皮间,是皮肤与体表黏膜的游离神经末梢。皮肤的痛点与游离神经末梢相对应。如果皮肤经常受到伤害性的刺激,其对痛觉的感受会变得更加敏感。

(2)深层痛觉感受器:分布于牙、肌膜、关节囊、肌层、肌腱、韧带、脉管壁等处,密度比表层稀疏,肌层分布更少。肌腱、肌层与筋膜的伤害性刺激会造成不同程度的深部疼痛,但不易定位。

(3)内脏痛觉感受器:分布于内脏器官的被膜、腔壁、组织间及内脏器官组织的脉管壁上,是内脏感觉神经的游离裸露末梢,分布密度稀疏。内脏对缺血缺氧、痉挛、机械牵拉及炎症的感受很敏感,但对烧灼、切割等刺激不敏感。虽然疼痛的感觉是一种生理过程,但此过程会受药物和心理因素的影响。

牵涉痛是疼痛的一种类型,表现为患者感到身体体表某处有明显痛感,而该处并无实际损伤。这是由于有病变的内脏神经纤维与体表某处的神经纤维会合于同一脊髓段,来自内脏的传入神经纤维除经脊髓上达大脑皮质,反应内脏的疼痛外,还会影响同一脊髓段的体表神经纤维,传导和扩散到相应的体表部位而引起疼痛。这些疼痛多发生于内脏缺血、机械牵拉、痉挛和炎症。如心肌梗死的疼痛发生在心前区,但可放射至左肩及左上臂;阑尾炎可先出现脐周及上腹疼痛,再转移至右下腹等。

3. 疼痛的特征与分类

(1)疼痛的特征:①疼痛是一种身心不舒适的感觉;②疼痛提示个体的防御功能或人的整体性受到侵害;③疼痛是个体身心受到侵害的危险警告,常伴有生理行为和情绪反应。

（2）疼痛的分类：不同学者有不同的分类方法，以下介绍几种分类。①按疼痛的病程可分为急性痛和慢性痛。急性痛指突然发生、有明确的开始时间、持续时间较短、以数分钟、数小时或数天之内居多，用镇痛方法一般可以控制。慢性痛指疼痛持续 3 个月以上，具有持续性、顽固性和反复性的特点，临床上较难控制。②按疼痛性质可分为钝痛（如酸痛、胀痛、闷痛等）、锐痛（如刺痛、切割痛、灼痛、绞痛、撕裂样痛、爆裂样痛等）和其他疼痛（如跳痛、压榨样痛、牵拉样痛等）。③按疼痛的部位可分为头痛、胸痛、腹痛、腰背痛、骨痛、关节痛和肌肉痛等。④按疼痛起始部位及传导途径可分为皮肤痛、躯体痛、内脏痛、牵涉痛、假性痛和神经痛。此外，还有癌性疼痛。其在癌症早期往往无特异性，不同部位的癌性疼痛，其性质和程度均可不同，可表现为钝痛、胀痛等，而中、晚期的疼痛剧烈，不能忍受，需用药物镇痛。

除了以上的躯体疼痛外，还有心理疼痛。心理疼痛是指精神方面的防御功能被破坏，个体的情绪完整性受到损害。心理疼痛的不舒适感觉往往很难确定疼痛的准确部位，如失去亲人引起忧郁和伤心。身体与心理的痛觉都具有自我保护及对身体提出危险警告信号的作用。身体痛觉是警告身体有被伤害的危险，心理痛觉则警告个体的心理因某些重要事件而受到了威胁，如不能及时采取有效的护理措施，将对患者的身体和心理造成不良的影响或严重后果。

（二）疼痛的原因与影响因素

1. 疼痛的原因

（1）温度刺激：过高或过低的温度作用于体表，均会引起组织损伤。受伤的组织释放组胺等化学物质，刺激神经末梢导致疼痛。如高温可引起灼伤，低温会致冻伤。

（2）化学刺激：化学物质如强酸、强碱，可直接刺激神经末梢，导致疼痛。化学灼伤还可使受损组织细胞释放化学物质，再次作用于痛觉感受器，使疼痛加剧。

（3）物理损伤：如刀切割、针刺、碰撞、身体组织受牵拉、肌肉受压、挛缩等均可使局部组织受损，刺激神经末梢而引起疼痛。大部分物理损伤引起的缺血、淤血、炎症等都促使组织释放化学物质，而使疼痛加剧、疼痛时间延长。

（4）病理改变：疾病造成的体内某些管腔堵塞，组织缺血、缺氧，空腔脏器过度扩张，平滑肌痉挛或过度收缩，局部炎性浸润等均可引起疼痛。

（5）心理因素：心理状态不佳，如情绪紧张或低落、愤怒、悲痛、恐惧等都能引起局部血管收缩或扩张而导致疼痛。如神经性疼痛常因心理因素引起。此外，疲劳、睡眠不足、用脑过度等可导致功能性头痛。

2. 影响疼痛的因素

1）个体因素

（1）人口学特征：个体对疼痛的敏感程度因年龄不同而不同。婴幼儿对疼痛的敏感度低于成人，随着年龄增长对疼痛的敏感度也随之增加。但老年人对疼痛的敏感度逐步下降。有研究提示，老年女性区别温暖、烫和疼痛的能力比较差，而老年男性则与年轻人无明显差别；认为老年女性更能耐受疼痛是因为敏感度下降，老年男性更能耐受疼痛并非不能感受疼痛而是忍耐能力更强。故对于不同年龄组的疼痛患者应采取不同的护理措施，尤其是儿童和老年人，更应注意其特殊性和个体差异。除了年龄和性别外，身高、体重和吸烟等与某些慢性腰背痛的发生和发展有关。

（2）社会文化背景：个体所生活的社会环境和文化背景可影响他们对疼痛认知的评价，进而影响其对疼痛的反应。持有不同人生观、价值观的患者对疼痛也有不同的反应。若个体生活在鼓励忍耐和推崇勇敢的文化背景中，往往更能够耐受疼痛。个体的文化修养也会影响其对疼痛的反应和表达方式。

（3）个体以往经历：包括个体以往的疼痛经验、对疼痛的态度及对疼痛原因的理解。疼痛经验是个体自身对刺激体验所获得的感受，进而从行为中表现出来。个人对疼痛的态度则直接影响其行为表现。个体对任何一种单独刺激所产生的疼痛都会受到以前类似疼痛经验的影响，如经历过手术疼痛的患者对即将再次进行手术时产生的不安心情会使其对痛觉格外敏感。儿童对疼痛的体验取决于父母的态度，父母对子女轻微外伤大惊小怪或泰然处之，对该儿童成年后的疼痛体验有一定的影响。

（4）注意力：个体对疼痛的注意程度会影响其对疼痛的感觉。当注意力高度集中于其他事物时，痛觉可以减轻甚至消失。如拳击运动员在竞技场上能够忍受严重伤害，而不感觉疼痛，是由于其注意力完全集中于比赛。某些精神疗法治疗疼痛也是利用分散注意力以减轻疼痛的原理，如松弛疗法。

（5）情绪：可影响个体对疼痛的反应，焦虑、抑郁和愤怒等负性情绪会使疼痛加剧，并彼此相互影响。慢性疼痛患者的情绪状态以焦虑和抑郁为主。目前有学者提出，愤怒也是慢性疼痛患者常有的情绪反应。焦虑情绪与疼痛感觉相互作用，愈演愈烈。愉快的情绪则有减轻疼痛知觉的作用。因此，情绪的调整在患者疼痛管理中有重要的作用。

（6）疲乏：患者疲乏时对疼痛的感觉加剧，耐受性降低。当得到充足的睡眠与休息时疼痛感觉减轻。

（7）个体差异：对疼痛的耐受程度和表达方式常因个体的性格和所处环境的不同而有差异。自控力及自尊心较强的人常能忍受疼痛；善于表达情感的患者主诉疼痛的机会较多。当患者一人独处时，常能忍受疼痛；如果周围有多人陪伴，尤其是护士在身边时，对疼痛的耐受性则明显下降。

2）外界因素

（1）社会支持系统：疼痛患者更需要家属的支持、帮助或保护。经历疼痛时，如果有家属或亲人陪伴，可以减少患者的孤独和恐惧感，从而减轻疼痛。父母的陪伴对病儿尤为重要。

（2）环境因素：如噪声、温度和光线等，持续的刺激性噪声可增加肌肉的张力和应激性，加剧疼痛；舒适的环境可以改善个体的情绪，从而减轻疼痛。

（3）医源性因素：许多治疗和护理操作都有可能使患者产生疼痛的感觉，如注射、输液等。护士在执行可能引起疼痛的操作时，应尽可能以轻柔、熟练的动作来完成，并尽量满足患者的生理和心理需求，用言语安慰患者。

护士掌握的疼痛理论知识与实践经验，可影响其对疼痛的正确判断与处理。护士缺少必要的药理知识，过分担心药物的不良反应或成瘾性，会使患者得不到必要的镇痛处理。护士评估疼痛的方法不当，仅依据患者的主诉判断是否存在疼痛，会使部分患者得不到及时的处置。

（三）疼痛的护理评估

疼痛的影响因素较多，个体差异也较大，且每个人对疼痛的描述方法也不尽相同。因此，一旦确定患者存在疼痛或预测疼痛将会发生，护士应细心观察，客观分析，积极采取护理措施，减轻或缓解患者的疼痛。

1. 评估内容

除了患者的一般情况以外，应重点评估疼痛发生的时间、部位、性质、程度，还包括患者对疼痛的表达方式、伴随症状及疼痛的影响因素。

（1）疼痛的时间：包括疼痛是间歇性还是持续性的、持续时间、有无周期性或规律性。慢性疼痛除持续时间长外，还常有顽固性和反复发作的特点。

（2）疼痛的部位：一般疼痛的部位就是病变的部位，因此明确疼痛发生的部位有助于诊断和治疗疼痛。评估的内容包括疼痛发生的部位是否明确和固定，有无逐渐或突然扩大。如有多处疼痛发生，则应了解疼痛是否同时发生，是否对称以及这些疼痛之间有无联系。

（3）疼痛的性质：可分为刺痛、灼痛、钝痛、酸痛、胀痛、绞痛等。

（4）疼痛的程度：可通过观察和运用评估工具的方法判断患者疼痛的严重程度。具体方法详见"2.评估方法"。

（5）疼痛的表达方式：通过观察患者的面部表情、身体动作，可以判断患者对疼痛的感受、疼痛的程度和疼痛的部位等。儿童常用哭泣、面部表情和身体动作来表达疼痛，而成人多用语言描述。疼痛患者常见的身体动作有以下几种：①静止不动：即患者维持某一最舒适的体位或姿势，常见于外伤或四肢疼痛的患者；②保护动作：患者对疼痛的一种逃避性反射动作；③规律性动作或按摩动作：患者为了减轻疼痛的程度常使用的动作，如头痛时用手指按压头部、内脏性腹痛时按揉腹部；④无目的乱动：在严重疼痛时，患者常会通过无目的的乱动来分散其对疼痛的注意力。

（6）伴随症状：患者是否出现呕吐、便秘、头晕、发热、虚脱等症状；疼痛是否导致患者情绪、睡眠、食欲和活动等改变。

（7）疼痛的影响因素：了解哪些因素可引起、加重或减轻该患者的疼痛，如温度、姿势、运动等，从而寻找到有针对性的解决方法。

2. 评估方法

1）交谈法　护士应主动关心患者，建立相互信任的护患关系，认真听取患者主诉。通过询问，了解患者有无疼痛史，以往疼痛的规律和止痛剂的使用情况，切忌根据自身对疼痛的理解和体验来主观判断患者疼痛的程度。在交流过程中，护士应注意患者语言和非语言的表达，对比核实，从而获得较为客观的资料。

2）观察与临床检查　主要观察患者疼痛时的生理、行为和情绪反应。护士可以通过患者的面部表情、体位、躯体紧张度和其他体征帮助观察和评估疼痛的严重程度，通过观察患者的身体动作判断其疼痛的情况。此外，疼痛发生时，患者常发出各种声音，如呻吟、喘息、尖叫、呜咽、哭泣等。应注意观察其音调的大小、快慢、节律、持续时间等。音调的变化可反映疼痛患者的痛觉行为，尤其是无语言交流能力的患儿，更应注意收集这方面的资料。

临床检查主要包括：检查患者疼痛的部位、局部肌肉的紧张度，测量脉搏、呼吸、血压及动脉血气有无改变等。

3）使用评估工具　根据患者的年龄、病情和认知水平选择合适的评估工具，目前常用的评估疼痛程度的工具有以下4种。

（1）数字分级评分法（numerical rating scale，NRS）：将一条线段分为10等分，"0"的一端代表没有疼痛，另一端"10"代表疼痛到极点（图11-11）。请患者根据自己的情况，选择一个能描述自己疼痛感受的数字。此法用于疼痛治疗前后的对比测定。

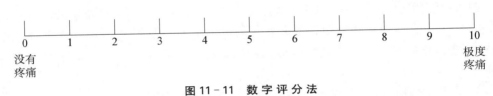

图11-11　数字评分法

（2）口述描绘评分法（verbal descriptors scale，VDS）：将一条线段分为5等分，每个点均有相应描述疼痛的文字，从没有疼痛、轻度、中度、重度和非常严重的疼痛到无法忍受的疼痛（图11-12）。WHO的疼痛程度分级属于文字描述评定法。

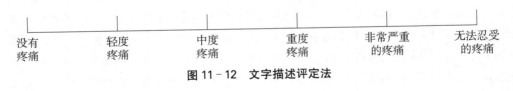

图11-12　文字描述评定法

（3）视觉模拟评分法（visual analogue scale，VAS）：用一条线段，不作任何划分，仅在线段两端分别注明"不痛"和"剧痛"。请患者根据自己对疼痛的实际感觉在线段上标记疼痛的程度。这种方法方便灵活，患者选择自由度大，不需要选择特定的数字或文字，因此使用范围较广，尤其适用于急性疼痛的患者儿童、老年人及丧失表达能力者。

（4）面部表情疼痛量表（faces pain scale，FPS）：采用面部表情来表达疼痛程度，从左到右6张面部表情，最左边的脸表示无疼痛，依次表示疼痛越来越重，直至最右边的脸表示极度疼痛（图11-13）。患者从中选择一个表情图来代表自己疼痛感受的状况。该方法简单直观，适用于3岁以上的儿童。

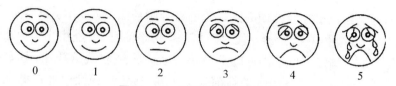

图 11 - 13　面部表情疼痛量表

（5）WHO 的疼痛分级标准：分为 4 级。0 级：无痛；1 级（轻度疼痛）：有疼痛感但不严重，可忍受，睡眠不受影响；2 级（中度疼痛）：疼痛明显，不能忍受，睡眠受干扰，要求用镇痛药；3 级（重度疼痛）：疼痛剧烈，不能忍受，睡眠严重受干扰，需要用镇痛药。

（6）Prince-Heny 评分法：主要适用于胸腹部大手术后或气管切开插管不能说话的患者，需要在术前训练患者用手势来表达疼痛程度。此法简单、可靠，临床使用方便，共分为 5 个等级。0 分：咳嗽时无疼痛；1 分：咳嗽时有疼痛发生；2 分：安静时无疼痛，但深呼吸时有疼痛发生；3 分：静息状态时即有疼痛，但较轻微，可忍受；4 分：静息状态时即有剧烈疼痛，并难以忍受。

对无语言表达能力患者的疼痛评估，除了用特定评估工具和方法外，建议通过多种途径进行疼痛评估，包括直接观察、家属或护理人员的描述以及对镇痛药物和非药物治疗效果的评估等。

3. 评估记录

对于评估疼痛的结果护士应做好相应记录。记录疼痛的方法主要分为两类：即由护士完成住院患者的护理记录和由门诊患者完成的自我护理记录。前者记录在入院评估单、患者护理记录单及特护记录单；记录内容包括疼痛的时间，疼痛程度、部位、性质，镇痛方法和时间，疼痛缓解程度及疼痛对睡眠和活动的影响等方面。有些疾病的疼痛记录需要有一定的连续性，如癌痛、风湿性疼痛等；有些疾病的疼痛记录需要短期的评估和记录，如术后、创伤后、产后疼痛等。

（四）疼痛的护理措施

在线案例 11 - 1　肺癌晚期患者，疼痛剧烈

1. 减少或消除引起疼痛的原因

首先应设法减少或消除引起疼痛的原因，避免引起疼痛的诱因。例如：外伤所致的疼痛，应酌情给予止血、包扎、固定、处理伤口等措施。胸腹部手术后，患者会因咳嗽或呼吸引起伤口疼痛，术前应对其进行健康教育，指导术后深呼吸和有效咳嗽的方法；术后可协助患者在按压伤口的同时，进行深呼吸和咳痰。

2. 缓解或解除疼痛的方法

1）药物止痛　药物治疗是缓解疼痛最基本、最常用的方法。护士应掌握相关的药理知识，了解患者的身体状况和有关疼痛治疗的情况，遵医嘱正确使用镇痛药物。护士应严格掌握用药的时间和剂量，并掌握患者疼痛发作的规律。给药 20～30 min 后须评估并记录使用镇痛药的效果及不良反应。

（1）镇痛药物给药途径以无创为主。常见给药途径如下：①口服给药法：口服是阿片类药物给药的首选途径，具有给药方便、疗效肯定、价格便宜、安全性好等优点。②直肠给药法：适用于禁食、不能吞咽、恶心呕吐严重等患者。③经皮肤给药法：芬太尼透皮贴剂（多瑞吉）是目前唯一通过透皮吸收的强阿片类药物，适用于慢性中度疼痛和重度疼痛患者。④舌下含服给药法：一般用于暴发性疼痛的临时处理。⑤肌内注射法：水溶性药物在进行深部肌内注射后吸收十分迅速；但长期进行肌内注射治疗疼痛，存在血药浓度波动大，加快阿片类药物的耐药性，镇痛效果和维持时间不稳定等情况。目前多用于急性疼痛时的临时给药以及癌症患者暴发痛时给药，不推荐用于长期的癌痛治疗。⑥静脉给药法：静脉注射是最迅速、有效和精确的给药方式，血浆浓度迅速达到峰值，用药后即刻产生镇痛作用，但过高的血浆药物浓度可能会引起不良反应。目前，国内外多采用中心静脉插管或预埋硅胶注药泵，便于连续小剂量给药减少不良反应的发生。⑦皮下注射给药法：主要用于胃肠道功能障碍、顽固性恶心、呕吐患者和严重衰竭需要迅速控制疼痛的临终患者。⑧硬膜外注射法：将吗啡或者芬太尼等药物注入椎管内，提高脑脊液中止痛剂的浓度，且作用时间持久，这种方法对剧痛者效果明显。

（2）对于癌性疼痛的药物治疗，目前临床上普遍采用WHO所推荐的三阶梯镇痛疗法。其目的是逐渐升级，合理应用镇痛剂来缓解疼痛。其原则为：按药效的强弱依阶梯顺序使用；使用口服药；按时联合服药；用药剂量个体化。大多数患者按照此原则接受治疗后能达到比较理想的镇痛效果，方法如下。第一阶段：选用非阿片类镇痛药物、解热镇痛药和抗炎类药，如阿司匹林、布洛芬、对乙酰氨基酚等，主要适用于轻度疼痛的患者。第二阶段：选用弱阿片类镇痛药，如氨酚待因、可待因曲马朵、布桂嗪等，主要适用于中度疼痛的患者。第三阶段：选用强阿片类镇痛药，如吗啡、哌替啶美沙酮、芬太尼等，主要用于重度和剧烈癌痛的患者。辅助用药：在前三阶段镇痛治疗中，常采取联合用药的方法，即加用一些辅助药以减少主药的用量和不良反应。常用辅助药有弱安定药，如艾司唑仑和地西泮等；强安定药，如氯丙嗪和氟哌啶醇等；抗抑郁药，如阿米替林；激素、解痉药、维生素类药等。

（3）患者自控镇痛（patient controlled analgesia，PCA）：当患者疼痛时，通过由计算机控制的微量泵主动向体内注射设定剂量的药物，符合按需镇痛的原则，既减少了医护人员的操作，又减轻了患者的痛苦和心理负担。

▣ 云视频 11-3 微泵

2）物理止痛　常可以应用冷、热疗法，如冰袋、冷湿敷或热湿敷、温水浴、热水袋等。此外，理疗、按摩及推拿也是临床上常用的物理止痛方法。一般情况下，高热患者、有出血倾向疾病的患者和结核患者应禁用物理镇痛，恶性肿瘤患者常规的物理治疗也应慎用，妊娠和月经期下腹部要避免使用物理镇痛；空腹、过度劳累和餐后30 min内，也不适宜用强力的物理镇痛。

3）针灸止痛　根据疼痛的部位，针刺相应的穴位，使人体经脉疏通、气血调和，以达到止痛的目的。

4）经皮神经电刺激疗法　采用脉冲刺激仪,在疼痛部位或附近放置2~4个电极,用微量电流对皮肤进行温和的刺激,使患者感觉有颤动、刺痛和蜂鸣,以达到提高痛阈、缓解疼痛的目的。主要用于治疗慢性疼痛,如头痛、颈椎病、肩周炎、神经痛、腰腿痛等。

3. 疼痛心理疗法与心理护理

1）减轻心理压力　紧张、忧郁、焦虑、恐惧或对康复失去信心等,均可加重疼痛的程度,而疼痛的加剧反过来又会影响情绪,形成恶性循环。患者情绪稳定、心境良好、精神放松,可以增强对疼痛的耐受性。护理人员应以同情、安慰和鼓励的态度支持患者,与患者建立信赖关系,鼓励患者表达疼痛时的感受及其对适应疼痛所作的努力,尊重患者对疼痛的行为反应,并帮助患者及家属接受其行为反应。

2）控制注意力与放松疗法　转移患者对疼痛的注意力和放松可减少其对疼痛的感受强度,可采用以下方法。①参加活动:组织患者参加其感兴趣的活动,能有效地转移其对疼痛的注意力,如唱歌、玩游戏、看电视、愉快地交谈、下棋、绘画等。对患儿来说,护士的爱抚和微笑、有趣的故事、玩具、糖果、游戏等都能有效地转移他们的注意力。②音乐疗法:运用音乐分散患者对疼痛的注意力是有效的方法之一。优美的旋律对降低心率、减轻焦虑和抑郁、缓解疼痛、降低血压等都有很好的效果。应根据患者的不同个性和喜好,选择不同类型的音乐。③有节律按摩:嘱患者双眼凝视一个定点,引导患者想象物体的大小、形状、颜色等,同时在患者疼痛部位或身体某一部位做环形按摩。④松弛疗法:指导患者集中注意力,使全身各部分肌肉放松,可以减轻疼痛强度,增加对疼痛的耐受力;也可指导患者进行有节律的深呼吸,用鼻深吸气,然后慢慢从口中呼气,反复进行。⑤指导想象:是通过对某特定事物的想象以达到特定的正向效果。让患者集中注意力想象自己置身于一个意境或一处风景中,能起到松弛和减轻疼痛的作用。在做诱导性想象之前,先做规律性的深呼吸运动和渐进性的松弛运动效果更好。

3）提供社会心理支持　对疼痛患者提供社会心理支持非常重要,尤其是对癌痛患者。护士应做以下工作:①告知患者及家属,对疼痛的情绪反应是正常的,而且这将作为疼痛评估和治疗的一部分;②对患者及家属提供情感支持,让他们认识到疼痛是一个需要讲出来的问题;③告知患者及家属总会有可行的办法来充分地控制疼痛和其他令人烦恼的症状;④必要时帮助患者获得治疗并提供相关信息,教会患者应对技能以缓解疼痛,增强个人控制能力。

4）采取促进舒适的措施　通过护理活动促进舒适是减轻或解除疼痛的重要措施。帮助患者采取正确的姿势、提供舒适整洁的病床单位、良好的采光和通风设备、适宜的室内温度和湿度等都是促进舒适的必要条件。此外,在进行各项护理活动前,给予清楚、准确的解释,并将护理活动安排在镇痛物显效时限内,确保所需物品伸手可及等措施均可减轻患者的焦虑,促使其身心舒适,从而有利于减轻疼痛。

4. 健康教育

按照患者的实际情况选择相应的健康教育内容。一般应包括:说明疼痛的定义、疼痛能被缓解、疼痛对身心的损害作用;解释疼痛的原因和诱因;教导使用评估疼痛工具、交流疼痛情况、与医生和护士谈疼痛的情况、用预防方法控制疼痛、减轻或解除疼痛的各种技巧等。

1）指导患者准确描述和客观叙述　指导患者准确描述疼痛的性质、部位、持续时间、规律，并指导其选择适合自身的疼痛评估工具；当患者表达受限时，采用表情、手势、眼神或身体其他部位示意，以利于医护人员准确判断。让患者明白应客观地向医护人员讲述疼痛的感受，既不能夸大疼痛的程度，也不要强忍疼痛，导致用药不当。

2）指导患者正确用药　指导患者正确使用止痛药物，如用药方法、用药最佳时间、用药剂量、不良反应及应对方法，如何使药物达到理想的镇痛效果等。

3）指导患者正确评价　指导患者正确评价接受治疗与护理措施后的效果。以下内容均可表明疼痛减轻：①一些疼痛的征象减轻或消失，如面色苍白、出冷汗等；②对疼痛的适应能力有所增强；③身体状态和功能改善，自我感觉舒适，食欲增加；④休息和睡眠的质量较好；⑤能重新建立一种行为方式轻松地参与日常活动，与他人正常交往。

4）出院指导和随访管理　护士应交代疼痛患者居家护理的注意事项，指导疼痛暴发的自我护理知识和技巧，鼓励并指导患者填写疼痛日记，交代按时复诊。对需要随访服务的疼痛患者建立随访信息，并定期随访。

四、卧有患者床更换床单

【目的】①保持床单位清洁、干燥、平整，病室整洁美观，患者舒适；②观察患者的一般情况，预防压疮等并发症。

【操作程序】

1）评估　①患者的病情、意识状态、活动能力、自理能力、卫生状况；②皮肤状况（表 11-5）；③患者及其家属对压疮知识的了解程度和要求。

2）计划　①患者准备：理解更换床单的目的和意义，主动配合。②环境准备：关门窗，调节室温≥24 ℃，使用帷幔或屏风遮挡患者。③护士准备：着装整齐、洗手、戴口罩，熟悉患者情况，做好必要的知识准备。④用物准备：清洁大单、中单、被套、枕套、床刷、扫床巾、便盆、卫生纸、50%乙醇及爽身粉。

3）实施　卧有患者床更换床单技术的操作流程如表 11-13 所示。

表 11-13　卧有患者床更换床单位技术操作流程

操作步骤	具体过程	重点说明
核对解释	（1）核对床号和姓名 （2）向患者解释说明操作目的、方法、注意事项及配合要点 （3）询问是否需要使用便器	（1）严格执行查对制度 （2）做好解释工作，消除患者疑虑
放置用物	（1）移开床旁桌椅 （2）如病情允许，放平床头及床尾支架，便于彻底清扫 （3）清洁被服按顺序放椅上置床尾	

（续表）

操作步骤	具体过程	重点说明
更换床单	（1）对于必须卧床但允许翻身侧卧的患者，方法如下：①调整体位：拉起对侧床栏，松开床尾盖被，协助患者侧卧于床的对侧，枕头移向对侧置于患者头下，检查患者背部皮肤情况，必要时做全背按摩或局部按摩。②松单扫垫：松开近侧各单，将污中单向对侧卷入患者身下，扫净橡胶中单后搭于患者身上。将污大单向对侧卷入患者身下，从床头至床尾扫净床垫碎屑。③铺近侧单：大单中线与床中线对齐，正面向上，靠近侧的半幅大单展开，另一半向近侧塞于患者身下，自床头、床尾、中间先后展平拉紧，折成斜角或直角塞入床垫下，放平橡胶中单，铺清洁中单，连同橡胶中单一起塞入床垫下。④铺对侧单：移枕至近侧，协助患者翻身，侧卧于铺好的一半，拉起近侧床栏；转至对侧松开各层单，撤出污中单，向内卷好投入污被服车，扫净橡胶中单，搭于患者身上，将污大单由床头卷至床尾撤出，投入污被服车，扫净床垫；依次将清洁大单、橡胶中单、中单逐层拉平铺好，协助患者仰卧 （2）对于病情不允许翻身侧卧的患者，方法如下：①一手托起患者头部，另一手迅速取出枕头，放于床尾椅上松开床尾盖被，将床头污大单横卷成筒状。②清洁大单横卷成筒状铺在床头，叠缝中线和床中线对齐，铺好床头大单；然后抬起患者的上半身（骨科患者可利用牵引床上的拉手抬起身躯），将污大单、中单及橡胶中单一起从床头卷至患者臀下，同时将清洁大单随着污单从床头拉至臀部（图11-15）。③放下患者上半身，抬起臀部迅速撤去污大单、中单及橡胶中单，同时将清洁大单拉至床尾，将污大单及中单放于污被服车，橡胶中单放在床尾椅背上。④展平铺好清洁大单。先铺好一侧橡胶中单及中单，将余下半幅塞于患者身下；转至床对侧，将橡胶中单、中单拉平铺好	污中单、大单向对侧卷入患者身下，清洁中单、大单向近侧卷入患者身下（图11-14）
更换被套	（1）棉胎在污被套内竖折三折后按"S"形折叠拉出，放于椅上；将清洁被套正面向外铺在污被套上；同备用床法套好被套，撤出污被套，被子叠成被筒为患者盖好 （2）将污被套自被尾翻卷至被头，取出棉胎，平铺于床上；将正面向内的清洁被套铺于棉胎上，翻转拉出被套和棉胎的被角，套清洁被套同时卷出污被套，放入污被服车中，叠成被筒，尾端向内折叠与床尾齐	患者身体不可接触棉胎
更换枕套	一手托起患者头部，另一手迅速取出枕头，取下污枕套，换清洁枕套，拍松枕芯后置于患者头下	
整理送洗	（1）根据需要支起床头、床尾支架 （2）协助患者取舒适卧位 （3）移回床旁桌椅，必要时拉起床档 （4）清理用物，污被单送洗	

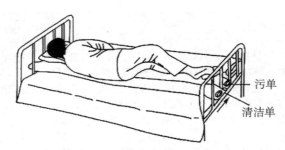

图 11－14　污大单、清洁大单卷法

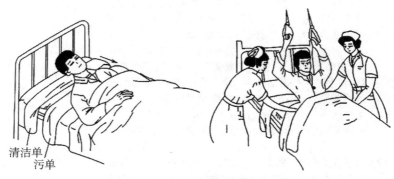

图 11－15　不允许翻身患者更换大单法

【注意事项】①操作中动作轻稳,若两人配合应动作协调,确保患者安全和体位舒适;②尽可能减少翻动和暴露患者,注意保护患者隐私;③随时观察并与患者交流,若出现病情变化,立即停止操作;④病床应湿式清扫,一床一巾一消毒,污被服不可随意放置;⑤患者的衣服、床单、被套等一般每周更换 1～2 次,如被血液、二便等污染时应及时更换。

（路丽娜）

▒ PPT 课件　　▒ 复习与自测　　▭ 更多内容……

第十二章 生命体征的评估及护理

章前引言

　　生命体征是体温、脉搏、呼吸及血压的总称,是机体内在活动的客观反映,是衡量机体状况的重要指标。在正常情况下,生命体征在一定范围内相对稳定;而在病理情况下会出现不同程度的变化,且极其敏感。护理人员通过评估生命体征,可以掌握机体生理状态的基本情况,了解重要脏器的功能,并可预测疾病的发生、发展及转归,为预防、诊断、治疗和护理提供依据。生命体征的观察和护理是临床重要的护理工作,也是护理人员应掌握的基本护理技能。

学习目标

　　(1)知道体温的形成与调节。

　　(2)掌握异常体温、脉搏、呼吸、血压的评估及护理。

　　(3)能描述体温、脉搏、呼吸、血压的正常值及生理性变化。

　　(4)能实际应用掌握体温、脉搏、呼吸、血压的测量法。

思维导图

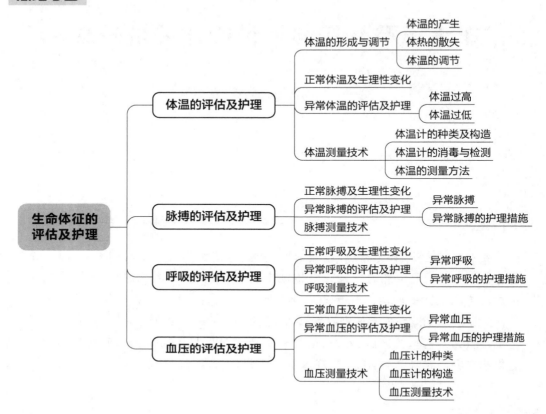

案例导入

患者,陈女士,56 岁,发热待查。查体:体温 39.5℃,日差小于 1℃,持续 4 天不退,脉搏 88 次/min,呼吸 22 次/min。患者神志清楚,面色潮红,口唇干裂,食欲差。

问题:

（1）患者可能为何种热型?

（2）患者的情况属于发热过程的哪一期? 此期的特点是什么?

（3）患者测量口温时不慎将体温计咬破,应如何处理?

第一节　体温的评估及护理

人体的温度即体温,可分为体核温度和体表温度。体核温度(core temperature)是指身体内部即胸腔、腹腔和中枢神经的温度,较皮肤温度高且相对稳定。体表温度(shell temperature)是指身体表层的温度,容易受到外界环境温度的影响,通常不大稳定,低于体核温度。相对恒定的体温是机体进行新陈代谢和生命活动的重要前提条件。因此,体温被视为观察生命活动的重要体征之一。

一、体温的形成与调节

1. 体温的产生

体温是由三大营养物质糖、脂肪、蛋白质氧化分解而产生。三大营养物质在体内氧化时释放能量,其中50%左右迅速转化为热能,以维持体温,并不断散发到体外;其余的能量储存于腺苷三磷酸(adenosine triphosphate,ATP)内,供机体利用,最终也变成热能散发于体外。

人体以化学方式产热,主要的产热器官为肝脏和骨骼肌。通过骨骼肌的运动、食物的氧化分解及基础代谢、交感神经兴奋、甲状腺分泌增多等产生热量。使产热增加的活动有寒战、进食、强烈的情绪反应、甲状腺素分泌增加、交感神经兴奋、环境温度增加或暂时性降低;相反,会使产热减少。

2. 体热的散失

人体以物理方式散热。人体散热的途径有皮肤、呼吸和排泄,皮肤是最主要的散热器官,占总散热量的70%,呼吸散热占29%,排泄散热占1%。散热的方式主要有辐射、传导、对流及蒸发4种。

(1)辐射:是指热由一个物体表面通过电磁波传到另一个与它不接触的物体表面的散热方法,是人体安静状态下处于气温较低环境中主要的散热方式。影响辐射散热的因素包括皮肤与外界环境的温度差、有效的辐射面积、皮肤的颜色以及衣着的情况等。

(2)传导:是指热在一个物体内部或两个直接接触的物体间传动的散热方式,热由温度高的部位传向温度低的部位。如高热时用冰袋、冰帽等降温,就是利用传导散热。影响传导的因素主要是物体导热的性能。

(3)对流:是指通过气体或液体的流动来交换热量的一种散热方式。对流散热量的多少受气体或液体流动速度的影响很大,呈正比关系,风速越大,温差越大,散热越多。如开窗通风就是利用对流原理。

(4)蒸发:是指水分由液态转变为气态,同时带走大量热量的一种散热方式。在环境温度等于或高于皮肤温度时,蒸发是主要的散热方式。临床上,常用温水拭浴、乙醇拭浴为高热患者降温就是根据蒸发的原理。

3. 体温的调节

正常情况下,通过体温调节,人体产热与散热的速度保持一致,所以人体的体温恒定。其调节方式分为生理性调节和行为性调节两类。

1)生理性调节 是指通过下丘脑的体温调节中枢,控制产热与散热效应器的活动,使体温保持相对恒定。机体以自主性体温调节为主,其方式包括以下两种。

(1)温度感受器:外周温度感受器分布于皮肤、黏膜、腹腔内脏,包括温觉和冷觉感受器,分别将冷热信息传向中枢。中枢温度敏感神经元分布于下丘脑等部位,包括热敏神经元和冷敏神经元,可将冷热刺激传向中枢。机体的温度感受装置感受体温的高低,并发出反馈信息到下丘脑的体温调节中枢,调整产热和散热的活动,如血管的收缩、骨骼肌及汗腺的活动,使体温保持恒定。

(2)体温调节中枢:位于下丘脑,分为前部和后部。前部为散热中枢,生理作用为:扩张皮肤血管,增加皮肤血流量,辐射散热;增加出汗和加速呼吸,蒸发散热;降低细胞代谢,减少肌肉活动,减少产热。后部为产热中枢,生理作用为:促使血管收缩,减少辐射;通过交感神经直接抑制汗腺,减少出汗;提高组织代谢率,增加组织氧化率;产生寒战,增加产热。

2)行为性调节 根据环境温度与个人对冷热的感觉来进行调节。主要通过调整身体姿势和行为来达到调节体温的目的。如通过增减衣服,调整身体的活动量和姿势,开关门窗及使用空气调节器等行为调节体温。

二、正常体温及生理性变化

1. 正常体温

由于体核温度不易测试,临床上常以口腔、直肠、腋下等处的温度来代表体温。在三种测量方法中直肠温度最接近人体深部的温度,而日常工作中采用口腔、腋下测量温度更为方便。通常所说的正常体温是一个温度范围,而不是一个具体的体温点,其正常范围见表 12－1。

表 12－1 健康成人不同部位的体温正常范围及平均值

部位	正常范围	平均温度
口温	36.3~37.2℃(97.3~99.0℉)	37.0℃(98.6℉)
腋温	36.0~37.0℃(96.8~98.6℉)	36.5℃(97.7℉)
肛温	36.5~37.7℃(97.7~99.9℉)	37.5℃(99.5℉)

温度可用摄氏温度(℃)和华氏温度(℉)来表示,换算公式为

$$℉ = ℃ \times 9/5 + 32 \quad ℃ = (℉ - 32) \times 5/9$$

2. 生理性变化

体温受很多生理因素的影响,在一定范围内波动,一般不超过 0.5~1.0℃。影响体温的因素如下。

(1)昼夜:正常人体温在 24 小时内呈周期性波动,与机体活动的生物节律有关。一般清晨 2~6 时最低,午后 2~8 时最高。但长期从事夜间工作的人员,也可出现夜间体

温上升,白天体温下降的现象。

（2）年龄：不同年龄由于基础代谢水平不同,体温也不同。儿童体温略高于成年人,成年人体温略高于老年人。新生儿尤其是早产儿,由于体温调节功能尚未发育完善,调节功能差,极易受环境温度的影响而变化。因此,对新生儿应加强护理,做好防寒保暖措施。老年人由于代谢率低、血液循环较慢、运动少,体温略低于成人。

（3）性别：一般女性体温平均比男性高 0.3℃,女性的基础体温随月经周期而发生规律性变化。在排卵前体温较低,排卵日体温最低,排卵后体温逐渐升高；月经前期和妊娠早期,体温可轻度升高,这与体内孕激素水平周期性变化有关。

（4）运动：人体活动时体温升高,与肌肉活动时代谢增强、产热量增加有关。因此,临床上测量体温时,应在患者静息状态下测量,小儿测温时应防止哭闹。

（5）药物：麻醉药物可抑制人体的体温调节中枢,使体温调节发生障碍,并能扩张血管,导致散热增加。故对术中、术后的患者要注意保暖；有些药物则可通过抑制汗腺分泌的方式,使体温升高。

（6）其他：日常生活中情绪激动、紧张、进食及环境温度的变化等都会对体温产生影响,在测量体温时应加以考虑。

三、异常体温的评估及护理

1. 体温过高

体温过高又称发热（fever）,是指体温调节中枢在致热原的作用下,使体温调节中枢的调定点上移,产热增加而散热减少引起的调节性体温升高。一般而言,当腋下温度>37℃或口腔温度>37.3℃,一昼夜体温波动>1℃可称为发热。

1）发热程度（以口腔温度为例）　低热：37.3～38.0℃（99.1～100.4 ℉）；中等热：38.1～39.0℃（100.6～102.2 ℉）；高热：39.1～41.0℃（102.4～105.8 ℉）；超高热：>41℃（>105.8 ℉）。

2）发热过程

（1）体温上升期：其特点是产热大于散热。患者主要表现为畏寒、皮肤苍白、无汗、皮肤温度下降,部分患者有寒战,寒战之后体温上升。体温上升有骤升和渐升两种方式。如体温在数小时内迅速升至高峰称为骤升,见于肺炎球菌性肺炎、疟疾等；如体温在数小时内逐渐上升称为渐升,见于伤寒等。

（2）高热持续期：其特点是产热和散热在较高水平上趋于平衡,体温维持在较高状态。患者主要表现为颜面潮红、皮肤灼热、口唇干燥、呼吸和脉搏加快、尿量减少、头痛乏力等,严重时出现惊厥、谵妄、昏迷。此期持续时间可因疾病和治疗效果而异,可持续数小时、数天、数周。

（3）退热期：其特点是散热增加而产热趋于正常,皮肤血管扩张,汗腺分泌增加,体温恢复至正常水平。此期患者表现为大量出汗、皮肤潮湿和温度降低。体温下降有骤退和渐退两种方式,骤退时由于体温急剧下降,大量出汗,体液丢失过多,对于年老体弱和心血管患者易出现血压下降、脉搏细速、四肢厥冷等虚脱或休克现象,应严密观察并及时给予处理。渐退是指体温在数日内或更长时间内退至正常。

3) 常见热型 各种体温曲线的形态称为热型。某些发热性疾病有特殊的热型,加强观察有助于对疾病的诊断。常见热型如图 12-1 所示。

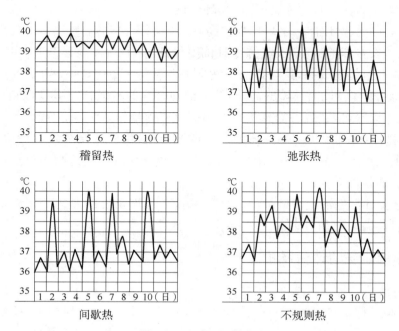

图 12-1 常见热型

(1) 稽留热:体温持续在 39~40 ℃,达数日或数周,24 小时波动范围≤1 ℃。常见于肺炎球菌性肺炎、伤寒等。

(2) 弛张热:体温>39 ℃,24 小时波动范围>1 ℃,但最低体温仍高于正常水平。常见于败血症、风湿热、化脓性疾病等。

(3) 间歇热:体温骤升至 39 ℃以上,持续数小时或更长,然后下降至正常或正常以下,再经过一段时间间歇,体温又升高,并反复发作,即高热期和无热期交替出现。常见于疟疾等。

(4) 不规则热:发热无一定规律,且持续时间不定。常见于流行性感冒、结核病、支气管肺炎、癌性发热等。

4) 发热护理

(1) 降温:可根据病情采用物理降温或药物降温方法。物理降温有局部和全身冷疗两种方法。体温>39 ℃选用局部冷疗,可用冰袋或冰毛巾冷敷头部;体温>39.5 ℃选用全身冷疗,可用大动脉冷敷、温水或乙醇拭浴,以达到降温目的;也可根据医嘱给予药物降温。药物降温是通过机体的蒸发散热而达到降温的目的,使用时应注意药物剂量,防止退热时大量出汗引起虚脱或休克。实施降温措施 30 min 后应测量体温,并做好记录和交班。

（2）病情观察：①定时测量体温，一般每日测量 4 次，高热患者应每 4 小时测量一次；待体温恢复正常 3 天后，改为每日 2 次。②注意观察面色、呼吸、脉搏、血压、发热类型、发热程度、出汗情况及患者面色、精神状态等。③注意观察是否有淋巴结肿大、出血、肝脾大、结膜充血、关节肿痛等伴随症状。小儿高热易出现惊厥，应密切观察，如有异常应及时报告医生。

（3）补充水分：高热时因呼吸加快、皮肤蒸发水分、出汗增多，机体丢失大量水分，应鼓励患者多饮水，每日摄入量 2 500～3 000 ml 为宜。不能进食者遵医嘱给予静脉输液或鼻饲，以补充水分营养物质及电解质，并促进毒素和代谢产物的排出。

（4）补充营养：高热患者交感神经兴奋，胃肠蠕动减弱，消化液分泌减少，对食物的消化和吸收功能降低；同时机体分解代谢加强，能量消耗增多，导致机体消瘦、衰弱甚至营养不良，应及时给予高热量、高蛋白、高维生素、易消化的流质或半流质饮食。注意食物的色、香、味，鼓励患者少量多餐，以补充高热的消耗，提高机体的抵抗力。

（5）保证休息：发热患者由于消耗多，进食少，可酌情减少活动，适当休息。休息可减少能量的消耗，有利于机体的康复。低热者可酌情减少活动，高热者应绝对卧床休息，并提供安静舒适、空气流通、温湿度适宜的休养环境。

（6）预防并发症：①口腔护理。发热患者机体抵抗力降低，加之唾液分泌减少，口腔黏膜干燥，有利于病原体生长、繁殖，易发生口腔感染。护士应协助患者在晨起、餐后及睡前漱口，保持口腔清洁，如口唇干裂者可涂液状石蜡保护。②皮肤护理。在退热的过程中患者往往大量出汗，应及时擦干汗液，更换衣服和床单，保持皮肤清洁、干燥，防止着凉；对长期高热卧床的患者，应预防压疮和坠积性肺炎等并发症。③安全护理。高热患者有时会躁动不安、谵妄、惊厥等，应注意防止坠床、舌咬伤，必要时用床档、约束带保护。

（7）心理护理：观察了解发热各期患者心理反应，对体温变化及伴随症状等耐心解答，关心体贴患者，尽量满足患者需要，以缓解其紧张情绪，消除躯体不适。

（8）健康教育：针对患者情况制订相应的健康教育计划，给予必要的知识教育，教会患者测量体温的方法，如何进行物理降温，以及合理安排饮食和休息等。

2. 体温过低

体温低于正常范围称为体温过低。若体温≤35 ℃称为体温不升，常见于早产儿、重度营养不良及极度衰竭的患者。体温过低可影响体内葡萄糖等物质的代谢，损害脑细胞，甚至造成心率减慢和心律失常。所以体温过低是一种危险的信号，常提示疾病的严重程度和不良预后。

1）临床分级（以口腔温度为例）　轻度：32.1～35.0 ℃（89.8～95.0 ℉）；中度：30.0～32.0 ℃（86.0～89.6 ℉）；重度：<30.0 ℃（86.0 ℉），瞳孔散大，对光反射消失；致死温度：23.0～25.0 ℃（73.4～77.0 ℉）。

2）临床表现　轻度颤抖、面色苍白、口唇呈紫色、四肢冰冷、心跳呼吸减慢、血压下降、尿量减少、躁动不安、嗜睡,甚至昏迷等。

3)护理措施

(1)保暖措施:采取适当的保暖措施,提供合适的环境温度,首先应维持室温在24～26℃;新生儿置于保温箱中。其次,可采取局部保暖措施,如给患者加盖被、给予热饮料、电热毯、足部放置热水袋等方法,以提高机体温度。注意加温速度不宜过快,以免引起血管扩张,防止烫伤。

(2)观察病情:密切观察患者的生命体征,加强体温监测,至少每小时测量一次体温,直至体温恢复正常并稳定,同时注意呼吸、脉搏、血压的变化。对治疗性体温过低者,应注意防止冻伤。

(3)病因治疗:采取积极的治疗措施,去除引起体温过低的原因,使体温逐渐恢复至正常。

(4)随时做好抢救准备:体温过低常提示疾病的严重程度和不良预后,加温过程中注意监测病情变化,以防发生心律不齐、休克等并发症,各种急救物品准备齐全,抢救仪器处于良好的备用状态。

四、体温测量技术

1. 体温计的种类及构造

(1)玻璃汞柱式体温计:又称水银体温计,为临床最常用的体温计。它是一种外标刻度的真空毛细玻璃管,玻璃管末端为储汞槽。当储汞槽受热后,水银沿毛细管上行,其上行高度与受热程度成正比。毛细玻璃管和储汞槽之间有一狭窄部分,使水银遇热膨胀后不能自动回缩,以便检视温度。根据体温计的刻度不同可分为摄氏体温计和华氏体温计。摄氏体温计温度范围为35～42℃,每一度之间分成10个小格,每小格为0.1℃,在0.5℃和1℃处用较粗的线标记,在37℃处则以红线标记以示醒目;华氏表的刻度为94～108℉,每小格为0.2℉。

根据测量部位的不同可将体温计分为口表、肛表和腋表三种(图12-2)。口表和肛表的玻璃管呈三棱柱状,腋表的玻璃管则呈扁平状。口表和腋表的储汞槽较细长,有利于测体温时扩大接触面;肛表的储汞槽较粗短,可防止插入肛门时折断或损伤直肠黏膜。

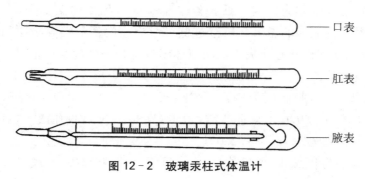

图 12-2　玻璃汞柱式体温计

（2）电子体温计：电子体温计（图12-3）是采用电子感温探头测量体温，测得的体温直接由数字显示器显示，读数直观，使用方便，测量准确且灵敏度高。使用时将探头插入塑料保护套中置于测量部位，当体温计发出蜂鸣声，再持续3秒后，即可读取所显示的温度值。塑料护套为一次性使用，用毕可丢弃。

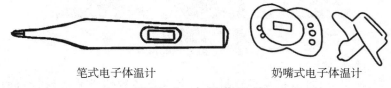

笔式电子体温计　　　　　　　　　奶嘴式电子体温计

图12-3　电子体温计

（3）可弃式化学体温计：为一次性使用体温计，用后弃去。其构造为含有对热敏感的化学指示点薄片，在45秒内能按特定的温度改变体温表上的点状颜色，当颜色点由白色变成墨绿色或蓝色时即为所测的温度，可测口温和腋温（图12-4）。

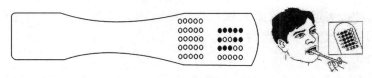

图12-4　可弃式体温计

（4）感温胶片：是对体温敏感的胶片，可置于前额或腹部，根据其颜色的改变可知晓体温的变化，但不能显示具体的温度数值，只能用于判断体温是否在正常范围，最适用于正常的新生儿及幼儿。

（5）红外线体温计：红外线体温计是用红外透镜组成光学系统，将被测目标辐射的红外线汇集在高灵敏的红外线探测器上，再对探测器输出的信号放大处理，校准成被测目标的温度值。具有非接触式测温，测量速度快等优点，但受体体表下血液循环及周围环境导热状况的影响较大。红外线体温计有额温仪、耳温枪等（图12-5）。额温仪常用于人员聚集较多而又需快速测体温时，如车站、机场、码头等。耳温仪适用于体弱多病的卧床老人，哭闹或睡眠中的孩子。因耳道深部的温度接近人体深部的温度且受影响较小，故耳道红外线测温仪较体表测温仪准确率高。

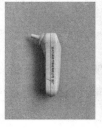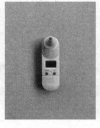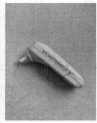

耳式红外线测量计

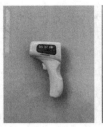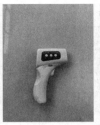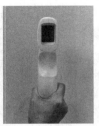

额式红外线测温仪

图 12-5　红外线体温计

（6）智能体温测量装置：随着现代科技的发展及各种传染病的流行，涌现了一些高科技的智能体温测量装置。特别适合人流量大、人口密度高的场所使用，避免了传统检测方式效率偏低、测量不准确、排队易造成交叉感染的弊端。①高精度体温检测门：将红外测温与通过式金属探测安检门融合，通过金属安检门前，先进行红外人体测温，可以真人发音报警，提示体温异常，有效防止规模性疾病传染。②智能体温实时筛查系统：人工智能（artificial intelligence，AI）＋热成像系统，可实现多目标体温监测，响应时间在 30 毫秒以内，实现对被检测人流经过检测区域的动态检测，并快速准确锁定疑似发热目标，解决了接触式测温费时、费力、效率低的问题。

2. 体温计的消毒与检测

1）体温计的消毒　为了防止交叉感染，保证体温计的清洁，使用后的体温计应进行消毒处理。常用的消毒溶液有 75％乙醇、1％过氧乙酸、含氯消毒剂等。浸泡体温计的消毒容器可选择有盖塑料盒。消毒液应每日更换一次，容器、离心机等每周消毒一次。

（1）口表、腋表消毒法：使用后即浸泡于消毒液中，5 min 后取出用清水冲净、擦干，用手或离心机将体温计的水银柱甩至 35 ℃以下，再放入另一消毒液容器中浸泡半小时，取出后用冷开水冲洗干净，擦干后存放于清洁容器内备用。

（2）肛表消毒法：取出后先用消毒纱布将肛表擦净，再按上法另行消毒。

（3）电子体温计消毒法：仅消毒电子感温探头部分。应根据制作材料的性质选用不同的消毒方法，如熏蒸、浸泡等。

2）体温计的检测　为保证测量准确，应定期进行检测。先将全部体温计的水银柱甩至 35 ℃以下，再同时放入已测好的 40 ℃的水中，3 min 后取出检测。如误差在 0.2 ℃以上、玻璃柱出现裂隙或水银柱自行下降，则不能再使用。将合格的体温计用消毒纱布擦干后，放入清洁容器内备用。

3. 体温的测量方法

【目的】①判断体温有无异常；②动态监测体温变化，分析热型及其伴随症状；③通过观察体温的变化，了解患者的一般情况以及疾病的发生、发展规律，协助医生做出正确的诊断，为预防、治疗和护理提供依据。

【操作程序】

1）评估　①患者的全身情况：如年龄、性别、文化程度、意识、疾病诊断和治疗等。②患者的局部情况：如口腔、腋下、肛门有无异常。③患者的心理状态：目前的心理状况及合作程度，情绪是否稳定。④影响体温测量的因素：测量前 20～30 min 有无剧烈运动、进食、冷热饮、冷热敷、洗澡及灌肠等。

2）计划　①护士准备：衣帽整洁，修剪指甲，洗手，戴口罩。②患者准备：了解体温测量的目的、方法、注意事项及配合要点；测温前 20～30 min 若有运动、进食、洗澡、灌肠等，应休息 30 min 后再测量。③用物准备：体温测量盘内备已消毒的体温计、消毒纱布、弯盘（内垫纱布）、秒表、笔、记录本和手消毒液；若测肛温，另备润滑油、棉签、卫生纸。④环境准备：病室安静、整洁，光线充足，必要时关闭门窗、拉上窗帘或用屏风遮挡。

3）实施　体温测量操作流程如表 12 - 2 所示。

表 12 - 2　体温测量技术操作流程

操作步骤	具体过程	重点说明
检查核对	（1）清点体温计数量、检查体温计 （2）备齐用物，携至床旁，核对患者的床号、姓名、住院号，进行解释	（1）体温计无破损，水银柱在 35 ℃ 以下 （2）核对床头卡、手腕带，做到核对无误 （3）对患者解释体温测量的目的、配合方法及注意事项，以便取得合作
安置体位	（1）安置患者于舒适体位 （2）直肠测温采取侧卧、俯卧或屈膝仰卧位	暴露肛门
测量体温	正确测量（图 12 - 6）	根据患者的病情、年龄、意识状态等选择测量方法
口温测量法	（1）将口表水银端斜放于舌下热窝处 （2）指导患者闭唇含住口表，用鼻呼吸 （3）测量时间 3 min	（1）测量方法方便 （2）舌下热窝是口腔中温度最高的部位，位于舌系带两侧，左右各一 （3）勿用牙咬体温计，必要时用手托住体温计，防止体温计滑落或咬断
腋温测量法	（1）解开衣扣，擦干腋下汗液，将腋表水银端放于腋窝正中，贴紧皮肤 （2）指导患者夹紧体温计，屈臂过胸 （3）测量时间 10 min	（1）安全易接受，用于婴儿或其他无法测量口温者 （2）腋下有汗，导致散热增加 （3）形成人工体腔，保证测量准确性 （4）因测体表皮肤温度，皮肤传热慢
肛温测量法	（1）润滑肛表水银端，用手分开臀部，将肛表缓慢旋转插入肛门 3～4 cm （2）测量时间 3 min	（1）准确但不方便，用于婴幼儿、意识障碍者 （2）用肥皂液或油剂润滑 （3）婴儿只需插入水银部分即可，护士注意扶持固定肛表
检测记录	（1）取出体温计，用消毒纱布擦拭，正确读数 （2）告知测量结果并记录	（1）擦拭方向由清洁端至污染端 （2）评估体温是否正常，若与病情不符应重新测量，有异常及时处理
安置患者	整理床单位，安置患者，协助穿好衣裤，取舒适体位	肛表取出后，用卫生纸擦净患者肛门
消毒用物	按体温计消毒法进行消毒	防止交叉感染
绘制体温	洗手后将测得的体温绘制于体温单上	正确绘制

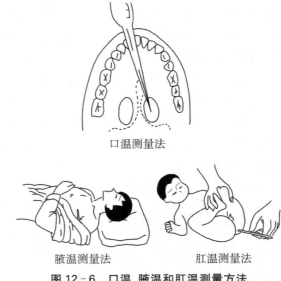

口温测量法

腋温测量法　　　　　　　　肛温测量法

图 12－6　口温、腋温和肛温测量方法

【注意事项】①测量体温前后应认真清点体温计的数量。②合理选择测量部位：昏迷、精神异常、婴幼儿、口腔疾患、口鼻手术或呼吸困难及不能合作者，不宜测口温；腋下有创伤、手术、炎症者，腋下出汗较多者，肩关节受伤或极度消瘦夹不紧体温计者不宜测腋温；直肠或肛门手术、腹泻以及心肌梗死患者不宜测肛温，以免刺激肛门引起迷走神经反射，导致心动过缓。③避免影响测温的因素：患者进食或面颊部冷、热敷后，应间隔30 min 后测量口温；腋窝局部冷、热敷后应隔 30 min 再测量腋温；坐浴或灌肠后须隔30 min 方可直肠测温。④对婴幼儿、昏迷或危重患者及精神异常者测体温时，应有专人守护，防止意外。⑤手甩体温计时要用腕部力量，不可触及他物，以防撞碎；用离心机甩体温计时，应将体温计消毒后再放离心机内。⑥如发现体温与病情不相符合，应在床边监测，必要时做对照复测。⑦如患者不慎咬破体温计，首先应立即清除玻璃碎屑以免损伤唇、舌、口腔、食管和胃肠道黏膜，再口服蛋清或牛奶以延缓汞的吸收。若病情允许，可食用粗纤维食物，以促进汞的排出。⑧向患者及其家属做好健康教育，讲解体温监测的重要性，学会正确测量体温，检视体温的方法，能进行动态观察；避免影响体温测量准确性的因素，提供体温过高、体温过低的护理指导，增强患者的自我护理能力。

第二节　脉搏的评估及护理

在每一个心动周期中，随着心脏的节律性收缩和舒张，动脉内的压力发生周期性变化，导致动脉管壁产生有节律的搏动，称为动脉脉搏，临床上简称脉搏。搏动沿着动脉管壁向小动脉传播，可以在人体的皮肤表面触及浅表动脉的搏动。在正常情况下，脉率与心率是一致的,当脉搏微弱不易测定时应测心率。

一、正常脉搏及生理性变化

1. 正常脉搏

（1）脉率（pulse rate）:即每分钟脉搏搏动的次数。正常成人在安静状态下,脉率为60~100次/min,可随多种生理性因素变化而发生一定范围的波动。

（2）脉律（pulse rhythm）:指脉搏跳动的节律。它在一定程度上反映了心脏的功能,正常脉律跳动均匀规则,间隔时间相等。但在正常小儿、青年和部分成年人中可出现吸气时脉率增快,呼气时减慢的现象,表现为脉搏跳动的间隔时间不等,称为窦性心律不齐,一般无临床意义。

（3）脉搏的强弱:指血流冲击血管壁的力量强度的大小。在正常情况下,每搏强弱相同。脉搏的强弱取决于动脉的充盈程度、脉压大小及动脉壁的弹性。

（4）动脉壁的情况:触诊时可感觉到的动脉壁性质,正常动脉管壁光滑、柔软、富有弹性。

2. 生理性变化

（1）年龄:脉率随年龄的增长而逐渐降低,到老年时轻度增加。一般新生儿、幼儿的脉率较快,成人逐渐减慢,老年人稍增快（表 12-3）。

表 12-3　各年龄组平均脉率

年龄	正常范围（次/min）	平均脉率（次/min）
出生~1 个月	70~170	120
1~12 个月	80~160	120
1~3 岁	80~120	100
3~6 岁	75~115	100
6~12 岁	70~110	90
12~14 岁	65~105（男性） 70~110（女性）	85（男性） 90（女性）
14~16 岁	60~100（男性） 65~105（女性）	80（男性） 85（女性）
16~18 岁	55~95（男性） 60~100（女性）	75（男性） 80（女性）
18~65 岁	60~100	72
>65 岁	70~100	75

（2）性别:女性的脉搏比男性稍快,通常相差 5 次/min 左右。

（3）活动、情绪:运动、情绪激动时可使脉率增快;休息、睡眠时则脉率减慢。

（4）饮食和药物：进食、饮浓茶或咖啡、使用兴奋剂可使脉率加快；禁食、使用镇静剂、洋地黄类药物可使脉率减慢。

（5）体型：身体瘦高者较矮胖者脉率慢。

二、异常脉搏的评估及护理

1. 异常脉搏

1）脉率异常

（1）速脉：又称心动过速，是指在静息状态下成人脉率超过 100 次/min。常见于发热、甲状腺功能亢进、心力衰竭、大出血、疼痛等患者，以增加心排出量，满足机体新陈代谢的需要。一般体温每升高 1 ℃，成人脉率约增加 10 次/min，儿童则增加 15 次/min。正常人可有窦性心动过速，为一过性的生理现象。

（2）缓脉：又称心动过缓，是指在安静状态下成人脉率＜60 次/min。常见于颅内压增高、房室传导阻滞、甲状腺功能减退或服用某些药物（如地高辛、普萘洛尔等）。正常人可出现生理性窦性心动过缓，多见于运动员。若脉率＜40 次/min，需做好抢救准备。

2）节律异常　脉搏的搏动不规则，间隔时间长短不一，称为脉搏节律异常。

（1）间歇脉：发生机制是心脏异位起搏点过早发生冲动而引起心脏搏动提早出现。表现为在一系列正常均匀的脉搏中出现一次提前而较弱的脉搏，其后有一较正常延长的间歇（代偿性间歇），称间歇脉，亦称期前收缩或过早搏动。如每隔一个或两个正常搏动后出现一次过早搏动，前者称二联律，后者称三联律，常见于各种器质性心脏病或洋地黄中毒等患者。正常人在过度疲劳、精神兴奋时偶尔也出现间歇脉。

（2）脉搏短绌：发生机制是由于心肌收缩力强弱不等，有些心排出量少的搏动可产生心音，但不能引起周围血管的搏动，造成脉率少于心率，称为脉搏短绌，简称绌脉。听诊时表现为心律完全不规则、心率快慢不一、心音强弱不等，常见于心房颤动的患者。绌脉越多，心律失常越严重。

3）强弱异常

（1）洪脉：当左心室收缩力强、心输出量增加，周围动脉阻力较小，动脉充盈度和脉压较大时，脉搏搏动强大有力，称洪脉。常见于高热、甲状腺功能亢进、主动脉瓣关闭不全等患者；运动后、情绪激动时也常能触诊到洪脉。

（2）丝脉：又称细脉。当心输出量减少，周围动脉阻力较大，动脉充盈度降低时，脉搏搏动细弱无力，扪之如细丝，称丝脉。常见于心功能不全、大出血、休克等患者，是一种危险的脉象。

（3）水冲脉：脉搏骤起骤落，急促而有力。由于收缩压偏高，舒张压偏低使脉压增大所致。常见于甲状腺功能亢进、先天性动脉导管未闭、主动脉瓣关闭不全、严重贫血等患者。

（4）奇脉：当平静吸气时脉搏明显减弱或消失称为奇脉。由于左心室排血量减少所致,常见于心包积液、缩窄性心包炎的患者,是心包填塞的重要体征之一。

（5）交替脉:指节律正常而强弱交替出现的脉搏。主要由于左心室收缩强弱交替出现而引起,是左心室衰竭的重要体征。常见于高血压性心脏病、冠心病、主动脉瓣关闭不全等患者,是左心室衰竭的重要体征。

4）动脉壁异常　正常动脉用手指压迫时,其远端动脉管不能触及;若仍能触及者,提示动脉粥样硬化。早期仅可触知动脉壁弹性消失,呈条索状;严重者动脉壁有钙质沉着,动脉壁不仅硬且出现动脉迂曲或结节,触诊如同按在琴弦上。

2. 异常脉搏的护理措施

（1）休息与活动:根据病情指导患者适量活动,必要时增加卧床时间,避免过度劳累,以减少心肌耗氧量,必要时给予氧疗。

（2）加强观察:观察脉搏的频率、节律、强弱及动脉壁的弹性;指导患者按时服药并观察药物疗效及不良反应。

（3）急救准备:各种急救物品齐全,抢救仪器处于良好的备用状态。

（4）心理护理:进行针对性的心理护理,以缓解患者的紧张、恐惧情绪。

（5）健康教育:指导患者及家属合理饮食,戒烟限酒,善于控制情绪,吃易消化的清淡饮食,勿用力排便;认识脉搏监测的重要性,学会自我监测脉搏及观察药物的不良反应。

三、脉搏测量的技术

【目的】①判断脉搏有无异常;②监测脉搏变化,间接了解心脏、动脉管壁、血容量等状况;③协助诊断,为预防、治疗和护理提供依据。

【操作程序】

1）评估　①患者的全身情况:如年龄、病情、治疗情况;②患者的局部情况:测量部位的皮肤完整性及肢体活动度等;③患者的心理情况:目前心理状况、合作程度;④影响脉搏的因素:测量前保持安静,避免过度劳累、情绪激动等。

2）计划　①护士准备:衣帽整洁,修剪指甲,洗手,戴口罩。②患者准备:了解测量脉搏的目的、方法、注意事项及配合要点;测量前若有剧烈运动、情绪激动、哭闹等因素,应休息 20～30 min 后再测量。③用物准备:治疗盘内有秒针的表、记录本、笔和手消毒液,必要时备听诊器。④环境准备:病室安静、整洁,光线充足、室温适宜。

3）实施　脉搏测量技术操作流程如表 12−4 所示。

表 12−4　脉搏测量技术（以桡动脉为例）操作流程

操作步骤	具体过程	重点说明
核对解释	（1）备齐用物,携至床旁 （2）核对患者床号、姓名、住院号,解释操作目的、配合要点	（1）核对床头卡,手腕带,并进行询问,做到核对无误 （2）合理解释,取得患者合作

（续表）

操作步骤	具体过程	重点说明
选择体位	取卧位或坐位,手臂放于舒适位置,手腕伸展放松,手掌向下	患者舒适,护士便于测量
正确测量	(1) 护士以示指、中指、无名指的指端按压在桡动脉搏动处(图 12-7) (2) 正常脉搏测量 30 秒,将所测数值乘以 2,异常脉搏、危重患者应测 1 min (3) 若发现患者脉搏短绌,应由两名护士同时测量;一人听心率,另一人测脉率,由听心率者发出"起"与"停"的口令,计数 1 min(图 12-8)	(1) 压力大小以能清晰触及脉搏为度(压力太小感觉不到脉搏,压力太大则阻断脉搏) (2) 同时注意脉搏节律、强弱、动脉管壁弹性等情况 (3) 脉搏细弱而触摸不清时,可用听诊器在心尖部测心率 1 min (4) 心脏听诊部位可选择左锁骨中线内侧第 5 肋间
准确记录	将数值记录在记录本上	(1) 记录方法:次/min,如 80 次/min (2) 脉搏短绌:心率/脉率/min,如 110/70 次/min
整理解释	整理床单位及用物,协助患者取舒适体位	合理解释测量结果,感谢患者合作
绘制脉搏	洗手后,将测得的脉搏绘制于体温单上	

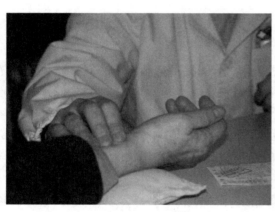

图 12-7 脉搏测量方法

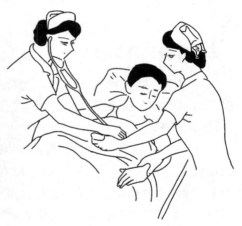

图 12-8 绌脉测量方法

【注意事项】①选择合适的测量部位:浅表、靠近骨骼的大动脉均可作为测量脉搏的部位。临床上,最常用的是桡动脉,其次有颞动脉、颈动脉、肱动脉、腘动脉、足背动脉、胫骨后动脉和股动脉等(图 12-9)。②避免影响脉搏测量的因素:测量脉搏前如有剧烈运动、紧张、恐惧、哭闹等,应休息 20~30 min 后再测。勿用拇指诊脉,因拇指小动脉搏动较强,易与患者的脉搏相混淆。③为偏瘫或肢体有损伤的患者测脉率应选择健侧肢体,以免患侧肢体血液循环不良影响测量结果的准确性。④测量脉率的同时,还应注意脉搏的节律、强弱、动脉管壁的弹性、紧张度等,发现异常及时报告医生并详细记录。

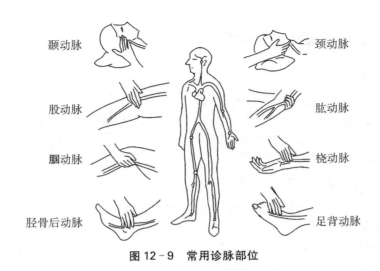

图 12-9　常用诊脉部位

第三节　呼吸的评估和护理

呼吸(respiration)是指机体在新陈代谢过程中,不断地从外界环境中摄取氧气,并把自身产生的二氧化碳排出体外,即机体与外界环境之间进行气体交换的过程。呼吸是维持机体新陈代谢和功能活动所必需的基本生理过程之一。护士准确测量呼吸可以了解患者呼吸系统功能状况,以满足患者的生理需要。

一、正常呼吸及生理性变化

1. 正常呼吸

正常成人在静息状态下呼吸是自发的,节律规则,均匀无声且不费力,呼吸频率为16～20 次/min。呼吸与脉搏的比例为 1∶4。男性及儿童以腹式呼吸为主,女性以胸式呼吸为主。

2. 生理性变化

(1)年龄:年龄越小,呼吸频率越快。如新生儿呼吸频率约 44 次/min。

(2)性别:同龄女性较男性呼吸稍快。

(3)运动:肌肉活动可引起呼吸加深、加快,呼吸也因说话、哭笑、唱歌以及吞咽、排泄等动作而有所改变;休息和睡眠时呼吸减慢。

(4)情绪:强烈的情绪变化,如恐惧、愤怒、害怕、悲伤或兴奋等会刺激呼吸中枢,导致呼吸加快或屏气。

(5)其他:如海拔增高,人处于低氧环境,吸入的氧气不足以维持机体的耗氧量,呼吸代偿性加深、加快;环境温度升高可使呼吸加深加快;血压变化较大时,可反射性影响呼吸。

二、异常呼吸的评估及护理

1. 异常呼吸

1）频率异常

（1）呼吸过速：成人在静息状态下呼吸频率超过 24 次/min，称为呼吸过速或气促。常见于发热、疼痛、缺氧、甲状腺功能亢进、贫血等患者。一般体温每升高 1℃，呼吸频率增加 3～4 次/min。

（2）呼吸过缓：成人在静息状态下呼吸频率低于 10 次/min，称为呼吸过缓。常见于颅内压增高、巴比妥类药物中毒等呼吸中枢受抑制的患者。

2）深浅度异常

（1）深度呼吸：又称库斯莫呼吸，是一种深而规则的大呼吸，可伴有鼾音。常见于糖尿病酮症酸中毒和尿毒症酸中毒的患者。

（2）浅快呼吸：是一种浅表而不规则的呼吸，有时呈叹息样。常见于呼吸肌麻痹、肋骨骨折、某些肺与胸膜疾病等患者，也可见于濒死患者。

3）节律异常

（1）潮式呼吸：发生机制为由于呼吸中枢的兴奋性降低，缺氧严重，二氧化碳积聚到一定程度时才能刺激呼吸中枢，使呼吸恢复或加强。当积聚的二氧化碳呼出后，呼吸中枢又失去了有效的刺激，呼吸再次减弱继而暂停，形成周期性变化。潮式呼吸又称陈-施呼吸，是一种周期性的呼吸异常，其表现为呼吸由浅慢逐渐变为深快，再由深快转为浅慢，经一段时间（5～20 s）的呼吸暂停后，又开始重复以上的周期性变化。潮式呼吸是呼吸中枢兴奋性减弱或高度缺氧的表现，多见于中枢神经系统疾病，如脑炎、脑膜炎、颅内压增高、巴比妥类药物中毒等患者。有些老年人在深睡时也可出现潮式呼吸，是脑动脉粥样硬化的表现。

（2）间断呼吸：其发生机制同潮式呼吸，是呼吸中枢兴奋性显著降低的表现。间断呼吸比潮式呼吸更为严重，预后不良，多见于颅内病变或呼吸中枢衰竭的患者，常在临终前发生。间断呼吸又称毕奥呼吸，呼吸和呼吸暂停现象交替出现；表现为有规律的呼吸几次后，突然停止，间隔一段时间后又开始呼吸，如此反复交替。

4）声音异常

（1）蝉鸣样呼吸：是指吸气时产生一种极高的音响，似蝉鸣样。多因声带附近阻塞、空气吸入困难所致，常见于喉头水肿、痉挛和喉头有异物等患者。

（2）鼾声呼吸：是指呼吸时发出一种粗大的鼾声。由于气管或支气管内有较多的分泌物积蓄所致，多见于脑出血和深昏迷的患者，也可见于睡眠呼吸暂停综合征患者。

5）呼吸困难　是指呼吸频率、节律和深浅度的异常，主要是由于气体交换不足、机体缺氧所致。患者主观上感到空气不足、胸闷，客观上表现为呼吸费力，可出现发绀、鼻翼扇动、端坐呼吸、辅助呼吸肌参与呼吸活动等。临床上可分为吸气性呼吸困难、呼气性呼吸困难和混合性呼吸困难。

（1）吸气性呼吸困难：临床特点为吸气困难，吸气时间明显延长，严重者伴有明显的三凹征（胸骨上窝、锁骨上窝及肋间隙出现凹陷），常伴有干咳及高调的吸气性喉鸣音。由各种原因引起的喉、气管、大支气管的狭窄或阻塞导致，气流进入肺部不畅，呼吸肌收缩，肺内负压极度增高所致。常见于喉头水肿、喉头有异物等患者。

（2）呼气性呼吸困难：临床特点为呼气费力、呼气时间延长而缓慢，常伴有哮鸣音。主要由于肺泡弹性减弱和（或）小支气管痉挛狭窄、炎症阻塞，气流呼出不畅所致，常见于支气管哮喘、阻塞性肺气肿等患者。

（3）混合性呼吸困难：临床特点为吸气、呼气均感费力，呼吸表浅、频率增加，常伴呼吸音减弱或消失，可有病理性呼吸音。由于广泛性肺部病变或胸腔病变压迫肺组织使呼吸面积减少，影响换气功能所致。常见于肺部感染、重症肺炎、气胸、广泛性肺纤维化、大量胸腔积液、大面积肺不张等患者。

正常呼吸与异常呼吸的特点比较如表 12-5 所示。

表 12-5　正常呼吸与异常呼吸的特点

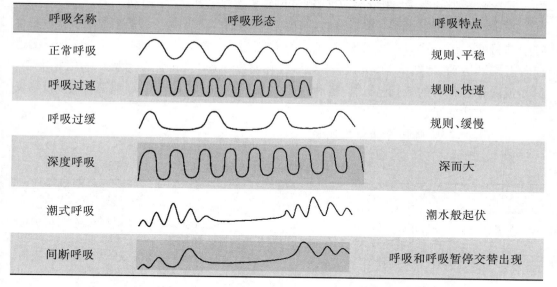

呼吸名称	呼吸形态	呼吸特点
正常呼吸		规则、平稳
呼吸过速		规则、快速
呼吸过缓		规则、缓慢
深度呼吸		深而大
潮式呼吸		潮水般起伏
间断呼吸		呼吸和呼吸暂停交替出现

2. 异常呼吸的护理措施

（1）提供舒适环境：保持环境整洁、安静、舒适，室内空气流通、清新，温度和湿度适宜，利于患者放松和休息。

（2）加强观察：观察呼吸的频率、节律、深浅度、声音、形态有无异常；患者有无咳嗽、咳痰、咯血、发绀、呼吸困难及胸痛的表现，及时发现异常并通知医生。

（3）保持呼吸道通畅：及时清除呼吸道分泌物，指导患者有效咳嗽；进行体位引流，对痰液黏稠者给予雾化吸入以稀释痰液；必要时采取机械吸痰等措施。

（4）氧气吸入：根据病情给予氧气吸入或使用人工呼吸机，提高动脉血中的氧含量,促进气体交换,以改善呼吸困难。

(5)充分休息:病情严重者卧床休息以减少耗氧量,可根据病情取半坐卧位或端坐位。

(6)心理护理:紧张、恐惧的情绪因素可加重缺氧,应细心安慰患者,使患者情绪稳定,保持心态良好,主动配合治疗和护理。

(7)健康教育:指导患者及家属养成良好的生活方式,戒烟限酒;认识呼吸监测的重要性,学会正确测量呼吸机自我护理;教会患者有效咳嗽及呼吸训练的方法。

三、呼吸测量技术

【目的】①判断呼吸有无异常;②监测呼吸变化,间接了解呼吸系统功能状态;③协助诊断,为预防、治疗和护理提供依据。

【操作程序】

1)评估　①患者的全身情况:年龄、病情、治疗及护理情况。②患者的局部情况:呼吸状况、胸腹部有无活动受限的情况。③患者的心理情况:目前心理状态及合作程度。④影响呼吸的因素:测量前20～30 min有无剧烈运动、情绪激动。

2)计划　①护士准备:衣帽整洁,修剪指甲,洗手,戴口罩。②患者准备:了解测量呼吸的目的、方法、注意事项及配合要点;体位舒适,情绪稳定,保持自然呼吸状态;测量前若有剧烈运动、情绪激动、哭闹等因素,应休息20～30 min后再测量。③用物准备:治疗盘内备有秒针的表、记录本、笔和手消毒液,必要时备棉花。④环境准备:病室安静、整洁,光线充足。

3)实施　呼吸测量操作流程如表12-6所示。

表 12-6　呼吸测量技术操作流程

操作步骤	具体过程	重点说明
核对患者	(1)备齐用物,携至床旁 (2)核对患者床号、姓名、住院号,以确认患者,取得配合	(1)核对床头卡、手腕带并询问,做到核对无误 (2)呼吸受意识控制,因此测量呼吸前不必解释,注意不要让患者察觉
选择体位	取舒适体位	使患者精神放松
测量呼吸	(1)护士仍保持诊脉手势 (2)观察患者胸部或腹部的起伏(一起一伏为1次呼吸) (3)一般情况测量30 s,将所测数值乘以2;如患者呼吸不规则或者婴儿应测1 min	(1)分散患者注意力,使患者处于自然呼吸的状态 (2)女性以胸式呼吸为主,男性和儿童以腹式呼吸为主 (3)同时应观察呼吸的节律、深浅度、气味、声音及有无呼吸困难
准确记录	将呼吸数值记录在记录本上	单位:次/min,如18次/min
安置患者	整理床单位,协助患者取舒适体位	合理解释测量结果,感谢患者合作
绘制呼吸	洗手后将测得的呼吸绘制于体温单上	

【注意事项】①测呼吸时应转移患者的注意力,使其处于自然呼吸状态,以保持测量的准确性。②幼儿宜先测量呼吸再测量体温,以免因测量体温时幼儿哭闹不配合而影响呼吸测量。③危重患者呼吸微弱不易观察时,可用少许棉花置于患者鼻孔前,观察棉花纤维被吹动情况,计数 1 min。④健康教育:向患者家属解释呼吸监测的重要性,学会正确测量呼吸的方法,指导患者精神放松,并使患者具有识别异常呼吸的判断能力;教会患者对异常呼吸进行自我护理。

第四节　血压的评估和护理

血压(blood pressure)是血液在血管内流动时对血管壁的侧压力。一般所说的血压是指动脉血压。血压随着心室的收缩和舒张而发生规律性的变化。在一个心动周期中,当心室收缩时,血液射入主动脉,动脉血压上升达到的最高值称为收缩压。当心室舒张时,动脉管壁弹性回缩,动脉血压下降达到的最低值称为舒张压。收缩压与舒张压的差值称为脉搏压,简称为脉压。

一、正常血压及生理性变化

1. 正常血压

以肱动脉血压为标准,正常成人在静息状态下的血压范围为收缩压 90～139 mmHg(12.0～18.5 kPa),舒张压 60～89 mmHg(8.0～11.8 kPa),脉压 30～40 mmHg(4.0～5.3 kPa)。血压的计量单位有 kPa(千帕)和 mmHg(毫米汞柱)两种,kPa 和 mmHg 之间的换算公式为

$$1 \, mmHg = 0.133 \, kPa, 1 \, kPa = 7.5 \, mmHg$$

2. 生理性变化

正常人的血压经常在小范围内波动,保持着相对的恒定。但血压可因各种因素影响而有所改变,并且以收缩压改变为主。

(1)年龄:血压随年龄的增长而逐渐增高,并以收缩压升高更为显著(表 12-7)。儿童血压的计算公式为:收缩压 = 80 + 年龄×2;舒张压 = 收缩压×2/3。

表 12-7　各年龄组的血压平均值

年龄	血压(mmHg)	年龄	血压(mmHg)
1 个月	84/54	14～17 岁	120/70
1 岁	95/65	成年人	120/80
6 岁	105/65	老年人	140～160/80～90
10～13 岁	110/65		

（2）性别：更年期以前女性血压略低于男性；更年期后，女性血压逐渐增高，与男性无明显差别。

（3）昼夜和睡眠：通常清晨血压最低，然后逐渐升高，至傍晚血压最高。夜间睡眠时血压降低，过度劳累或睡眠不佳时血压可略有升高。

（4）环境：在寒冷环境中，由于末梢血管收缩，血压可略升高；高温环境下，由于皮肤血管扩张，血压可略下降。

（5）体位：不同的体位，人体血压可有一定范围的变化。立位血压高于坐位，坐位血压高于卧位，这与重力引起的代偿机制有关。但长期卧床、贫血或使用降压药物的患者，若由卧位变成立位时可出现头晕、心慌甚至晕厥等直立性低血压的表现。

（6）测量部位：一般下肢收缩压比上肢高 20～40 mmHg，其原因与股动脉的管径较肱动脉粗，血流量大有关。右上肢血压高于左上肢 10～20 mmHg，其原因是右侧肱动脉来自主动脉弓的第一大分支无名动脉，而左侧肱动脉来自主动脉的第三大分支左锁骨下动脉。

（7）其他：同年龄肥胖者的血压偏高。剧烈运动、情绪激动、紧张、恐惧、疼痛、吸烟等均可导致收缩压升高，舒张压一般无变化。此外，饮酒、摄盐过多及药物等对血压也有影响。

二、异常血压的评估及护理

🖥 在线案例 12-1　高血压经治疗后有所下降，但时有波动

1. 异常血压

（1）高血压（hypertension）：是指在未使用降压药物的情况下，18 岁以上成人收缩压≥140 mmHg 和（或）舒张压≥90 mmHg。根据引起高血压的原因不同，将高血压分为原发性高血压和继发性高血压两大类。95% 的患者高血压的病因不明，称为原发性高血压；约 5% 的患者血压升高是其某种疾病的一种临床表现，称为继发性高血压。由于高血压的患病率高，且常引起心、脑、肾等重要脏器的损害，是医学界重点防治的疾病之一。中国高血压分类标准（2010 年修订版）如表 12-8 所示。

表 12-8　中国高血压分类标准（2010 年修订版）

分级	收缩压/mmHg		舒张压/mmHg
正常血压	<120	和	<80
正常高值	120～139	和/或	80～90
高血压	≥140	和/或	≥90
1 级高血压（轻度）	140～159	和/或	90～99
2 级高血压（中度）	160～179	和/或	100～109
3 级高血压（重度）	≥180	和/或	≥110
单纯收缩期高血压	≥140	和	<90

注：若收缩压、舒张压分属不同等级，以较高的分级为准。

（2）低血压（hypotension）：是指成人血压＜90/60 mmHg，常见于大量失血、休克、急性心力衰竭等患者。

（3）脉压异常：包括脉压增大和脉压减小。①脉压增大：脉压＞40 mmHg 称脉压增大，常见于主动脉粥样硬化、主动脉瓣关闭不全、甲状腺功能亢进等患者。②脉压减小：脉压＜30 mmHg 称脉压减小，常见于心包积液、缩窄性心包炎、心力衰竭等患者。

2. 异常血压的护理措施

（1）加强观察：注意血压和心率变化，对血压持续增高的患者每日测血压 2～3 次，同时密切观察其伴随症状。发现患者血压异常时，应加强血压监测，及时了解血压变化，给予解释、安慰。

（2）生活规律：良好的生活习惯是保持健康、维持血压正常的重要条件。应选择低盐、低脂、低胆固醇、高维生素、高膳食纤维、富含钙、钾的清淡食物，少量多餐；减少食盐摄入量，以每人每日不超过 5 g 为宜；保证足够的睡眠，养成定时排便的习惯，注意保暖、避免冷热刺激等。

（3）休息与活动：根据血压情况合理安排休息与活动，高血压初期不限制一般的体力劳动，但避免重体力活动；鼓励患者进行散步、慢跑、游泳、打太极拳等适度运动，颐养身心。患者血压较高时应卧床休息；如血压过低，应迅速安置患者平卧位，并报告医生，给予相应的处理。

（4）良好的环境：提供安静整洁、温湿度适宜、通风良好的舒适环境。

（5）心理护理：长期的抑郁或情绪激动、急剧而强烈的精神创伤可使交感-肾上腺素活性增强，血压升高。因此，患者保持良好的心理状态非常重要，应有针对性地进行心理疏导，帮助患者预防和缓解精神压力，控制情绪。

（6）健康指导：认识血压监测的重要性，教会患者自我监测血压以及紧急情况的处理方法。

三、血压测量技术

1. 血压计的种类

常用的血压计主要有水银血压计（台式和立式两种）、弹簧表式血压计（无液血压计）和电子血压计三种（图 12 - 10）。

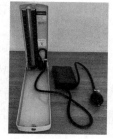 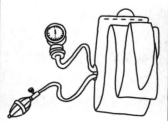 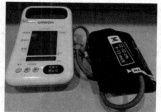

水银血压计　　　　弹簧表式血压计　　　　电子血压计

图 12 - 10　血压计的种类

2. 血压计的构造

血压计主要由三个部分组成。

1）输气球及压力阀门　输气球可向袖带气囊充气；压力阀门可调节压力大小。

2）袖带　由长方形扁平橡胶气囊和外层布套组成。选择大小合适的气囊袖带，气囊至少应包裹 80% 上臂。大多数成年人的臂围 25～35 cm，可使用气囊长 22～26 cm、宽 12 cm 的标准规格袖带（目前国内商品水银柱血压计的气囊的规格：长 22 cm，宽 12 cm）。肥胖者或臂围大者应使用大规格气囊袖带；儿童应使用小规格气囊袖带。因袖带过窄，不能环绕肢体，须加大力量才能阻断动脉血流，测得的数值偏高；袖带过宽，有较长的一段血管被压迫，血流阻力增加，在血流尚未达到袖带下缘时脉搏即可消失，使测得的数值偏低。袖带上有两根橡胶管，一根连输气球，另一根与压力表相接。

3）测压计

（1）水银血压计：又称汞柱式血压计。由玻璃管、标尺、水银槽三部分组成。血压计盒盖内壁上固定有一根玻璃管，管面上标有双刻度为 0～300 mmHg（0～40 kPa），每小格相当于 2 mmHg（0.5 kPa），玻璃管上端和大气相通，其下端和水银槽相通。水银槽内装有水银 60 g，输气球送入空气后，水银由玻璃管底部上升，水银柱上缘所指即为压力刻度。血压计水银的优点是测得的数值准确可靠，但它体积较大，玻璃管易碎，且水银对人体有害，将逐渐被其他血压计替代。

（2）弹簧式血压计：又称无液血压计、压力表式血压计。外形似表，呈圆盘状，正面盘上标有刻度及读数，盘中央有一指针，以指示血压数值。其优点是体积小、便于携带，但欠准确，应定期校验。

（3）电子血压计：是利用现代电子技术和血压间接测量原理进行血压测量的医疗设备。袖带内有一换能器，有自动采样微电脑控制数字运算、自动放气程序，数秒钟内可得到收缩压、舒张压、脉搏数值。电子血压计有臂式和腕式之分。其优点是清晰直观，使用方便，不用听诊器。电子血压计已成为家庭自测血压的主要工具，也越来越多地被用于医院等医疗机构。

3. 血压测量技术

　　云视频 12-1　血压测量法

【目的】①判断血压有无异常；②动态监测血压变化，间接了解循环系统的功能状况；③协助诊断，为预防、治疗和护理提供依据。

【操作程序】

1）评估　①患者的全身情况：包括年龄、病情和治疗情况。②患者的局部情况：被测肢体的活动情况，有无偏瘫和功能障碍。③患者的心理情况：目前心理状态及合作程度。④影响血压测量的因素：有无影响血压测量准确性的因素存在，如 30 min 内患者无吸烟、活动、情绪激动。

2）计划　①护士准备：衣帽整洁，修剪指甲，洗手，戴口罩。②患者准备：了解测量血压的目的、方法、注意事项及配合要点；体位舒适、情绪稳定、愿意合作；测量前若有运动、吸烟、情绪变化等影响血压的因素，应休息 15～30 min 后再测量。③用物准备：治疗盘内备血压计、听诊器、记录本、笔和手消毒液。④环境准备：病室安静、整洁及光线充足。

　　3）实施　血压测量技术操作流程如表 12-9 所示。

表 12-9　血压测量技术操作流程

操作步骤	具体过程	重点说明
核对解释	(1) 携用物至床旁，核对患者床号、姓名、住院号 (2) 向患者和家属解释测量目的、配合方法及注意事项 (3) 正确检查血压计	(1) 核对床头卡、手腕带并询问，做到核对无误 (2) 测血压前，受试者应至少坐位安静休息 5 min (3) 检查血压计：汞柱完好、袖带完好、连接正确紧密，能充气至 220～240 mmHg
上肢血压测量（肱动脉）		
选择体位	(1) 患者取坐位或仰卧位，被测肢体（肱动脉）应和心脏处于同一水平 (2) 坐位：平第四肋；仰卧位：平腋中线	若肱动脉高于心脏水平，测得血压值偏低；肱动脉低于心脏水平，测得血压值偏高
安置手臂	卷袖露臂，手掌向上，肘部伸直，必要时脱袖	袖口不宜过紧，以免阻断血流，影响血压准确性
打开血压计	放妥血压计，开启水银槽开关	(1) 血压计"0"点应与肱动脉、心脏位于同一水平 (2) 避免倾倒，以免水银溢出
缠绕袖带	驱尽袖带内空气，将袖带橡胶管向下正对肘窝平整地缠于上臂中部，袖带下缘距肘窝 2～3 cm，松紧以能放入一指为宜	袖带过紧使血管在未充气前已受压，测得血压值偏低；袖带过松使橡胶袋呈球状，有效测量面积变窄，导致测得血压值偏高
下肢血压测量（腘动脉）（图 12-11）		
选择体位	患者取仰卧、俯卧或侧卧位	使腘动脉与心脏处于同一水平线
安放下肢	协助患者卷裤，露出大腿	必要时脱去一侧裤子，以免过紧影响血压的准确性
缠绕袖带	将袖带缠于大腿下部，其下缘距腘窝 3～5 cm，将听诊器置腘动脉搏动处，其余同肱动脉测量法	(1) 下肢血压计袖带应比上肢袖带宽 2 cm (2) 不可用上肢袖带测量，因袖带相对过窄，导致收缩压偏高
加压充气	(1) 触摸肱动脉搏动，将听诊器胸件置于肱动脉搏动最明显处（图 12-12） (2) 关闭气门，均匀充气至肱动脉搏动音消失再升高 20～30 mmHg	(1) 听诊器胸件不可塞在袖带下，以免局部受压较大和听诊时出现干扰声 (2) 肱动脉搏动消失表示袖带内压力大于心脏收缩压，血流被阻断 (3) 充气不可过快过猛，以免水银溢出和患者不适

（续表）

操作步骤	具体过程	重点说明
缓慢放气	以每秒 4 mmHg 的速度缓慢放气,注意肱动脉搏动声音和水银柱刻度变化	(1) 放气太慢,使静脉充血,舒张压值偏高;放气太快,未注意到听诊间隔,影响数值的准确性 (2) 视线应与水银柱弯月面保持同一水平
判断测值	当听到第一声搏动音时水银柱所指刻度为收缩压;当搏动声突然减弱或消失,此时水银柱所指刻度为舒张压	(1) 第一声搏动音出现表示袖带内压力降到与心脏收缩压相等,血流能通过受阻的肱动脉 (2) WHO 规定成人应以动脉搏动音的消失作为判断舒张压的标准
整理归位	(1) 测量后排尽袖带内余气,整理袖带放入盒内,将血压计盒盖右倾 45° 角,关闭水银槽开关,平稳放置 (2) 协助患者取舒适体位,正确解释测量结果,感谢患者配合	(1) 避免水银管破裂,水银溢出 (2) 使水银全部回流槽内
记录数值	将所测血压值按收缩压/舒张压(单位:mmHg 或 kPa)记录在记录本上,如 120/80 mmHg	如变音与消失音之间有差异时,两个读数都应记录,记录方法为:收缩压/变音/消失音(单位:mmHg),如 120/80 ～ 60 mmHg

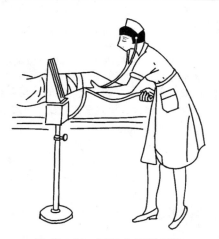

图 12 - 11 下肢血压测量法

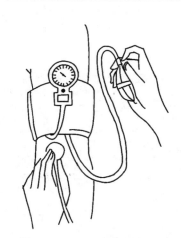

图 12 - 12 听诊器胸件位置

【注意事项】①密切观察患者的血压应做到"四定":即定时间、定部位、定体位及定血压计,有助于测定的准确性和对照的可比性。②定期检查和校对血压计。测量前应检查血压计的情况,如玻璃管有无裂损、水银是否充足、橡胶管和输气球是否漏气等,符合要求方可使用,防止误差。③为偏瘫、肢体外伤或手术患者测血压时应选择健侧肢体测量。④发现血压异常或听不清时,应重新测量。重测时,应先将袖带内空气驱尽,水银柱降至"0"点,稍待片刻后再测量(按《2010 年中国高血压防治指南》的要求,应相隔

1～2 min 重复测量，取 2 次读数的平均值记录。如果收缩压或舒张压的 2 次读数相差 5 mmHg 以上，应再次测量，取 3 次读数的平均值）。⑤排除影响血压测量值的干扰因素：如表 12－10 所示。

表 12－10　血压测量值的干扰因素与其变化

干扰因素	血压值变化	干扰因素	血压值变化
袖带过宽	偏低	袖带过窄	偏高
袖带过紧	偏低	袖带过松	偏高
被测肢体位置过高	偏低	被测肢体位置过低	偏高
测试者视线高于水银柱	偏低	测试者视线低于水银柱	偏高
水银不足	偏低		

在线案例 12－2　因脑出血入院，现昏迷，左侧肢体偏瘫

（沈丹宇）

PPT 课件　　复习与自测　　更多内容……

第十三章 冷热疗法

章前引言

　　冷热疗法是利用低于或高于人体温度的物质作用于人体表面,通过神经传导引起皮肤和内脏器官血管的收缩或舒张,改变机体各系统体液循环和新陈代谢,达到治疗的目的,是临床上常用的物理治疗方法。作为冷热疗法的实施者,护士应及时、有效地评估患者的局部和全身状况,正确应用冷热疗法,满足患者的身心需求,防止不良反应的发生,确保患者的安全,满足患者的身心需要。

· 学习目标 ·

　　(1)知道冷热疗法的禁忌证;热水袋及冰袋的使用;乙醇擦拭的操作流程及注意事项。

　　(2)理解冷热疗法的作用和目的、影响冷热疗的因素,以及继发效应的概念。

　　(3)能按护理程序的工作要求,熟练进行冷热疗法。

　　(4)操作中动作轻柔,以减轻不适感;能注意操作安全,注重保护患者隐私等。

思维导图

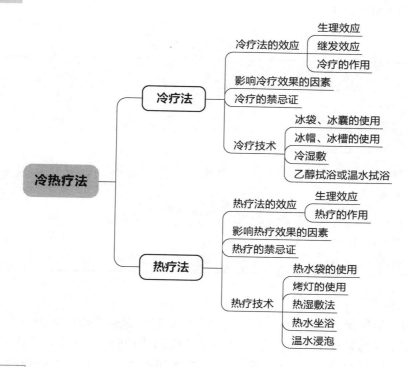

冷热疗法

- **冷疗法**
  - 冷疗法的效应
    - 生理效应
    - 继发效应
    - 冷疗的作用
  - 影响冷疗效果的因素
  - 冷疗的禁忌证
  - 冷疗技术
    - 冰袋、冰囊的使用
    - 冰帽、冰槽的使用
    - 冷湿敷
    - 乙醇拭浴或温水拭浴
- **热疗法**
  - 热疗法的效应
    - 生理效应
    - 热疗的作用
  - 影响热疗效果的因素
  - 热疗的禁忌证
  - 热疗技术
    - 热水袋的使用
    - 烤灯的使用
    - 热湿敷法
    - 热水坐浴
    - 温水浸泡

案例导入

　　患者,张某,女性,20岁。主诉:4天前因雨天路滑不小心扭伤踝部。今来院就诊。体格检查:左足外侧肿胀有压痛,皮肤完整,有瘀斑,皮温正常。诊断:左足扭伤。

　　问题:

　　(1) 如果你是责任护士,该采取冷疗还是热疗缓解症状?

　　(2) 如果张某踝部有伤口,在该项操作中需要注意什么?

第一节　冷　疗　法

一、冷疗法的效应

1. 生理效应

冷疗法(cold therapy)使细胞代谢减少,需氧量减少;局部血管收缩;毛细血管通透性下降;血液、淋巴流动减慢;体温下降;神经传导速度减慢;血液黏滞度增高;结缔组织伸展性减弱等(表 13-1)。

表 13-1 生 理 效 应

生理效应	用冷
细胞代谢	降低
需氧量	减少
毛细血管通透性	减少
血液黏稠度	增加
血液流动	减慢
淋巴流动	减慢
结缔组织伸展性	减弱
神经传导速度	减慢

2. 继发效应

局部用冷最典型的效应是引起周围小血管的收缩,但持续用冷 30 min 至 1 小时后,局部可发生小动脉扩张 10~15 min。这种用冷或用热超过一定时间,机体产生与生理效应相反的效应,称为继发效应。因此,在用冷或用热 30 min 后应停止使用,防止继发效应发生,如果患者需反复使用,应给予一定的复原时间,再按规定反复使用。

3. 冷疗的作用

(1) 控制炎症扩散:冷疗可使局部血管收缩,血流量减少,细胞的新陈代谢和细菌的活力降低,限制炎症扩散及抑制化脓,适用于炎症早期。

(2) 减轻局部充血或出血:冷疗可使毛细血管收缩,通透性降低,减轻局部组织的充血和水肿;同时冷疗还可使血液循环减慢,血液黏稠度增加,促进血液凝固而控制出血。适用于软组织挫伤的早期及体表组织的出血,如鼻出血、扁桃体摘除术后等。

(3) 减轻疼痛:冷疗可抑制组织细胞的活动,降低神经末梢的敏感性而减轻疼痛;冷疗还可使血管收缩,通透性降低,渗出减少,从而减轻由于局部组织肿胀压迫神经末梢所引起的疼痛。适用于急性损伤初期(48 小时内)、烫伤、牙痛等。

(4) 降温与保护脑细胞:冷直接与皮肤接触,通过传导与蒸发的散热方式,降低体温,适用于高热、中暑患者降温。头部用冷降低脑细胞的代谢,提高脑组织对缺氧的耐受性,减少脑细胞损害,适用于脑外伤、脑缺氧的患者。

4. 影响冷疗效果的因素

(1) 方式:冷疗有湿冷和干冷两大类。水是良好的导体,其传导力和渗透力均比空气强,在同等温度条件下湿法比干法效果好。在临床应用中应根据患者的情况选择适当的方式。

（2）时间：一般为 15～30 min。在一定的时间内,冷疗效应随时间的延长逐渐增强。时间过长可引起继发效应,甚至引起不良反应,如寒战、面色苍白、冻伤、局部细胞代谢障碍等。

（3）部位：皮下冷感受器比热感受器多 8～10 倍,故浅层皮肤对冷较敏感。此外,人的身体皮肤有厚有薄,如手和脚的皮肤较厚,对冷热刺激的耐受力强;而躯体的皮肤较薄,对冷热的刺激较为敏感。血管粗大、血流丰富的体表部位,用冷效果好。故高热者物理降温时选用颈部、腋下、腹股沟等处用冷或全身冷疗以增强降温效果。

（4）温度：用冷的温度与体表的温度相差越大,机体对冷刺激的反应越强,反之则越弱。此外,环境温度也会影响用冷效果。如在冷环境中用冷,冷效应则增强;反之,冷效应降低。

（5）面积：冷效应与用冷面积成正比。当用冷面积越大时,影响越大,反应越强,效果也越显著;而用冷面积小,对身体血量、温度等各部分影响小,反应也弱。局部用冷反应弱,全身用冷反应强。因此,大面积用冷应特别注意观察。

（6）个体差异：个体因年龄、性别、身体状况、生活习惯等的差异,对冷反应不同。婴幼儿体温调节中枢尚未发育成熟,对冷疗耐受性较低;老年人因感觉功能减退,对冷刺激反应比较迟钝;女性对冷刺激较男性敏感。身体虚弱、意识不清、感觉迟钝、麻痹或血液循环受阻的患者,对冷的敏感性降低,用冷时尤应严密观察,防止冻伤。

二、冷疗的禁忌证

（1）局部血液循环障碍：大面积组织受损、感染性休克、微循环明显障碍、皮肤颜色青紫者等均不宜用冷,以防加重微循环障碍,导致组织变性及坏死。

（2）慢性炎症或深部组织化脓：冷可使局部血流减少,妨碍炎症吸收。

（3）组织损伤：冷可使血液循环不良,增加组织损伤,影响伤口愈合。特别是大范围组织损伤,应禁止用冷。

（4）对冷过敏者：用冷时若出现荨麻疹、关节疼痛等症状,可能提示机体出现冷过敏,应禁忌冷疗。

（5）禁用冷疗的部位：①枕后、耳廓、阴囊等处,用冷易引起冻伤;②心前区,用冷可引起反射性心率减慢、心房颤动、心室颤动及房室传导阻滞;③腹部,用冷易引起腹痛、腹泻;④足底,用冷可反射性引起末梢血管收缩而影响散热,还可引起一过性冠状动脉收缩。

三、冷疗技术

1. 局部冷疗技术——冰袋、冰囊的使用

【目的】通过传导散热,达到降温、局部消肿、止血、抑制炎症扩散、缓解局部疼痛等作用。

【操作步骤】

1）评估　①患者的年龄、病情、意识情况、有无感觉障碍及冷过敏；②治疗部位皮肤状况，如颜色、温度、有无硬结、伤口、淤血等；③患者对冷疗的认识、心理反应及合作程度。

2）计划

（1）护士准备：仪表端庄，着装整洁，修剪指甲，洗手，戴口罩。

（2）患者准备：能理解并配合冷疗操作。

（3）用物准备。①备冰：将冰块放入帆布袋，用木槌敲碎，放入盆内，冷水冲去冰块棱角。②备冰袋、冰囊（图13-1）：检查冰袋、冰囊有无破损、漏水，确认完好。③装冰：将小冰块装入冰袋内约2/3满，排尽空气，夹紧袋口，用毛巾擦干外面溢水，倒提检查无漏水后装入布袋内。

（4）环境准备：病室安静、整洁，温湿度适宜，无对流风直吹患者。必要时用屏风或围帘遮挡。

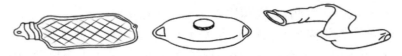

图13-1　冰袋和冰囊

3）实施　冰袋和冰囊的使用操作流程如表13-2所示。

表13-2　冰袋和冰囊的使用操作流程

操作步骤	具体过程	重点说明
准备冰块	（1）检查冰袋或冰囊有无破损、漏气 （2）将冰块放入帆布袋内，用木槌敲成小块，放入脸盆内，用冷水冲去棱角	（1）确保冰袋可正常使用 （2）避免棱角引起患者不适及损坏冰袋
装冰入袋	（1）装袋：将冰块装袋至约2/3满 （2）排气：排出冰袋内空气，夹紧袋口 （3）检查：用毛巾擦干冰袋，倒提 （4）加套：套上布套	（1）便于冰袋与皮肤接触 （2）空气可加速冰的融化 （3）检查冰袋有无漏水 （4）避免冰袋与患者皮肤直接接触，也可吸收冷凝水气
核对解释	（1）备齐用物，核对患者床号和姓名 （2）解释操作目的，配合要点	（1）做到核对无误 （2）合理解释，取得配合
放置冰袋	（1）高热降温时冰袋可置于前额、头顶部，冰囊置于体表大血管分布处；扁桃体摘除术后冰囊可置于颈前颌下（图13-2） （2）鼻部冷敷时，可将冰囊吊起，使其底部接触鼻根	（1）放置在血管粗大、血流丰富的体表部位 （2）防止术后出血 （3）减轻鼻部的压力
观察效果	询问患者感觉，观察局部皮肤及冰袋情况	如皮肤出现发紫、麻木感，应停止使用
撤除冰袋	（1）30 min后取下冰袋 （2）协助患者舒适卧位 （3）整理病床单位	以防产生继发效应

（续表）

操作步骤	具体过程	重点说明
整理用物	（1）整理用物，倒空冰袋，倒挂晾干，向袋内吹气，夹紧袋口，置阴凉处备用 （2）布套清洁后晾干备用	防止冰袋内面相互粘连
准确记录	洗手，记录	记录用冷部位、时间、效果及反应

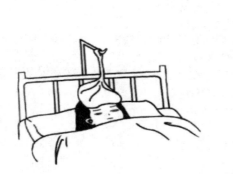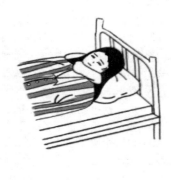

图 13-2 冰袋和冰囊的使用

4）评价 ①护患沟通有效，患者了解用冰袋、冰囊相关知识并能主动配合；②用冷方法正确，操作规范，达到治疗目的，无不良反应发生。

【注意事项】①随时观察冰袋、冰囊有无漏水、冰块是否融化，必要时更换或添加。②随时观察患者的局部皮肤情况，如出现苍白、发绀、麻木感等须立即停止用冷；同时注意倾听患者倾诉，有异常立即停止用冷。③用冷时间不超过 30 min，以防发生继发反应；如需重复使用，中间应间隔 1 小时。

📖 拓展阅读13-1 化学冰袋和化学加热袋

2. 局部冷疗技术——冰帽、冰槽的使用

【目的】主要用于头部降温，防治脑水肿，降低脑细胞代谢，减少需氧量，提高脑细胞对缺氧的耐受性，减轻脑细胞的损害。

【操作程序】

1）评估 ①患者的年龄、病情、意识状况、体温及治疗情况；②患者头部状况；③患者对冷疗的认识、心理反应及合作程度。

2）计划

（1）护士准备：仪表端庄，着装整洁，修剪指甲，洗手，戴口罩。

（2）患者准备：能理解使用冰帽、冰槽的目的和方法，配合操作。

（3）用物准备。①备冰：同冰袋备冰法。②备冰帽、冰槽：检查冰帽、冰槽有无破损，确认完好后装入冰块至 1/2 满，将排水管夹闭，检查有无漏水。③备海绵垫、肛表；

冰槽降温时另备不脱脂棉球、治疗碗及凡士林纱布 2 块。

（4）环境准备：病室安静、整洁，温湿度适宜，无对流风直吹患者。必要时屏风或围帘遮挡。

3）实施　冰帽和冰槽的使用操作流程如表 13 - 3 所示。

表 13 - 3　冰帽和冰槽的使用操作流程

操作步骤	具体过程	重点说明
核对解释	（1）携用物至患者床旁，核对患者床号、姓名 （2）解释操作目的、过程及配合方法	确认患者，取得配合
患者保护	（1）患者后颈部、双耳廓和接触冰块的部位垫以海绵垫 （2）用冰槽时，双耳道塞不脱脂棉球 （3）双眼盖凡士林纱布	（1）防止枕后、外耳冻伤 （2）防止水流进患者耳内 （3）保护角膜
置冰帽（槽）	（1）将冰帽或冰槽置于患者头部，戴好冰帽 （2）使用冰槽者将患者头部置于冰槽中 （3）将冰帽或冰槽的排水管置于水桶内（图 13 - 3）	
严密观察	（1）观察体温、头部（尤其是耳廓）皮肤情况、全身反应及病情变化 （2）监测肛温，维持在 33 ℃左右	肛温≥30 ℃，以防发生心室颤动等并发症
安置整理	（1）用冷完毕，撤去冰帽或冰槽，协助患者取舒适卧位 （2）整理用物，冰帽处理同冰袋，冰槽将水倒干消毒备用，其他用物清洁整理后放于原处备用	
洗手记录	洗手，脱口罩，记录冷疗部位、时间、效果及反应	降温后的体温数据绘制在特别护理记录单上

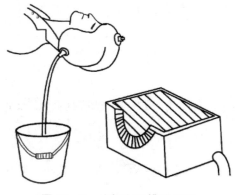

图 13 - 3　冰帽和冰槽的使用

4）评价　①患者了解使用冰帽和冰槽的相关知识，能主动配合；②用冷方法正确，操作规范，达到治疗目的，无不良反应发生；③护士动作轻巧，操作娴熟。

【注意事项】①随时观察冰帽（冰槽）有无漏水、冰块是否融化，必要时更换或添加。②观察头部皮肤变化，尤其注意患者耳廓部位有无发紫麻木及冻伤发生，定时进行头皮按摩，以促进血液循环，防止头皮压疮形成。注意心率和体温变化，维持肛温在 33 ℃左右，不可低于 30 ℃，以防发生心室颤动、房室传导阻滞等并发症。

拓展阅读 13 - 2　医用冰毯

3. 局部冷疗技术——冷湿敷

【目的】降温、消炎、止血，早期扭伤、挫伤消肿与镇痛。

【操作流程】

1）评估　同冰袋冷疗法。

2）计划　①护士准备：仪表端庄，着装整洁，修剪指甲，洗手，戴口罩。②患者准备：能理解冷湿敷的目的和方法，配合操作。③用物准备：备小盆冰水、敷布 2 块（大于患处面积）、敷钳 2 把、凡士林、棉签、纱布、小橡胶单及治疗巾、干毛巾，酌情备屏风。④环境准备：病室安静、整洁，温湿度适宜，无对流风直吹患者；必要时用屏风或围帘遮挡。

3）实施　冷湿敷法操作流程如表 13-4 所示。

表 13-4　冷湿敷法操作流程

操作步骤	具体过程	重点说明
核对解释	（1）携用物至患者床旁，核对患者床号和姓名 （2）解释操作目的、过程及配合方法	确认患者，取得配合
局部准备	在冷敷部位下垫小橡胶单及治疗巾，冷敷部位涂凡士林，范围略大于冷敷面积，上盖单层纱布	（1）保护皮肤 （2）保护床单
冷敷患处	将敷布浸入冰水中，敷钳夹起拧至不滴水为宜（图13-4），抖开敷布平敷于患处（图 13-5）	（1）敷布每 3～5 min 更换 （2）一般冷敷时间 15～20 min
观察效果	观察局部皮肤情况及患者反应	
安置整理	（1）冷敷结束后，揭开敷布和纱布，擦去凡士林 （2）协助患者取舒适卧位，整理床单位，清理用物，交代注意事项	
洗手记录	（1）洗手，脱口罩 （2）记录冷疗部位、时间、效果及反应	降温后的体温数据绘制在体温单上

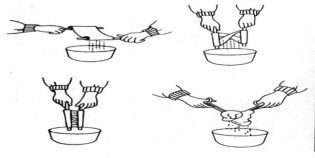
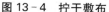

图 13-4　拧干敷布

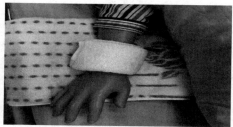

图 13-5　冷　敷

4）评价　①患者了解用冷湿敷相关知识、能主动配合；②冷湿敷方法正确，操作规范，达到治疗目的，无不良反应发生；③护士动作轻巧，操作娴熟。

【注意事项】①注意检查湿敷情况，及时更换敷布；②有伤口者应按无菌技术进行，冷敷后按外科换药法处理伤口；③用于高热患者降温时，应冷湿敷 30 min 后测量体温，并将体温记录在体温单上，若体温降至 39 ℃ 以下时则停用冷湿敷。

4. 全身冷疗技术——乙醇拭浴或温水拭浴

在线案例 13 - 1　因急性肺炎入院,体温 40.5℃,遵医嘱乙醇拭浴

【目的】主要通过传导或蒸发散热,为高热患者降温。乙醇是一种挥发性液体,拭浴时在皮肤上迅速蒸发,吸收和带走机体大量的热,而且乙醇又具有刺激皮肤使血管扩张的作用,因而散热能力较强。温水散热能力较乙醇弱,因此适用于小儿、老人及体质虚弱患者的降温。

【操作程序】

1) 评估　同冰袋冷疗法。

2) 计划　①护士准备:仪表端庄,着装整洁,修剪指甲,洗手,戴口罩。②患者准备:能理解乙醇或温水擦浴的目的和方法,配合操作。③用物准备:盆内盛 32～34℃温水,2/3 满(乙醇擦浴则应备 25%～35%的乙醇 200～300 ml,温度 30℃左右)、大浴巾、大纱布垫(或小毛巾)2 块、热水袋加套(内装 60～70℃热水)、冰袋加套(内装冰块)、清洁衣裤,必要时备清洁大单、被套、屏风和便盆。④环境准备:病室安静、整洁,温湿度适宜,无对流风直吹患者,用屏风或围帘遮挡。

3) 实施　温水或乙醇拭浴法操作流程如表 13 - 5 所示。

表 13 - 5　温水或乙醇拭浴法操作流程

操作步骤	具体过程	重点说明
核对解释	(1) 核对患者床号、姓名 (2) 解释操作目的、过程及配合方法	确认患者,取得配合
放置两袋	安置患者,松开床尾盖被,置冰袋于头部,置热水袋于足底	(1) 头部置冰袋有助降温,并减轻头部充血而引起的头痛 (2) 足部置热水袋可促进足底血管扩张,减轻头部充血,使患者感觉舒适
脱衣拭浴	脱上衣,解松腰带,垫大浴巾于拭浴部位,将浸有温水或乙醇的小毛巾拧半干,缠在手上呈手套式	以离心方向进行拍拭,用浴巾擦干
依次拍拭	(1) 拍拭两上肢:颈外侧→肩→上臂外侧→前臂外侧→手背;侧胸→腋窝→上臂内侧→肘窝→前臂内侧→手掌心 (2) 拍拭背部:协助患者侧卧,拍拭颈下肩部→背部→臀部,穿好上衣,脱去裤子 (3) 拍拭两下肢:髋部→下肢外侧→足背;腹股沟→下肢内侧→内踝;臀下→下肢后侧→腘窝→足跟,协助患者穿裤子	(1) 禁拍拭后颈部、心前区、腹部、足底等 (2) 每个部位拍拭 3 min
观察反应	注意观察病情,如出现面色苍白、寒战、脉搏及呼吸异常等,应停止拭浴并及时处理	一般拭浴时间为 15～20 min,以免着凉
安置整理	(1) 取下热水袋,协助患者取舒适卧位,整理床单位,交代注意事项 (2) 用物清洁消毒后放于原处备用	(1) 拭浴后 30 min 测量体温 (2) 体温降至 39℃以下即可取下头部冰袋
洗手记录	洗手,脱口罩,记录冷疗部位、时间、效果及反应	降温后的体温数据绘制在体温单上

4) 评价 ①患者了解拭浴相关知识、能主动配合;②拭浴方法正确、操作规范,达到治疗目的、无不良反应发生。

【注意事项】①禁忌拍拭胸前区、腹部、后颈、足底等部位,以免引起不良反应;②新生儿及血液病高热患者禁用乙醇拭浴;③拭浴时,以拍拭(轻拍)方式进行,避免用摩擦方式,因摩擦易生热。

第二节 热 疗 法

一、热疗法的效应

1. 生理效应

热疗法(thermotherapy)使细胞代谢增快,需氧量增加,局部血管扩张,毛细血管通透性增强,血液、淋巴流动变快,体温上升,神经传导速度增快,血液黏滞度变低,结缔组织伸展性增强等(表 13-6)。

表 13-6 生 理 效 应

生理效应	用热
细胞代谢	增加
需氧量	增加
毛细血管通透性	增加
血液黏稠度	降低
血液流动	增快
淋巴流动	增快
结缔组织伸展性	增强
神经传导速度	增快

2. 热疗的作用

(1) 保暖:末梢循环不良患者用热疗可以促进血液循环,使患者感到温暖舒适。常用于危重、小儿、老年及末梢循环不良患者的保暖。

(2) 促进炎症消散和局限:用热疗可使局部血管扩张,促进组织血液循环,增强新陈代谢和白细胞的吞噬功能。在炎症早期用热,可促进炎性渗出物的吸收和消散;在炎症后期用热,可促使白细胞释放出蛋白溶解酶,以溶解坏死组织,使炎症局限。如踝关节扭伤出血 48 小时后应用热湿敷,可促进踝关节软组织淤血的吸收和消散。

(3) 缓解疼痛:用热疗可以降低痛觉神经的兴奋性,以提高疼痛阈值;改善血液循环,加速组胺等致痛物质的排出;减轻水肿,以解除对局部神经末梢的压力;松弛肌肉、肌腱和韧带组织,以解除肌肉痉挛和关节强直,如关节炎患者使用热疗可以缓解晨僵和疼痛。

(4) 减轻深部组织的充血:用热疗使体表血管扩张,血流量增加,因而深部组织血流量相对减少,从而减轻深部组织充血。

二、影响热疗效果的因素

(1) 方式:用热方式分干热和湿热两种。用热方式不同,疗效也不同。使用湿热时,因水比空气导热能力强且渗透力大,故湿热效应优于干热。

(2) 时间:在一定的时间内,热疗效应随着时间的延长效果逐渐增强,并达到最大的治疗效果。但是用热时间过长,会发生继发反应而抵消其治疗效果,甚至导致身体出现不良反应。

(3) 部位:用热部位不同,产生的热效应也不同。身体各部位的皮肤厚薄不均,皮肤薄或不经常暴露的部位,对热的敏感性较强,故用热效果好;而皮肤较厚的区域如手掌、脚底对热刺激的耐受性较强,用热效果也较差。

(4) 温度:用热的温度与体表的温度相差越大,热效应越强;反之,则越弱。环境温度的高低也影响用热温度和效果。

(5) 面积:热效应与用热面积成正比。用热面积越大,热效越强;反之,则越弱。实施大面积用热或全身用热时,应密切观察局部或全身反应。

(6) 个体差异:不同个体对用热的敏感性和耐受性有所差异,热效应也不同。婴幼儿体温调节中枢尚未发育成熟,对热刺激反应较为强烈;老年人因体温调节功能减退,对热的敏感性降低;女性对热刺激较男性敏感;身体虚弱、意识不清、昏迷、瘫痪、循环不良的患者,因感觉障碍,对热的敏感性差,耐受力低,故用热时应特别警惕烫伤的发生。

三、热疗的禁忌证

(1) 急腹症未明确诊断前:因为用热能缓解疼痛,但疼痛原因不明时易掩盖病情而贻误诊断和治疗。

(2) 面部"危险三角区"感染:面部"危险三角区"血管丰富又无静脉瓣,与颅内海绵窦相通,用热后该处血管扩张,血流量增多,导致细菌及毒素进入血液循环,促使炎症扩散,引起颅内感染和败血症。

(3) 各种脏器内出血、出血性疾病:用热使血管扩张,增加脏器的血流量和血管通透性而加重出血。

(4) 软组织损伤或扭伤早期:软组织损伤或扭伤 48 h 内,用热可使血管扩张,通透性增加,从而加重皮下出血、肿胀和疼痛。

(5) 其他。①心、肝、肾功能不全者:大面积热疗使皮肤血管扩张,减少对内脏器官的血液供应,加重病情。②恶性肿瘤:热疗会加速肿瘤细胞的生长、转移、扩散,使病情加重。③金属移植物：金属是热的良导体，用热时易导致烫伤。④皮肤疾病：用热会加重皮肤损坏，增加患者不适，如湿疹、开放性引流伤口处等。此外，非炎性水肿时不用热，因用热会加重水肿。⑤孕妇腹部：影响胎儿的生长。⑥麻痹、感觉异常者慎用。⑦睾丸：用热会抑制精子发育并破坏精子。⑧急性炎症：热疗可使局部温度升高，有利于细菌繁殖及分泌物增多，加重病情，如牙龈炎、中耳炎、结膜炎。

四、热疗技术

1. 干热疗技术——热水袋的使用

【目的】保暖、解痉、镇痛、舒适。

【操作流程】

1）评估　①患者的年龄、病情、治疗情况、热疗部位皮肤状况，如颜色、温度、有无硬结、淤血、感觉障碍及对热的耐受情况等；②患者对热疗的认识、心理反应及合作程度。

2）计划

（1）护士准备：仪表端庄，着装整洁，修剪指甲，洗手，戴口罩。

（2）患者准备：能理解使用热水袋的目的和方法，配合操作。

（3）用物准备。①备热水袋：检查热水袋有无破损、漏气。②测水温：热水倒入量杯中，水温计测量，调节水温至 60～70 ℃。③灌入热水：将热水袋放平去塞，将热水灌入热水袋，边灌水边提高袋口，使水不致溢出，灌水至热水袋容积的 1/2～2/3 满。④排气、检查：将袋口缓慢放平，排尽空气（图 13-6），旋紧塞子，用毛巾拭干溢水，倒提热水袋轻轻抖动检查有无漏水。⑤套好布套。

（4）环境准备：病室安静、整洁，温湿度适宜，无对流风直吹患者，必要时用屏风或围帘遮挡。

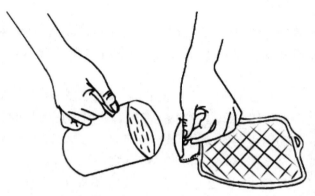

图 13-6　热水袋驱气法

3）实施　热水袋的使用操作流程如表 13-7 所示。

表 13−7　热水袋的使用操作流程

操作步骤	具体过程	重点说明
核对解释	携用物至患者床旁，核对患者床号、姓名并解释	确认患者，取得配合
置热水袋	热水袋置于所需部位，袋口朝向身体外侧	
密切观察	（1）用热过程中，随时观察热水袋有无漏水和局部皮肤受热情况，如发现皮肤潮红，疼痛，立即停止使用 （2）用热，并涂凡士林	以防烫伤
安置整理	（1）30 min 内应撤掉热水袋，协助患者取舒适卧位 （2）倒空热水袋，倒挂晾干，吹入空气，拧紧塞子 （3）布套放入污物袋内送洗，其他用物清洁整理备用	（1）用热时间不超过 30 min （2）吹入空气防两层橡胶粘连
洗手记录	洗手、脱口罩，记录热疗部位、时间、效果及反应	

4）评价　①患者了解使用热水袋相关知识并能主动配合；②方法正确、舒适安全，达到治疗目的，无过热、心慌、头晕等感觉，未发生烫伤。

【注意事项】①随时观察局部皮肤情况，如发现皮肤潮红应立即停止使用，并在局部涂凡士林保护皮肤；②热水袋内不能装水太满，持续用热应及时更换热水，并严格执行交接班；③对循环不良、老人、婴幼儿、昏迷及感觉障碍者水温应调至 50 ℃ 以内，使用时在布套外面再包裹一层毛巾，加强巡视以防烫伤。

2. 干热疗技术——烤灯的使用

烤灯主要利用红外线、可见光线、电磁波等的辐射热产生热效应，用于婴儿红臀、会阴部伤口及植皮供皮区等的照射治疗。临床上，常用的烤灯有鹅颈灯、红外线灯及特定电磁波治疗器等。

【目的】消炎、解痉、镇痛、促进创面干燥结痂、保护肉芽组织生长、利于伤口愈合，临床用于感染的伤口、压疮、臀红、神经炎及关节炎等。

【操作程序】

1）评估　①患者的年龄、病情、治疗情况、热疗部位皮肤状况，如颜色、温度、有无硬结、淤血、感觉障碍及对热的耐受情况等；②患者对热疗的认识、心理反应及合作程度。

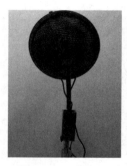

图 13−7　烤　灯

2）计划　①护士准备：仪表端庄，着装整洁，修剪指甲，洗手，戴口罩。②患者准备：能理解使用烤灯的目的和方法，配合操作。③用物准备：烤灯（图 13−7，根据需要选用不同功率的灯泡），手、足等小部位以 250 W 为宜，胸、腹、腰背等部位可用 500～1 000 W，必要时备屏风。④环境准备：病室安静、整洁，温湿度适宜，无对流风直吹患者。

3）实施　烤灯的使用操作流程如表 13−8 所示。

表 13-8 烤灯的使用操作流程

操作步骤	具体过程	重点说明
核对解释	携用物至患者床旁,核对患者床号和姓名,解释操作目的、过程及配合方法	确认患者,取得配合
安置患者	(1)取舒适体位,暴露治疗部位 (2)照射前胸、面颈部时,患者戴有色眼镜或用纱布遮盖眼睛	(1)必要时用屏风或围帘遮挡,保护患者自尊 (2)保护眼睛
调节灯距	(1)灯头移至治疗部位的斜上方或侧方,有保护罩的灯头可垂直照射 (2)灯距一般为 30~50 cm	以防烫伤
开灯照射	(1)接通电源,打开开关 (2)照射时间一般为 20~30 min,以患者感觉温热为宜	如感觉过热、心悸、头晕等,及时告诉医生
密切观察	(1)观察局部皮肤状况及患者反应,倾听患者主诉 (2)皮肤出现桃红色均匀红斑为合适剂量	如皮肤为紫红色,应立即停止照射,局部涂凡士林保护皮肤
安置整理	(1)照射完毕,关闭开关,撤灯 (2)协助患者取舒适卧位,整理床单位及用物	患者休息 15 min 后方可外出,以防感冒
洗手记录	洗手,脱口罩,记录热疗部位、时间、效果及反应	

4)评价 ①患者了解使用烤灯的相关知识、能主动配合;②方法正确、舒适安全,达到治疗目的,无过热、心慌、头晕等感觉,未发生烫伤;③照射面颈部和前胸时,患者眼睛不受伤害。

【注意事项】①根据治疗部位选择不同功率的红外线灯头,如手、足等小部位用 250 W 的灯头,胸腹、腰背部灯可用 500~1 000 W 的大灯头。②意识不清、局部感觉障碍、血液循环障碍、瘢痕者,治疗时应加大灯距,防止烫伤。③照射过程中保持患者体位舒适,嘱患者如有过热、心悸、头晕等症状时,及时报告医护人员。④照射完毕,嘱患者休息 15 min 后方可外出,以防感冒。

拓展阅读 13-3 婴儿辐射保暖台

3. 湿热疗技术——热湿敷法

【目的】促进局部血液循环、消炎、消肿、解痉、镇痛,适用于急性感染。

【操作程序】

1)评估 同热水袋的使用。

2)计划

(1)护士准备:仪表端庄,着装整洁,修剪指甲,洗手,戴口罩。

(2)患者准备:能理解湿热敷的目的和方法,配合操作。

(3)用物准备。①治疗盘内备:弯盘、纱布、敷布 2 块、敷钳 2 把、凡士林、棉签、棉垫、塑料薄膜、治疗巾、毛巾、水温计。②小水盆(内盛热水,水温一般为 50~60 ℃)、热水瓶或热源。③必要时备热水袋、屏风,有伤口者需备换药用物。

（4）环境准备：病室安静、整洁，温湿度适宜，无对流风直吹，必要时用屏风或围帘遮挡。

3）实施 热湿敷法操作流程如表 13-9 所示。

表 13-9 热湿敷法的操作流程

操作步骤	具体过程	重点说明
核对解释	携用物至患者床旁，核对并解释	确认患者，取得配合
安置患者	（1）协助患者取舒适体位，暴露患处，必要时用屏风遮挡 （2）治疗部位下垫小橡胶单及治疗巾，热敷部位涂凡士林（范围略大于热敷面积），上盖单层纱布，以保护皮肤	（1）保护患者隐私 （2）减缓热传导，防烫伤，保持热效
热敷患处	（1）敷布在热水中浸透，用敷料钳拧干至不滴水抖开，以手腕掌侧测温不烫手为宜，敷于患处 （2）上盖塑料薄膜及棉垫，以维持温度	（1）水温 50~60℃ （2）敷布每 3~5 min 更换一次，热敷时间为 15~20 min
密切观察	（1）观察局部皮肤颜色及患者反应 （2）倾听患者主诉	注意与患者进行交流，如感觉过热，可揭起一角局部散热
安置整理	（1）热敷完毕，撤去用物，擦去凡士林，协助患者取舒适卧位，整理床单位 （2）用物清洁整理后备用	面部湿热敷者，热敷结束 30 min 后方可外出，防止感冒
洗手记录	洗手，脱口罩，记录热敷部位、时间、效果、反应	

4）评价 ①患者了解湿热敷的相关知识、能主动配合；②热敷方法正确、舒适安全，达到治疗目的，未发生烫伤；③患者治疗局部的炎症和疼痛情况减轻，伤口、创面结痂。

【注意事项】①在热敷过程中随时观察局部皮肤颜色和全身情况，防止烫伤；②面部热敷者，嘱热敷后 30 min 方可外出，以防感冒；③伤口部位作湿热敷，严格执行无菌操作，热敷后按换药法处理伤口。

4. 湿热疗技术——热水坐浴

【目的】可减轻盆腔、直肠器官的充血，达到消炎、消肿、止痛和促进引流的作用，常用于会阴、肛门疾病及手术后等患者。

【操作程序】

1）评估 ①患者的年龄、病情、治疗情况、热疗部位皮肤状况，如颜色、温度、有无硬结、淤血、感觉障碍及对热的耐受情况等；②患者对热疗的认识、心理反应及合作程度。

2）计划 ①护士准备：仪表端庄，着装整洁，修剪指甲，洗手，戴口罩。②患者准备：能理解热水坐浴的目的和方法，坐浴前排空大小便，清洁坐浴部位。③用物准备：坐

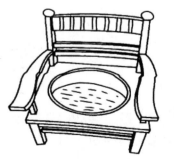

图 13-8 坐浴椅

浴椅(图 13-8)上置坐浴盆、40～45℃热水(根据医嘱加药)、无菌纱布、水温计、毛巾、必要时备屏风。④环境准备:病室安静、整洁,温湿度适宜,无对流风直吹患者,必要时用屏风或围帘遮挡。

3)实施 热水坐浴操作流程如表 13-10 所示。

表 13-10 热水坐浴操作流程

操作步骤	具体过程	重点说明
核对解释	携用物至患者床旁,核对并解释	确认患者,取得配合
备好溶液	(1)将药液和温水倒入盆内 1/2 满 (2)调节水温 40～45℃	
协助坐浴	(1)脱裤至膝,暴露患处;用纱布蘸拭,使臀部皮肤适应水温后再完全浸入坐浴盆中;腿部用大毛巾遮盖 (2)坐浴时间一般为 15～20 min	(1)添加热水时嘱患者臀部偏离浴盆,防止烫伤 (2)有伤口者,准备无菌坐浴盆及药液,坐浴完毕,伤口按外科换药法处理
密切观察	观察局部皮肤颜色及患者反应	若出现面色苍白、脉搏加快、眩晕、软弱无力应停止坐浴
安置整理	(1)坐浴完毕,用纱布擦干臀部,协助患者穿好衣裤,取舒适卧位,整理床单位 (2)将用物清洁、消毒,整理后放于原处备用	
洗手记录	洗手,脱口罩,记录热疗部位、时间、效果及反应	

4)评价 ①患者理解热水坐浴的相关知识、能主动配合;②坐浴方法正确,患者感觉舒适安全,未发生烫伤;③患者治疗局部的炎症和疼痛情况减轻,达到治疗目的。

【注意事项】①热水坐浴前,应先排空两便,以免坐浴时热水刺激引起排尿、排便反射;②坐浴部位如有伤口,需备无菌坐浴盆和药液,坐浴后按外科换药法处理伤口;③女性患者月经期、产后 2 周内、妊娠后期、阴道出血和盆腔急性炎症均不宜坐浴,以免引起或加重感染。

5. 湿热疗技术——温水浸泡

【目的】消炎、镇痛,清洁、消毒伤口。用于手、足等部位的感染早期,使炎症局限;感染晚期伤口破溃,促进伤口愈合。

【操作程序】

1)评估 同热水袋的使用。

2)计划 ①护士准备:仪表端庄,着装整洁,修剪指甲,洗手,戴口罩。②患者准备:理解热浸泡的目的和方法,能配合操作。③用物准备:盆内盛 43～46℃热水(根据医嘱加药)1/2 满、纱布 2 块,弯盘内放镊子 1 把、纱布数块,必要时备屏风。④环境准备:病室安静、整洁,温湿度适宜,无对流风直吹患者,必要时用屏风或围帘遮挡。

3)实施 温水浸泡操作流程如表 13-11 所示。

表 13-11　温水浸泡操作流程

操作步骤	具体过程	重点说明
核对解释	携用物至患者床旁,核对并解释	确认患者,取得配合
备好溶液	将药液和温水倒入盆内 1/2 满,调节水温 43~46 ℃	
协助浸泡	(1) 协助患者将患肢慢慢放入盆内浸泡液中,酌情调节水温,防止烫伤 (2) 必要时用镊子夹取纱布反复轻擦创面,使之清洁(图 13-9)	(1) 浸泡时间一般为 30 min (2) 镊子勿接触创面
密切观察	观察局部皮肤颜色及患者反应	若发红、疼痛,及时处理
安置整理	(1) 浸泡完毕,擦干肢体,协助患者取舒适卧位 (2) 将用物清洁、消毒,整理后放于原处备用	
洗手记录	洗手,脱口罩,记录热疗部位、时间、效果及反应	

4）评价　①护患沟通有效,患者理解,配合良好;②患者安全,达到治疗目的,未发生烫伤与感染。

【注意事项】①浸泡过程中如需添加热水,应先将肢体移出盆外,以免烫伤;②浸泡过程中注意观察局部皮肤情况,如出现发红、疼痛等反应要及时处理;③浸泡的肢体有伤口时需备无菌浸泡盆和浸泡液,按换药法处理伤口。

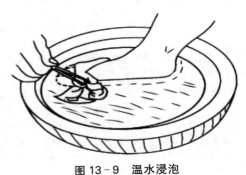

图 13-9　温水浸泡

（蒋高霞）

PPT 课件　复习与自测　更多内容……

第十四章 饮食与营养

章前引言

　　饮食与营养同健康与疾病有非常重要的关系。合理的饮食与营养可以保证机体正常生长发育,维持机体各种生理功能,促进组织修复,提高机体免疫力。而不良的饮食与营养可以引起人体各种营养物质失衡,甚至易导致各种疾病的发生。此外,当机体患病时,通过适当的途径给予患者均衡的饮食以及充足的营养也是促进患者康复的有效手段。因此,护士应掌握饮食与营养的相关知识,正确评估患者的饮食、营养状况等,制订科学合理的饮食治疗计划,并采取适宜的供给途径实施饮食治疗计划,以促进患者尽快康复。

· 学习目标 ·

　　(1)知道医院的饮食种类、适用范围、原则,一般饮食护理,患者饮食护理,以及鼻饲技术。

　　(2)能阐述人体需要的营养素,以及要素饮食的目的、操作方法和注意事项。

　　(3)能区分影响人体饮食营养的因素。

　　(4)能运用正确的方法对患者的营养状态进行评估。

　　(5)能规范应用鼻饲技术进行鼻饲法管喂饮食操作。

　　(6)能正确运用一般饮食护理的措施对患者进行饮食护理。

　　(7)具有高度的同情心和责任心,关心和尊重患者。

思维导图

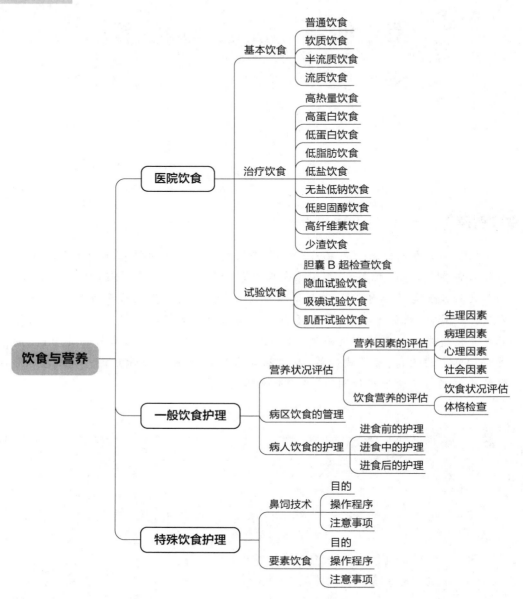

案例导入

　　患者,王某,65 岁,患有高血压,3 天前因家庭矛盾引发脑血管意外急诊入院。经过抢救患者目前处于浅昏迷状态,医嘱给予鼻饲补充营养。

问题：

（1）如果你是王某的责任护士，在实行鼻饲操作时怎样才能提高插管的成功率？为什么？

（2）插管时如果患者发生呛咳、呼吸困难、发绀等情况，应如何处理？

第一节　医 院 饮 食

食物中经过人体消化吸收和利用来维持生命活动的成分称为营养素。人体需要的营养素包括蛋白质、脂肪、碳水化合物、矿物质、微量元素、维生素和水。人体所需要的能量是由蛋白质、脂肪、碳水化合物三大营养素在体内酶的作用下经过生物氧化释放出来的能量所提供的。因此，蛋白质、脂肪、碳水化合物被称为"产热营养素"，它们的产热量分别为蛋白质 16.7 kJ/g（4 kcal/g）、脂肪 37.6 kJ/g（9 kcal/g）、碳水化合物 16.7 kJ/g（4 kcal/g）。

热能常用兆焦耳（MJ）或千卡（kcal）来表示，两者的换算关系：

100 kcal = 4.184 MJ，1 MJ = 239 kcal

为适应患者不同病情的需要，医院的饮食可分为基本饮食、治疗饮食和试验饮食三大类。

一、基本饮食

基本饮食（basic diet）适合大多数患者的需要，包括普通饮食、软质饮食、半流质饮食、流质饮食四种（表 14-1）。

表 14-1　基 本 饮 食

种类	适用范围	饮食原则	用法及热量
普通饮食	病情较轻或疾病恢复期、体温正常、消化功能正常者	营养平衡，美观可口；易消化、无刺激性食物	每日进餐 3 次，蛋白质为 70～90 g/d，总热量为 9.5～11 MJ/d
软质饮食	消化功能差、低热、咀嚼不便、老年、幼儿、口腔疾患及术后恢复期等患者	食物碎、软、烂；无刺激性、易消化、易咀嚼食物，如面条、软饭，菜和肉要切碎、煮烂	每日进餐 3～4 次，蛋白质为 60～80 g/d，总热量 8.5～9.5 MJ/d
半流质饮食	消化道疾患、体弱、吞咽咀嚼困难、发热及术后等患者	少食多餐；无刺激性、易咀嚼、吞咽和消化；食物呈半流质状态，如泥、末、粥、羹、面条、馄饨、蒸鸡蛋、肉末、豆腐等	每日进餐 5～6 次，每次 300 ml，蛋白质为 50～70 g/d，总热量为 6.5～8.5 MJ/d

（续表）

种类	适用范围	饮食原则	用法及热量
流质饮食	高热、口腔疾患、各类大手术后、急性消化道疾病、危重及全身衰竭等患者	食物呈液体状，如奶类、豆浆、米汤、稀藕粉、肉汁、菜汁等；此类饮食所含热量及营养不足，只能短期使用	每日进餐6～7次，每次200～300 ml，蛋白质为40～50 g/d，总热量为3.5～5.0 MJ/d

二、治疗饮食

治疗饮食（therapeutical diet）是在基本饮食的基础上，适当调整热能和营养素的摄入量，以适应病情的需要，达到治疗的目的（表14-2）。

表14-2　治 疗 饮 食

种类	适用范围	饮食原则
高热量饮食	用于热能消耗较高的患者，如甲状腺功能亢进、大面积烧伤、结核、肝炎、胆道疾患、体重不足等患者及产妇	在基本饮食的基础上加餐2次，可进食牛奶、豆浆、鸡蛋、蛋糕、巧克力及甜食等
高蛋白质饮食	用于高代谢性疾病，如恶性肿瘤、结核、贫血、烧伤、肾病综合征、甲状腺功能亢进、低蛋白血症、大手术后等患者及孕妇、哺乳期妇女	增加蛋白质的含量，如肉类、鱼类、蛋类、乳类、豆类等；按体重计算1.5～2 g/(kg·d)，每日总量不超过120 g
低蛋白质饮食	用于限制蛋白质摄入的患者，如急性肾炎、尿毒症、肝昏迷等患者	成人蛋白质摄入总量＜40 g/d，视病情需要也可在20～30 g/d，肾功能不全的患者应多摄入动物性蛋白，忌用豆制品；而肝性昏迷的患者应以植物蛋白为主
低脂肪饮食	用于肝、胆、胰疾病，高脂血症、动脉硬化、冠心病、肥胖症及腹泻等患者	成人脂肪摄入量＜50 g/d，肝、胆、胰疾病患者脂肪摄入量＜40 g/d，尤其要限制动物脂肪的摄入，少用油，禁食肥肉、蛋黄、脑等食物；高脂血症及动脉硬化患者不必限制植物油（椰子油除外）
低盐饮食	用于急慢性肾炎、心脏病、肝硬化伴腹水、重度高血压、水肿较轻等患者	成人食盐摄入量＜2 g/d（含钠0.8 g）或酱油10 ml/d，但不包括食物内自然存在的氯化钠；禁食腌制品，如咸菜、皮蛋、火腿、香肠、咸肉、虾米等
无盐低钠饮食	适用范围同低盐饮食，但水肿较重者	（1）无盐饮食，除食物内自然含钠量外，不放食盐烹调低钠饮食；除无盐外，还应控制摄入食物中自然存在的钠含量（＜0.5 g/d），禁用腌制品 （2）对于无盐低钠者，还应禁用含钠多的食物和药物，如含碱食品（馒头、油条、挂面、汽水）和碳酸氢钠药物等，烹调时可采用增加糖、醋、无盐酱油、少钠酱油等调味

（续表）

种类	适用范围	饮食原则
低胆固醇饮食	用于高胆固醇血症、高脂血症、动脉硬化、冠心病、高血压等患者	胆固醇的摄入量<300 mg/d,禁用或少用含胆固醇高的食物,如动物内脏和脑、鱼子、蛋黄、肥肉和动物油等
高纤维素饮食	用于便秘、肥胖、高脂血症、糖尿病等患者	选择含纤维素多的食物,如韭菜、芹菜、粗粮、竹笋、菠菜等
少渣饮食	用于伤寒、痢疾、肛门疾病、腹泻、肠炎、食管胃底静脉曲张、咽喉部及消化道手术后的患者	少用含纤维素多的食物,如韭菜、竹笋、芹菜等;不用强刺激性调味品和坚硬的食物,肠道疾病患者少用油

三、试验饮食

试验饮食(test diet)亦称诊断饮食,是指在特定的时间内,通过调整饮食的内容而协助疾病的诊断和提高实验室检查准确性的一类饮食(表 14-3)。

表 14-3　试　验　饮　食

种类	适用范围	饮食原则
胆囊 B 超检查饮食	用于需要进行 B 超检查胆囊、胆管、肝胆管有无结石、慢性炎症及其他疾病的患者	试验时间为 3 天,检查前一天午餐进食高脂肪饮食,刺激胆囊收缩排空,晚餐进食无脂肪、低蛋白、高糖类清淡饮食。检查当日早晨禁食,第一次 X 线摄片后,如胆囊显影良好,可进食高脂肪餐(如油煎荷包蛋 2 只或奶油巧克力 40~50 g,脂肪量为 25~50 g),以刺激胆囊收缩和排空,有助于显影剂进入胆囊;30~45 min 后,进行第二次 X 线摄片检查
隐血试验饮食	用于大便隐血试验前的准备,协助诊断有无消化道出血	禁食肉类、肝脏、血类食品、含铁剂丰富的药物及大量绿色蔬菜等,以免产生假阳性反应;可食用牛奶、豆制品、白菜、冬瓜、土豆、白萝卜、菜花、山药等,第四天起连续留取 3 天粪便做潜血检查
吸碘试验饮食	用于协助测定甲状腺功能	试验时间为 2 周,试验期间禁用含碘食物及其他一切影响甲状腺功能的药物及食物,如海带、紫菜、海参、虾、鱼、加碘食盐等;禁用含碘消毒剂做局部消毒;2 周后做[131]I 功能测定
肌酐试验饮食	用于协助检查、测定肾小球的滤过功能	试验时间为 3 天,禁食肉类、禽类、鱼类、茶与咖啡,限制蛋白质摄入;全天主食<300 g,蛋白质<40 g,以排除外源性肌酐的影响,蔬菜、水果、植物油不限制,热量不足可增加藕粉和含糖的食物,第三天留取尿液做肌酐试验

第二节　一般饮食护理

一、营养状况的评估

营养评估(nutritional assessment)是健康评估中的重要组成部分。通过与患者及其家属的密切接触,护士可以及时、正确地检查患者的营养状况,评估膳食组成,了解和掌握患者现存的或潜在的营养问题,这对于护士选择恰当的饮食治疗与护理方案、改善患者的营养状况及促进患者的康复具有重要的指导意义。

(一)影响因素的评估

影响饮食与营养的因素有生理因素、病理因素、心理因素及社会因素等。

1. 生理因素

(1)年龄:人在生长发育过程中的不同阶段对热能及营养素的需要量有所不同。婴幼儿生长速度快,需要高蛋白、高维生素、高矿物质及高热量饮食;母乳喂养的婴儿还需要补充维生素 D、维生素 K、铁等营养素。幼儿及学龄前期儿童应确保摄入充足的脂肪酸,以满足大脑及神经系统的发育。青少年需摄入足够的蛋白质、维生素和微量元素如钙、铁、碘等。老年人新陈代谢慢,每日所需的热量减少,但对钙的需求增加。不同年龄的患者对食物质地的选择也有差异,如婴幼儿咀嚼及消化功能尚未完善、老年人咀嚼及消化功能减退,应给予软质易消化食物。另外,不同年龄的患者可有不同的饮食喜好。

(2)活动量:各种活动是能量代谢的主要因素,活动强度、工作性质、工作条件不同,热能消耗也不同。活动量大的个体对热能及营养素的需求大于活动量小的个体。

(3)特殊生理状况:处于妊娠期、哺乳期的女性对营养的需求显著增加,同时会有饮食习惯的改变。妊娠期女性摄入营养素的比例应均衡,同时需要增加蛋白质、铁、碘、叶酸的摄入量,在孕期的后 3 个月尤其要增加钙的摄入量。哺乳期女性在每日的饮食基础上需再加 500 kcal 热量,对蛋白质等物质的需要量增加到 65 g/d,同时应注意维生素 B 及维生素 C 的摄入。

2. 病理因素

(1)疾病及药物影响:许多疾病可影响患者对食物及营养的摄取、消化、吸收及代谢。口腔、胃肠道疾患可直接影响食物的摄取、消化和吸收。当患有高代谢性疾病,如发热、烧伤、甲状腺功能亢进等或慢性消耗性疾病时,机体对热量的需求量较正常增加。伤口愈合与感染期间,患者对蛋白质的需求较大。有的药物可影响营养素的吸收,如长期服用苯妥英钠可干扰叶酸和维生素 C 的吸收、考来烯胺可阻止胆固醇的吸收、利尿剂及抗酸剂容易造成矿物质缺乏;有的药物可影响营养素的排泄,如异烟肼使维生素 B_6 排泄增加;有的药物可杀灭肠内正常菌群,使一些维生素的来源减少,如磺胺类药物可使维生素 B 及维生素 K 在肠内的合成发生障碍。

（2）食物过敏：某些人对特定的食物如牛奶、海产品等过敏,食用后会出现腹泻、哮喘、荨麻疹等过敏反应,影响营养的摄入和吸收。

3. 心理因素

一般情况下,焦虑、忧郁、恐惧、悲哀等不良情绪可引起交感神经兴奋,抑制胃肠道蠕动及消化液的分泌,使人食欲降低,引起进食过少、偏食、厌食等;愉快、轻松的心理状态则会促进食欲;有些患者在进食时会有不正常的心理状态,如在孤独、焦虑时就想吃食物。

4. 社会因素

（1）经济状况：直接影响人们的购买力,影响人们对食物的选择,从而影响其营养状况。经济状况良好者应注意有无营养过剩,而经济状况较差者应防止营养不良。

（2）饮食习惯：每个人都会有自己的饮食习惯,包括食品的选择、烹调方法、饮食方式、饮食嗜好、进食时间等。饮食习惯受民族、宗教信仰、社会背景、文化习俗、地理位置、生活方式等的影响。不同民族及宗教的人可能有不同的饮食禁忌,如佛教徒很少摄入动物性食物,可能会引起特定营养素的缺乏。我国有"东酸西辣,南甜北咸"的饮食特色,如东北人喜食酸菜,其中含有较多的亚硝胺类物质,易发生消化系统肿瘤。饮食习惯不佳,如偏食、吃零食等,可造成某些营养素的摄取量过多或过少,导致不平衡。嗜好饮酒者,长期大量饮酒可使食欲减退,导致营养不良。

（3）饮食环境：进食时周围的环境、食具的洁净、食物的色、香、味等都可影响人们对食物的选择及摄入。

（4）生活方式：现代高效率、快节奏的生活方式使食用快餐、速食食品的人越来越多。

（5）营养知识：正确地理解和掌握营养知识有助于人们摄入均衡的饮食和营养。如果患者不了解营养素的每日需要量和食物的营养成分等基本知识,生活中存在关于饮食营养知识方面的误区,就可能出现不同程度的营养失调。

（二）饮食营养的评估

1. 饮食状况评估

对患者饮食状况的评估可明确患者是否存在影响营养状况的饮食问题。

（1）用餐情况：注意评估患者用餐的时间、频次、方式、规律等。

（2）摄食种类及摄入量：食物种类繁多,不同食物中营养素的含量不同,注意评估患者摄入食物的种类、数量及相互比例是否适宜,是否易被人体消化吸收。

（3）食欲：注意评估患者食欲有无改变;若有改变,注意分析原因。

（4）其他：应注意评估患者是否服用药物、补品并注意其种类、剂量、服入时间,有无食物过敏史、特殊喜好,有无咀嚼不便、口腔疾病等可影响其饮食状况的因素。

2. 体格检查

通过对患者的外貌、皮肤、毛发、指甲、骨骼和肌肉等方面的评估可初步确定患者的营养状况(表 14 - 4)。

表 14 - 4 营养状况的身体征象

评价项目	营养良好	营养不良
体重	正常范围	肥胖或低于正常体重
毛发	浓密、有光泽	干燥、稀疏、无光泽、易脱落
皮肤	有光泽、弹性好	无光泽、干燥、弹性差、肤色过淡或过深
黏膜	红润	苍白、干燥
皮下脂肪	丰满	菲薄
指甲	粉色,坚实	粗糙、无光泽,反甲,易断裂
肌肉和骨骼	肌肉结实,骨骼无畸形	肌肉松弛无力,肋间隙、锁骨上窝凹陷、肩胛骨和髂骨嵴峋突出

二、病区的饮食管理

患者入院后,由病区负责医生根据患者病情开出饮食医嘱,确定患者所需的饮食种类。护士根据医嘱填写入院饮食通知单,送交营养室,并填写在病区的饮食单上,同时在患者的床尾或床头注上相应标记,作为分发饮食的依据。

因病情需要而更改饮食时,如半流质饮食改为软质饮食、手术前需要禁食或病愈出院需要停止饮食等,需由医生开出医嘱。护士按医嘱填写饮食更改通知单或饮食停止通知单,送交订餐人员或营养室,由其做出相应处理。

三、患者的饮食护理

(一)患者进食前的护理

1. 饮食教育

由于饮食习惯不同、缺乏营养知识,患者可能对于医院的某些饮食不理解,难以接受。护士应根据患者所需的饮食种类对患者进行解释和指导,说明意义,明确可选用和不宜选用的食物及进餐次数等,取得患者的配合。

2. 进食环境准备

舒适的进食环境可使患者心情愉快,促进食欲。患者进食的环境应以清洁、整齐、空气新鲜、气氛轻松愉快为原则。①进食前暂停非紧急的治疗及护理工作。②病室内如有危重或呻吟的患者,应以屏风遮挡。③整理床单位,收拾床旁桌椅及床上不需要的物品,去除不良气味,避免不良视觉印象,如饭前半小时开窗通风、移去便器等。④多人共同进餐可促进患者食欲;如条件允许,应鼓励患者在病区餐厅集体进餐,或鼓励同病室患者共同进餐。

3. 患者准备

进食前患者感觉舒适会有利于进食。因此,在进食前,护士应协助患者做好相应的准备工作。①减轻或去除各种不舒适因素:疼痛患者给予适当的镇痛措施;高热者给予降温;敷料包扎固定过紧、过松者给予适当调节;因固定的特定姿势引起疲劳时,应帮助患者更换卧位或给予相应部位按摩。②减少患者的不良心理状态:对于焦虑、忧郁者给予心理指导;条件许可时,可允许家人陪伴患者进餐。③协助患者洗手及清洁口腔:对病情严重者给予口腔护理,以促进食欲。④协助患者采取舒适的进餐姿势:如病情许可,可协助患者下床进食;不便下床者,可安排坐位或半坐位,并于床上摆放小桌进餐(图 14-1);卧床患者可安排侧卧位或仰卧位(头转向一侧)并给予适当支托。⑤征得患者同意后将治疗巾或餐巾围于患者胸前,以保持衣服和被单的清洁,并使患者做好进食准备。

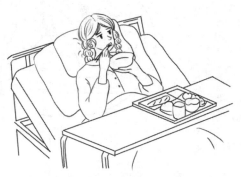

图 14-1　床上摆放小桌进餐

(二)患者进食中的护理

1. 及时分发食物

护士洗净双手,衣帽整洁。根据饮食单上的饮食要求协助配餐员及时将热饭、热菜准确无误地分发给每位患者。

2. 鼓励并协助患者进食

患者进食期间应巡视患者,同时鼓励或协助患者进食。①检查治疗饮食、试验饮食的实施情况,并适时给予督促,随时征求患者对饮食制作的意见,并及时向营养室反映。对访客带来的食物,需经护士检查,符合治疗护理原则的方可食用,必要时协助加热。②进食期间,护士可及时、有针对性地解答患者在饮食方面的问题,逐渐纠正其不良饮食习惯。③鼓励卧床患者自行进食,并将食物、餐具等放在患者易取到的位置,必要时护士应给予帮助。④对不能自行进食者,应根据患者的进食习惯如进食的次序与方法等耐心喂食,每次喂食的量及速度可按患者的情况和要求而定,不要催促患者,便于其咀嚼和吞咽。食物的温度要适宜,防止烫伤。饭和菜、固体和液体食物应轮流喂食。进流质饮食者,可用吸管吸吮。⑤对双目失明或眼睛被遮盖的患者,除遵守上述喂食要求外,应告诉患者喂食内容以增加其进食的兴趣。若患者要求自己进食,可按时钟平面图放置食物,并告知方向、食品名称,利于患者按顺序摄取,如 6 点钟放饭,12 点钟放汤,3 点钟及 9 点钟放菜等(图 14-2)。⑥对禁食或限量饮食者,应告知患者原因,以取得配合,同时在床尾挂上标记,做好交接班。⑦对于需要增加饮水量者,应向患者解释大量饮水的目的及重要性。督促患者在白天饮入一天总饮水量的 3/4,以免因夜间饮水多增加排尿次数而影响睡眠。患者无法一次大量饮水时可少量多次饮水,并注意改变液体种类,以保证液体的摄入。⑧对限制饮水量者,护士应向患者及家属说明限水的目的及饮水量,以取得合作。患者床边应有限水标记。若患者口渴,可用湿棉球湿润口唇或滴水湿润口腔黏膜;口渴严重时,若病情允许,可采用含冰块、酸梅等方法刺激唾液分泌而止渴。

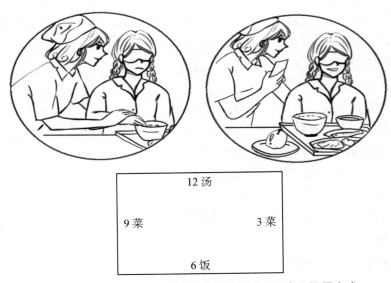

图 14-2　双目失明或眼睛被遮盖患者进食及食物摆置方式

3. 特殊问题的处理

在巡视患者时应及时处理进食过程中的特殊问题。①恶心:若患者在进食过程中出现恶心,可鼓励其做深呼吸并暂时停止进食。②呕吐:若患者发生呕吐,应及时给予帮助。将患者头偏向一侧,防止呕吐物进入气管内;给患者提供盛装呕吐物的容器;尽快清除呕吐物并及时更换被污染的被服等;开窗通风,去除室内不良气味;帮助患者漱口或给予口腔护理,以去除口腔异味;询问患者是否愿意继续进食,对不愿意继续进食者可帮助其保存好剩下的食物待其愿意进食时给予;观察呕吐物的性质、颜色、量和气味等并做好记录。③呛咳:告诉患者在进食过程中应细嚼慢咽,不要边进食边说话,以免发生呛咳。若患者发生呛咳,应帮助患者拍背;若异物进入喉部,应及时在腹部剑突下、肚脐上用手向上、向下推挤数次,使异物吐出,防止发生窒息。

(三)患者进食后的护理

(1)及时撤去餐具,清理食物残渣,整理床单位,督促和协助患者饭后洗手、漱口或为患者做口腔护理,以保持餐后的清洁和舒适。

(2)餐后根据需要做好记录,如进食的种类、数量、患者进食时和进食后的反应等,以评价患者的进食是否达到营养需求。

(3)对暂需禁食或延迟进食的患者应做好交接班。

第三节　特殊饮食护理

对于一些特殊患者,例如病情危重、消化功能障碍、不能经口或不愿正常摄食的患者,为保证其营养素的摄取与消化吸收,维持并改善患者的营养状态,保持组织器官的结构与功能,调控免疫、内分泌等功能并修复组织,促进康复,临床上常根据患者的不同情况采用特殊的饮食护理。

一、鼻饲技术

⚟ 云视频 14-1　鼻饲技术

📖 在线案例 14-1　舌癌患者术后饮食和营养

鼻饲(nasogastric feeding)是通过胃管经一侧鼻腔插入胃内,从管内灌注营养丰富的流质饮食、水分和药物的方法。

根据导管插入的途径可分为:口胃管——导管由口腔插入胃内;鼻胃管——导管经鼻腔插入胃内;鼻肠管——将导管由鼻腔插入小肠;胃造瘘管——导管经胃造瘘口插入胃内;空肠造瘘管——导管经空肠造瘘口插至空肠内。

【目的】保证患者摄入足够的热能和营养素,满足不能经口进食患者对营养和治疗的需要。适应于:①昏迷或不能经口进食者,如口腔疾患、某些手术后、消化道肿瘤、食管狭窄、食管气管瘘患者;②不能张口的患者,如破伤风患者;③早产儿和病情危重的患者以及拒绝进食的患者(如精神异常者)。

【操作程序】

1)评估　①患者的病情、治疗情况、意识状态是否清醒;②鼻腔情况(如是否通畅,有无肿胀、炎症、畸形、阻塞、鼻中隔偏曲、鼻腔息肉、鼻黏膜损伤等);③患者的心理状态、合作程度,能否承受插入导管的刺激。

2)计划

(1)患者准备:了解鼻饲法的相关知识,包括鼻饲的目的、操作中的配合方法及注意事项,如戴眼镜或有活动义齿者应取下,妥善放置。

(2)护士准备:着装整洁,修剪指甲,洗手,戴口罩;关心体贴患者,做好解释工作。

(3)用物准备:包括治疗车上层和治疗车下层的用物准备。

治疗车上层:①无菌治疗盘(插管时用):无菌巾内置治疗碗、镊子、压舌板、纱布、液体石蜡棉球或纱布、消毒胃管(或一次性胃管另备)。胃管可根据鼻饲持续的时间、患者的耐受程度选择橡胶胃管、硅胶胃管或新型胃管。②无菌巾外:治疗巾、治疗碗、弯盘、50 ml注射器、水温计、量杯、温开水、棉签、胶布、夹子或橡皮圈、安全别针、听诊器、手电筒、保温杯(盛流质饮食 200 ml、38~40 ℃)、医用灭菌手套、手消毒液。③治疗盘(拔管时用）：治疗碗（内有纱布）、松节油、酒精、棉签、弯盘、治疗巾、漱口杯（内盛温开水）、手套、手消毒液等。

治疗车下层：生活垃圾桶和医用垃圾桶。

（4）环境准备：安静整洁，光线适宜，无异味、无流动探视人员。

3）实施　鼻饲技术操作流程如表 14-5 所示。

表 14-5　鼻饲技术操作流程

操作步骤	具体过程	重点说明
核对解释	（1）备齐用物，携至床旁，仔细核对患者信息 （2）解释操作目的，取得患者合作，取下义齿	（1）核对床头卡、手腕带并询问，做到核对无误 （2）合理解释，解除不良情绪
安置体位	（1）根据病情取坐位或半坐卧位 （2）无法坐起者取右侧卧位 （3）昏迷患者取去枕仰卧位，头向后仰	（1）减轻胃管通过鼻咽部时引起的呕吐反射 （2）避免胃管误入气管
铺巾置盘	（1）将治疗巾铺于患者颌下，确定患者剑突位置 （2）弯盘置于口角旁，做好剑突标志	（1）防止床单位污染 （2）为测量胃管长度做准备
鼻腔清洁	（1）选择一侧鼻孔，确保通畅 （2）用湿棉签清洁鼻腔	（1）再次确认有无鼻腔疾患 （2）防止导管被鼻腔内容物堵塞
测管标记	（1）备好胶布，打开无菌盘，再次核对 （2）将 50 ml 注射器和一次性胃管取出放入无菌盘内 （3）戴好无菌手套，从胃管末端注入少量空气 （4）测量插管长度，标记需插入的长度（图 14-3） （5）前额发际至剑突，或鼻尖经耳垂再至剑突距离	（1）注重无菌原则 （2）检查是否通畅，关闭胃管末端 （3）成人插入 45～55 cm （4）小儿眉间到剑突与脐中点的距离
润滑胃管	用液体石蜡棉球或纱布润滑胃管前端 10～20 cm	减少插管时的摩擦力
规范插管	（1）清醒患者插管：一只手持纱布托住胃管，另一只手持镊子或血管钳夹持胃管的前端，沿着一侧鼻孔缓缓插入，插至咽喉部（10～15 cm 处），嘱患者做吞咽动作，同时迅速将胃管插至标记处 （2）如患者出现恶心、呕吐应暂停片刻，嘱患者做深呼吸或吞咽动作以减轻不适，随后将胃管插入 （3）昏迷患者插管前先去枕取仰卧位，头向后仰，当胃管插至 15 cm 时，用左手将患者头部托起，使下颌尽量靠近胸骨柄，缓缓插至预定刻度（图 14-4）	（1）插入不畅时，应检查胃管是否盘在口中 （2）吞咽动作有利于胃管迅速插入食管 （3）如果发生呛咳、呼吸困难、发绀等情况，表明胃管误入气管，则应立即拔出，休息片刻后重新插入 （4）深呼吸可缓解紧张 （5）避免胃管误入气管 （6）可以增大咽喉部通道的弧度，以便胃管顺利通过会厌，提高插管成功率

（续表）

操作步骤	具体过程	重点说明
初步固定	用胶布固定胃管在鼻翼两侧	防止验证时胃管脱出
确认入胃	（1）抽：用冲洗器连接胃管末端回抽，见胃液 （2）看：将胃管开口端置于水中，观察是否有气泡 （3）听：将听诊器置于患者胃部，用注射器注入10 ml空气，听是否有气过水声（图14-5）	（1）有胃液抽出 （2）无气泡逸出 （3）听到气过水声 （4）插管后必须先验证胃管在胃
二次固定	将胃管固定在同侧面颊部防止胃管脱出	注意胶布位置，不可遮挡患者的视线
灌入食物	（1）连接注射器，缓注少量温开水（＞10 ml） （2）注入流质饮食或药物，避免注入空气导致腹胀 （3）注食完毕，再注入少量温开水	（1）温开水可润滑管腔，防止鼻饲液黏附于管壁 （2）防止鼻饲液积存于管腔中变质，造成胃肠炎或堵塞管腔
反折固定	关闭胃管塞并反折胃管末端，用纱布包好，橡皮圈系紧或用夹子夹紧，用别针固定于患者衣服上或枕旁	（1）防止胃管脱出 （2）固定留出的胃管长度应不影响患者翻身
整理记录	（1）协助清洁口鼻面部，撤去治疗巾，整理床单位 （2）嘱患者维持原卧位20～30 min （3）洗净注射器，放于治疗盘内，用纱布盖好备用 （4）洗手，记录	（1）对长期鼻饲者，每日2次口腔护理 （2）维持原卧位，防止呕吐 （3）鼻饲用物应每日更换消毒 （4）鼻饲液种类、量、插管时间、患者反应
拔出胃管	（1）携准备好的用物至床旁，核对解释，戴手套，铺治疗巾，放弯盘，松别针，揭去胶布，移动胃管 （2）反折胃管末端，切断空气压 （3）一手用纱布包裹近鼻处的胃管，嘱咐患者深呼吸；呼气时立即拔管，至咽喉处快速拔出 （4）用纱布包裹胃管置于医用垃圾桶，移至患者视线 （5）清洁患者口鼻及面部，用松节油擦去胶布痕迹，再用酒精擦除松节油，并协助患者漱口	（1）取得患者合作，使患者精神放松 （2）拔管前移动胃管可防止胃管粘连而损伤黏膜 （3）预防管内液体流出进入气管 （4）边拔管边擦拭胃管外壁，以免管内残留的液体滴入气管 （5）迅速移除胃管可防止污染被服及给患者造成不悦感 （6）维持患者形象，必要时做口腔护理
整理记录	（1）清理用物，整理床单位 （2）协助患者取舒适卧位 （3）洗手，记录	（1）保持床单位的整洁 （2）满足患者的舒适需求 （3）拔管时间及患者反应

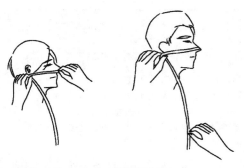

图 14-3 测量胃管的长度

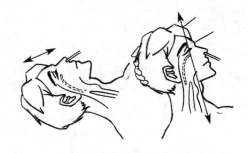

图 14-4 为昏迷患者插胃管

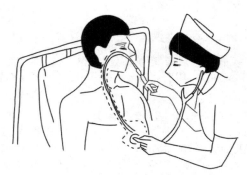

图 14-5 证实胃管插入胃内的方法

　　4）评价　①患者获得基本热能、营养、水及药物,无黏膜损伤及并发症;②护士操作熟练规范,动作轻柔,关爱患者,插管顺利;③护患沟通有效,清醒患者有身心准备,能积极配合。

　　📖 拓展阅读 14-1　胃管种类

　　📖 云视频 14-2　插胃管

　　【注意事项】①操作前需向患者解释鼻饲的目的及配合方法,消除患者的疑虑及不安全感。②插管时动作要轻稳,注意食道解剖特点,在通过食道三个狭窄处时(环状软骨水平处、平气管分叉处、食管通过膈肌处)要特别小心,避免损伤鼻腔及食道黏膜。③灌注食物前需证实胃管在胃内,检查胃管是否通畅,先注入少量温开水冲管。灌食时鼻饲混合流食应当间接加温,以免蛋白凝固;每次鼻饲量<200 ml,间隔时间>2 小时。果汁、奶汁分别灌注,防止产生凝块;药片应先研碎溶解后注入。灌食后再次注入少量温开水,防止鼻饲液残留而致凝结变质;避免注入空气而致腹胀。不要立即翻动患者,以免引起呕吐及呕吐物逆流入气管。并记录饮食量。④对于长期鼻饲患者每天检查胃管插入的深度,并检查有无胃潴留;当胃内容物超过 150 ml 时,通知医师减量或者暂停鼻饲。同时,每日需进行口腔护理,每周更换一次胃管,硅胶胃管每月更换一次,于晚间末次喂食后拔管,翌晨从另一侧鼻腔插入。⑤三个避免:避免灌入空气,以防造成腹胀;避免灌注速度过快,防止不适应；避免鼻饲液过热或过冷，防止烫伤黏膜和胃部不适。⑥对于一些特殊患者，例如食管、胃底静脉曲张、食管癌和食管梗阻的患者禁忌鼻饲。

　　⊙ 边学边练 14-1　鼻饲技术

二、要素饮食

　　⊙ 拓展阅读 14-2　完全肠外营养
　　　　拓展阅读 14-3　肠内营养泵

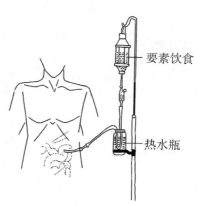

图 14-6　空肠造瘘滴入饮食

　　要素饮食（elemental diet）是一种化学精制食物，包含游离氨基酸、单糖、必需脂肪酸、维生素、无机盐类和微量元素，含有全部人体所需的易于消化吸收的营养成分。其特点是营养成分明确，营养价值高，无须经过消化过程，可直接被肠道吸收和利用，为人体提供热能及营养。要素饮食可通过口服、鼻饲、滴注等方法供给患者。操作步骤以滴注法为例，适用于经空肠喂食的危重患者（图 14-6）。

　　【目的】供给化学精制食物，以促进危重患者伤口愈合，改善营养状况，达到辅助治疗的目的。适用于严重烧伤及创伤等高代谢、消化道瘘、手术前后需营养支持、非感染性严重腹泻、消化吸收不良等患者。

　　【操作程序】

　　1）评估　患者的病情、营养状况及对营养素的需求等，以保证供给患者适宜浓度和剂量的要素饮食。

　　2）计划

　　（1）患者准备：了解要素饮食的相关知识，以取得合作。

　　（2）护士准备：着装整洁，修剪指甲，洗手，戴口罩。

　　（3）用物准备：包括治疗车上层和下层的用物准备。

　　治疗车上层：①治疗盘内：碘伏、无菌持物钳、无菌棉签、液状石蜡、棉签、弯盘、适量温开水、等渗盐水或蒸馏水、治疗碗（内盛纱布）、橡胶圈、别针、70%乙醇、手消毒液。②滴入器具：无菌有盖吊瓶、输液器、瘘管等，输液泵、输液架、热水瓶、夹子等。③要素饮食：液态要素饮食如果汁、菜汤；粉状要素饮食应按比例添加水，分别配制成 5%、10%、15%、20%或 25%的液体。

　　治疗车下层：生活垃圾桶、医用垃圾桶。

　　（4）环境准备：病室安静、整洁，光线充足。根据患者需要选用帷帘。

　　3）实施　要素饮食滴注法操作流程如表 14-6 所示。

表 14 - 6 要素饮食滴注法操作流程

操作步骤	具体过程	重点说明
核对解释	备齐用物,携至床旁,仔细核对患者信息,解释操作目的、配合要点	(1) 核对床头卡、手腕带并询问,做到核对无误 (2) 合理解释,取得配合
准备液体	(1) 检查无菌有盖吊瓶、输液泵、输液器生产日期和灭菌日期 (2) 衔接输液器,将有盖吊瓶挂在输液架上 (3) 读水温计,测量要素饮食温度,倒入吊瓶内	(1) 物品完好,均在有效期内 (2) 装置衔接正确 (3) 温度适宜
排尽空气	排尽输液器内的气体(茂菲滴壶以下)	将输液器挂在输液架上
消毒冲管	(1) 消毒造瘘口的皮肤及造瘘管 (2) 温开水冲注造瘘管	少量温开水可湿润管腔
接管调速	(1) 将头皮针取下弃掉,润滑输液器前端 (2) 再次排气与造瘘管连接 (3) 间歇滴注:每日 4～6 次,每次 400～500 ml,每次输注持续时间 30～60 min (4) 连续滴注 12～24 h,浓度宜从 5% 逐渐调至 20%～25%,速度由 40～60 ml/h 逐渐增至 120 ml/h,最高可达 150 ml/h 或用输液泵保持恒定滴速	(1) 保持输液器前端无菌 (2) 排尽空气,避免引起腹胀 (3) 此法反应少,多数患者能忍耐 (4) 此法多用于经空肠造瘘喂养的危重患者 (5) 浓度、速度应逐渐增加,利于患者耐受 (6) 温度应保持在 41～42℃,避免过低引起腹泻
拔管固定	滴注完毕,分离输液器和造瘘管,用少量温开水冲注造瘘管,并将造瘘管反折无菌纱布包好固定	(1) 温开水湿润管腔,防止食物黏附于管壁 (2) 防止灌入食物反流、造瘘管脱出
整理记录	(1) 清理用物,整理床单,协助患者取舒适卧位 (2) 洗手,记录	(1) 保持床单位的整洁,满足患者的舒适需求 (2) 记录滴注饮食剂量、次数及患者的反应

4)评价 ①患者的饮食营养需要得到满足;②护患沟通有效,患者理解操作目的,能积极配合;③操作熟练规范、动作轻柔,插管顺利,患者未发生并发症。

【注意事项】①配置要素饮食的时候应严格执行无菌操作原则,所有配制用物应严格灭菌后使用。每天配制一次,置于 4℃ 的冰箱保存,应于 24 小时内用完。②根据患者的具体病情和营养评估资料,一般原则是由低浓度、低容量开始,逐渐增加。停用时需逐渐减量,不可骤停,以免引起低血糖反应。使用期间定期检查血糖、尿糖、大便潜血、出凝血时间、凝血酶原、氮排出量和肝功能、电解质等,定期测体重。③滴注过程中应经常巡视患者,如出现恶心、呕吐、腹胀等症状时应及时查明原因,根据患者的反应原因与轻重程度适当调整速度、温度及用量,反应严重者可暂停滴入。④长期使用者应补充维生素和矿物质,定期检查血糖、尿糖、血尿素氮、电解质、肝功能等指标,注意观察尿量、大便次数及性状,并记录体重,做好营养评估。⑤消化道出血患者、3 个月内婴儿应禁用;糖尿病患者、胃切除术后患者应慎用。

（王小燕 寿 菲）

PPT 课件　　复习与自测　　更多内容……

第十五章 排泄护理

章前引言

排泄是机体在新陈代谢的终过程中,将所产生的不能再利用的(尿素、尿酸、二氧化碳、氨等)、过剩的(水和无机盐)以及进入人体的各种异物从体内排出体外的生理过程。排泄是人体的基本生理需要之一,也是维持生命的必要条件之一。人体排泄的途径有皮肤、呼吸道、消化道及泌尿道,其中泌尿道和消化道是主要的排泄途径。患者因受疾病的影响致使机体不能正常进行排尿、排便活动,护理人员应运用与排泄有关的护理知识和技能,帮助并指导患者维持和恢复正常的排泄功能,满足患者排泄的生理需要,使其获得最佳的健康和舒适状态。

• 学习目标 •

(1) 知道排尿、排便状况的评估内容。

(2) 能理解排尿异常和排便异常的护理措施。

(3) 能描述导尿管的种类及应用。

(4) 能应用导尿技术、留置导尿技术以及膀胱冲洗技术。

(5) 知道常用灌肠液的种类及应用;能理解特殊患者的灌肠要求。

(6) 能区分大量不保留灌肠技术与小量不保留灌肠。

(7) 学会小量不保留灌肠、保留灌肠及肛管排气技术。

(8) 知道导尿技术、灌肠技术的注意事项。

思维导图

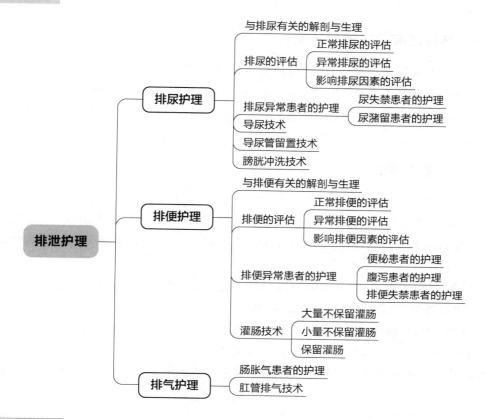

排泄护理
├── 排尿护理
│   ├── 与排尿有关的解剖与生理
│   ├── 排尿的评估
│   │   ├── 正常排尿的评估
│   │   ├── 异常排尿的评估
│   │   └── 影响排尿因素的评估
│   ├── 排尿异常患者的护理
│   │   ├── 尿失禁患者的护理
│   │   └── 尿潴留患者的护理
│   ├── 导尿技术
│   ├── 导尿管留置技术
│   └── 膀胱冲洗技术
├── 排便护理
│   ├── 与排便有关的解剖与生理
│   ├── 排便的评估
│   │   ├── 正常排便的评估
│   │   ├── 异常排便的评估
│   │   └── 影响排便因素的评估
│   ├── 排便异常患者的护理
│   │   ├── 便秘患者的护理
│   │   ├── 腹泻患者的护理
│   │   └── 排便失禁患者的护理
│   └── 灌肠技术
│   ├── 大量不保留灌肠
│   ├── 小量不保留灌肠
│   └── 保留灌肠
└── 排气护理
    ├── 肠胀气患者的护理
    └── 肛管排气技术

案例导入

　　患者,马某,男,88岁。既往有前列腺肥大病史,因"下腹部胀痛2小时"急诊来院。查体:下腹部膨隆明显,膀胱区充盈,有尿意,8小时未解小便。护士小张采用了很多方法帮助该患者促进排尿,但均无效。

　　问题:

　　(1)护士小张采取什么护理措施可以更好地解除患者的痛苦?

　　(2)在操作过程中应注意什么?

第一节　排　尿　护　理

　　人体代谢终产物、有毒物质、剩余电解质和药物都随尿液排出体外,调节水、电解质和酸碱平衡,以维持人体内环境的相对稳定。当患者因为各种因素导致不能正常进行泌尿活动时,护士需应用泌尿系统相关知识与技能,帮助或指导患者恢复并维持正常的排尿状态,恢复健康。

一、与排尿有关的解剖与生理

(1) 解剖:泌尿系统是由肾脏、输尿管、膀胱及尿道组成。

(2) 生理:肾脏不断生存尿液,储存在膀胱。当膀胱内尿液达到一定量,就会引起排尿反射,将尿液排出体外。成年人排尿反射受大脑皮质控制,是一个正反馈过程。婴幼儿大脑发育不完善,对初级排尿中枢控制能力较弱。

二、排尿的评估

1. 正常排尿的评估

(1) 尿量和次数:尿量是反映肾脏功能的重要指标之一。正常成人 24 小时尿量 1 000～2 000 ml,平均约 1 500 ml。一般日间排尿 3～5 次,夜间排尿 0～1 次,每次尿量 200～400 ml。

(2) 颜色和透明度:正常新鲜尿液呈淡黄色,尿液浓缩时尿量减少,尿色加深。正常尿液清澈透明,冷却后可出现混浊,加热后恢复透明。

(3) 比重和酸碱度:尿比重取决于肾脏的浓缩功能,正常尿比重波动值为 1.015～1.025;pH 值为 4.5～7.5,平均值为 6,呈弱酸性。

(4) 气味:新鲜尿液的气味来自尿中的挥发性酸,静置后因尿素分解产生氨,故有氨臭味。

2. 异常排尿的评估

1) 尿量与次数

(1) 多尿:是指 24 小时尿量＞2 500 ml。常见于糖尿病、尿崩症、急性肾功能不全等患者。

(2) 少尿:是指 24 小时尿量＜400 ml 或每小时尿量＜17 ml。常见于心力衰竭、肾衰竭或休克等患者。

(3) 无尿:是指 24 小时尿量＜100 ml 或 12 小时内无尿液。常见于严重休克和急性肾衰竭的患者。

(4) 膀胱刺激征:尿频、尿急、尿痛三者同时出现称膀胱刺激征。尿频是指在单位时间里排尿次数增多;尿急是指患者突然有强烈的尿意而无法控制需要立即排出尿液;尿痛是指排尿时膀胱区及尿道有疼痛感。膀胱刺激征常见于膀胱及尿路感染等患者,往往伴有血尿。

2) 颜色

(1) 血尿:是指尿液内含有一定量的红细胞,其颜色的深浅与尿液中含有红细胞数量的多少有关。当红细胞含量很多时,尿液的颜色呈洗肉水样。常见于输尿管结石、泌尿系统结核、肿瘤及感染等患者。

（2）血红蛋白尿：尿液呈酱油色或浓茶色，是由于各种原因导致大量红细胞在血管内被破坏，血红蛋白经肾脏排出形成血红蛋白尿，隐血试验阳性。常见于溶血性贫血、溶血反应和恶性疟疾等患者。

（3）胆红素尿：呈黄褐色或深黄色，因尿液中含有胆红素。常见于肝细胞性黄疸及阻塞性黄疸等患者。

（4）脓尿：呈白色絮状浑浊。常见于泌尿系结核、非特异性感染等患病。

（5）乳糜尿：呈乳白色，尿液中含有大量的淋巴液。常见于丝虫病患病。

3）透明度　新鲜尿液为浑浊状，常见于泌尿系感染等患者。因尿液中含有大量的脓细胞、红细胞和上皮细胞、管型时。振荡尿液时可产生不易消失的泡沫，透明度不变，常提示蛋白尿。

4）比重　尿比重经常固定于1.010左右，提示严重肾功能障碍。

5）气味　新鲜尿液有氨臭味常提示泌尿道感染；烂苹果味常提示糖尿病酮症酸中毒，因尿液中含有丙酮。

6）活动

（1）尿失禁（urinary incontinence）：是指排尿失去意识控制或不受意识控制。常分为以下三种类型。①真性尿失禁：指尿液持续从膀胱内流出，膀胱完全不能贮存尿液，处于空虚状态，可见于昏迷患者。②假性尿失禁（充溢性尿失禁）：指膀胱充盈达一定压力时，尿液不自主的溢出或滴出，多见于脊髓休克和下尿路梗阻患者。③压力性尿失禁：指腹部压力增加（如咳嗽、打喷嚏、大笑）时出现不自主的排尿，多见于中、老年女性患者。

（2）尿潴留（retention of urine）：尿液大量存留在膀胱内而不能自主排出。

3. 影响排尿因素的评估

（1）年龄与性别：婴儿大脑发育不完善，其排尿不受意识支配，2～3岁后才能自我控制；老年人因膀胱肌肉张力减弱，会出现尿频；妇女在妊娠期排尿次数增多；女性在月经周期中，月经来潮前尿量减少，月经期尿量增加。

（2）个人习惯：大多数人会根据各自的作息时间形成排尿习惯，如早晨起床第一件事就是排尿，晚上睡前也要排尿。

（3）饮食：饮用咖啡、浓茶及酒类饮料可利尿；大量饮水或食用含水量丰富的水果和蔬菜可增加尿量；食用含钠量多的食物可导致机体水钠潴留，致使尿量减少。

（4）气候：在气温降低时，身体外周血管收缩，循环血量增加，尿量增多；在气温升高时，人体大量出汗，尿量减少。

（5）治疗与检查：某些药物可直接影响排尿，如利尿剂可增加尿量；麻醉剂会导致尿潴留；禁食禁水，体液减少影响尿量；某些泌尿道检查可能造成水肿、损伤或不适，导致排尿形态改变。

（6）疾病：泌尿系统感染可引起尿频、尿急、尿痛；泌尿系统的结石、肿瘤或狭窄可导致泌尿道阻塞，出现尿潴留；前列腺肥大会压迫尿道而造成尿滴沥及排尿困难；神经系统损伤或病变会导致尿失禁。

（7）心理因素：过度的焦虑、紧张、恐惧可引起尿频、尿急，有时出现尿潴留；排尿还受听觉、视觉或身体其他感觉的刺激而诱导排尿，如听到流水声会产生尿意。

（8）环境因素：在非隐蔽的环境中患者会产生压力，影响排尿。

三、排尿异常患者的护理

1. 尿失禁患者的护理

（1）皮肤护理：保持局部皮肤的清洁和干燥。

（2）心理护理：护士应理解、尊重患者，给予安慰和鼓励，消除患者焦虑、抑郁情绪，积极配合治疗和护理。

（3）外部引流：必要时使用外部接尿工具。男性患者可用尿壶接尿或阴茎套连接集尿袋接尿，女性患者可用女式尿壶紧贴外阴部接取尿液。

（4）留置导尿技术：对于长期尿失禁的患者给予留置导尿技术治疗，根据患者情况，定时夹闭和引流尿液，锻炼膀胱壁肌肉张力，重建膀胱储存尿液的功能。

（5）健康指导。①鼓励多饮水：如病情允许，嘱患者每日摄入液体 2 000～3 000 ml，预防泌尿系统感染。②定时排空膀胱：建立排尿习惯，初起每隔 1～2 小时一次，以后逐渐延长排尿间隔时间，以增强控制排尿的能力，促进其功能恢复。如自然排尿困难，可以手掌用柔力自膀胱上方持续向下压迫，使膀胱内尿液被动排出，注意压迫力度适宜，避免膀胱破裂。③盆底肌锻炼：指导患者取立、坐或卧位，试做排尿动作，先慢慢收紧盆底肌肉，再缓缓放松，每次 10 秒，连续 10 遍，每日数次。

2. 尿潴留患者的护理

（1）创设环境：提供隐蔽的排尿环境，适当调整治疗和护理时间，使患者安心排尿。

（2）调整姿势：在病情许可的情况下，按患者个人的习惯姿势排尿或尽量抬高患者的上身让其坐起排尿或；对需绝对卧床或某些手术患者，应有计划地提前训练床上排尿。

（3）心理护理：针对患者焦虑、紧张情绪，予以安慰和解释，鼓励其树立战胜疾病的信心。

（4）诱导排尿：如让患者听流水声或是用温水冲洗会阴部等；采用针灸三阴交、曲骨穴、中极或艾灸中极穴、关元等方法，刺激排尿。

（5）热敷与按摩：通过热敷、按摩下腹部，促使肌肉放松利于排尿。膀胱高度膨胀时，按摩时应注意力度，切记不可强力按压，以免造成膀胱破裂。

（6）药物治疗：必要时遵医嘱注射药物卡巴胆碱等。

（7）健康指导：告知尿潴留相关知识，指导患者养成定时、及时排尿的习惯，以预防尿潴留。前列腺肥大患者勿过度劳累和饮酒，并注意预防感冒等。

（8）导尿技术：如上述措施无效，则需遵医嘱采用导尿技术解决尿潴留。

四、导尿技术

📹 云视频 15-1　拔导尿管

📄 在线案例 15-1　输卵管异位妊娠患者术后排尿困难

导尿术(urethral catheterization)是指在严格无菌操作下,将导尿管经尿道插入膀胱将尿液引出的方法。

【目的】①为尿潴留患者引流出尿液,以减轻痛苦。②协助临床诊断,如留取尿培养标本,进行尿道或膀胱造影等;测量膀胱容量、压力,检查残余尿液等。

【操作程序】

1)评估　①患者的年龄、病情、临床诊断、治疗情况、意识状态、生命体征;②患者的生活自理能力、膀胱充盈度、会阴部的皮肤黏膜情况及清洁度;③患者的心理状态和合作程度。

2)计划

(1)患者准备:向患者和家属解释导尿术的目的、方法、注意事项、配合要点及安全性,取得配合;请患者清洁外阴,不能自理者给予协助。

(2)护士准备:衣帽整洁,洗手,戴口罩,热情大方,符合护士形象。

(3)物品准备:包括治疗车上层和下层的物品准备。①治疗车上层:一次性无菌导尿包(初步消毒物品:小方盘、数个消毒液棉球袋、镊子、纱布、手套;再次消毒及导尿物品:弯盘、气囊导尿管,装有 4 个消毒液棉球袋、镊子 2 把,内有 10 ml 无菌液体的注射器、润滑油棉球袋、标本瓶、纱布、集尿袋、方盘、孔巾、手套、外包治疗巾)、弯盘、手消毒液、小橡胶单和治疗巾 1 套或一次性尿垫、浴巾。②治疗车下层:便盆及便盆巾、医用垃圾桶、生活垃圾桶。

(4)环境准备:环境清洁,室温适宜,关闭门窗,拉屏风或帷帘保护隐私。

3)实施　导尿术操作流程如表 15-1 所示。

表 15-1　导尿术操作流程

操作步骤	具体过程	重点说明
核对解释	(1) 备齐用物携至床旁,核对患者床号、姓名、住院号(有 PDA 的医院加刷 PDA) (2) 解释操作目的、方法、注意事项和配合要点	(1) 核对床头卡、手腕带并询问,(有 PDA 的医院加刷 PDA)做到核对无误 (2) 合理解释,取得配合
评估	(1) 评估患者身体状况、排尿情况,评估膀胱充盈度 (2) 评估室温,关门窗,拉床帘	保护患者隐私
移椅备盆	(1) 移床旁椅于操作者同侧的床尾 (2) 将便盆放于床旁椅上,打开垫巾	便于操作,省力、省时

（续表）

操作步骤	具体过程	重点说明
安置卧位	（1）松开床尾盖被，站在患者右侧，帮助患者脱去对侧裤腿，盖在近侧腿上，酌情加盖浴巾，上身和对侧腿部用盖被遮盖 （2）女性患者：取屈膝仰卧位，两腿略外展；男性患者：取仰卧位，两腿略外展 （3）将小橡胶单和治疗巾或一次性尿垫铺于患者臀下	（1）关心患者，防止着凉 （2）暴露外阴，便于操作 （3）保持床单位整洁
打开外阴消毒包	（1）再次洗手 （2）核对检查并打开一次性导尿包，取出初次消毒物品 （3）左手戴手套，取出无菌消毒液棉球倒入小方盘内	严格按照无菌技术原则实施
初次消毒	（1）女性患者：操作者右手持血管钳夹取消毒液棉球，消毒顺序为阴阜、大阴唇、小阴唇及尿道口 （2）男性患者：操作者右手持血管钳夹取消毒液棉球，消毒顺序为阴阜、阴茎、阴囊；左手取无菌纱布裹住阴茎将包皮向后推暴露尿道口，自尿道口向外、向后旋转擦拭尿道口、龟头及冠状沟	（1）女性患者初次消毒方法：由外向内，自上而下，先对侧再近侧，镊子不可接触肛门周围 （2）男性患者初次消毒方法：自阴茎根部向尿道口消毒，包皮及冠状沟易藏污垢，应注意加强消毒 （3）严格无菌技术原则：每个棉球限用一次，污棉球放于弯盘内
洗手	撤去初次消毒物品，脱手套，快速手消毒剂消毒双手	严格手卫生技术
打开导尿包	将导尿包放于患者两腿之间，按无菌技术操作原则打开治疗巾	请患者保持安置的体位勿动，避免污染无菌区
导尿前准备	（1）戴无菌手套 （2）铺洞巾：打开孔巾，铺在患者的外阴处，暴露会阴部 （3）准备消毒盘和导尿盘 （4）润滑尿管 （5）检查导尿管和集尿袋的引流管连接，并放于方盘内备用	（1）防止手套污染 （2）使孔巾和治疗巾的内层搭接成一无菌区 （3）注意物品无污染 （4）用润滑液棉球润滑导尿管前端至气囊后 4～6 cm（男性患者润滑至气囊后 20～22 cm），减轻尿管对黏膜刺激和插管阻力
再次消毒	（1）女性患者：弯盘置于外阴处，左手拇指、示指分开并固定小阴唇，右手持镊子夹取消毒液棉球，分别消毒尿道口、两侧小阴唇、尿道口 （2）男性患者：弯盘移至近外阴处，左手用纱布包住阴茎将包皮向后推，暴露出尿道口，右手持镊子夹取消毒液棉球消毒尿道口、龟头及冠状沟	（1）女性患者再次消毒方法：由内向外再向内，自上而下，消毒后左手始终固定小阴唇，消毒尿道口时稍停片刻 （2）男性患者再次消毒方法：由内向外，消毒后左手始终固定包皮 （3）每个棉球限用一次 （4）污棉球、弯盘、镊子放床尾不可跨越无菌区

（续表）

操作步骤	具体过程	重点说明
插管导尿	(1) 女性患者：将方盘置于外阴处，嘱患者张口呼吸，用另一镊子夹持导尿管对准尿道口轻轻插入尿道 4～6 cm（图 15-1），见尿后再插入 1 cm，松开小阴唇下移固定导尿管，将尿液引流入方盘内 (2) 男性患者：左手继续持无菌纱布固定阴茎并提起，与腹壁成 60°角（图 15-2），嘱患者张口呼吸，用另一镊子夹持导尿管对准尿道口轻轻插入 20～22 cm，见尿液流出后再插入 1～2 cm，将尿液引流入方盘内	(1) 嘱患者张口呼吸，使尿道括约肌松弛，有助于插管 (2) 插管时动作轻柔，避免损伤尿道黏膜 (3) 男性患者固定阴茎并提起，与腹壁成 60°角是为了使耻骨前弯消失，利于插管 (4) 男性尿道有尿道内口、尿道膜布、尿道外口 3 个狭窄，以防用力过猛损伤尿道黏膜
夹管倒尿	尿液盛够 2/3 满时，及时夹住导尿管末端，倾倒尿液于便盆内，再打开导尿管继续放尿；或将尿液引流入集尿袋内至合适量	注意观察患者的反应，询问患者有无不适
留取标本	若需做尿培养，用无菌标本瓶接取中段尿液 5 ml，盖好瓶盖	防止碰洒或污染
拔导尿管	(1) 导尿完毕，夹闭导尿管，轻拔导尿管置于弯盘内 (2) 撤下孔巾，擦净会阴	动作轻柔
整理记录	(1) 撤去导尿包、治疗巾和小橡胶单于治疗车下层 (2) 脱手套协助患者穿裤子，取舒适体位，整理床单位 (3) 洗手，记录 (4) 将尿标本瓶贴好标签连同化验单送检	(1) 保护患者隐私，满足患者舒适的需求，保持床单位的整洁 (2) 记录导尿时间、引流量、尿液性状及患者反应 (3) 标本及时送检，以防污染

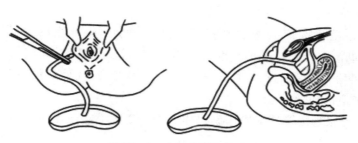

图 15-1　女性患者导尿术

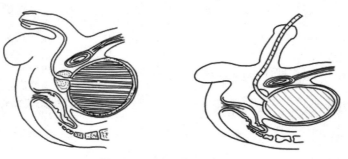

图 15-2　男性患者导尿术

4）评价　①患者痛苦减轻,感觉舒适;②护士操作熟练规范;③护患沟通有效。

【注意事项】①严格执行查对制度和无菌技术操作原则。②注意保暖,保护患者隐私。③对膀胱高度膨胀且又极度虚弱的患者,第一次放尿量不得超过1 000 ml。因大量放尿可导致腹腔内压力急剧降低,大量血液滞留在腹腔血管内,导致血压突然下降,产生虚脱;同时膀胱内压突然降低,引起膀胱黏膜急剧充血而发生血尿。④为女性患者导尿时,若导尿管误入阴道,必须更换导尿管后重新插入;老年女性尿道口回缩,插管时应仔细观察、辨认,避免误入阴道。⑤男性患者包皮和冠状沟易藏污垢,导尿前要彻底清洁;插导尿管时,因膀胱颈部肌肉收缩产生阻力,应稍停片刻,嘱其做深呼吸后,再慢慢插入。

　📖 拓展阅读15－1　导尿管的种类

五、导尿管留置技术

　📖 云视频15－2　留置导尿管

导尿管留置技术是在导尿后,将导尿管保留在膀胱内持续引流出尿液的技术。

【目的】①便于尿道损伤早期或为某些泌尿系统手术后的患者留置导尿管,便于引流和冲洗,减轻手术切口的张力,以利于愈合;②为盆腔手术前的患者排空膀胱,保持膀胱空虚,避免术中误伤;③准确测量休克、危重患者的尿量及尿比重,密切观察病情变化;④保持昏迷、尿失禁或会阴部有损伤的患者局部清洁、干燥;⑤为尿失禁患者进行膀胱功能训练。

【操作程序】

1）评估　①患者的意识状态、自理能力、心理状态、合作程度;②患者的病情、治疗情况;③患者膀胱充盈度和会阴部情况。

2）计划　①患者准备:了解操作目的、过程、注意事项,学会配合;根据患者的自理能力自行或协助清洁外阴。②护士准备:衣帽整洁,洗手,戴口罩,热情大方,符合护士形象。③物品准备:同导尿技术,留置尿管。④环境准备:环境清洁,室温适宜、关闭门窗,拉屏风或帷帘保护隐私。

3）实施　导尿管留置技术操作流程如表15－2所示。

表15－2　导尿管留置技术操作流程

操作步骤	具体过程	重点说明
核对解释	（1）核对患者床号、姓名、住院号(有PDA的医院加刷PDA) （2）解释操作目的、方法、注意事项	（1）核对床头卡、手腕带,做到无误(有PDA的医院加刷PDA) （2）解释到位
消毒导尿	同导尿技术	严格无菌操作,防止泌尿系统感染
插管方法	同导尿技术	注意动作轻柔

（续表）

操作步骤	具体过程	重点说明
插管深度	（1）女性患者：插入 4～6 cm，见尿后再插入 7～10 cm （2）男性患者：插入 20～22 cm，见尿后再插入 7～10 cm	
气囊注水	（1）夹闭导尿管或连接引流袋，连接注射器，根据导尿管上注明的气囊容积向气囊注入等量的无菌溶液 （2）轻拉导尿管有阻力感，即证实导尿管已固定于膀胱内（图 15-3）	气囊导尿管固定时要注意不要过度牵拉，以防膨大的气囊卡在尿道，损伤尿道黏膜
固定尿管	（1）导尿管连接引流袋，妥善固定 （2）夹闭引流管，撤下孔巾，擦净外阴，用 3M 胶布将导尿管 Y 端固定大腿内侧，引流袋固定在床沿下（图 15-4），开放导尿管 （3）做好导管标识	（1）避免刺伤患者，并防止引流管滑脱 （2）引流管要留出足够的长度，防止因翻身牵拉造成尿管脱出 （3）避免尿液回流，引起泌尿系统感染
整理记录	（1）撤用物于治疗车下层，脱手套 （2）协助患者穿裤，取舒适体位，整理床单位 （3）洗手，记录	记录留置导尿管的时间及患者的反应

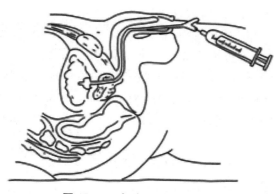

图 15-3　气囊导尿管固定法

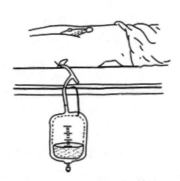

图 15-4　引流袋固定法

4）评价　①操作熟练规范，严格无菌技术操作；②尿液引流通畅；③护患沟通有效。

【注意事项】①引流通畅：将引流管放置妥当，以免扭曲、受压、折叠、堵塞等造成引流不畅。②防止感染：病情允许的情况下，鼓励患者每天摄入水分 2 000 ml 以上，达到自然冲洗尿道的目的；保持尿道口清洁干燥；每周更换引流管及集尿袋 1～2 次；根据导尿管的材质每隔 1～4 周更换一次；及时放出集尿袋内的尿液并记录；放置和倾倒尿液时引流管末端不得高于膀胱和耻骨联合，以防因尿液反流导致泌尿系统感染。③气囊导尿管固定时要注意不要过度牵拉，以防膨大的气囊卡在尿道，损伤尿道黏膜。④妥善安置:患者离床活动时,导尿管和集尿袋应固定妥当,不高于膀胱和耻骨联合,以防导尿管脱落及逆行性感染。⑤注意观察尿色、性状,如发现尿液浑浊、结晶或有沉淀,应及时送检。⑥训练膀胱:采用间歇性夹管方式,每隔3～4小时开放一次,促进膀胱功能的恢复。

> 拓展阅读15-2 pH值与导尿管更换时间确定

六、膀胱冲洗技术

膀胱冲洗(bladder irrigation)是指通过三通的导尿管,将无菌溶液灌入膀胱内,然后运用虹吸原理将灌入的液体引流出来的方法。

【目的】①清除膀胱内的血凝块、黏液、细菌等异物,预防感染的发生;②治疗某些膀胱疾病,如膀胱炎、膀胱肿瘤;③前列腺及膀胱手术后预防血块形成。

【操作程序】

1)评估 ①全身情况:目前病情、临床诊断、治疗情况、意识状态等。②局部情况:尿液颜色、性状,有无尿频、尿急、尿痛等。③心理状态:患者心理状态、对治疗的认识和态度。

2)计划

(1)患者准备:向患者说明膀胱冲洗的目的、方法、注意事项、配合要点及安全性。

(2)护士准备:衣帽整洁,洗手,戴口罩,热情大方,符合护士形象。

(3)物品准备:包括治疗车上层和下层及其他物品准备。①治疗车上层:按导尿技术准备导尿用物,遵医嘱准备冲洗液、无菌膀胱冲洗器1套、消毒液、无菌棉签、医嘱执行本、手消毒液。②治疗车下层:便盆及便盆巾、生活垃圾桶、医用垃圾桶。③其他:常用冲洗溶液有生理盐水、0.02%呋喃西林溶液、3%硼酸溶液及0.1%新霉素溶液;灌入溶液的温度为38～40℃;若为前列腺肥大摘除术后患者,用4℃左右的0.9%氯化钠溶液灌洗。

(4)环境准备:调节室温、酌情关闭门窗,屏风或帷帘遮挡患者。

3)实施 膀胱冲洗操作流程如表15-3所示。

表15-3 膀胱冲洗术操作流程

操作步骤	具体过程	重点说明
核对解释	(1)备齐用物,携至床旁,核对患者床号、姓名、住院号(有PDA的医院加刷PDA) (2)解释目的、方法、注意事项、配合要点	(1)核对床头卡、手腕带(有PDA的医院加刷PDA),做到核对无误 (2)合理解释,减轻患者的焦虑
导尿固定	按留置导尿术插好并固定导尿管	严格按照无菌技术原则实施
排空膀胱	检查,打开引流管,排空膀胱	有利于药液与膀胱壁充分接触.并保持有效浓度

（续表）

操作步骤	具体过程	重点说明
准备冲洗	（1）排气：将冲洗液倒挂于输液架上，连接冲洗液体与膀胱冲洗器，排气后关闭导管，高度适宜（液面距床面约 60 cm） （2）戴手套 （3）消毒：夹闭导尿管，消毒导尿管连接处 （4）连接：三腔气囊导尿管一头连接冲洗管，一头连接引流袋（双腔导尿管需使用"Y"形连接头，一头接冲洗管，另外两头分别连接导尿管和引流袋）	膀胱冲洗装置与静脉输液导管类似，连接管路时注意无菌操作
实施冲洗	（1）关闭引流管，开放冲洗管，使溶液滴入膀胱，调节滴速至 60～80 滴/min；待患者有尿意或滴入 200～300 ml 溶液后，关闭冲洗管，放开引流管，将冲洗液全部引流出来后，再关闭引流管（图 15 - 5） （2）依照上法，按需要反复冲洗	（1）在冲洗过程中，询问患者感受，观察其反应及引流液的性状 （2）若患者出现不适或有出血情况，立即停止冲洗，并及时与医生联系 （3）滴入治疗用药，须在膀胱内保留 30 min 后再冲洗
整理记录	（1）冲洗完毕，取下冲洗管（双腔气囊导尿管取下接头和冲管后应消毒导尿管口和引流接头并连接引流袋），开放引流袋 （2）清洁外阴部，固定好导尿管 （3）协助患者取舒适体位，整理床单位，清理用物 （4）洗手，记录	（1）减少外阴部细菌的数量 （2）记录冲洗液名称、冲洗量、引流液性质、冲洗过程中患者的反应等

4）评价　①患者尿液引流通畅，达到治疗膀胱疾病的需要；②护士操作熟练规范，严格无菌技术操作；③护患沟通有效。

【注意事项】①严格无菌技术操作规范，避免继发性尿路感染。②冲洗时加强观察，嘱患者深呼吸，尽量放松，根据宾根反应及症状调节冲洗速度和冲洗液量，若患者出现腹痛、腹胀、膀胱剧烈收缩等情形，应暂停冲洗。③如果滴入的液体含有药液，须在膀胱内保留 15～30 min 后再引流至体外。④在冲洗过程中注意观察尿管是否通畅，若引流的液体少于灌入的液体量，应考虑是否有血块或脓液阻塞，可增加冲洗次数或更换导尿管予以解决。⑤冲洗后，如出血较多或血压下降，应立即报告医生及时处理，并注意准确记录冲洗液量及性状。

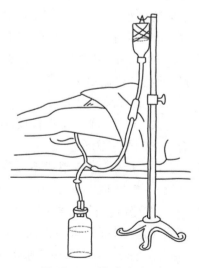

图 15 - 5　膀胱冲洗术

第二节　排 便 护 理

粪便的性质与形状可以反映消化系统的功能状态,通过患者排便活动和粪便的观察,可以早发现、早诊断消化道疾病。

一、与排便有关的解剖与生理

(1)解剖:人体参与排便运动的主要器官是大肠,分盲肠、结肠、直肠和肛管四个部分。

(2)生理:当食物经口进入胃和小肠消化吸收后,残渣贮存于大肠内,除一部分水分被大肠吸收外,其余经过细菌发酵和腐败作用后形成粪便。大肠还可以利用肠道内细菌制造维生素。

二、排便的评估

1. 正常排便的评估

(1)量与次数:排便是人体基本生理需要,每日排便量与次数因人而异。正常成人每日排便量100～300 g,如果进食低纤维、高蛋白等精细食物,则粪便量少;进食蔬菜水果等粗粮,则粪便量多。一般成人每日排便1～2次,婴幼儿3～5次。

(2)形状与颜色:正常粪便呈黄褐色或棕黄色,柔软成形;婴儿的粪便呈黄色或金黄色。粪便的颜色可因摄入的食物和药物的不同而影响,如大量摄入绿色蔬菜,粪便颜色呈暗绿色;食用铁制剂或动物血,粪便颜色呈无光样黑色。

(3)气味与混合物:粪便的气味因摄入食物的种类而有所不同,肉食者味重,素食者味轻。粪便中含有少量黏液,有时可伴有未消化的食物残渣、脱落的大量肠上皮细胞、细菌及代谢后的废物。

2. 异常排便的评估

(1)次数:成人每日排便超过3次或每周少于3次且形状发生改变,为排便异常。最常见的是腹泻和便秘。

(2)形状:患者消化不良或急性肠炎时,粪便呈糊状或水样;便秘时粪便干结坚硬,呈栗子样;肠道部分梗阻时粪便呈扁条状或带状。

(3)颜色:柏油样便提示上消化道出血;暗红色血便提示下消化道出血;白陶土色便提示胆道梗阻;果酱样便提示阿米巴痢疾或肠套叠;粪便表面有鲜血或便后有鲜血滴出提示直肠息肉、肛裂或痔疮;白色“米泔水”样便见于霍乱、副霍乱患者。

(4)气味:严重腹泻患者的粪便呈恶臭味;下消化道溃疡、恶性肿瘤患者粪便呈腐败臭味;上消化道出血患者粪便呈腥臭味;消化不良者或乳儿因糖类未消化或吸收脂肪酸产生气体使粪便呈酸败味。

（5）混合物：粪便中混有大量黏液常见于肠炎患者；粪便中伴有脓血常见于直肠癌、痢疾患者；肠道寄生虫感染患者粪便中可检出蛔虫、蛲虫等。

（6）排便形态。①便秘：正常排便形态发生改变，排便次数减少，粪质干硬，排便不畅、困难。②腹泻：正常排便形态发生改变，肠蠕动增快，排便次数增多，粪便稀薄而不成形。③排便失禁：是指肛门括约肌不受意识控制而不自主地排便。

3. 影响排便因素的评估

（1）年龄：2～3 岁以下幼儿，神经肌肉系统发育不全，不能控制排便；老年人由于腹壁肌肉张力降低、肠蠕动减弱、肛门括约肌松弛等导致便秘。

（2）饮食：食物是影响排便的主要因素。如果饮食不均衡、食物中缺少纤维等，均会引起排便困难或便秘。如果液体量摄入充足，肠道内容物可顺利通过肠腔。

（3）运动：适当运动可刺激肠蠕动，有助于维持正常的排便功能。如果久坐或长期卧床，缺乏活动，可导致排便困难或便秘。

（4）个人排泄习惯：如时间、场所排便、便具、排便时喜好等。

（5）心理因素：精神抑郁时因身体活动减少，肠蠕动减少可导致便秘；情绪紧张、焦虑可导致迷走神经兴奋、肠蠕动增加而引起吸收不良、腹泻。

（6）治疗因素：长期应用抗生素，肠内正常菌群受到干扰可造成腹泻；大剂量使用镇静剂可导致便秘；麻醉药物可使肠蠕动暂停，一般腹部手术 24～48 小时后胃肠功能才趋于恢复；止痛药也可使肠运动减弱，导致便秘。

（7）疾病因素：腹部和会阴部的伤口疼痛，可抑制便意；肠道感染时肠蠕动增加可发生腹泻；脊髓损伤、脑卒中等可导致排便失禁。

三、排便异常患者的护理

在线案例 15-2　因腰椎骨折卧床 1 个月，左下腹触及包块，肛诊触及粪块

1. 便秘患者的护理

（1）排便环境：提供隐蔽的环境及充裕的排便时间，使患者安心排便。

（2）选取适宜的排便姿势：床上使用便盆时，除非有禁忌证，患者取坐位或抬高床头，利用重力作用增加腹内压利于排便。病情允许时，患者可入厕排便。对手术患者，在术前应有计划地训练其在床上使用便盆。

（3）心理护理：向患者解释便秘的原因及护理措施，消除患者的思想顾虑。

（4）腹部环形按摩：按结肠解剖位置自右向左做环形按摩，利于肠蠕动，促进排便。

（5）口服缓泻剂：遵医嘱给予口服缓泻剂，如蓖麻油、番泻叶、液状石蜡等。须注意缓泻剂可暂时解除便秘，长期使用或滥用却会成为慢性便秘的诱因。

（6）使用简易通便剂：指导患者或家属学会正确使用简易通便剂。①开塞露：成人用量 20 ml，小儿用量 10 ml。用时拔出瓶盖口或剪去封端口，挤出少量液体润滑开口处，患者取左侧卧位，嘱其放松肛门括约肌，再轻轻把开塞露前端插入肛门，将药液全部

挤入后退出,嘱患者忍耐 5～10 min 后再排便(图 15-6)。②甘油栓:适用于小儿及年老体弱的便秘患者,使用时手垫纱布或戴指套,捏住栓剂底部,嘱患者张口呼吸,轻轻插入肛门至直肠内,并用纱布轻轻按揉,嘱患者忍耐 5～10 min 后再排便。

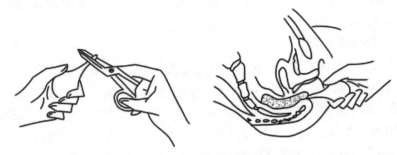

图 15-6 使用开塞露帮助患者排便

(7) 健康指导。①养成习惯:向患者讲解有关排便知识,每天固定时间排便,养成定时排便习惯,如无便意,亦可稍后。不随意使用缓泻剂及灌肠的方法排便,避免产生依赖。②合理食谱:多食蔬菜、小米、粗粮等富含膳食纤维的食物;病情允许的情况下可多饮水,适当摄取油脂类食物;也可食用具有轻泻作用的食物,如黑芝麻等。③鼓励活动:通过散步、太极拳等促进肠蠕动利于排便;指导患者加强腹肌、盆底部肌肉的锻炼,增强肌张力利于排便。

(8) 如经上述措施处理无效,则需采用灌肠技术。

2. 腹泻患者的护理

(1) 遵医嘱给药:去除诱因,遵医嘱使用止泻剂、抗感染药物等,口服补盐液或静脉输液以维持体液和电解质平衡。

(2) 保持皮肤完整性:每次便后用软纸擦净肛门,再用温水清洗,肛门周围涂油膏,以保护局部皮肤,及时做好皮肤清洁护理及更换衣裤、被服,特别是幼儿、老年人及体弱者。

(3) 饮食护理:鼓励患者多饮水,酌情给予低脂、少渣、流质或半流质饮食,避免辛辣食物;腹泻严重时暂禁食。

(4) 卧床休息:减少体力消耗,减少肠蠕动,注意腹部保暖;对不能自理的患者应及时给予便盆。

(5) 心理护理:患者因腹泻污染衣裤、被服等极易产生的心理问题,应理解、安慰患者,维护患者的自尊心。

(6) 观察记录:记录粪便的次数、性质和量,需要时留取标本送检。疑为传染病时,按肠道隔离原则护理。监测生命体征,注意有无脱水征。

(7) 健康指导:①讲解腹泻相关知识;②指导患者多饮水,饮食宜清淡,注意饮食卫生;③指导患者观察排便情况,有异常及时联系医护人员。

3. 排便失禁患者的护理

(1) 心理护理:排便失禁的患者常感到自卑和忧郁,护理人员应予以安慰和鼓励,帮助患者树立战胜疾病的信心。

（2）皮肤护理：床上中单或一次性尿垫，及时更换污染的被单和衣裤；保护肛周皮肤清洁，注意观察患者骶尾部的皮肤情况，防止发生压疮。

（3）观察患者排便反应：了解患者排便时间、规律，观察排便的表现，指导肛门括约肌和盆底肌功能锻炼，帮助患者重建排便的控制能力。

（4）保持室内空气清新，使患者感到舒适。

（5）在病情允许的情况下，保证患者每天摄入足量的液体。

（6）健康指导：①向患者及家属解释排便失禁的原因及护理方法；②指导患者及家属有关饮食卫生的知识。

四、灌肠技术

云视频 15-3　大量不保留灌肠

灌肠（coloclysis）是将一定量的液体由肛门经直肠灌入结肠，以帮助患者清洁肠道、排便、排气或由肠道供给药物或营养，达到确定诊断和进行治疗目的的技术。

灌肠目的可分为不保留灌肠和保留灌肠，不保留灌肠又可分为大量不保留灌肠和小量不保留灌肠。为了达到清洁肠道的目的，反复进行的大量不保留灌肠则为清洁灌肠。

1. 大量不保留灌肠

【目的】①排便排气，解除便秘和肠胀气；②清洁肠道，为肠道手术、检查或分娩做准备；③减轻中毒，稀释并清除肠道内有毒物质；④降低体温，为高热患者降温。

【操作程序】

1）评估　①患者的身体状况、既往有无灌肠经历、心理状态及合作程度；②患者肠道疾病、大便情况。

2）计划

（1）患者准备：了解大量不保留灌肠的目的、方法、注意事项、配合要点。

（2）护士准备：衣帽整洁，洗手，戴口罩，热情大方，符合护士形象。

（3）物品准备：包括治疗车上层、下层及其他物品准备。①治疗车上层：灌肠筒1套（引流管、玻璃接管）、肛管、灌肠液、润滑剂、棉签、弯盘、血管钳1把或调节器、一次性手套、纸巾、橡胶单及治疗巾（或一次性垫巾）、水温计、医嘱执行本、手消毒液。常用灌肠液为 0.1%～0.2% 的肥皂液或生理盐水，成人每次用量为 500～1 000 ml，小儿 200～500 ml。溶液温度以 39～41 ℃ 为宜，降温时用 28～32 ℃，中暑患者用 4 ℃ 溶液。肝性脑病患者禁忌肥皂水，心力衰竭患者禁忌生理盐水灌肠。②治疗车下层：便盆及便盆巾、医用垃圾桶、生活垃圾桶。③其他：输液架、屏风。

（4）环境准备：调节室温、酌情关闭门窗，用屏风或帷帘遮挡患者。

3）实施　大量不保留灌肠操作流程如表 15-4 所示。

表 15-4 大量不保留灌肠操作流程

操作步骤	具体过程	重点说明
核对解释	(1) 备齐用物携至床旁,核对患者床号、姓名、住院号及灌肠溶液(有 PDA 的医院加刷 PDA) (2) 解释操作目的、方法、注意事项	(1) 核对床头卡、手腕带并询问(有 PDA 的医院加刷 PDA),做到核对无误 (2) 充分解释,减轻焦虑
安置卧位	(1) 协助患者取左侧卧位,双腿屈曲,褪裤至膝部,移臀至床沿,暴露臀部 (2) 臀下垫橡胶单和治疗巾,弯盘置于肛门旁	(1) 不能自控排便者可取仰卧位,臀下放便盆 (2) 注意保暖,保护患者隐私
灌肠前准备	(1) 检查灌肠筒,打开包装 (2) 关闭引流管开关,再将灌肠液倒入筒内 (3) 灌肠高度:灌肠筒挂于输液架上,液面距肛门 40~60 cm (4) 润管排气:石蜡油润滑肛管前端,排气,夹紧调节器	(1) 灌肠高度:液面距肛门 40~60 cm;如为伤寒患者,液面不得高于肛门 30 cm (2) 伤寒患者液体量≤500 ml
插管灌液	(1) 插入肛管:一手持卫生纸分开并暴露肛门,检查肛门情况 (2) 嘱患者深呼吸,另一手持肛管轻轻插入直肠 7~10 cm(图 15-7) (3) 固定肛管 (4) 松管或打开开关,使灌肠液缓缓流入	(1) 小儿插入 4~7 cm (2) 防止肛管脱落
观察与处理	(1) 灌入情况:观察灌肠筒内液面下降的速度 (2) 患者的反应:患者耐受情况及异常情况	(1) 液面下降过慢或停止,可通过转动肛管或挤捏肛管解除 (2) 患者出现腹胀或有便意,嘱其深呼吸,短时暂停或降低灌肠筒高度、减慢灌入流速,以减轻不适 (3) 如发现面色苍白、出冷汗、心悸气急、脉速、腹痛等情况时立即停止灌肠,并报告医生,采取急救措施 (4) 灌肠液量:成人每次用量为 500~1 000 ml,小儿 200~500 ml,伤寒患者不超过 500 ml
拔出肛管	(1) 灌肠完毕,夹紧调节管或关闭开关 (2) 一手用纸巾包住肛管前端,另一手轻轻拔管,放入弯盘,擦净肛门	避免将液体滴尽,以免空气进入
安置患者	(1) 协助患者取舒适卧位,嘱患者尽量保留 5~10 min (2) 协助排便 (3) 撤去橡胶单或治疗巾	(1) 为了保证灌肠疗效,尽量保留 5~10 min,使粪便充分软化,便于排出 (2) 降温灌肠时,灌肠液保留 30 min
整理记录	(1) 观察排便情况,必要时留取标本送检 (2) 洗手,记录灌肠时间、灌肠液的种类、液量及患者的反应,灌肠后排便次数、量、性状	(1) 协助排便,开窗通风 (2) 记录灌肠时间、灌肠液的种类、液量及患者的反应,灌肠后排便次数、量、性状

4）评价 ①解除便秘和肠胀气,患者肠道清洁,发热患者的体温降低;②护士操作熟练规范,护理措施有效;③护患沟通有效。

【注意事项】①禁忌证:妊娠、消化道出血、急腹症、严重心血管疾病等患者禁忌灌肠。②特殊情况:伤寒患者灌肠时的溶液量<500 ml,液面不高于肛门30 cm,肝性脑病患者禁用肥皂水灌肠,以减少氨的产生;充血性心力衰竭或水钠潴留患者禁用生理盐水灌肠。③准确掌握:灌肠溶液的温度、浓度、流速、压力和溶液的量。④注意观察:患者出现腹胀或有便意,嘱其深呼吸,短时暂停或降低灌肠

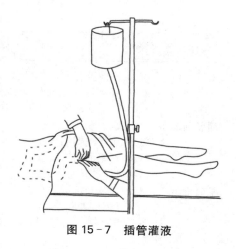

图 15-7 插管灌液

筒高度、减慢灌入流速,以减轻不适;如发现面色苍白、出冷汗、心悸气急、脉速、腹痛等情况时立即停止灌肠,并报告医生,采取急救措施。

2. 小量不保留灌肠

【目的】①软化粪便,解除便秘;②排出肠道积气,减轻腹胀。

【操作程序】

1）评估 ①患者的年龄、病情、临床诊断、意识状态、心理状态、理解合作程度;②患者生活自理能力、排便情况、肛门周围皮肤情况及清洁度。

2）计划

（1）患者准备:了解小量不保留灌肠的目的、方法、注意事项、配合要点,学会取适合操作卧位的方法。

（2）护士准备:衣帽整洁,洗手,戴口罩,热情大方,符合护士形象。

（3）物品准备。①治疗车上层:注洗器、量杯或小容量灌肠筒、肛管、灌肠液、润滑剂、温开水5~10 ml、止血钳、棉签、弯盘、一次性手套、纸巾、橡胶单及治疗巾(或一次性垫巾)、水温计、医嘱执行本、手消毒液。②常用灌肠溶液:1、2、3溶液(50%硫酸镁30 ml、甘油60 ml、温开水90 ml);甘油50 ml加等量温开水;各种植物油120~180 ml;溶液温度38℃。③治疗车下层:便盆及便盆巾、医用垃圾桶、生活垃圾桶。

（4）环境准备:关闭门窗,调节室温,以帷帘或屏风遮挡患者。

3）实施 小量不保留灌肠的操作流程如表15-5所示。

表 15-5 小量不保留灌肠操作流程

操作步骤	具体过程	重点说明
核对解释	（1）备齐用物携至床旁,核对患者床号、姓名、住院号及灌肠溶液(有 PDA 的医院加刷 PDA) （2）解释操作目的、注意事项	（1）核对床头卡、手腕带并询问(有 PDA 的医院加刷 PDA),做到核对无误 （2）充分解释,取得配合

（续表）

操作步骤	具体过程	重点说明
安置卧位	（1）协助患者取左侧卧位，双腿屈曲，褪裤至膝部，移臀至床沿，暴露臀部 （2）臀下垫橡胶单和治疗巾，弯盘置于肛门旁	（1）不能自控排便者可取仰卧位，臀下放便盆 （2）注意保暖，保护患者隐私
灌肠前准备	（1）戴手套 （2）用注洗器抽吸灌肠液连接肛管 （3）石蜡油润滑肛管前端 （4）排气，止血钳夹管	（1）排尽空气，防止气体进入肠道 （2）充分润滑，减轻插管时引起的疼痛
插管灌液	（1）插入肛管：一手持卫生纸分开并暴露肛门，检查肛门情况 （2）嘱患者深呼吸，另一手持肛管轻轻插入直肠 7～10 cm （3）左手固定肛管，右手松开止血钳，缓慢注入灌肠液 （4）正常灌注药液：缓慢注入药液，注闭夹管，取下注射器再吸取药液，松夹后再行灌注，如此反复（图 15-8） （5）注入温开水 5～10 ml	（1）灌入情况：如液体灌入不畅可旋转移动肛管，注入速度不可过快、过猛，以免刺激肠黏膜引起排便反射；如用小容量灌肠筒，液面距肛门小于 30 cm （2）注意观察患者反应：如出现腹胀或便意，嘱患者深呼吸，减慢流速或暂停片刻 （3）异常情况：如发现患者面色苍白、出冷汗、心悸气急、脉速、腹痛等情况时立即停止灌肠，并报告医生
拔出肛管	同大量不保留灌肠	
安置患者	（1）嘱患者尽量保留 10～20 min （2）协助排便	使灌肠液充分软化粪便，利于排便
整理记录	（1）观察排便情况，必要时留取标本送检 （2）洗手，记录灌肠时间、灌肠液的种类、液量及患者的反应，灌肠后排便次数、量、性状	（1）保暖，保持病房整洁，去除异味 （2）记录灌肠时间、灌肠液的种类、液量及患者的反应，灌肠后排便次数、量、性状

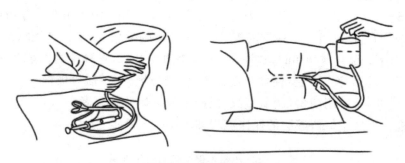

图 15-8　插管灌液

4）评价　①患者肠道积气排出，腹胀减轻，自述感觉舒适；②护士动作熟练规范，措施有效，动作轻柔，体贴患者；③护患沟通有效，患者能积极配合。

【注意事项】①灌肠液注入时不宜过快、过猛，以免刺激肠黏膜，引起排便反射；②灌肠时插管深度为 7～10 cm，压力宜低；③防止空气进入肠道，引起腹胀。

3. 保留灌肠

保留灌肠是将药液灌入直肠或结肠内,通过肠黏膜吸收以达到治疗疾病的目的。

【目的】①用于镇静、催眠;②治疗肠道感染。

【操作程序】

1) 评估　①患者的病情、临床诊断、意识状态、心理状态、理解合作程度;②患者的排便情况、肛门周围皮肤情况和清洁度以及生活自理能力。

2) 计划

(1) 患者准备:了解保留灌肠的目的、方法、注意事项、配合要点及安全性,做好心理准备;

(2) 护士准备:衣帽整洁,洗手,戴口罩,热情大方,符合护士形象。

(3) 物品准备。①治疗车上层:同小量不保留灌肠。应选择较细的肛管(20号以下),另备抬高臀部的小垫枕。常用溶液:遵医嘱准备药物,灌肠溶液量<200 ml,温度为39～41℃。常用药物有镇静催眠药物(10%水合氯醛)和抗肠道感染药物(2%小檗碱或0.5%～1%新霉素或其他抗生素溶液)。②治疗车下层:便盆及便盆巾、医用垃圾桶、生活垃圾桶。

(4) 环境准备:关闭门窗,保持合适室温,用帷帘或屏风遮挡患者。

3) 实施　保留灌肠的操作流程如表15-6所示。

表 15 - 6　保留灌肠操作流程

操作步骤	具体过程	重点说明
核对解释	(1) 备齐用物携至床旁,核对患者床号、姓名、住院号及灌肠溶液(有PDA的医院加刷PDA) (2) 解释操作目的、方法、注意事项	(1) 核对床头卡、手腕带并询问(有PDA的医院加刷PDA),做到核对无误 (2) 合理解释,减轻患者的焦虑
安置卧位	(1) 协助患者排空尿液、粪便 (2) 根据病情,协助患者取合适卧位 (3) 褪裤至膝部,移臀至床沿,暴露臀部 (4) 臀下垫橡胶单或治疗巾,弯盘置肛门旁	(1) 慢性细菌性痢疾的病变部位在直肠或乙状结肠,取左侧卧位;阿米巴痢疾的病变在回盲部,取右侧卧位 (2) 抬高臀部防止药液流出
灌肠前准备	(1) 戴手套 (2) 用注洗器抽吸药液,连接肛管 (3) 石蜡油润滑肛管前端,排气 (4) 止血钳夹管	(1) 自我保护 (2) 排尽空气,防止气体进入肠道充分润滑,减轻插管时引起的疼痛
插管注药	(1) 检查肛门情况 (2) 插入肛管:一手持卫生纸分开并暴露肛门,另一手持肛管轻轻插入肛门15～20 cm,嘱患者深呼吸 (3) 固定肛管,松开止血钳,缓慢注入药液 (4) 药液注完,注入温开水5～10 ml,抬高肛管末端,使溶液全部灌入	(1) 观察灌入情况:如液体灌入不畅,可旋转移动肛管,注入速度不可过快、过猛,以免刺激肠黏膜引起排便反射 (2) 注意观察患者的反应:如出现腹胀或便意,嘱患者深呼吸,减慢流速或暂停片刻 (3) 异常情况:如发现患者面色苍白、出冷汗、心悸气急、脉速、腹痛等情况时立即停止灌肠,并报告医生

（续表）

操作步骤	具体过程	重点说明
拔出肛管	同大量不保留灌肠	
交代事项	嘱患者尽量保留 1 小时以上	使药液充分吸收达到治疗目的
整理记录	（1）整理床单位，开窗通风 （2）洗手，记录	（1）保持病房整洁，去除异味 （2）记录时间、灌肠液的种类、液量及患者反应

4）评价　①疾病症状减轻，灌肠目的达到；②护士操作熟练规范，措施有效，动作轻柔，注入药物的速度合适；③护患沟通有效，清醒患者和家属能理解操作的意义，能积极配合。

【注意事项】①正确评估：了解灌肠的目的和病变部位，选择合适的灌肠的卧位和插管的深度。②特殊情况：灌肠前嘱患者排便，利于药液吸收。结肠、直肠、肛门等手术后及大便失禁的患者不宜保留灌肠。③操作正确：动作轻柔，不损伤肠黏膜，肛管选择要细，插管要深，液量要小，液面距肛门不超过 30 cm，灌入速度宜慢，利于肠黏膜对药液的充分吸收。

　　拓展阅读 15-3　特殊患者的灌肠要求

第三节　排 气 护 理

一、肠胀气患者的护理

肠胀气（intestinal tympanites）是指胃肠道内有过多的气体积聚，不能自行排出。患者可出现腹部膨隆、腹胀痉挛性疼痛等，严重时可出现胸闷气短、呼吸困难。

（1）心理护理：告知肠胀气的原因、治疗及护理措施，缓解患者的紧张情绪。

（2）适当活动：卧床患者应经常更换卧位，在病情许可下鼓励并协助患者下床散步，促进肠蠕动，减轻肠胀气。轻微胀气时指导患者腹部热敷或按摩。

（3）去除诱因：肠胀气多与饮食有关，少食或勿食产气食品或饮料，如豆类、碳酸饮料等；减慢进食速度，避免过多空气进入胃内。

（4）必要时遵医嘱给予药物治疗或行肛管排气。

二、肛管排气技术

肛管排气技术是将肛管从肛门插入直肠，以排除肠道内积存的气体的技术。

【目的】

帮助患者排出肠腔内积气，减轻腹胀。

【操作程序】

1）评估　①患者的年龄、临床诊断、意识状态、心理状况、排气情况、肛门周围皮肤情况；②腹胀的原因及程度。

2）计划

（1）患者准备：了解肛管排气技术的目的、方法、注意事项、配合要点。

（2）护士准备：衣帽整洁，洗手，戴口罩，热情大方，符合护士形象。

（3）物品准备：包括治疗车上层和下层的物品准备。①治疗车上层：肛管、玻璃接管、橡胶管、玻璃瓶（内盛水 3/4 满）、瓶口系带、润滑剂、一次性手套、棉签、胶布（1 cm×15 cm）、橡皮圈及别针、纸巾、弯盘、手消毒液。②治疗车下层：医用垃圾桶、生活垃圾桶。

（4）环境准备：关闭门窗，保持合适室温；遮挡患者，保护其隐私。

3）实施　肛管排气的操作流程如表 15-7 所示。

表 15-7　肛管排气技术操作流程

操作步骤	具体过程	重点说明
核对解释	（1）备齐用物携至床旁，核对患者床号、姓名、住院号（有 PDA 的医院加刷 PDA） （2）解释目的、方法、注意事项、配合要点	（1）核对床头卡、手腕带并询问（有 PDA 的医院加刷 PDA），做到核对无误 （2）合理解释，减轻患者的焦虑
安置卧位	（1）取左侧卧位 （2）暴露肛门	注意保暖，维护患者隐私
系瓶连管	（1）将瓶系在床边（图 15-9A） （2）戴手套 （3）橡胶管一端插入瓶内液面以下，另一端与肛管相接	利于观察
插管固定	（1）检查肛门情况，润滑肛管前端 （2）插入肛管：一手持卫生纸分开并暴露肛门，另一手持肛管轻轻插入肛门 15～18 cm；嘱患者张口深呼吸 （3）用胶布固定肛管于臀部 （4）橡胶管留出一定的长度，用别针固定于床单上（图 15-9B）	动作轻柔
观察处理	观察排气情况：如瓶中见气泡逸出，说明有气体排出；如瓶中气泡很少或无，则说明排气不畅	排气不畅时，应帮助患者更换卧位或按摩腹部
拔出肛管	（1）肛管保留时间<20 min （2）拔出肛管，擦净肛门，脱手套	（1）防止不适 （2）防止肛门括约肌松弛
整理记录	（1）协助患者取舒适卧位，整理床单位 （2）询问患者腹胀有无改善 （3）开窗通风并做好记录	记录排气时间、效果，以及患者的反应

4）评价　①肠腔积气排除，解除患者痛苦；②护士操作熟练规范；③护患沟通有效。

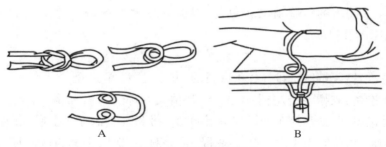

图 15-9 肛管排气技术

A.瓶口系带法;B.橡胶管留出一定的长度,用别针固定于床单上

【注意事项】①隐私保护:注意遮挡,保护患者的隐私,维护患者自尊。②保留方法:保留肛管的时间少于 20 min,过久会减弱肛门括约肌反应,甚至导致肛门括约肌永久性松弛;如有必要,可间隔 2～3 小时后重新插管排气。

（汪芳宇）

PPT 课件　　复习与自测　　更多内容……

第十六章 药物疗法

章前引言

　　药物的使用贯穿于疾病的预防、诊断及治疗的全过程中。药物疗法是最常见的一种治疗方式,护士是各种给药治疗的直接实践者和健康教育者。为了确保合理、准确、安全、有效地给药,护士必须熟悉相关的给药知识,掌握正确的给药方法和技术,准确评估患者用药后的疗效和反应,指导患者正确用药,防范和减少药物相关不良事件的发生,确保临床用药安全。

· 学习目标 ·

　　(1) 理解各种注射方法的使用目的、常用注射部位及注意事项。

　　(2) 知道各种常用药物的种类和给药医嘱的缩写。

　　(3) 能区分常用过敏试验液的配置浓度、注入剂,能判断试验结果。

　　(4) 能准确完成发药全程操作(5R 原则:正确的患者、正确的药品、正确的剂量、正确的时间、正确的给药)。

　　(5) 能准确进行各种药物抽吸、配置的操作。

　　(6) 能准确完成各种注射法的操作。

思维导图

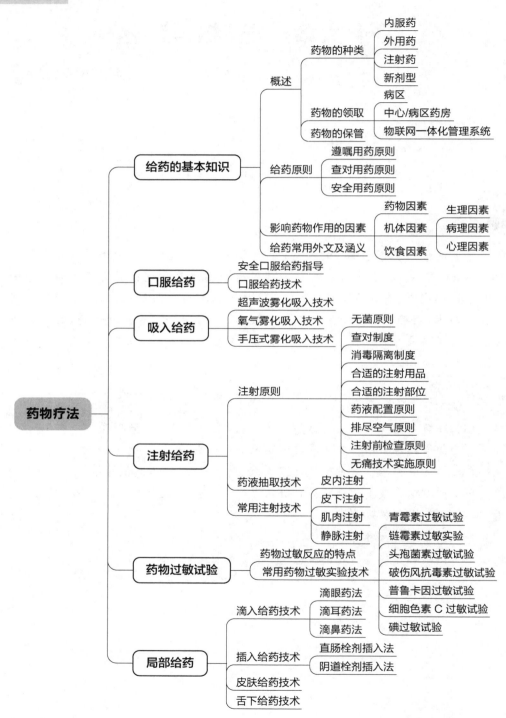

案例导入

　　患者,张某,男,36 岁,胃癌术后腹腔转移复发,因感腹部持续性疼痛入院。入院评估:患者疼痛 NRS 自评 7 分;疼痛部位上腹部,紧缩痛,持续时间 4 小时,入睡困难,严重影响睡眠。医生初步评估后排除急性发作性疼痛,初步诊断是癌症复发后引起的爆发性疼痛。医嘱:吗啡针 5 mg H st 。

　　问题:

　　(1) 注射吗啡针评估的内容包括哪些? 注射后多久予以再评估?

　　(2) 如何实施皮下注射?

　　(3) 实施皮下注射时应注意什么问题?

第一节　给药的基本知识

一、概述

1. 药物的种类

常用药物的种类依据不同的给药途径可分为内服药、外用药、注射药、新剂型。

(1) 内服药:包括片剂、散剂、丸剂、胶囊、口服液、酊剂、溶液、合剂等。

(2) 外用药:包括软膏、酊剂、搽剂、粉剂、洗剂、涂膜剂、滴剂、栓剂等。

(3) 注射药:包括溶液(水溶液或油溶液)、油剂、粉剂、混悬液等。

(4) 新剂型:包括植入慢溶药片、透皮贴剂、胰岛素泵等。

2. 药物的领取

药物的领取根据医生的处方进行,各医院对药物领取的方法规定大致如下。

(1) 病区:备有储存柜存放一定数量的常用药品,并安排专人负责日常清点和保管,专人定期领取和补充。根据规定,贵重药、特殊药、剧毒药、麻醉药等需要凭医生的处方进行领取。

(2) 中心/病区药房:医院配有中心药房。中心药房的人员负责摆放药品,病区的护士负责核对并领回药品。

　　部分医院采用电子计算机联网一体化管理,通过采用 His 系统,从药品发出到使用后的回收整个过程均经计算机安排处理。患者用药从医生开出医嘱,到医嘱处理、药物计价、记账、药品的消耗结算等,既保证安全又提高管理效率。

3. 药物的保管

(1) 药柜放置:药柜应放在室内通风、干燥、光线充足位置,避免阳光直射,保持整洁,定期检查药品质量,以确保安全。智能药柜已在部分医院使用,提高药品存放管理。

（2）分类管理:按药物内服、外用、注射、剧毒药等对药品进行分类放置,定期检查药品有效期,并按有效期的先后顺序排放使用。贵重药、剧毒药和麻醉药应保管在有锁的药柜,使用专本登记,专人负责,每班交接。麻醉药品、第一类精神药品管理按照"五专"管理,即:专人负责、专柜加锁、专用账册、专用处方、专册登记进行。

（3）标签明确:药瓶上标签需要明显标注,涉及药品名称、剂量、浓度,药名应用中英文对照标注。

（4）定期检查:药品要定期检查,发现药品出现沉淀、异味、浑浊、变性、变色、潮解及标签脱落或模糊不清等异常状态,应立即停止使用。

（5）妥善保存:根据药物的不同性质,采取如下保存方法。①易被热破坏的某些生物制品和抗生素:如胰岛素、疫苗、胎盘球蛋白、抗毒血清、益生菌等,冷藏在 $2 \sim 8 \, ℃$ 的冰箱中保存。②易挥发、潮解或风化的药物:如干酵母、乙醇、糖衣片、碘酊、过氧乙酸等,应保存在密闭瓶中,盖紧瓶盖。③易氧化和遇光变质的药物:如氨茶碱、盐酸肾上腺素、维生素C等,应保存在深色密盖瓶中;而针剂类则应放在黑纸遮盖的纸盒内并放阴凉处。④易燃、易爆的药物:如乙醇、乙醚、环氧乙烷等,需要单独存放于防爆箱内,密闭瓶盖放阴凉处,远离明火。⑤易过期的药物:如各种抗生素、胰岛素等,需要定期检查,根据药物有效期有计划地使用,避免药物过期造成浪费。⑥个人专用的贵重或特殊药物:单独存放,并注明床号、姓名,做好患者自备药交接及登记。

二、给药的原则

为确保患者用药安全,在给药中必须严格遵守以下原则。

1. 遵医嘱执行给药

给药时护士必须严格执行医嘱,不得擅自更改。对医嘱有疑问时,应立即向医生提出疑问,得到澄清后方可给药。

2. 严格执行查对制度

三查:操作前、操作中、操作后查(查七对的内容);七对:对床号、姓名、药名、浓度、剂量、时间和给药方法。

3. 安全正确给药

（1）遵循5R原则:做到五准确,即将准确的药物,按准确的剂量,用准确的途径,在准确的时间内给予准确的患者。药物应及时分发、现配现用,避免放置过久引起药物污染或药效降低等。

（2）给药前要对患者用药情况进行评估,了解其相关的用药情况及用药的反应。熟练掌握给药方法和技术,能与患者有效沟通并给予相应的用药指导。对易发生过敏反应的药物,使用前应了解过敏史,必要时做药物过敏试验,结果阴性方可使用。

（3）注意药品间的配伍禁忌。当有两种或两种以上的药物联合使用时,应核查有无配伍禁忌,在配置过程中要观察两种及以上药物配置时有无异常(沉淀、变色等)情况发生。

4. 密切观察用药反应

给药后护士要监测患者的病情变化,动态评价药物疗效和不良反应,并做好记录。如硝苯地平治疗心绞痛时,应观察心绞痛发作的次数、强度、心电图等情况,有部分患者甚至会出现头痛、脸红、心悸、下肢浮肿等一系列症状。

三、影响药物作用的因素

1. 药物的因素

(1)药品用量:规定的有效药物量,是指能产生明显药物作用而不引起毒性反应的剂量,也可用于大多数人使用的常见用量。若超剂量使用药物,会引起毒性反应。同种药物不同用量,其药物作用也不同。比如小剂量应用多巴胺可使肾血流量增加,起到利尿的作用;小到中等剂量时可对心肌产生正性肌力作用,使心肌收缩力及心搏量增大;而大剂量使用多巴胺可使外周血管阻力增加,肾血流量及尿量减少。

(2)药品剂型:不同剂型的药物其吸收量与速度不同,会影响药物作用的快慢和强弱。同种药物,因制剂、剂型及具体的用药方式不同,其效应也会有差异。以注射药剂为例,水溶液比混悬剂、油剂的吸收速度更快,其作用发挥较快。

(3)给药途径:影响吸收的速度和程度。除动、静脉注射药物直接进入血液循环外,其他给药途径均有一个吸收过程。吸收速度由快至慢的顺序是:吸入>舌下含服>直肠给药>肌内注射>皮下注射>口服>皮肤。相同的药物不同的用药途径,药物的作用效果也会有差别。例如:硫酸镁口服给药产生导泻、利胆作用;而静脉滴注给药则产生镇静、降压的作用,经常作为先兆子痫的治疗用药。

(4)给药时间:应以药物的半衰期作为参考依据,尤其是抗生素类及一些止痛药物应注意维持药物在血中的有效浓度。出现所需效应的时间,如安眠药临睡前口服;若肝、肾功能不佳者需适当调整给药的间隔时间,避免药物蓄积中毒。减少药物不良反应,如胃肠刺激性药物于餐时或餐后口服。医院常用的给药方式与时间安排如表16-1所示。

表16-1 医院常用给药方式与时间安排

给药方式	时间安排	给药方式	时间安排
qm	6am	qid	8am,12n,4pm,8pm
qd	8am	q2h	6am,8am,10am,12n,2pm…
bid	8am,4pm	q4h	8am,12n,4pm,8pm,12mn…
tid	8am,12n,4pm	qn	8pm

(5)联合用药:为了达到治疗目的而采取的两种或两种以上药物同时或先后应用。联合用药目的是疗效协同、不良反应拮抗、耐药性延缓。

2. 机体因素

1）生理因素

（1）年龄与体重：通常药物用量与体重成正比，但小儿因其内分泌系统、神经系统以及肝、肾功能发育尚不完善，新陈代谢较旺盛，对药物的敏感性较成人高（儿童用药参照体重、年龄、体表面积等相应公式换算）；相反，老年人则因器官功能减退，使药物的代谢和排泄减慢，因而对药物的耐受性低，一般合用药物不宜超过3或4种。儿童和老年人的用药剂量均应酌情减少。

（2）性别：不同性别对药物的反应一般无明显差异。但处于特殊时期时的用药需要加强关注，如女性月经期和妊娠期，子宫对泻药、子宫收缩药及刺激性较强的药物较敏感，容易造成月经量过多、早产或流产；妊娠期用药须特别谨慎，禁用某些致畸胎的药物；哺乳期应注意某些药物可通过乳汁进入婴儿体内引起中毒。

2）病理因素　若患者肝、肾功能受损，可使药物代谢缓慢，易导致中毒。同时某些药物还可损伤肝、肾功能，常见的引起肝毒性的药物有氯丙嗪、苯妥英钠、水杨酸类等。常见的引起肾毒性的药物有磺胺类药、氨基糖苷类抗生素、四环素类抗生素等。在使用以上有肝肾损伤性的药物时，要注意监测患者肝肾功能，动态调整给药剂量或给药间隔时间。

3）心理因素　医护人员的语言和动作的暗示和患者的积极或消极情绪，这些因素在一定程度上可影响药物的疗效。用药过程中，医护人员应充分使用正能量的言语积极引导，可提高疗效。

3. 饮食方面

饮食可以影响药物的吸收和排泄，进而影响药物的疗效。

（1）协同作用：饮食能促进药物吸收，如酸性食物可增加铁剂的溶解度，促进铁的吸收，增加药物疗效。

（2）拮抗作用：饮食能干扰药物吸收，如补钙时不宜同吃菠菜，因菠菜中含有大量草酸，草酸与钙结合形成草酸钙而影响钙的吸收，降低药物疗效。

（3）改变尿液 pH 值从而影响疗效：利用离子障原理，碱化尿液可加速酸性药物自肾排泄，减慢碱性药物自肾排泄。反之，酸化尿液可加速碱性药物的排泄，减慢酸性药物的排泄。水杨酸盐竞争性抑制氨甲蝶呤自肾小管排泄而增加后者的毒性反应。

四、给药常用外文缩写及中文译意

临床工作中常用外文缩写来描述给药时间、部位和次数等，医院常见外文缩写及中文译意如表 16-2 所示。

表 16-2　医院常用给药的外文缩写及中文译意

外文缩写	中文译意	外文缩写	中文译意
qd	每日 1 次	ac	饭前

（续表）

外文缩写	中文译意	外文缩写	中文译意
bid	每日 2 次	pc	饭后
tid	每日 3 次	hs	临睡前
qid	每日 4 次	st	即刻
qod	隔日 1 次	DC	停止
biw	每周 2 次	prn	必要时（长期）
qm	每晨 1 次	sos	需要时（限用 1 次）
qn	每晚 1 次	ID	皮内注射
qh	每小时 1 次	H	皮下注射
q2h	每 2 小时 1 次	IM/im	肌内注射
q3h	每 3 小时 1 次	IV/iv	静脉注射
q4h	每 4 小时 1 次	ivgtt/iv drip	静脉滴注
am	上午	aa	各
pm	下午	po	口服
12n	中午 12 点	mist	合剂
12mn	午夜 12 点	sup	栓剂
g	克	pulv	粉剂/散剂
ml	毫升	syr	糖浆剂
gtt	滴	tr	酊剂
ad	加至	caps	胶囊
OS	左眼	tab	片剂
OD	右眼	pil	丸剂
OU	双眼	ung	软膏剂
AS	左耳	ext	浸膏
AD	右耳	lot	洗剂
AU	双耳	inj	注射剂

第二节 口 服 给 药

口服给药（oral administration）是临床常用的给药方式，具有便捷、安全、经济的特点。药物通过胃肠道黏膜吸收入血，可治疗局部或全身疾病。但口服给药吸收较慢，故对于急救、经口进食障碍、禁食等患者不适用。

一、安全用药健康指导

（1）止咳糖浆：需注意服后不宜立即饮水，以免冲淡药液，降低疗效。同时服用多种药物时，应最后服用止咳糖浆。

（2）强心苷类：服用前应先测量患者心率及节律，若成人心率<60 次/min 或节律异常时，先暂缓服药并报告医生。

（3）抗生素及磺胺类药物：须按时给药，以维持一定的血药浓度。

（4）促进胃肠动力药：宜饭前服，可促进消化液分泌，增加食欲。

（5）助消化药和对胃黏膜有刺激性的药物：宜饭后服，有利于消化，减少药物对胃黏膜的刺激。

（6）磺胺类药物：服药后应多饮水，因药物经肾脏排出，尿少时容易析出结晶，引起肾小管的堵塞。

（7）对牙齿有腐蚀作用或使牙齿染色的药物：如酸剂、铁剂，服用时要避免药液与牙齿接触，可以借助吸水管服药，服药后及时漱口。

（8）缓释片、肠溶片、胶囊吞服时不可嚼碎。

（9）鼻饲者给药需将药物碾碎，用水溶解从胃管注入，再用少量温开水冲净胃管。危重或不能自行服药的患者应协助喂服。

二、口服给药技术

【目的】协助患者遵医嘱安全、正确地服用药物，以达到减轻疾病症状、治疗疾病、维持人体正常生理功能、协助诊断和预防疾病的目的。

【操作程序】

1）评估　①患者的身体情况、年龄、治疗状况及意识状态；②患者吞咽能力的评估，如有无口腔、食管疾患，有无恶心、呕吐情况；③患者服药依从性评估；④患者对药物相关知识的了解程度。

2）计划

（1）患者准备：了解口服给药的目的、方法、注意事项和配合要点，取舒适卧位。

（2）护士准备：着装整洁，修剪指甲，洗手，戴口罩。

（3）用物准备。①药物准备：药物由中心药房准备并核对，由病区护士再次核对后摆放在发药车上；按照患者床号、住院号信息整齐摆放。②核查表单准备：服药核对单/执行单。③其他用物准备：根据患者需求准备温开水、吸管等物品，部分医院有信息化核对工具如 PDA 等。

（4）环境准备：环境清洁、安静，光线、温湿度适宜。

3）实施　口服给药技术的操作流程如表 16-3 所示。

表 16‑3　口服给药技术操作流程

操作步骤	具体过程	重点说明
严格查对	(1) 七步洗手,戴口罩,仪表整洁,按医嘱备药 (2) 核对服药执行单,按床号顺序依次放好药品;核对服药执行单的床号、姓名、住院号、药名、剂量、浓度、时间	严格执行查对制度
正确取药	(1) 固体药(药片或胶囊):用药匙取药。手拿药瓶标签朝向自己便于核查,正确核对药品剂量,用药匙取出所需药品 (2) 水剂:用量杯取或者有些药品自备带刻度的药杯。摇匀药液,一手持量杯,使药液水平与量杯刻度同高,视线与刻度齐平;另一手持药瓶,瓶签向掌心,倒药液至所需刻度(图 16‑1),再倒入药杯内,盖好瓶盖放回原处 (3) 油剂、滴剂药量不足 1 ml 时,在药杯内倒入少量温开水,以滴管吸取药液	(1) 先备固体药,然后再备油剂与水剂 (2) 粉剂、含化片用纸包好 (3) 不同的药液应倒入单独的药杯内,更换药物品种时,应洗净量杯再用,以免更换药液时发生配伍禁忌 (4) 1 ml 以 15 滴计算。 (5) 滴管使用时稍倾斜,保证药量准确
再次查对	(1) 摆药完毕,由另一护士根据服药执行单再次核对 (2) 发药前再次核查,保证准确无误	
准备分发	七步洗手,携带服药执行单,发药盘,准备好温开水	
核对解释	(1) 携用物至床旁,核对患者信息(床号、姓名、腕带、住院号),再次核对药品 (2) 向患者解释用药目的取得配合,评估患者的进食能力和方式	(1) 核对床头卡、手腕带并询问,做到核对无误 (2) 若患者因外出检查等未在床边,待患者回来后再发放口服药
协助服药	帮助患者服药,视患者病情、年龄及服用的药物类型等灵活运用不同方法,确认已服药后方可离开	(1) 对危重患者及不能自行服药的患者应协助喂药 (2) 若某些药物如麻醉精神类药品,应注视患者服用后离开
整理记录	(1) 一次性药杯正确处置、药盘定期清洗保证清洁备用 (2) 观察并记录患者用药后的反应	盛油剂的药杯,先用纸擦净再做初步消毒

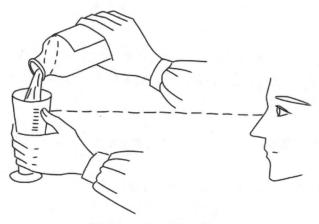

图 16‑1　量取药液的方法

4）评价　①护士操作熟练、规范,给药剂量准确;②患者能积极配合治疗,理解服药的目的、方法、注意事项;③患者感觉服药后舒适。

【注意事项】①必须严格执行查对制度,每次只取一个患者的用药,确保患者用药安全。②发药前全面了解患者的有关情况,如患者因检查等原因不在病房或因故暂时不能服药,则不能发放药品,应做好交接,服药单注明原因。③发药时若患者提出疑问,护士应再次核查,正确执行并做好耐心解释。④患者服药后要注意观察其治疗效果和不良反应,有异常反应及时与医生联系,对症处理。⑤需吞服的药物通常用 40～60 ℃ 温开水送下,不能用茶水服药。⑥鼻饲、婴幼儿或上消化道出血患者所用的固体药,在不影响药效前提下,发药前需将药片碾碎。

第三节　吸 入 给 药

吸入给药(inhalat administration)是利用雾化装置将药液形成细小雾滴,通过鼻或口腔吸入呼吸道,达到预防和治疗疾病的目的。常用的方法有超声波雾化吸入、氧气雾化吸入和手压式雾化吸入。

一、超声波雾化吸入

超声波雾化吸入是应用超声波声能,将药液变成细微的气雾,由呼吸道吸入的方法。其特点:雾量大小可以调节;小而均匀的雾滴(直径<5 μm);指导患者深而慢的吸入气体,药液可到达终末支气管和肺泡,达到治疗效果;并因雾化器的电子部件产热会对药物做温和加热,从而使患者感觉舒适温暖。

【目的】①控制感染:消除呼吸道炎症,稀释痰液,减轻呼吸道黏膜水肿,帮助祛痰;常用于肺炎、肺脓肿、支气管扩张、肺结核等患者。②预防感染:常用于胸部围手术期的患者。③湿化气道:常用于痰液黏稠、气道不通畅者,也是气管切开术后生理性湿化功能不足患者常规治疗方法。④改善通气:可解除支气管痉挛,保持气道通畅;常用于支气管哮喘等患者。

【操作程序】

1）评估　①患者的身体情况、治疗情况、用药史;②呼吸道情况,如是否通畅、有无感染、有无气道狭窄、痰液是否黏稠,面部及口腔黏膜有无感染及溃疡等;③患者的意识状态、心理状态及配合程度。

2）计划

（1）患者准备:了解超声波雾化吸入的目的、方法、注意事项和配合要点,取舒适体位。

（2）护士准备:着装整洁,修剪指甲,洗手,戴口罩。

（3）用物准备:包括超声波雾化吸入器、常用药物和其他用物准备。

超声波雾化吸入器如图 16－2 所示。构造：①超声波发生器：通电后输出高频电能，有电源开关、雾量调节开关、指示灯及定时器；②水槽与晶体换能器：水槽内盛冷蒸馏水，其底部有一晶体换能器，接收发生器输出的高频电能，并将其转化为超声波声能；③雾化罐与透声膜：雾化罐盛药液，其底部是透声膜，超声波声能可透过此膜与罐内药液作用，产生雾滴喷出；④螺纹管和口含嘴（或面罩）。原理：超声波发生器通电后输出高频电能，使水槽底部晶体换能器转换为超声波声能，声能透过雾化罐底部的透声膜作用于罐内的药液，使药液表面张力及惯性受到破坏成为细微雾滴，通过导管随患者的深吸气进入呼吸道。

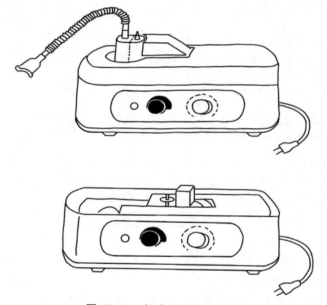

图 16－2 超声波雾化吸入器

常用药物：①消炎药，常用庆大霉素、卡那霉素等抗生素；②解痉药，常用沙丁胺醇（舒喘灵）、氨茶碱等；③化痰、祛痰药，常用 α-糜蛋白酶等；④减轻黏膜水肿的药物，常用地塞米松等。

其他用物：水温计、0.9%氯化钠溶液、弯盘、冷蒸馏水。

（4）环境准备：环境安静、清洁，光线柔和、温湿度适宜。

3）实施 超声波雾化吸入技术的操作流程如表 16－4 所示。

表 16－4 超声波雾化吸入技术操作流程

操作步骤	具体过程	重点说明
检查连接	（1）七步洗手 （2）雾化装置安装，水槽内加冷蒸馏水，液面高度约 3 cm，浸没雾化罐底的透声膜	蒸馏水量视不同型号雾化器而定

(续表)

操作步骤	具体过程	重点说明
配制药液	严格核查,将药液稀释至 30～50 ml 后倒入雾化罐内,盖紧不漏水,将雾化罐放入水槽	
核对解释	(1) 携用物至床旁,核对患者信息(床号、姓名、腕带、住院号、过敏史) (2) 再次核对药品,同时向患者解释用药目的取得配合	核对患者姓名、手腕带(住院号)并询问,做到核对无误
开始雾化	(1) 帮助患者取舒适体位(一般取半卧位) (2) 接通电源,先打开电源开关,先预热 3 min,再开雾化开关,调节雾量,药液呈雾化喷出 (3) 调节雾化所需时间 (4) 将口含嘴放入患者口中(也可用面罩),指导患者紧闭口唇深吸气,用鼻呼气	(1) 一般雾化时间设定为每次 15～20 min (2) 大档 3 ml/min,中档 2 ml/min,小档 1 ml/min,一般用中档
结束雾化	治疗结束,取下口含嘴或面罩,擦干雾化面部周围皮肤,关雾量开关,再关电源开关	嘱患者漱口清洁口腔
整理记录	(1) 帮助患者取舒适体位,整理床单位 (2) 用物处置:放出水槽内的水,水槽待干;将雾化罐、螺纹管浸泡于消毒液内 1 小时,再洗净晾干备用或送入供应室集中消毒,患者口含嘴一人一用,嘱患者做好清洗待干 (3) 洗手,记录	(1) 记录开始及持续时间,患者的反应及疗效等 (2) 观察患者痰液排出情况,分泌物湿化膨胀致痰液不易咳出时,借用拍背以协助痰液排出,必要时可吸痰

4) 评价　①护士熟练操作,步骤规范,护患良好沟通;②患者能积极配合治疗,理解超声波雾化吸入的目的、方法、注意事项;③患者不适症状减轻,身体感觉舒适。

【注意事项】①使用前自检雾化器各部件有无松动、脱落等异常情况;机器和雾化罐编号要匹配。②水槽底部的晶体换能器和雾化罐底部的透声膜薄而质脆,安装时要轻按,不能用大力。③水槽和雾化罐内切忌加热水或温水;水温不宜超过 50 ℃,如水温超过 50 ℃应关机更换冷蒸馏水。④特殊情况需连续使用雾化器时,中间需间隔 30 min。⑤雾化治疗时保证雾化液无菌状态,雾化液现配现用,严格遵守消毒隔离制度,防止院内交叉感染的发生。

二、氧气雾化吸入

氧气雾化吸入是利用氧气高速氧气气流,使药液形成雾状悬液,再随呼吸吸入呼吸道,达到治疗的目的。基本原理是利用高速氧气流通过毛细管口并在管口产生负压,将药液由相邻的管口吸出,所吸出的药液又被毛细管口高速的氧气流撞击成细小的雾滴,成气雾状喷出,随患者呼吸进入呼吸道而达到治疗的作用。

【目的】同超声波雾化吸入。

【操作程序】

1）评估 同超声波雾化吸入。

2）计划 ①患者准备：同超声波雾化吸入。②护士准备：着装整洁，修剪指甲，洗手，戴口罩。③用物准备：氧气雾化吸入器、氧气装置一套、弯盘，根据医嘱备药液和适量 0.9% 氯化钠溶液。④环境准备：环境清洁、安静，光线、温湿度适宜，室内避免火源。

3）实施 氧气雾化吸入操作流程如表 16-5 所示。

表 16-5 氧气雾化吸入操作流程

操作步骤	具体过程	重点说明
检查配药	（1）七步洗手 （2）使用前，先自检氧气雾化吸入器，遵医嘱配置雾化液，注入雾化器内	使用前检查雾化器是否完好，有无漏气，雾化器是否清洁干燥备用
核对连接	（1）携用物至床旁，核对患者信息（床号、姓名、腕带、住院号、过敏史） （2）再次核对药品，同时向患者解释用药目的取得配合，将雾化器的进气口与氧气装置的输出管连接	核对患者姓名、手腕带（住院号）并询问，做到核对无误
调节流量	调节氧流量	氧流量一般为 6～8 L/min
开始雾化	（1）协助患者取舒适体位（一般为半卧位或者坐位） （2）嘱患者手持雾化器，将咬嘴放入口中紧闭口唇深吸气，用鼻呼气，反复深呼吸，直至药液吸完为止	深吸气，使药液充分扩散到细支气管和肺内，屏气 1～2 秒，再呼出气体
结束雾化	取下雾化器，关闭氧气开关	
整理记录	（1）协助清洁口腔，擦净面部多余液体，取舒适体位，整理床单位 （2）用物处理 （3）洗手，记录	（1）一次性雾化吸入器用后按规定消毒处理 （2）记录内容同超声波雾化吸入

4）评价 ①护士操作熟练规范，护患沟通良好。②患者能积极配合治疗，理解氧气雾化吸入的目的、方法、注意事项；③患者不适症状减轻，身体感觉舒适。

【注意事项】①正确使用供氧装置：注意用氧安全，避免接近火源。②氧气湿化瓶内勿盛水：以免液体进入雾化器内使药液稀释影响疗效。③观察及协助排痰：注意观察痰液排出情况，痰液稀释后通过拍背、吸痰等方法排痰。

三、手压式雾化吸入

手压式雾化吸入是将雾化器倒置，用拇指按压雾化器顶部，使药液从喷嘴喷出，形成雾滴作用于口腔、咽部、气管及支气管黏膜，药物经黏膜吸收的治疗方法。

【目的】通过吸入拟肾上腺素类药、氨茶碱或沙丁胺醇等支气管解痉药，改善通气功能；适用于支气管哮喘、喘息性支气管炎的对症治疗。

【操作程序】

1）评估 同超声波雾化吸入。

2）计划　①患者准备：同超声波雾化吸入。②护士准备：着装整洁，修剪指甲，洗手，戴口罩。③用物准备：根据医嘱准备手压式雾化器（内含药物）。④环境准备：环境清洁、安静，光线、温湿度适宜。

3）实施　手压式雾化吸入操作流程如表 16-6 所示。

表 16-6　手压式雾化吸入操作流程

操作步骤	具体过程	重点说明
操作准备	（1）七步洗手 （2）遵医嘱备好手压式雾化吸入器	
核对解释	（1）携用物至床旁，核对患者信息（床号、姓名、腕带、住院号、过敏史） （2）再次核对药品，同时向患者解释用药目的，取得配合，帮助患者取合适的体位（一般为坐位或半卧位）	核对患者姓名、手腕带（住院号）并询问，做到核对无误
摇匀药液	加入药液后，充分摇匀	
开始雾化	雾化器倒置，咬嘴双唇间，吸气开始时按压气雾瓶顶端，喷出药液，深长吸气、屏气、呼气，反复1~2次	（1）注意呼吸与按压的节奏：按压与吸气应该同频，使药液充分吸入发挥最大药效 （2）若雾化过程有不适可稍做休息或平静呼吸，有痰液及时咳出
整理记录	（1）取下雾化器，清洁口腔（漱口），取舒适体位 （2）用物处置，洗手记录	记录内容同超声波雾化吸入

4）评价　①护士操作熟练规范，护患沟通良好；②患者能积极配合治疗，理解氧气雾化吸入的目的、方法、注意事项；③患者不适症状减轻，身体感觉舒适。

【注意事项】①定期清洁外壳，雾化器使用后应放置在阴凉处（30 ℃ 以下）保存。②使用前检查雾化器各部件是否完好，有无松动、脱落等异常情况。使用后按要求进行终末消毒。③随着深吸气药液经口腔吸入，屏气时间建议坚持 10 秒左右，或尽可能延长，然后再呼气。④每次 1~2 喷，两次使用间隔时间不少于 3 小时。⑤每次操作完成，嘱患者清洁口腔。⑥使用过程中出现不适可做适当休息或平静呼吸；如有痰液嘱患者咳出，不可咽下。

第四节　注 射 给 药

注射给药（injection administration）是将无菌药液注入体内，以达到预防和治疗疾病的目的。其优点是药物吸收快，适用于需要药物迅速发挥作用的患者。缺点是有创操作，引起局部组织损伤、疼痛等不适。常用的注射方法包括静脉、皮内、皮下、肌内注射。

一、注射原则

（1）严格遵守无菌操作原则：①注射前洗手、戴口罩、修剪指甲，保持衣帽整洁；②注射部位用棉签蘸取 0.5% 碘伏或安尔碘进行局部消毒，通常以注射点为中心向周围呈螺旋式消毒，涂擦消毒两遍以上，消毒直径≥5 cm，等待约 20 秒后方可注射；③注射器的空筒内壁、活塞、乳头和针头的针梗、针尖、针栓内壁必须保持无菌。

（2）严格执行查对制度：①必须严格执行"三查七对"，确保准确给药；②药品质量监控，若发现药液混浊、沉淀、变色、变质、过期或安瓿有裂痕等现象，则不可应用；③同时注射多种药物时，应查实有无配伍禁忌。

（3）严格执行消毒隔离制度：注射相关物品一人一用，包括注射器、针头、止血带、小垫枕；严格按消毒隔离制度处理用物；对一次性物品应按规定处置。

（4）选择合适的注射器和针头：根据药液剂量、刺激性和黏稠度、注射部位、静脉注射导管通路，以及患者的胖瘦程度、年龄大小等综合因素来选择针头和注射器。使用前需要确认针头和注射器外包装完整，密闭无菌状态；针头应无钩、不弯曲。

（5）选择合适的注射部位：注射时应避开神经、血管处（动、静脉注射除外）。有炎症、瘢痕、硬结及皮肤病处不可注射；对需要长期注射的患者，应预见性地更换注射部位。

（6）药液应现用现配：药液按规定时间临时抽取、及时注射，不过早抽取药液，以防药物效价降低或被污染。

（7）注射前排尽注射器内空气：防止气体进入血管形成栓塞。排气时，应防止药液浪费。如新冠疫苗注射期间，排气时防止药液外溅，做好消毒隔离。

（8）注射前检查回血：进针后、注药前，须回抽确认检查是否有回血。动、静脉注射穿刺后必须见回血方可注射药物，皮下、肌内注射无回血方可注入药物，确认无误方可注射。

（9）掌握无痛注射技术：①分散患者注意力，指导并协助患者取合适的体位，使肌肉充分放松；②注射时"二快一慢"，即进针、拔针快，推药速度均匀且慢；③注射刺激性强的药物时，宜选用粗长针头，且需深部组织注射；④同时多种药物注射时，一般先注射刺激性较弱的药物，再注射刺激性强的药物。

二、药液抽吸技术

📱 云视频 16-1 药物抽吸

【目的】根据医嘱，应用无菌操作技术，准确地从安瓿或密封瓶内抽吸药液，为注射药物做准备。

【操作程序】

1）评估 ①操作区域清洁、宽敞，操作前 30 min 停止清扫；②给药目的及药物性能;③给药的方法。

2)计划

(1)患者准备:了解给药的目的、方法、注意事项和配合要点,取舒适体位。

(2)护士准备:着装整洁,修剪指甲,洗手,戴口罩。

(3)用物准备:包括治疗车上层和下层物品准备。

治疗车上层的注射盘内备:①无菌持物镊:放于灭菌后的干燥容器内。②皮肤消毒液:0.5%碘伏或安尔碘。③其他:无菌棉签、砂轮、弯盘、启瓶器,静脉注射时加止血带、小垫枕等。④注射器及针头(图16-3):注射器分为空筒和活塞两部分。空筒前端为乳头,空筒上标有刻度,活塞后部为活塞轴、活塞柄;针头分为针尖、针梗和针栓三部分。注射器规格和针头型号有多种(表16-7)。⑤根据医嘱准备注射药液、注射本或注射卡。⑥手消毒液。

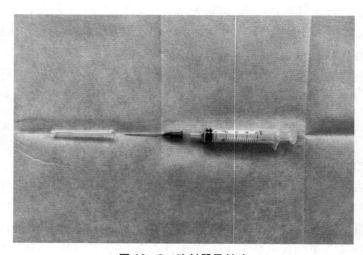

图16-3 注射器及针头

治疗车下层:医用垃圾桶、生活垃圾桶、锐器盒。

(4)环境准备:环境清洁、安静,光线、温湿度适宜。

表16-7 注射器和针头规格及主要用途

注射器规格	针头型号	主要用途
1 ml	4～5号	皮内注射,注射小剂量药液
1 ml或2 ml	5～6号	皮下注射
2 ml或5 ml	6～7号	肌内注射、静脉采血
5、10、20、30、50、100 ml	6～9号	静脉注射、静脉采血

3)实施 药液抽吸技术的操作流程如表16-8所示。

表16-8 药液抽吸技术操作流程

操作步骤	具体过程	重点说明
查对药物	七步洗手,戴口罩,仪表整洁,核查药物	严格执行无菌操作,严格执行药品查对制度
消毒折断	安瓿瓶内抽吸药液:安瓿瓶开启,弹尽安瓿尖端药液,用砂轮在安瓿颈部划一锯痕,用75%酒精棉签消毒后折断安瓿	部分安瓿瓶尖端顶部有点状标记,则无需砂轮,用75%酒精棉签消毒颈部后即可折断安瓿
抽吸药液	一手持注射器,将针尖斜面向下置入安瓿内液面下,另一手握住安瓿并抵住针栓;向外抽动塞柄活塞,吸取药液(图16-4A、B)	严格无菌操作,针头不可触及安瓿外口,禁止单手握住活塞体部,防止污染
排尽空气	将针头垂直向上,先轻拉回抽活塞,使针头内的药液流入注射器,并使气泡集于乳头口,必要时可轻弹针筒壁,缓慢向上推活塞,排出气体	有部分注射器乳头设置不在正中而在一侧,排气时注意使注射器乳头向上倾斜,将气泡集中于乳头根部,缓慢轻推活塞,排出多余气体
查对备用	排气毕,再次核查药品品名、剂量、性状、用途等无误后放入无菌注射盘内待用	
消毒瓶塞	(1)自密封瓶内吸取药液 (2)手工或使用开瓶工具打开塑料盖,此时会连同铝盖中心部分一同去除,用75%的酒精棉签消毒,待干	
注入空气	回抽注射器吸入与所需药液等量空气,将针头插入密闭瓶内,缓慢注入空气	以增加瓶内压力,利于吸药(部分瓶内自带负压则无须抽等量空气,抽吸前看说明书了解)
抽吸药液	(1)抵住针筒底部,倒转药瓶,使针头位于液面下,吸取药液至所需量,以示指固定针栓,按医嘱抽出所需药液后拔出针头(图16-4C) (2)排尽空气、查对备用同自安瓿内吸取药液法	

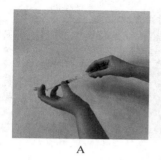 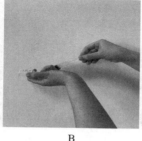 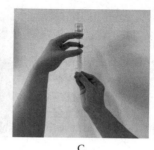

A   B   C

图16-4 抽吸药液

A、B.一手持注射器,将针尖斜面向下置入安瓿内液面下,另一手握住安瓿并抵住针栓;向外抽动塞柄活塞,吸取药液。C.抵住针筒底部,倒转药瓶,使针头位于液面下,吸取药液至所需量,以示指固定针栓,按医嘱抽出所需药液后拔出针头

4)评价 ①严格执行无菌操作和查对制度,操作规范、熟练;②抽吸药液过程中无污染、无差错发生。

【注意事项】①严格执行无菌操作和查对制度,遵守标准预防操作原则、安全注射和给药原则。②抽药时不可单手握住活塞体部,造成污染。排气时若药液外溢会造成浪费,从而影响用药量的准确性。如新冠疫苗注射药液的抽吸,若排气时药液外溢既造成浪费又会污染环境。③抽取药液根据药液的性质抽取。如粉剂药用生理盐水溶液、注射用水或专用溶媒其充分溶解后抽取;混悬剂应摇匀后立刻抽取;油剂可用稍粗针头吸取。④药液现配现用,避免药液配置后放置时间过长造成药液污染和效价降低。

三、常用注射技术

1. 皮内注射

　云视频 16 - 2　皮内注射

皮内注射(intradermal injection)是将小量药液或生物制品注入皮内的方法。
【目的】①药物过敏试验,观察有无过敏反应;②预防接种;③局部麻醉的起始步骤。
【操作程序】

1)评估　①患者的病情、治疗情况、用药史、家族史及药物过敏史;②注射部位的皮肤情况;③患者的意识状态、心理状态、对用药的认知及合作程度。

2)计划　①患者准备:了解皮内注射的目的、方法、注意事项和配合要点,取舒适体位。②护士准备:着装整洁,修剪指甲,洗手,戴口罩。③用物准备:根据医嘱准备注射药液、注射本或注射卡;1 ml 注射器、4～5 号针头;做药物过敏试验时备 0.1%盐酸肾上腺素和注射器。其余同药液抽吸技术。④环境准备:环境清洁、安静,光线、温湿度适宜。

3)实施　皮内注射技术的操作流程如表 16 - 9 所示。

表 16 - 9　皮内注射技术操作流程

操作步骤	具体过程	重点说明
吸取药液	七步洗手,戴口罩,仪表整洁,核查药物,按医嘱抽药	严格执行无菌操作,严格执行药品查对制度
核对解释	(1) 携用物至床旁,核对患者信息(床号、姓名、腕带、住院号、过敏史) (2) 再次核对药品,同时向患者解释用药目的取得配合	(1) 操作前身份查对、用药查对 (2) 核对床头卡、手腕带并询问过敏史和了解患者基本情况,做到核对无误
选择部位	根据目的及患者个体情况选择最佳注射部位	(1) 皮试最常选用前臂掌侧下段,因该处皮肤较薄,肤色较淡,易观察局部反应 (2) 预防接种常选用上臂三角肌下缘
消毒皮肤	用 75%的酒精消毒皮肤(若对酒精过敏者使用生理盐水清洁皮肤),待干	

（续表）

操作步骤	具体过程	重点说明
核对排气	再次核对药物（剂量、用法），排除空气	操作中身份查对、用药查对
进针推药	（1）一手绷紧注射处局部皮肤，一手持注射器，示指固定针栓，针尖斜面向上与皮肤呈5°角刺入皮内，待针头斜面完全刺入皮内，放平注射器 （2）用绷紧皮肤的手的拇指固定针栓，另一手注入药液0.1 ml，使局部形成皮丘（图16-5）	（1）充分清洁注射处皮肤，严格无菌操作 （2）注入皮试液量要准确 （3）半球状皮丘，皮肤变白并显露出毛孔
拔针观察	（1）注入规定药量后，迅速拔针，不可按压局部 （2）开始计时观察患者的情况 （3）再次核对患者身份及用药	（1）20 min后观察局部及全身反应 （2）操作后身份查对、用药查对 （3）备有紧急抢救用物
整理记录	（1）协助取舒适体位 （2）用物处置 （3）洗手，记录	（1）结果记录：阳性"＋"，阴性"－" （2）若患者有过敏反应，要进一步记录处置情况和患者的生命体征监测情况

4）评价　①护士无菌观念强，查对认真，操作熟练规范；②注入药液剂量准确，形成皮丘，观察正确、记录及时；③患者满意，能积极配合治疗，护患沟通良好，解释合理。

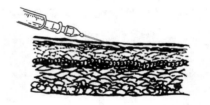

【注意事项】①试验前应仔细核查并询问患者的用药史、过敏史及家族史。如患者对该药物过敏，则不可做皮内试验，应通知医生，予以更换其他药物。②忌用碘伏等含碘消毒剂进行局部消毒，以免影响局部着色反应的观察及与碘过敏反应相混淆。③皮内注射的进针角度为5°。若患者较肥胖可稍微酌情加大进针角度，避免因角度过大、进针过深将药液注入皮下，影响药效及患者反应的观察。④做完皮内过敏试验后，嘱患者勿按揉注射部位，勿用

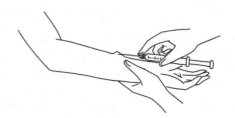

图16-5　皮内注射

棉签按压，以免干扰试验结果。⑤如皮试结果不能确诊或怀疑假阳性时，应采取对照实验。⑥在为患者做药物过敏试验前要准备好急救药品，防止发生意外。若结果为阳性，要让患者知晓皮试结果，同时做好床头卡、病历本、腕带的皮试阳性标识。

📖 拓展阅读16-1　皮肤的临床应用

2. 皮下注射

皮下注射（subcutaneous injection）是将小量药液或生物制剂注入皮下组织的方法。

【目的】①用于不宜口服且需在一定时间内发挥药效的药物,适合小剂量及刺激性弱的药物;②预防接种;③局部麻醉用药。

【操作程序】

1)评估　①患者的病情、治疗情况、用药史、家族史及药物过敏史;②注射部位的皮肤及皮下组织情况;③患者的意识状态、心理状态、对用药计划的了解及合作程度。

2)计划　①患者准备:了解皮下注射的目的、方法、注意事项和配合要点,取舒适体位。②护士准备:着装整洁,修剪指甲,洗手,戴口罩。③用物准备:根据医嘱准备注射药液、注射本或注射卡;1~2 ml 注射器、5~6 号针头;其余同药液抽吸技术。④环境准备:环境清洁、安静,光线、温湿度适宜,必要时用屏风或帷帘遮挡患者。

3)实施　皮下注射技术的操作流程如表 16-10。

表 16-10　皮下注射操作流程

操作步骤	具体过程	重点说明
吸取药液	七步洗手,戴口罩,仪表整洁,核查药物,按医嘱抽药	严格执行无菌操作,严格执行药品查对制度
核对解释	(1)携用物至床旁,核对患者信息(床号、姓名、腕带、住院号、过敏史) (2)再次核对药品,同时向患者解释用药目的取得配合	(1)操作前身份查对、用药查对 (2)核对床头卡、手腕带,询问过敏史,了解患者的基本情况,做到核对无误 (3)让患者掌握就餐时间,餐前半小时注射胰岛素
选择部位	按注射原则、注射目的、患者情况选择最佳注射部位	常选用上臂三角肌下缘、两侧腹壁、后背、大腿前侧和外侧等(图 16-6)
消毒皮肤	常规消毒皮肤,待干	
核对排气	再次核对药物(剂量、用法),排除空气	操作中身份查对、用药查对
进针推药	一手绷紧注射部位局部皮肤,一手持注射器,以示指固定针栓,针尖斜面向上,与皮肤呈30°~40°角,快速刺入皮下(图 16-7);松开绷紧皮肤的手,一手抵住针栓,抽动活塞,如无回血,予以缓慢推注药液	(1)严格无菌操作,消毒注射部位 (2)一般将针头的 1/2~2/3 刺入皮下,勿将整个针体全部扎入皮下,防范断针
拔针按压	(1)注入规定剂量后,快速拔针,用无菌棉签轻压针刺处片刻 (2)再次核对患者身份和药物医嘱	操作后身份查对、用药查对
整理记录	(1)协助患者取舒适体位,整理床单位 (2)用物处置 (3)洗手,记录	(1)严格按消毒隔离原则分类处理用物(正确处置利器针头和一次性用物) (2)记录注射时间、患者用药后的反应

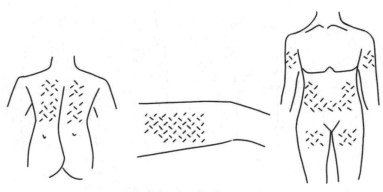

图 16 - 6　皮下注射部位

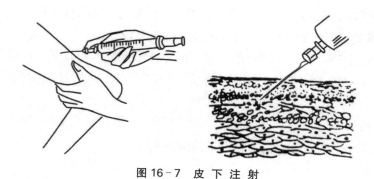

图 16 - 7　皮下注射

4）评价　①建立严格的无菌观念，认真查对，熟练规范操作；②注入药液剂量准确无误；③护患沟通良好，解释合理，患者满意，能积极配合治疗。

【注意事项】①对长期注射者预见性更换注射部位，以免局部产生硬结，保证药物吸收最佳效果。如糖尿病患者胰岛素治疗时可轮流多部位皮下注射。②对刺激性强的药物不宜皮下注射。③根据药量选择最适的注射器，注射药液少于 1 ml 时，应选择 1 ml 注射器抽吸药液以保证剂量准确。④进针角度不宜超过 45°，以免刺入肌层；过瘦者可捏起局部组织并减小进针角度。

3．肌内注射

肌内注射（intramuscular injection）是将一定量药液注入肌肉组织的方法。注射部位一般选择肌肉丰厚且远离大血管、神经处。最常用的部位为臀大肌，其次为臀中肌、臀小肌、股外侧肌及上臂三角肌。

1）臀大肌注射定位　①十字法：从臀裂顶点向左侧或右侧划一水平线，然后从髂嵴最高点作一垂直线，将臀部分为 4 个象限，其外上象限避开内角（髂后上棘至股骨大转子的连线），即为注射区（图 16 - 8A）。②连线法：取髂前上棘与尾骨连线外上 1/3 处为注射部位（图 16 - 8B）。

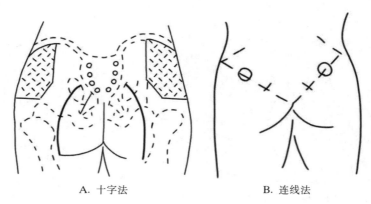

A. 十字法 　　　　　　　　　B. 连线法

图 16-8　臀大肌注射部位

2）臀中肌、臀小肌注射定位　①以示指、中指尖分别置于髂前上棘和髂嵴下缘处，在示指、中指和髂嵴之间构成一个三角形区域，此区域为注射部位（图 16-9）；②髂前上棘外侧三横指处（以患者的手指宽度为准）为注射部位。

3）股外侧肌注射定位　大腿中段外侧，成人一般可取髋关节下 10 cm 至膝关节上10 cm，宽约 7.5 cm（图 16-10）。此处大血管、神经干很少通过，且注射范围较广，可供多次注射。

4）上臂三角肌注射定位　上臂外侧，肩峰下 2～3 横指处（图 16-11）。该部位注射方便，但此处肌层较薄，只能用于小剂量药液注射。

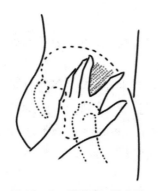
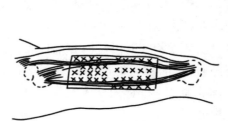
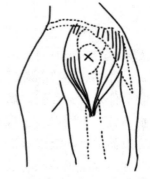

图 16-9　臀中肌、臀小肌　　　图 16-10　股外侧肌注射部位　　　图 16-11　上臂三角肌注射部位
　　　　　注射部位

【目的】①用于不宜或不能口服或静脉注射的药物，且要求比皮下注射更迅速发挥药效时采用；②注射剂量较大或刺激性较强的药物。

【操作程序】

1）评估　①患者的病情及治疗情况；②注射部位的皮肤及肌肉组织情况；③患者的意识状态、心理状态、对用药计划的了解及合作程度。

2）计划

（1）患者准备：了解肌内注射的目的、方法、注意事项和配合要点，常用注射体位准备：①臀部注射：侧卧位时，下腿弯曲上腿伸直，肌肉放松；俯卧位时，足尖相对，足跟分开；仰卧位用于危重及不能翻身的患者，限于臀中、小肌注射。②上臂三角肌注射：单手叉腰使三角肌显露。③股外侧肌注射：以自然坐位为宜。

（2）护士准备：着装整洁，修剪指甲，洗手，戴口罩。

（3）用物准备：根据医嘱准备注射药液、注射本或注射卡；2～5 ml 注射器、6～7 号针头；其余同药液抽吸技术。

（4）环境准备：环境清洁、安静，光线、温湿度适宜，必要时用屏风或帷帘遮挡患者。

3）实施　肌内注射技术的操作流程如表 16－11 所示。

表 16－11　肌内注射技术操作流程

操作步骤	具体过程	重点说明
吸取药液	七步洗手，戴口罩，仪表整洁，核查药物，按医嘱抽药	严格执行无菌操作，严格执行药品查对制度
核对解释	（1）携用物至床旁，核对患者信息（床号、姓名、腕带、住院号、过敏史） （2）再次核对药品，同时向患者解释用药目的取得配合	（1）操作前身份查对、用药查对 （2）核对床头卡、手腕带并询问过敏史和了解患者基本情况，做到核对无误
选择部位	帮助患者取合适的肌注体位，选择最佳注射部位	
定位消毒	遵循正确的定位方法，常规消毒皮肤，待干	
核对排气	再次核对药物（剂量、用法），排除空气	操作中身份查对、用药查对
进针推药	（1）一手拇指、示指绷紧局部皮肤 （2）另一手以握笔姿势持注射器，中指固定针栓，针头与皮肤呈 90°角，用手腕带动手臂，快速刺入针梗的 2/3 （3）松开绷紧皮肤的手，回抽确认无回血，缓慢推注药液（图 16－12）	（1）严格无菌操作，勿污染消毒区域 （2）若回抽见血，应立即拔针，绝不能注入药液，重新寻找部位再次穿刺 （3）药液推注时注意观察患者的反应
拔针按压	（1）注射毕，快速拔针，用无菌棉签轻压针刺处片刻 （2）再次核对患者身份和药物医嘱	操作后身份查对、用药查对
整理记录	（1）协助患者取舒适体位，整理床单位 （2）用物处置 （3）洗手，记录	（1）严格按消毒隔离原则分类处理用物（正确处置利器针头和一次性用物） （2）记录注射时间、患者用药后的反应

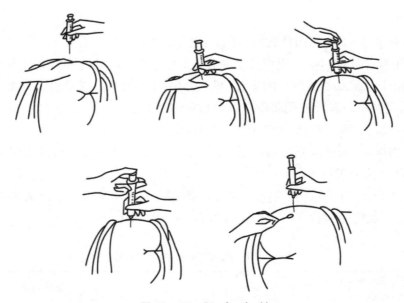

图 16-12 肌内注射

4）评价 ①建立严格的无菌观念,认真查对,熟练规范操作;②注入药液剂量准确,无痛注射;③护患沟通良好,解释合理,患者满意,能积极配合治疗。

【注意事项】①2岁以下婴幼儿因臀大肌尚未发育完善,不宜选用臀大肌注射,注射时有损伤坐骨神经的危险,最好选择臀中肌、臀小肌注射。②需长期注射者,应有计划交替更换注射部位,并选用细长针头,避免或减少硬结的发生。若长期注射出现硬结时,可采用热敷、理疗等方法处理。③注射时切勿将针梗全部刺入,以防针梗从衔接处折断。若针头折断,应嘱患者保持原位不动,以防针头移位,尽快使用无菌血管钳将断端取出;若断端全部埋入,速请外科医生处理。④两种或两种以上药物同时注射时,应注意药物的配伍禁忌。

> 拓展阅读16-2 Z型注射
> 拓展阅读16-3 留置气泡技术

4. 静脉注射

静脉注射(intravenous injection)是自静脉注入无菌药液的方法,也是发挥药效最快的给药方法。常用的静脉包括:①四肢浅静脉。上肢常选用肘部静脉(贵要静脉、正中静脉、头静脉)及腕部、手背静脉;下肢常选用大隐静脉、小隐静脉和足背静脉(图16-13)。②头皮静脉:小儿头皮静脉极为丰富,分支甚多,互相沟通交错成网,且静脉表浅易见,易于固定,方便患儿肢体活动。③股静脉:位于股三角区,在股动脉内侧0.5 cm处(图16-14)。

【目的】①药物不宜口服、皮下或肌内注射,又需要迅速发挥药效时;②做某些诊断性检查或试验,如静脉注入造影剂;③静脉营养治疗;④输液或输血;⑤股静脉注射,主要用于急救时加压输液和采集血标本。

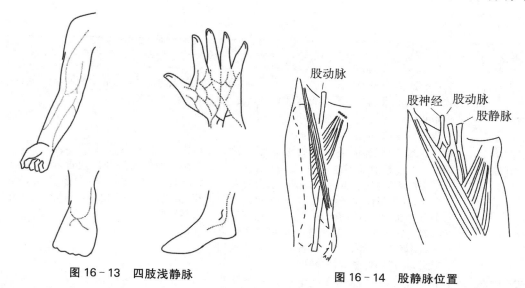

图 16 - 13　四肢浅静脉　　　　　　图 16 - 14　股静脉位置

【操作程序】

1) 评估　①患者的病情及治疗情况；②注射部位的皮肤状况、静脉充盈度及管壁弹性；③患者的意识状态、心理状态、对给药计划的了解及合作程度。

2) 计划　①患者准备：了解静脉注射的目的、方法、注意事项和配合要点，取舒适体位。②护士准备：着装整洁，修剪指甲，洗手，戴口罩。③用物准备：根据医嘱准备注射药液、注射本或注射卡；根据药量选择合适的注射器、6～9 号针头或头皮针、无菌纱布、止血带、小垫枕，必要时备胶布。其余同药液抽吸技术。④环境准备：环境清洁、安静，光线、温湿度适宜，必要时用屏风遮挡患者。

3) 实施　静脉注射技术的操作流程如表 16 - 12 所示。

表 16 - 12　静脉注射技术操作流程

操作步骤	具体过程	重点说明
（一）四肢静脉注射		
吸取药液	(1) 上肢优先，远心端优先 (2) 七步洗手，戴口罩，仪表整洁，核查药物，按医嘱抽药	严格执行无菌操作，严格执行药品查对制度
核对解释	(1) 携用物至床旁，核对患者信息（床号、姓名、腕带、住院号、过敏史） (2) 再次核对药品，同时向患者解释用药目的取得配合	(1) 操作前身份查对、用药查对 (2) 核对床头卡、手腕带并询问过敏史和了解患者基本情况，做到核对无误
选择静脉	(1) 选择合适的静脉（最佳是粗直、弹性好、易于固定的静脉），避开在关节和静脉瓣处穿刺 (2) 常用的有肘窝的贵要静脉、正中静脉，或手背、足背、踝部等处浅静脉	部分患者需要长期静脉注射，护士应有计划地由远心端到近心端选择静脉

（续表）

操作步骤	具体过程	重点说明
扎止血带	选择合适的穿刺体位,可在穿刺部位下垫小软枕,止血带位置应在穿刺部位上方约6 cm处	严格无菌操作,止血带扎紧,尾部应与避开消毒区域
消毒皮肤	常规消毒皮肤,待干	
核对排气	再次核对药物(剂量、用法),排除空气	操作中身份查对、用药查对
穿刺静脉	(1) 一手绷紧静脉下端皮肤,使其固定;另一手持注射器(或头皮针针柄),示指固定针栓,针头斜面向上,与皮肤呈 15°～30°角 (2) 自静脉上方或侧方刺入皮下(注意评估患者血管是否易滑动来选择穿刺方式),再减小角度沿静脉走向潜行刺入静脉,见回血,可再顺静脉进针少许	穿刺后如发现局部出现青肿,应立即拔出针头,局部加压;向患者做好解释,待患者休息片刻后,另选其他静脉重新穿刺
两松固定	放松止血带,嘱患者松拳,固定针头(如为头皮针,用无菌敷贴固定)	
注药观察	缓慢注入药液	(1) 注入药液过程中,通过抽回血确定针头位置在静脉内方可继续推注 (2) 重视患者主诉,动态观察穿刺处局部情况及患者全身病情的变化
拔针按压	(1) 注射毕,将无菌棉签轻轻按压穿刺点上方,快速拔出针头,一般按压 5～10 min (2) 若患者有出凝血障碍,适当延长按压时间,防止按压不当引起皮下大片淤血	
整理记录	(1) 再次核对患者身份和药物医嘱 (2) 协助患者取舒适卧位,整理床单位 (3) 用物处置 (4) 洗手,记录	(1) 操作后身份查对、用药查对 (2) 严格按消毒隔离原则分类处理用物(正确处置利器针头和一次性用物) (3) 记录注射时间、患者用药后的反应
(二)头皮静脉注射		
核对解释	七步洗手,戴口罩,仪表整洁,核查药物,按医嘱抽药,核对解释	
选择静脉	指导家长帮助患儿取仰卧或侧卧位,安抚患儿情绪,常选择患儿的头皮静脉	为提高穿刺成功率,必要时剃去注射部位毛发
消毒皮肤	常规消毒皮肤,待干	
核对排气	再次核对患儿身份和药物医嘱,将头皮针连接,并排尽空气	
进针推药	(1) 由助手或家长将患儿头部固定,穿刺者站于患儿头端,一手拇指、示指固定静脉两端,另一手持头皮针针柄,沿静脉向心方向平行刺入 (2) 见回血后推药少许如无异常,用无菌敷贴固定针头,缓慢注入药液	(1) 注射过程中注意固定患儿头部,保护注射部位,做好患儿情绪安抚,做好家长告知 (2) 若进针未见回血、局部疼痛或肿胀,应拔出针头,更换部位,重新穿刺

（续表）

操作步骤	具体过程	重点说明
拔针按压	同四肢静脉注射	
整理记录	同四肢静脉注射	
（三）股静脉注射		
核对解释	七步洗手，戴口罩，仪表整洁，核查药物，按医嘱抽药，核对解释	
安置体位	帮助患者取平卧位，下肢外展外旋	暴露并评估注射部位
准确定位	于腹股沟处可扪及股动脉搏动最明显处（定位：以髂前上棘和耻骨结节连线中点作为股动脉穿刺点）；股静脉位于股动脉内侧0.5 cm处	
消毒皮肤	常规消毒皮肤，待干；同时规范消毒者一手示指和中指（一般为左手）	必要时剔除毛发
核对排气	再次核对患者身份和药物医嘱，并排尽空气	操作中身份查对、用药查对
进针推药	（1）左手示指和中指扪及股动脉搏动最明显处并固定，右手持注射器，针头和皮肤呈90°或45°角 （2）在股动脉内侧0.5 cm处刺入，针栓处可见暗红色血回血，固定针头，根据需要注入药液	若抽出鲜红色血液提示针头刺入股动脉，应立即拔出针头，穿刺处用无菌纱布或棉球紧压5～10 min，确认无出血后，改由另一侧穿刺
拔针按压	注射毕，拔出针头，局部用无菌纱布或棉球加压止血3～5 min，确认无出血，用无菌敷贴固定	加压按压，以免引起皮下出血或局部血肿
整理记录	同四肢静脉注射	

4）评价 ①建立严格的无菌观念，认真查对，熟练规范操作；②注入药液剂量准确，静脉穿刺一次成功；③护患沟通良好，解释合理，患者满意，能积极配合治疗。

【注意事项】

（1）根据患者病史、病情及药物性质，掌握用药速度，重视患者主诉，观察患者全身及注射局部情况。

（2）注射发疱剂或强刺激性的药物时，应另备有0.9%氯化钠溶液的注射器和头皮针。穿刺成功后，先注入少量0.9%氯化钠溶液，证实针头在静脉内，再换上抽有药液的注射器缓慢推药，以免药液外溢而致组织坏死。

（3）静脉注射常见失败原因如下。①针头不完全进入静脉，针尖斜面部分在皮下，部分在静脉内。表现为：抽吸可有回血，推药时药液溢至皮下，局部隆起并有痛感（图16-15A）。②针头部分穿破对侧血管壁，针尖斜面部分在静脉内，部分在静脉外。表现为：抽吸有回血，药液溢至深层组织，局部无隆起，但有痛感（图16-15B）。③针头完全穿透对侧血管壁，针头刺入过深。表现为：抽吸无回血，药液注入深层组织，局部无隆起，有疼痛感（图16-15C）。以上三种失败原因中任意一种情况发生，均应立即拔针，以无菌棉签或棉球压迫止血，选择血管重新穿刺。

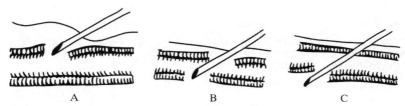

图 16‑15　静脉注射常见失败

A.针头未完全进入静脉,针尖斜面部分在皮下,部分在静脉内;B.针头穿破对侧血管壁,针尖斜面部分在静脉内,部分在静脉外;C.针头穿透对侧血管壁,针头刺入过深

云视频 16‑3　静脉注射常见失败原因

（4）特殊患者的静脉穿刺要点如下。①脱水患者静脉穿刺:患者由于有效血容量严重不足,导致外周血管充盈不良,穿刺难度提升。可先予以患者做局部按摩、热敷,还可使用下肢抬高法,待血管较前充盈后再穿刺。②老年患者静脉穿刺:老年患者的皮下脂肪少,皮肤干燥、松弛、皱褶多,血管有不同程度的硬化,血管管腔狭窄,静脉易滑动且弹性差、脆性较大,穿刺时针头易刺破血管壁导致穿刺失败。在选择血管时,尽量选择手背等相对较直的血管,避免选择曲张的静脉,不能选择条索状的静脉。老年患者穿刺的要点是"固定",可采用手指固定穿刺点静脉上下两端,再沿静脉走向穿刺;也可采用非握拳法来固定血管。③肥胖患者静脉穿刺:肥胖者的皮下脂肪较厚,静脉较深,不明显,但较易固定。肥胖患者静脉穿刺的要点是"寻找",触摸血管走向后由静脉上方进针,进针角度稍加大,可为 $30°\sim40°$。此方法穿刺成功率较高,疼痛较轻。④水肿患者静脉穿刺:水肿患者由于皮下组织体液积聚,皮肤肿胀,血管位置较深,进行周围血管穿刺的要点是"揉开",要利用水肿患者的一个特点,沿静脉解剖位置,用手按揉局部,以暂时揉开皮下积聚的水分,血管立刻变得清晰且浅表,此时穿刺较易成功。

第五节　药物过敏试验

药物过敏试验(drug anaphylaxis test)即测定某些药物对人体致命性的试验。在临床上,个别患者使用某些药物时会引起不同程度的过敏反应,轻者出现局部的皮肤反应,特别严重者会发生过敏性休克甚至死亡。因此,在临床上使用某些致敏性较高的药物前,必须详细询问患者既往过敏史(食物、药物等),并做药物过敏试验;同时需要熟练掌握过敏反应的急救处理流程,应对过敏反应的发生。

一、药物过敏反应的特点

药物过敏反应又称药物变态反应,与人的特异性过敏体质相关,具有以下特点:①过敏反应仅发生于用药人群中的少数。②非常小的剂量即可发生过敏反应,这也是药物过敏与药物中毒反应重要的鉴别点。③过敏反应的临床表现与正常药理副反应、毒性反应及药物剂量无关。④药物过敏反应一般发生在再次用药过程中,即过敏原的获得来源于过敏发生前的多次药物接触。⑤药物过敏反应与患者过敏体质有关,是对某些药物"质"的过敏,并不是"量"的中毒。⑥化学结构相似的药物也可能发生交叉或不完全交叉的过敏反应,在用药时也需要关注。

二、常用药物过敏试验技术

(一)青霉素过敏试验

📖 在线案例 16-1 青霉素皮试后出现胸闷、心慌、气促伴出汗等症状

青霉素(penicillin)是人类最早发现的抗生素,其杀菌力强、毒性低,是迄今为止在临床上应用最为广泛的抗生素。青霉素属于β-内酰胺类抗生素,但易致过敏反应,有5%~6%的人对青霉素过敏,因此使用前要做过敏试验。

1. 发生机制

过敏反应的发生是其制剂中所含的高分子聚合物及其降解产物进入人体后与组织蛋白结合形成全抗原,抗原刺激机体产生抗体,抗原和抗体在致敏细胞上相互作用而引起的。初次接触时不发生过敏反应,一般再次接触青霉素时而引发一系列过敏临床表现。过敏反应是由患者的特异性过敏体质决定的,对青霉素过敏的人,任何剂量、剂型、给药途径均可发生过敏反应。

2. 预防措施

(1)皮试前:详细询问患者既往药物过敏史、用药史及家族过敏史。有青霉素过敏史者禁止做过敏试验。

(2)皮试时机:第一次使用各种类型的青霉素者都应先做过敏试验。使用青霉素治疗的患者,中断用药 3 天以上或在用药过程中更换批号时,须重新做过敏试验。

(3)皮试时:准确配制正确浓度的皮试液,予以实施皮内注射。青霉素应现配现用,因青霉素皮试液配置后在室温下不稳定条件下,随着时间推移其致敏性增高。

(4)皮试后:及时观察患者有无局部、全身反应,首次注射青霉素者需观察 30 min,准确判断反应结果。倾听患者主诉,备好过敏抢救的相关物品和药品,保证抢救及时,保障患者安全。皮试结果为阳性,禁用青霉素;并在体温单、医嘱单、门诊病历卡、皮试卡、床头卡及患者腕带上醒目注明"青霉素(+)",同时让患者及其家属知晓其对青霉素有过敏反应,共同参与医疗安全。

3. 试验方法

【目的】预防青霉素过敏反应。

【操作程序】

1)评估 ①患者的病情、用药史、过敏史及家族史;②患者是否进食,空腹时不宜

进行过敏试验;③患者的注射部位皮肤情况、心理状态及合作态度。

2)计划

(1)患者准备:了解过敏试验的目的、方法、注意事项及配合要点。

(2)护士准备:衣帽整洁,修剪指甲,洗手,戴口罩。

(3)用物准备:①治疗车上层:注射盘内备1 ml注射器、2~5 ml注射器、4½~5号针头、6~7号针头、青霉素药物(青霉素G 80万U/瓶)、0.9%氯化钠溶液、75%乙醇、棉签、砂轮、手消毒液;抢救物品:0.1%盐酸肾上腺素、急救车(备常用抢救药物)、氧气、吸痰器等。②治疗车下层:医用垃圾桶、生活垃圾桶、锐器盒。

(4)环境准备:注射环境安静、整洁、光线适宜。

3)实施

(1)试验液的配制:以每毫升试验液含青霉素G 200~500 U为标准,用0.9%氯化钠溶液作为稀释液(表16-13)。

表16-13 青霉素试验液配制(500 U/ml)

青霉素G	加0.9%氯化钠溶液(ml)	每毫升药液青霉素G含量(U/ml)	要求
80万U	4	20万	溶解
取上液0.1 ml	0.9	2万	摇匀
取上液0.1 ml	0.9	2 000	摇匀
取上液0.25 ml	0.75	500	摇匀

注:每次配制时均需将溶液混匀;青霉素试验液不稳定,在室温下可保存4小时,在冰箱冷藏可保存24小时,过时弃掉。

(2)试验方法:于患者前臂掌侧下段皮内注射,青霉素试验液0.1 ml(含青霉素G 20 U或50 U),20 min后观察结果并记录。

(3)结果判断:青霉素过敏试验结果的判断如表16-14所示。

表16-14 青霉素过敏试验结果的判断

结果	局部皮丘反应	全身情况
阴性	大小无改变,周围无红肿,无红晕	无自觉症状,无不适表现
阳性	皮丘隆起增大,出现红晕,直径>1 cm,周围有伪足伴局部痒感	可有头晕、心慌、恶心,甚至发生过敏性休克

4)评价 ①患者知晓皮试的目的;②患者能配合完成皮试;③患者知道皮试的结果。

【注意事项】①准确配制皮试液,保证浓度与剂量正确;②若对皮试结果不确定的,应在对侧前臂皮内注射生理盐水溶液0.1 ml作为对照,确认青霉素皮试结果阴性方可用药；③在使用青霉素药物治疗过程中要继续严密观察患者反应，防止少数患者可能出现迟发性的过敏反应。

4. 临床表现

（1）过敏性休克：欧洲变态反应学与临床免疫学会定义"是一种严重的，可危及生命的全身性或系统性超敏反应"。一般在用药后数秒或数分钟内发生反应，其特点是迅速发展，并导致可危及生命的气道/呼吸/循环问题，通常还伴随皮肤和黏膜的变化；也有患者呈迟缓型发作，在用药半小时后发生，极少数患者发生于连续用药的过程中。

识别过敏临床表现：①呼吸系统：呼吸困难、喘息、气道痉挛、喘鸣、低氧血症；②循环系统：血压降低或末梢器官功能障碍，如肢端湿冷、晕厥、大小便失禁等循环衰竭现象。成人：收缩压<90 mmHg 或基础收缩压下降>30%；婴儿和儿童：收缩压下降（1 个月至 1 岁：<70 mmHg；1～10 岁：<70 mmHg＋（2×年龄）；11～17 岁：<90 mmHg 或基础收缩压下降>30%。③神经系统：轻者表现为头晕、面部或四肢麻木，重者表现为意识丧失、抽搐、大小便失禁等。④皮肤黏膜受累：如全身性荨麻疹、全身瘙痒、潮红，口唇舌及悬雍垂水肿等。以上症状中常以呼吸系统症状或皮肤瘙痒最早出现，因此需注意倾听患者的主诉。

（2）血清病型反应：一般于用药 1～2 周后发生反应，临床表现有发热、腹痛、皮肤发痒、荨麻疹、关节肿痛、全身淋巴结肿大等症状。

（3）各器官或组织的过敏反应：①皮肤过敏反应：轻者皮肤瘙痒、荨麻疹，严重者出现全身剥脱性皮炎。②呼吸道过敏反应：诱发哮喘发作或原有哮喘发作加重。③消化系统过敏反应：有恶心呕吐的反应，以腹痛和便血为主要症状。④还可引起过敏性紫癜。

5. 急救措施

由于青霉素过敏性休克发生迅猛，特异性措施有限，如有可能应立即切断过敏原（又称变应原）。所有年龄组患者的基本治疗原则相同。推荐采用 ABCDE 法（A：气道，B：呼吸，C：循环，D：意识，E：暴露）评估并快速处理过敏，一旦发现危及生命的问题应立即处理。

（1）脱离过敏原：立即停药或停止接触并移开可疑的过敏原。如果患者在静脉用药时出现过敏反应，换掉输液器和管道，不要拔针，继续置换上生理盐水快速滴入；立即通知医生组织抢救。

（2）体位：如果呼吸允许，予以平卧、保暖。

（3）急救用药：立即肌内注射 0.1%盐酸肾上腺素 0.5 mg（即 1：1000 的肾上腺素 0.5 ml），小儿剂量酌减；若情况未好转，5 min 可重复给药，也可气管内滴入。肌内注射部位是大腿外侧中 1/3，注射针足够长，确保注射入肌肉内。肌内注射剂量成人 0.5 mg（0.5 ml）、＞12 岁儿童 0.5 mg（0.5 ml）、6～12 岁儿童 0.3 mg（0.3 ml）、<6 岁儿童 0.15 mg（0.15 ml）。

（4）氧疗：高流量氧气吸入，改善缺氧症状。喉头水肿影响呼吸时，应尽早气管插管或环甲膜切开。

（5）快速扩容：补液抗休克。液体选择含钠晶体液（生理盐水、平衡液、复方氯化钠），补液量成人 1 000～1 500 ml，儿童 20 ml/kg，根据患者的具体病情予以个体化给予补液。不建议使用人工胶体，因为人工胶体本身有可能导致过敏反应。

（6）抗组胺药物及糖皮质激素使用：成人及 12 岁以上儿童使用氯苯那敏（扑尔敏）针 10 mg（肌注或稀释后缓慢静注），氢化考的松针 200 mg（肌注或稀释后缓慢静注）；12 岁以下儿童剂量酌减。

（7）其他药物使用：支气管扩张剂的使用是适用于对肾上腺素无反应的呼吸系统症状患者，可考虑沙丁胺醇（吸入或静注）、异丙托溴铵（吸入）、氨茶碱（静注）以进一步舒张支气管。心血管药物中肾上腺素是用于治疗过敏性反应的一线血管活性药物，也可以合并使用其他的升压药和正性肌力药物（如去甲肾上腺素、血管升压素、间羟胺等），可起到一定效果。

（8）如发生心跳、呼吸停止，立即行心肺复苏，并进一步寻求高级生命支持。

（二）链霉素过敏试验

链霉素（streptomycin）本身具有毒性且会释放组胺，可引起机体中毒和过敏反应，过敏性休克发生率仅次于青霉素，但病死率较青霉素高，故应引起重视。链霉素可引起发热、荨麻疹、皮疹、血管神经性水肿等常见过敏反应，使用前必须做皮肤过敏试验。

（1）试验液的配制：以每毫升试验液含链霉素 2 500 U 为标准，用 0.9%氯化钠溶液作为稀释液（表 16 - 15）。

（2）试验方法：皮内注射链霉素试验液 0.1 ml（含 250 U），20 min 后判断结果并记录。其结果判断标准同青霉素过敏试验。

（3）过敏反应及其处理：链霉素过敏反应的临床表现与青霉素过敏反应大致相同。轻者表现为发热、皮疹、荨麻疹，重者可致过敏性休克。一旦发生过敏性休克，其救治措施与青霉素过敏性休克基本相同。

表 16 - 15　链霉素试验液配制（2 500 U/ml）

链霉素	加 0.9%氯化钠溶液（ml）	每毫升药液链霉素含量（U/ml）	要求
100 万 U	3.5	25 万	溶解
取上液 0.1 ml	0.9	2.5 万	摇匀
取上液 0.1 ml	0.9	2500	摇匀

链霉素的毒性反应比过敏反应更常见、更严重，可导致全身麻木、头晕、运动失调、抽搐、耳鸣、耳聋等症状。患者若有抽搐，可用 10%葡萄糖酸钙或稀释 1 倍的 5%氯化钙溶液缓慢静脉推注，因链霉素可与钙离子络合而使链霉素的毒性症状减轻或消失；患者若有呼吸困难、肌肉无力，宜用新斯的明皮下注射或静脉注射。

（三）头孢菌素过敏试验

头孢菌素（cephalosporin）是一类低毒、高效、广谱抗生素。不推荐在使用头孢菌素前常规进行皮试，仅在以下情况需要皮试：①既往有明确的青霉素或头孢菌素Ⅰ型（速发型）过敏史患者。此类患者如临床确有必要使用头孢菌素，并具有专业人员、急救条件，在获得患者知情同意后，选用与过敏药物侧链不同的头孢菌素进行皮试，其结果具有一定的参考价值；②药品说明书中规定需进行皮试的。应当向药品提供者进一步了解药品引发过敏反应的机制，皮试的灵敏度、特异度、阳性预测值和阴性预测值，并要求提供相应皮试试剂。

（1）试验方法以头孢菌素Ⅵ为例，以每毫升试验液含头孢菌素 500 μg 的 0.9% 氯化钠溶液为标准，皮试注入剂量为 0.1 ml（含头孢菌素 50 μg）。试验液配制方法见表 16-16。

表 16-16　头孢菌素Ⅵ试验液配制（500 μg/ml）

头孢菌素Ⅵ	加 0.9% 氯化钠溶液（ml）	每 ml 药液头孢菌素Ⅵ含量	要求
0.5 g	2.0	250 mg	溶解
取上液 0.2 ml	0.8	50 mg	摇匀
取上液 0.1 ml	0.9	5 mg	摇匀
取上液 0.1 ml	0.9	500 μg	摇匀

（2）其他皮试的评估、准备、结果的判断以及过敏反应的处理，参阅青霉素过敏试验有关内容。

（四）破伤风抗毒素过敏试验及脱敏注射

破伤风抗毒素（tetanus antitoxin）是一种异种蛋白，具有抗原性，注射后容易出现过敏反应，首次用药前必须做过敏试验。若停药超过 1 周者，如需再用应重做过敏试验。如果结果为阴性，方可把所需剂量一次注射完。若皮试结果为阳性，可采用脱敏注射法或注射人破伤风免疫球蛋白。

1. 过敏试验

（1）试验液的配制：以每毫升试验液含破伤风抗毒素 150 IU 为标准，用 0.9% 氯化钠溶液作为稀释液。破伤风抗毒素注射液每支为 1 ml，含破伤风抗毒素 1 500 IU。取 0.1 ml，加 0.9% 氯化钠溶液至 1 ml，摇匀即得。

（2）试验方法：皮内注射破伤风抗毒素试验液 0.1 ml（含破伤风抗毒素 15 IU），20 min 后观察结果。

（3）结果判断：破伤风抗毒素过敏试验结果的判断如表 16-17 所示。

表 16 - 17 破伤风抗毒素过敏试验结果的判断

结果	局部皮丘反应	全身情况
阴性	局部皮丘无变化	全身无反应
阳性	局部皮丘红肿、硬结,直径>1.5 cm,红晕>4 cm,有时出现伪足、痒感	全身过敏反应、血清病型反应与青霉素过敏反应相同

2. 脱敏注射

对破伤风抗毒素过敏试验阳性者,可采用小剂量、多次注射。其原理是小剂量注射时,变应原所致生物活性介质释放少量组胺酶,使少量的组胺分解,不至于引起临床症状。短时间内连续多次药物注射可以逐渐消耗体内已经产生的 IgE 抗体,最终全部注入所需药量而不致发病。但是此类脱敏是暂时的,再次使用破伤风抗毒素时,还需重做过敏试验。脱敏注射法如表 16 - 18 所示。

表 16 - 18 破伤风抗毒素脱敏注射

次数	破伤风抗毒素(ml)	加 0.9%氯化钠溶液(ml)	注射途径
1	0.1	0.9	肌内注射
2	0.2	0.8	肌内注射
3	0.3	0.7	肌内注射
4	余量	稀释至 1 ml	肌内注射

破伤风针原液 1 500 U,分别取 0.1、0.2、0.3、0.4 ml,用生理盐水稀释至 1 ml,然后分 4 次进行肌肉注射。每 20 min 肌内注射 1 次,每次注射后密切观察 30 min。如果没有不适反应,尤其是过敏反应,说明脱敏成功。若发现有呼吸急促、口唇发绀、荨麻疹等过敏反应或发生过敏性休克时应立即停止注射,尽早抢救。若反应轻微,待反应消退后,酌情增加次数,减少剂量,以达到顺利脱敏的目的。

(五)普鲁卡因过敏试验

普鲁卡因(procaine)是一种常见的局部麻醉药,可用作浸润、传导、腰椎及硬膜外麻醉使用。过敏反应发生率低,偶见。因手术或特殊检查首次需用普鲁卡因时,要先做皮肤过敏试验。

(1)皮试液配制:以 0.25%普鲁卡因为标准。以一支 1%普鲁卡因(1 ml,10 mg)为例,取 0.25 ml 药液,加 0.9%氯化钠溶液稀释到 1 ml,则 1 ml 含 2.5 mg 普鲁卡因,即成普鲁卡因试验液。

(2)过敏试验方法:皮内注射普鲁卡因试验液 0.1 ml,20 min 后观察试验结果并记录。

(3)结果判断和过敏反应的处理:同青霉素过敏试验及过敏反应的处理。

（六）细胞色素 C 过敏试验

细胞色素 C(cytochrome C)是一种辅酶,偶见过敏反应发生,用药前须做过敏试验。细胞色素 C 原液每支 2 ml,内含 15 mg,配置时取原液 0.1 ml 加生理盐水溶液至 1 ml,1 ml 内含细胞色素 C 0.75 mg。

过敏试验常用方法有如下两种。

（1）皮内试验:按皮内注射方法在前臂掌侧下段注射细胞色素 C 皮试液 0.1 ml(含细胞色素 C 0.075 mg)皮内注射。20 min 后进行观察、判断,并正确记录皮试结果。若局部发红、直径＞1 cm,出现丘疹者为阳性。

（2）划痕试验:取细胞色素 C 原液(每毫升含 7.5 mg)在前臂掌侧下段皮肤上滴 1 滴;并用无菌针头在表皮上划痕 2 道,长约 0.5 cm,深度以使微量渗血为宜。20 min 后进行观察、判断,并正确记录皮试结果。判断结果与皮内试验相同。

（七）碘过敏试验

临床上常用碘化物造影剂作肾脏、胆囊、膀胱等造影,含碘类造影剂注入体内都可引起过敏反应,症状严重程度不一。因此,在造影前 1～2 天先做碘过敏试验(iodine allergy test)。目前国内常见的造影剂有复方泛影葡胺、碘海醇(欧乃派克)等。

1. 试验方法

（1）口服法:口服 5%～10%碘化钾 5 ml,每日 3 次,连服 3 天,服用后 5 min 观察反应。

（2）皮内注射法:取碘造影剂 0.1 ml 皮内注射,20 min 后观察结果。

（3）静脉注射法:静脉注射碘造影剂 1 ml,5～10 min 后观察结果。但须皮内试验阴性再行静脉注射,两者均阴性方可造影。

2. 结果判断

（1）口服法:阳性症状会出现恶心、呕吐、口麻、头晕、心慌、流涕、流泪、荨麻疹等临床表现。

（2）皮内注射法:局部有红肿、硬结,直径＞1 cm 为阳性。

（3）静脉注射法:如有恶心、呕吐、手足麻木,血流动力学改变(血压、脉搏)、呼吸急促和面色等改变为阳性反应。

有少数患者试验阶段为阴性,但在注射碘造影剂时仍会发生过敏反应,故造影时仍需备好急救药品。过敏反应的处理同青霉素过敏试验法。

第六节 局部给药

一、滴入给药技术

滴入给药(dropwise administration)是指将药物滴入某些体腔产生疗效的给药

技术。

1. 滴眼药法

【目的】用滴管或眼药滴瓶将药液滴入结膜囊,以达到消炎、麻醉、杀菌、收敛、散瞳、缩瞳等治疗或诊断作用。

【操作方法】①协助患者取坐位或卧位。②备齐物品携带至床边,用药前严格执行查对制度,询问患者用药过敏史,保证准确给药。③做好手卫生,先用棉签或棉球拭净眼部的分泌物。④嘱患者躺平或头稍后仰,眼睛朝上。⑤拧开眼药水盖,正确放置盖子,避免污染,挤出 1 滴废弃。一手轻柔地向下方牵引患者下眼睑,另一手持滴管或滴瓶,手掌根部轻轻置于患者前额上;滴管距离眼睑 1～2 cm,将药液逐滴滴入下眼睑结膜囊内(图 16 - 16)。⑥轻轻提起上眼睑,使药液均匀扩散于眼球表面;以干棉球拭干流出的药液,并嘱患者闭目 2～3 min,以利于药液充分发挥作用。勿直接将药液滴在黑眼珠上,以免刺激眼睛发生瞬目反应。⑦用棉球紧压泪囊部 1～2 min,以免药液流入泪囊和鼻腔后经黏膜吸收引起全身不良反应。⑧有两种以上眼药水时不能同时滴,至少相隔 5～10 min,需要让前一药物充分吸收后再滴另一种药物。

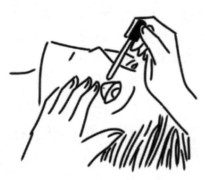

图 16 - 16　滴眼药法

2. 滴耳药法

【目的】将滴耳液滴入耳道,起到软化耵聍、清洁、止痛、消炎目的。

【操作方法】①备齐物品携带至床边,用药前严格执行查对制度,询问患者用药过敏史,保证准确给药。②协助患者取坐位或卧位,健侧朝下,患耳朝上。③吸净耳内分泌物,必要时用 3% 过氧化氢溶液反复清洗至清洁,用棉签拭干,以利药物发挥作用。④一手将耳廓向后上方轻拉,使外耳道变直,便于药液流入耳内(图 16 - 17)。如为小儿滴药,需将其耳廓向后下方牵拉,方可使耳道变直。一手持滴瓶,每次 2～3 滴滴入耳道,轻轻拉耳廓或在耳屏上加压使空气排出,药易流入中耳。⑤用小棉球塞入外耳道口,以免药液流出。注意避免滴管触及外耳道,污染滴管及药物。⑥滴药后嘱患者保持原体位 1～2 min 再起床。若两耳均需滴药,应先滴一侧,过几分钟再滴另一侧(软化耵聍时不宜两侧同时进行)。⑦观察有无出现迷路反应,如眩晕、眼球震颤等;应注意避免由于药液过凉而引起迷路反应。

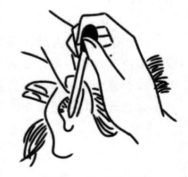

图 16 - 17　滴耳药法

3. 滴鼻药法

【目的】通过鼻腔滴入药物,治疗上颌窦炎、额窦炎,或滴入血管收缩剂,减少分泌,湿润鼻腔黏膜,改善鼻腔黏膜状况,减轻鼻塞症状。

【操作方法】①备齐物品携带至床边,用药前严格执行查对制度,询问患者用药过敏史,保证准确给药。②嘱患者擤鼻或协助清洁鼻腔。指导患者取坐位,头垂直向后仰,鼻孔向上或取垂头仰卧位。如治疗上颌窦炎、额窦炎时,则取头后仰并向患侧倾斜(图 16 - 18)。③用一手轻轻推鼻尖以充分显露鼻腔,另一手持滴管距鼻孔约 2 cm 处滴入药液 3～5 滴。④轻捏鼻翼,使药液均匀布于鼻腔黏膜。⑤稍停片刻才恢复如常体位,用纸巾揩去外流的药液。滴药后嘱患者勿擤鼻,滴管勿接触患者鼻孔,以防污染药液。⑥观察疗效反应,并注意有无出现反跳性黏膜充血加剧,原因与血管收缩剂连续使用时间过长(超过 3 天)有关,应注意避免。

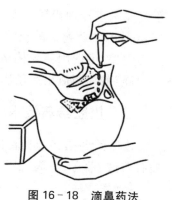

图 16 - 18 滴鼻药法

二、插入给药技术

将药物制成栓剂,插入直肠的称为直肠栓剂,插入阴道的称为阴道栓剂,以上两种栓剂较为常见。栓剂(suppository)是药物与适宜基质制成的供人体腔道给药的固体制剂。栓剂在常温下是固态的,插入腔道后在体温下迅速软化熔融或溶解于分泌液,逐步释放药液发挥药效。

1. 直肠栓剂插入法

【目的】①直肠插入甘油栓,软化粪便,以利排出;②栓剂中有效成分被直肠黏膜吸收,产生全身治疗作用,如解热镇痛药栓剂。

【操作方法】①备齐物品携带至床边,用药前严格执行查对制度,保证准确给药。注意保护患者隐私。②塞入前患者取侧卧位,膝部弯曲,贴着腹部,暴露出肛门括约肌。儿童可趴伏在大人的腿上。③用药前先排便。戴上指套或手套,嘱患者深呼吸,放松肛门。④将栓剂简短插入肛门,用食指将栓剂缓缓推进距肛门约 3 cm。⑤置入栓剂后,合拢双腿,保持侧卧位 15 min,以防栓剂被压出肛门外。⑥观察是否产生预期药效,若栓剂滑脱出肛门外,应重新插入。该方法较简单,可教会患者或家属使用的方法,并说明置入药物后至少平卧 15 min。

2. 阴道栓剂插入法

【目的】阴道插入栓剂,以起到局部治疗的作用,如插入消炎、抗菌药物栓剂治疗阴道炎。

【操作方法】①备齐物品携带至床边,用药前严格执行查对制度,保证准确给药;注意保护患者隐私。②阴道栓剂塞入前确保患者清洗外阴,如果患者白带较多,或者药物残渣比较多,则建议患者使用清水将阴道内的过多的白带或药物残渣冲出后再插入阴道栓剂。③协助患者取仰卧位,双腿分开,屈膝仰卧于检查床上,支起双腿。④做好手卫生,准确判断阴道口位置,一手戴指套或手套插入栓剂,嘱患者深呼吸、放松。⑤戴上手套将阴道栓剂沿阴道后壁轻轻送入阴道后穹窿,深度约 5 cm。⑥嘱患者至少平卧 15 min,以便药物扩散至整个阴道组织和利于药物吸收。⑦为避免药物或阴道渗出物弄污内裤,可使用卫生棉垫。⑧指导患者在治疗期间避免性生活及盆浴,观察用药效果;月经期和阴道出血禁用阴道栓剂插入。

三、皮肤给药技术

皮肤给药指将药物直接涂于皮肤,通过皮肤吸收起到局部治疗的作用。常用的剂型有溶液、油膏、粉剂、糊剂等。

【操作方法】

1) 备齐物品携带至床边,用药前严格执行查对制度,保证准确给药。询问患者过敏史。

2) 涂擦前取合适的体位。

3) 涂搽药物前先用温水与中性肥皂清洁皮肤,如皮炎则仅用清水清洁即可。

4) 根据药物剂型的不同,采用相应的护理方法。

(1) 溶液剂:是药物的水溶液,一般用于外涂具有清洁作用,也可用于湿敷。方法:用一次性垫巾垫于患处下面,用药液浸润的棉球洗抹患处,至清洁后待干或用棉球擦干。

(2) 糊剂:含有 25%～50%固体粉末的半固体制剂。方法:用棉棒将药糊直接涂于患处,轻薄涂擦即可,也可先将糊剂涂在纱布上,然后贴在患处,毛发多的部位不适合使用糊剂。

(3) 软膏:用凡士林、单软膏或动物脂肪等作为基质制成的适当稠度的膏状制剂。方法:用棉棒将软膏涂于患处,轻薄涂擦即可。

(4) 乳剂:是油和水经乳化而成的剂型,分霜剂和脂剂两种。霜剂是水包油,脂剂是油包水。方法:用棉棒将乳剂涂于患处,由于软膏在皮肤上形成保护层,可阻止水分蒸发,因此禁用于渗出较多的急性皮炎、湿疹渗出性皮肤。

(5) 酊剂和醑剂:挥发性药物的酒精溶液为醑剂;非挥发性药物的酒精溶液为酊剂,如碘酊。酊剂和醑剂外用在皮肤上后迅速挥发,促使其溶解物均匀快速地分布于皮肤表面,发挥其作用。方法:用棉棒蘸取药液后涂于患处,因药物有刺激性,避免碰触皮肤破损处以及眼、口的周围和黏膜皮肤。

(6) 粉剂:为单一或复合药物的粉状制剂均匀混合而成的干燥粉末样制剂,有干燥、保护和散热作用。方法:将棉棒蘸取药粉涂抹患处。涂擦后粉剂吸收渗液后会结块,再次涂擦前先用生理盐水湿润去除,待干后再涂抹粉剂。

四、舌下给药技术

舌下给药(sublingual administration)是指将药物置于舌下,通过舌下黏膜直接吸收入血。舌下给药可避免口服药品刺激胃肠道产生不良反应,可避免吸收不全和肝脏的首过消除作用,吸收快、显效速度快。如心绞痛患者舌下含服硝酸甘油片剂,因其具有非解离型、脂溶性的特点,一般 2～5 min 即可缓解心绞痛患者的压迫感或疼痛感。

　　在给药时做好服用方法的健康教育,让患者掌握此类药物应放在舌下,不可嚼碎、吞下,否则会影响药效。

（王宋超）

PPT 课件　　复习与自测　　更多内容……

第十七章 静脉输液与输血

章前引言

　　人体在发生疾病和创伤时容易发生水、电解质、酸解平衡失调,若不及时纠正,将导致严重的后果。静脉输液和输血技术可以纠正水、电解质、酸解平衡失调,补充能量及血容量,改善微循环;通过静脉输液还可以输入药物,达到控制感染和治疗疾病的作用。因此,熟练掌握及准确运用静脉输液、输血技术对治疗疾病及挽救生命有十分重要的作用。

· 学习目标 ·

(1)能具备严谨的工作态度
(2)能区分各种常用溶液与作用、血液制品的种类。
(3)能向患者解释静脉输液的目的,做到有效沟通、关爱患者。
(4)能操作静脉输液技术和静脉输血技术。
(5)能判断各种输液故障的原因并解决各种输液故障。
(6)能根据患者输液、输血反应的症状判断各类输液、输血反应,并完成护理措施。

思维导图

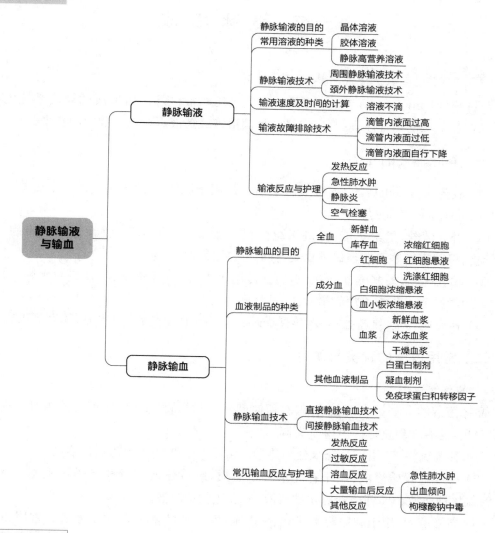

患者,李某,75 岁,有肺源性心脏病。在家活动时摔了一跤,拟有股骨颈骨折。患者手术后补液,输入 5% 葡糖糖溶液。半小时后患者出现呼吸急促,大汗淋漓,咳粉红色泡沫样痰。

问题:

(1)患者出现了什么问题?

(2)护士该如何处理?

第一节 静 脉 输 液

📱 云视频 17-1 静脉输液

静脉输液(intravenous infusion)是利用大气压和液体静压所形成的输液系统内压高于人体静脉压的物理原理,将一定量的无菌溶液或药液直接输入静脉的技术。

一、静脉输液的目的

(1)补充水分及电解质,维持酸碱平衡。常用于腹泻、剧烈呕吐、大手术后等引起的脱水、酸碱平衡紊乱的患者。

(2)补充营养,供给热能,促进组织修复。常用于大手术后、慢性消耗性疾病、昏迷、禁食、口腔疾病等不能经口进食及胃肠道吸收障碍的患者。

(3)输入药物,控制感染,治疗疾病。常用于中毒、各种感染、脑及组织水肿,以及各种需经静脉输入药物治疗的患者。

(4)补充血容量,维持血压,改善微循环。常用于严重烧伤、大出血、休克等患者。

二、常用溶液的种类与作用

1. 晶体溶液

晶体溶液的分子量小,在血管内存留时间短,对维持细胞内、外水分的相对平衡有重要作用,能有效纠正体内电解质失调。

(1)葡萄糖溶液:用于补充水分和热量。常用5%和10%的葡萄糖溶液。

(2)等渗电解质溶液:用于补充水和电解质,维持体液容量和渗透压平衡。常用0.9%氯化钠溶液、5%葡萄糖氯化钠溶液、复方氯化钠溶液。

(3)高渗溶液:用于利尿脱水,降低颅内压,提高血浆渗透压,消除水肿。常用20%甘露醇、25%山梨醇、25%~50%葡萄糖溶液等。

(4)碱性溶液:用于纠正酸中毒,调节酸碱平衡。常用5%和1.4%碳酸氢钠溶液、11.2%和1.84%乳酸钠溶液。

2. 胶体溶液

胶体溶液的分子量大,在血管内存留时间长,可维持血浆胶体渗透压,增加血容量,改善微循环,提升血压。

(1)右旋糖酐:为水溶性多糖类高分子聚合物。常用中分子右旋糖酐和低分子右旋糖酐。中分子右旋糖酐可提高血浆胶体渗透压,补充血容量;低分子右旋糖酐可降低血液黏稠度,改善微循环及抗血栓形成。

(2)羧甲淀粉(代血浆):能增加循环血量和心输出量,在急性大出血时可与全血共用。常用羟乙基淀粉(706 代血浆)、氧化聚明胶、聚维酮等。

(3)血液制品:可补充蛋白质和抗体,有助于组织修复和增加机体免疫力;能提高血浆胶体渗透压,减轻组织水肿。常用 5%清蛋白和血浆蛋白。

3. 静脉高营养溶液

静脉高营养溶液可供给患者热能,维持正氮平衡,补充各种维生素和矿物质。其成分主要由氨基酸、脂肪酸、维生素、矿物质、高浓度葡萄糖或右旋糖酐以及水分组成。常用溶液有复方氨基酸、脂肪乳剂等。

三、静脉输液技术

1. 周围静脉输液技术

周围静脉输液技术根据输入的液体是否与大气相通,可分为密闭式静脉输液技术和开放式静脉输液技术,本节主要阐述密闭式静脉输液技术。

【目的】同"一、静脉输液的目的"。

【操作程序】

1)评估　①身体状况:收集患者病史,评估患者皮肤情况、脱水类型、心肺功能及有关需要,以作为合理输液的依据。②穿刺静脉:根据病情、输液量、液体的种类及患者年龄选择静脉,一般选用粗、直、弹性好的四肢浅静脉。③心理、社会状况:了解患者的心理状态、对输液有关知识的知晓程度及合作程度。

2)计划

(1)患者准备:了解输液的目的,排空大小便,取舒适卧位。

(2)护士准备:着装整洁,修剪指甲,洗手,戴口罩。

(3)用物准备。①治疗车上层:注射盘内备无菌消毒液、无菌棉签或安尔碘棉签,药液、输液器、注射器、止血带、小垫枕、治疗巾、输液贴、砂轮;输液瓶贴、输液巡视卡、输液架、免洗手消毒液;需要时备启瓶器、瓶套、夹板及绷带;静脉留置针输液技术需另备静脉留置针一套、封管液(无菌等渗盐水或稀释肝素溶液)。②治疗车下层:生活垃圾桶、医用垃圾桶、锐器盒,必要时准备剪刀。

(4)环境准备:环境安静、整洁、宽敞、光线充足。

3)实施　头皮针周围静脉输液技术和静脉留置针输液技术的操作流程如表 17-1和表 17-2 所示。

表 17-1　头皮针周围静脉输液技术

操作步骤	具体过程	重点说明
核对检查	(1)洗手、戴口罩 (2)根据医嘱及输液卡准备液体、药物及瓶贴 (3)仔细核对液体及药物的名称、浓度、剂量、有效期 (4)对光检查液体及药物质量	(1)严格执行查对制度,确认医嘱合法有效,液体及药物准确无误 (2)液体无变色、浑浊、沉淀或絮状物,瓶或袋无漏液漏气,药物质量符合要求

（续表）

操作步骤	具体过程	重点说明
准备药液	（1）输液瓶贴，（倒贴于输液瓶上），拉开拉环（若无拉环挂钩，套上瓶套，打开瓶盖的中心部分） （2）两次常规消毒，按医嘱加入药液	（1）塑料瓶消毒至瓶颈，塑料袋消毒至开口处 （2）加药过程中注意无菌原则，加药方法正确，注意药物之间的配伍禁忌，根据病情按计划安排输液顺序
检查插针	（1）检查输液器质量，打开输液器包装 （2）关闭调节器，将输液管和通气管针头插入瓶塞至针头根部	（1）检查输液器包装、有效期、质量 （2）确认头皮针处针帽无脱落 （3）将针头插入根部，防止被污染
核对解释	（1）备齐用物携病房床房核对床尾，推至床旁核对手腕带。 （2）解释输液目的，备好输液贴	（1）操作前查对床号、姓名、住院号 （2）做好解释工作，消除患者疑虑
初步排气	（1）关闭调节器，旋紧头皮针连接处 （2）将输液瓶挂在输液架上，将茂菲滴管倒置，抬高滴管下输液管，打开调节器，使液体流入滴管内，当达到1/2～2/3满时，迅速转正滴管（图17-1），使液体缓缓下降，直至液体流入头皮针管内即可关闭调节器，将输液管放置妥当	（1）高度适中，保证液体压力超过静脉压 （2）排气手法正确，排尽空气，若茂菲滴管下端的输液管有小气泡不易排出时可轻弹输液管，将气泡弹至茂菲滴管内 （3）初步排气以不滴出药液为原则
扎带消毒	（1）协助患者取舒适卧位 （2）在穿刺静脉肢体下垫小垫枕与治疗巾，放好止血带，消毒皮肤，在穿刺点上方6～10 cm处扎止血带（图17-2），再次消毒皮肤	（1）皮肤消毒规范，不跨越消毒部位 （2）止血带位置合适，松紧度适宜，并使其尾端向上，以防影响消毒范围
核对排气	（1）再次核对患者 （2）打开调节器，再次排气至液体滴出，关闭调节器并确认针头与输液管内空气已经排尽	（1）操作中查对，避免差错事故的产生 （2）滴出液体不宜过多，最好控制在5滴以内
静脉穿刺	（1）取下护针帽 （2）嘱患者握拳，一手拇指绷紧并固定静脉下端皮肤，另一手持针柄，使针尖斜面向上并与皮肤呈15°～30°角进针，见回血后再将针头沿血管方向潜行少许	（1）注意无菌，防止污染针头 （2）使静脉充盈 （3）进针角度正确，防止刺破血管 （4）见回血后再潜行进针少许使针斜面全部进入血管
固定针头	（1）一手固定针柄，另一手松开止血带，打开调节器，嘱患者松拳 （2）待液体滴入通畅后用输液贴分别固定针柄、针梗（针眼部位）和头皮针下段输液管（图17-3），必要时用夹板固定关节 （3）取出止血带、小垫枕与治疗巾	（1）输液贴覆盖穿刺部位以防污染 （2）头皮针下端输液管可环绕固定，防止牵拉输液针头
调节滴速	（1）根据患者的年龄、病情、药物性质调节滴速（图17-4）；一般成人40～60滴/min，儿童20～40滴/min （2）再次核对	（1）对年老、体弱、婴幼儿、心肺功能不良患者及输入高渗盐水、含钾药物、升压药时输液速度宜慢 （2）对严重脱水，心肺功能良好、血容量不足者输液速度可适当加快

（续表）

操作步骤	具体过程	重点说明
整理嘱咐	（1）整理床单位，协助患者取舒适卧位，告知患者所输药物，交代输液过程中注意事项，将呼叫器置于可取处 （2）清理用物，洗手，记录，并将输液卡挂在输液架上	（1）滴速不可自调；输液管不可扭曲、受压、牵拉等；液体滴完及时呼叫；有任何不适及时呼叫 （2）记录输液时间及患者反应
巡视观察	输液过程中加强巡视，密切观察患者有无输液反应、穿刺部位有无肿胀，及时处理输液故障	在规定时间进行巡视并做好记录，发现问题，及时正确处理
更换液体	（1）需连续输入液体时，核对第二瓶液体，常规消毒瓶塞 （2）拔出第一瓶的输液管和排气管（或通气针头），迅速插入第二瓶内，并检查输液管内有无气泡	（1）持续输液应及时更换输液瓶，以防空气栓塞 （2）认真核对，根据药液的性质重新调节滴速，再次交代注意事项及记录
拔针按压	输液完毕，揭去头皮针管与针柄处输液贴，关闭调节器，轻压穿刺点上方，迅速拔针，按压片刻至无出血	（1）输液毕，及时拔针，以防空气栓塞 （2）压迫静脉进针点，防止皮下出血
整理记录	（1）协助患者躺卧舒适，整理床单位，清理用物 （2）洗手，记录	（1）正确处理针头，防止锐器伤 （2）记录结束时间、患者反应及液体总量

表 17-2　静脉留置针输液技术

操作步骤	具体过程	重点说明
准备药液至初步排气	准备药液至初步排气同"头皮针静脉输液技术"	准备药液至初步排气同"头皮针静脉输液技术"
连接排气	（1）取出静脉留置针，取下输液器头皮针上的护针帽后将头皮针插入留置针的肝素帽内 （2）打开调节器，将套管针内的气体排出，关闭调节 （3）将留置针放回针盒内	（1）注意检查留置针有效期及有无破损，针头斜面有无倒钩，导管边缘是否粗糙 （2）连接时注意严格无菌操作
扎带消毒	（1）协助患者取舒适卧位，在穿刺静脉肢体下垫小垫枕与治疗巾，放好止血带，消毒皮肤，在穿刺点上方10 cm处扎止血带 （2）再次消毒皮肤，待干，备好胶布及透明胶布，并在透明胶布上写上日期和时间	（1）止血带位置合适，松紧度适宜，并使其尾端向上，以防影响消毒范围 （2）便于计算留置针留置时间，以防留置过长，导致静脉炎
核对排气	再次核对，取下针套，旋转松动外套管（转动针芯）（图17-5），右手拇指与示指夹住两翼，再次排气	（1）松动是为了防止套管与针芯粘连，检查针尖及套管尖端是否完好 （2）确认输液管内无气泡

(续表)

操作步骤	具体过程	重点说明
静脉穿刺	(1) 嘱患者握拳,左手绷紧皮肤,固定静脉 (2) 右手持留置针针翼,针尖与皮肤呈15°～30°角进针,见回血后放平针翼,降低角度,沿静脉方向再潜行 0.2 cm;左手持 Y 接口,右手后撤针芯 0.5 cm,持针座将外套管全部送入静脉内;左手固定针翼,右手迅速将针芯抽出	(1) 固定静脉,便于穿刺,并可减轻患者的疼痛 (2) 将针芯放入锐器盒,防止针刺伤
三松固定	(1) 松开止血带,打开调节器,嘱患者松拳 (2) 用无菌透明敷贴固定留置针,用胶布固定三叉接口,再用输液贴固定头皮针及输液管(图17-6)	(1) 固定牢固,避免过松或过紧 (2) 用无菌透明敷贴是避免穿刺点及周围被污染,而且便于观察穿刺点的情况
调节滴速	同头皮针静脉输液技术	同头皮针静脉输液技术
再次查对	再次查对姓名、床号、药物	操作后查对,防止出现差错
拔针封管	输液完毕,缓慢推注 2～5 ml 的封管液,剩 0.5～1 ml 后边退针边推药液至针头完全退出,确保正压封管。	(1) 用生理盐水或肝素稀释液进行封管可以保证静脉输液管道的通畅,并可将残留的刺激性药液冲入血管,保护静脉 (2) 封管液:无菌等渗盐水(每次 5～10 ml,每隔 6 小时冲管一次)或稀释肝素溶液(10～100 U/ml),每次 2～5 ml
再次输液	常规消毒肝素帽,将头皮针插入,完成输液	(1) 每次输液前后检查局部静脉有无出现红、肿、热、痛及硬化 (2) 注意无菌操作
拔管按压	先撕去胶布,再揭开无菌敷贴,把无菌棉球放在穿刺点前方,拔出留置针,按压至无出血	避免穿刺点出血
整理记录	同头皮针静脉输液技术	(1) 正确处理用物 (2) 记录结束时间,患者反应及液体总量

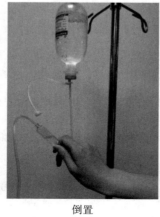
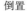
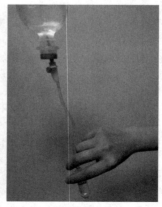

倒置 　　　　　　　　　　　　转正

图 17-1　茂菲滴管操作

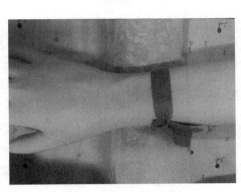

图 17-2　扎带消毒

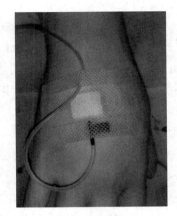

图 17-3　固定针头

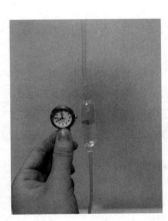

图 17-4　调节滴速

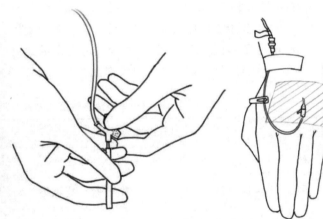

图 17-5　旋转松动外套管　　图 17-6　静脉留置针固定法

4）评价　①患者补充液体、获取能量及治疗等需要得到满足；②护士操作熟练规范，无菌观念强，穿刺成功，爱护患者；③护患沟通有效，患者积极配合。

【注意事项】①遵守原则：严格执行无菌操作原则和查对制度。②合理选择：长期输液者，注意合理使用和保护静脉，一般从远端小静脉开始穿刺。③顺序恰当：根据病情需要，有计划地安排输液顺序。④严防气栓：输液前应排尽输液管及针头内的空气，药液滴尽前按需要及时更换输液瓶或拔针，严防造成空气栓塞。⑤加强巡视：输液过程中要加强巡视，耐心听取患者的主诉；严密观察输液部位的皮肤有无肿胀，针头有无脱出、阻塞、移位，输液管有无扭曲、受压以及输液滴速是否适宜，并及时处理输液故障。⑥留置观察：采用静脉留置针输液时，应严格掌握留置时间，一般留置 3～5 天，最好不超过 7 天。输液前后均应检查穿刺部位静脉有无红肿，询问患者有无不适，发现异常及时拔除导管，并对局部进行处理；每次输液后，嘱患者穿刺部位不要用力过猛，以免引起大量回血。⑦定时更换：需 24 小时连续输液者,应每天更换输液器。

2. 颈外静脉输液技术

颈外静脉是颈部最大的浅静脉,其行径表浅,且位置比较固定,易于穿刺。

【目的】①需长期输液,而周围静脉不易穿刺者。②周围循环衰竭的危重患者,以测量中心静脉压。③长期静脉内滴注高浓度或有刺激性强的药物,或行静脉内高营养疗法的患者。

【操作程序】

1）评估　①同周围静脉输液法;②询问普鲁卡因过敏史,并做过敏试验。

2）计划

（1）患者准备:了解颈外静脉的插管过程,插管时所采取的插管卧位及目的。

（2）护士准备:着装整洁,修剪指甲,洗手,戴口罩。

（3）用物准备:①同周围静脉输液法;②无菌穿刺包:内含穿刺针 2 只、硅胶管 2 根、注射器 5 ml 和 10 ml 各一只,6 号针头、镊子、尖头刀片、纱布、洞巾;③1% 普鲁卡因注射液、0.9% 氯化钠溶液、无菌手套、无菌敷贴、弯盘。

（4）环境准备:环境安静、整洁、宽敞、光线充足。

3）实施　颈外静脉输液技术的操作流程如表 17-3。

表 17-3　颈外静脉输液技术操作流程

操作步骤	具体过程	重点说明
准备药液至初步排气	准备药液至初步排气同"头皮针静脉输液技术"	准备药液至初步排气同"头皮针静脉输液技术"
皮肤消毒	（1）协助患者去枕仰卧,头偏向对侧,肩下垫一薄枕头,使颈部伸直,充分暴露穿刺点 （2）术者站在穿刺部位对侧或顶侧,选择穿刺点,常规消毒皮肤,打开穿刺包,戴无菌手套,铺洞巾	（1）取下颌角和锁骨上缘中点连线上 1/3 处,颈外静脉外缘为穿刺点（图 17-7） （2）规范皮肤消毒,不跨越消毒部位
局部麻醉	（1）用 5 ml 注射器抽取 1% 普鲁卡因,在预定穿刺部位进行局部麻醉 （2）用 10 ml 注射器抽吸生理盐水,以平针头连接硅胶管,排尽空气备用	1% 普鲁卡因及生理盐水需由助手打开
静脉穿刺	左手绷紧皮肤,右手持穿刺针与皮肤呈 45°角进针,入皮后呈 25°角沿静脉方向穿刺（图 17-8）	（1）穿刺前可用刀片尖端在穿刺点上刺破皮肤做引导,减少进针时的皮肤阻力 （2）穿刺时助手用手指按压颈静脉三角处,阻断血流使静脉充盈
管道送入	（1）见回血后,立即用一手拇指按住针栓孔,另一手持备好的硅胶管快速由针孔送入约 10 cm （2）插管时,由助手一边抽回,一边缓慢注入生理盐水	插管动作要轻柔,以防盲插入使硅胶管在血管内打折或硅胶管过硬刺破血管发生意外

（续表）

操作步骤	具体过程	重点说明
退出针头	（1）确定硅胶管在血管内后，退出穿刺针 （2）再次抽回血检查是否在血管内，确定无误后移去洞巾，接上输液器及肝素帽，输入液体	如液体滴入不畅，应检查硅胶管有无弯曲，是否滑出血管外
管道固定	用无菌敷贴覆盖穿刺点并固定针栓及肝素帽，调节合适滴速	固定需牢固，防止导管脱出
封管固定	（1）暂停输液时，用0.4%枸橼酸钠生理盐水或肝素稀释液注入硅胶管内 （2）用安全别针进行妥善固定	如硅胶管内有凝血，应用注射器抽出凝血，再注入药物；或边抽边拔管，切忌将血凝块推入血管
常规护理	（1）每天更换敷料，并用碘伏消毒穿刺点及周围皮肤 （2）再次输液时，先检查导管是否再静脉内，再常规消毒肝素帽，接上输液器即可	输液前检查导管是否在静脉内
拔管按压	（1）停止置管时，硅胶管末端接上注射器，边抽吸边拔管，局部加压数分钟 （2）70%乙醇消毒穿刺点后用无菌纱布覆盖	（1）边抽边拔，防止残留小血块和空气进入血管，造成血栓 （2）拔管时，动作应轻柔，以免这段硅胶管

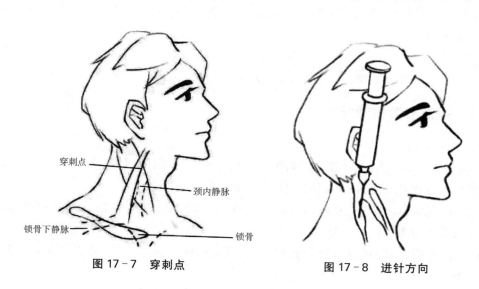

图17-7 穿刺点　　　　　图17-8 进针方向

4）评价 ①正确执行无菌操作技术和查对制度；②操作规范，穿刺一次成功，穿刺局部无肿胀，未出现输液反应。

【注意事项】①置管后，如发现硅胶管内有回血，应立即用肝素液冲洗，以免堵塞管腔；②每天更换敷料，并用碘伏消毒穿刺点及周围皮肤；③拔管时动作应轻柔，以免折断硅胶管。

四、输液速度及时间的计算

在输液过程中,每毫升溶液的滴数称为点滴系数。目前常用的静脉输液器的点滴系数有 10、15、20 等多种型号。

静脉输液的速度和时间可按下列公式计算:

(1)已知输入液体总量与计划所用输液时间,计算每分钟滴数。

$$每分钟滴速 = \frac{液体总量(ml) \times 点滴系数}{输液时间(min)}$$

例如,患者输液 1 200 ml,需用 5 小时输完,所用输液器点滴系数为 15,求每分钟滴数?

$$每分钟滴速 = \frac{1\,200(ml) \times 15}{60 \times 5(min)} = 60 \; 滴 / min$$

(2)已知每分钟滴数与输液总量,计算输液所需用的时间。

$$输液时间(h) = \frac{液体总量(ml) \times 点滴系数}{每分钟滴数 \times 60(min)}$$

例如:患者输液 1 200 ml,每分钟滴数为 60 滴,所用点滴系数为 15,求需用多长时间输完液体?

$$每分钟滴速 = \frac{1\,200(ml) \times 15}{60 \; 滴 / min \times 60(min)} = 5\,h$$

五、输液故障排除技术

1. 溶液不滴

(1)针头斜面紧贴静脉壁:液体滴入不畅或不滴,有回血,局部无反应。处理方法:可调整针头方向或适当变换肢体位置,直到滴入通畅为止。

(2)针头滑出静脉外:液体滴入皮下组织,局部肿胀、疼痛。处理方法:更换针头,另选血管重新穿刺。

(3)针头阻塞:轻轻挤压输液管有阻力,且无回血。处理方法:更换针头,另选血管重新穿刺。

(4)压力过低:可因输液瓶位置过低或患者周围循环不良所致,表现为滴速缓慢。处理方法:适当抬高输液瓶位置或降低肢体位置。

(5)静脉痉挛:由于穿刺肢体在寒冷的环境中暴露时间过长或输入的液体温度过低所致,表现为滴入不畅,有回血。处理方法:可进行局部热敷。

2. 滴管内液面过高

可将输液瓶取下,倾斜瓶身,使瓶内的针头露出液面,待液面降至所需高度,再将输液瓶挂回输液架上即可。

3. 滴管内液面过低

夹紧茂菲滴管下端的输液管,用手挤压滴管,迫使液体下流至滴管内;当液面升至所需高度时停止挤压,松开滴管下端输液管即可。

4. 滴管内液面自行下降

若茂菲滴管内液面自行下降,应检查上端输液管与滴管的衔接是否紧密,有无漏气或裂隙,必要时更换输液器。

拓展阅读 17-1　输液泵的应用

六、输液反应与护理

1. 发热反应

(1) 原因:因输入致热物质所引起。多由于输液瓶、药液、输液器和注射器质量不合格,消毒保存不良,输液过程中未能严格执行无菌技术操作等因素引起。

(2) 症状:患者表现为发冷、寒战、高热,多发生于输液后数分钟至 1 小时。轻者体温约 38℃,停止输液数小时后可自行恢复正常;严重患者寒战后体温可达 40℃以上,伴有头痛、恶心、呕吐、脉速等全身症状。

(3) 护理措施:①预防。严格执行查对制度和无菌操作原则。输液前严格检查药液的质量、有效期;输液器、输液瓶和注射器的有效期及包装是否完好。②减慢输液滴速或停止输液,及时通知医生。③观察生命体征的变化。患者寒战时给予保暖,高热时采用物理降温;必要时遵医嘱给予抗过敏药物或激素治疗。④保留剩余药液和输液器进行检测,查找发热反应的原因。

2. 急性肺水肿(循环负荷过重)

(1) 原因:由于输液速度过快,短时间内输入过多液体,使循环血容量急剧增加,心脏负荷过重引起。

(2) 症状:在输液过程中患者突然出现呼吸困难、气促、咳嗽、咯粉红色泡沫样痰,严重时痰液自口鼻涌出;听诊:肺部布满湿啰音,心率快且节律不齐。

(3) 护理措施:①预防。输液时严格控制输液速度和输液量,对心肺功能不良、老年人、婴幼儿输液时更要慎重。②应立即停止输液,通知医生。若病情允许,协助患者取端坐位,双腿下垂,以减少下肢静脉回流,减轻心脏负荷。③给予高流量氧气吸入,一般氧流量为 6~8 L/min,使肺泡内压力增高,从而减少肺泡内毛细血管渗出液的产生。湿化瓶内可放入 20%~30%乙醇湿化氧气。乙醇可以降低肺泡内泡沫表面张力,使泡沫破裂消散,从而改善肺部的气体交换,缓解缺氧症状。④遵医嘱给予镇静、平喘、强心、利尿和扩血管药物。⑤必要时用止血带或血压计袖带轮流适当加压四肢,以阻断静脉血流(保持动脉血流通畅),可有效减少回心血量,减轻心脏负担。每隔 5～10 min,轮流放松一个肢体上的止血带,症状缓解后逐渐解除止血带。⑥安抚患者,缓解患者紧张情绪。

3. 静脉炎

(1)原因:长期输入浓度较高,刺激性较强的药物;静脉内放置刺激性较强的输液导管,或导管放置时间过长;输液中未严格执行无菌技术操作等。

(2)症状:沿静脉走行出现条索状红线,局部组织发红、肿胀、灼热、疼痛,有时伴有畏寒、发热等全身症状。

(3)护理措施:①预防。严格执行无菌技术操作,对刺激性强、浓度高的药物充分稀释后再输入,静脉内置管道放置时间不宜过长,尽量选择刺激性小或无刺激的管道,有计划地更换静脉穿刺部位。②患肢抬高并制动,局部用 50%硫酸镁溶液热湿敷,每日 2 次,每次 20 min;或用中药如意金黄散加醋调成糊状,局部外敷,每日 2 次。③超短波理疗,每日 1 次,每次 15～20 min。④合并感染时,根据医嘱给予抗生素治疗。

4. 空气栓塞

(1)原因:由于输液前导管内空气未排尽,液体输完未及时更换药液、拔针,输液管连接不紧或有裂隙,加压输液无人守护有关。

(2)症状:患者胸部异常不适或有胸骨后疼痛,随之出现呼吸困难,严重发绀,心前区听诊可闻及响亮、持续的"水泡音"。

由于气体进入静脉后,随血液循环经右心房到右心室。如空气量少,则被右心室压入肺动脉,并分散到肺小动脉内,最后经毛细血管吸收,因而损害较小;如果空气量大,空气会在右心室内阻塞肺动脉的入口(图 17-9),使血液不能进入肺内,从而气体交换发生障碍,引起机体严重缺氧而危及生命。

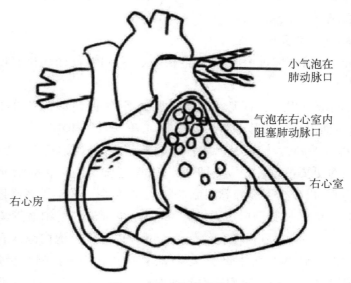

小气泡在
肺动脉口

气泡在右心室内
阻塞肺动脉口

右心室

右心房

图 17-9 空气栓塞的形成

（3）护理措施：①预防。输液前认真检查输液器的质量，排尽输液导管内的空气；输液中加强巡视，及时更换输液瓶或添加药液；输液完毕及时拔针；加压输液时要有专人守护。②立即停止输液、通知医生，并安置患者。患者取左侧头低足高位，使肺动脉的位置低于右心室，使阻塞肺动脉入口的气泡浮向右心室尖部，随心脏舒气泡缩混成泡沫，分次小量地进入肺动脉内，弥散至肺泡逐渐被吸收（图17‐10）。③给予高流量氧气吸入，可提高患者血氧浓度，改善严重的缺氧状态。④有条件者可通过中心静脉导管抽出空气。⑤严密观察病情变化，做好病情的动态记录。

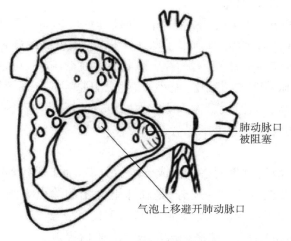

肺动脉口被阻塞

气泡上移避开肺动脉口

图 17‐10　空气栓塞的护理

📖 拓展阅读 17‐2　输液微粒污染的防护

第二节　静　脉　输　血

静脉输血（blood transfusion）是将全血或成分血通过静脉输入人体内的方法。

一、静脉输血的目的

（1）补充血容量：增加有效循环血量，提升血压，增加心输出量，促进血液循环。常用于失血、失液引起的血容量减少或休克患者。

（2）补充血红蛋白：促进血液携氧功能，纠正贫血。常用于严重贫血患者。

（3）补充血小板和凝血因子：改善凝血功能，有助于止血。常用于凝血功能障碍的患者。

（4）补充血浆蛋白：纠正低蛋白血症，维持胶体渗透压，减轻组织渗出和水肿。常用于低蛋白血症的患者。

（5）补充抗体、补体：增强机体免疫能力。常用于严重感染、免疫力低下的患者。

（6）排除有害物质：改善组织缺氧状况，排除血浆中的自身抗体的目的。常用于一氧化碳、苯酚等化学物质中毒，以及溶血性输血反应和重症新生儿溶血病患者。

二、血液制品的种类

1. 全血

全血（whole blood）是将采集的血液不经任何加工而存入含有保存液血袋中的血液。分为新鲜血和库存血两种。

（1）新鲜血：是指在 4℃ 的冰箱内保存 1 周内的血，保留了血液原有的所有成分。输入新鲜血可补充各种血细胞、凝血因子及血小板，多用于血液病患者。

（2）库存血：是指在 4℃ 冰箱内保存 2～3 周内的血。它含有血液的各种成分，但随着保存时间的延长，血液中的白细胞、血小板、凝血酶原等成分逐渐被破坏，血液中钾离子含量增多，酸性增高。因而大量输入库存血时，应防止引起高血钾和酸中毒。临床常用于各种原因引起的大出血或手术患者。

2. 成分血

成分血是根据血液比重不同将血液成分进行分离，加工成各种高浓度、高纯度的血液制品，根据病情需要输入相关的成分，是临床上常用的输血方法。优点是一血多用，既节省了血源，也减少了由于输入全血而引起的不良反应。

1）红细胞　经沉淀、离心、洗涤等方法分离血浆后提取。

（1）浓缩红细胞：新鲜全血经离心或沉淀分离血浆后的剩余部分。适用于血容量正常但需补充红细胞的贫血患者。

（2）红细胞悬液：提取血浆后的红细胞加入等量红细胞保养液制成。适用于战地救护和中小手术的患者。

（3）洗涤红细胞：红细胞经等渗盐水洗涤数次后，再加入适量的等渗盐水。适用于免疫性溶血性贫血、器官移植手术后、需反复输血的患者等。

2）白细胞浓缩悬液　由新鲜全血经离心后而成的白细胞，在 4℃ 下保存，48 小时有效。适用于粒细胞缺乏合并严重感染的患者。

3）血小板浓缩悬液　由全血离心后所得，在 22℃ 下保存，24 小时有效。适用于血小板减少或功能障碍性出血的患者。

4）血浆　全血分离后所得的液体部分，主要成分为血浆蛋白，不含血细胞，无凝集原，分为以下三种：

（1）新鲜血浆：采血后立即分离输入，保存了血液中的所有凝血因子。适用于凝血因子缺乏的患者。

（2）冰冻血浆：在 -30℃ 低温下保存，有效期为 1 年。使用时放在 37℃ 的温水中融化，并在 24 小时内输入。

（3）干燥血浆：是冰冻血浆在真空装置下加以干燥制成，有效期为 5 年。使用时加适量的等渗盐水或 0.1% 的枸橼酸钠溶液溶解。

3. 其他血液制品

（1）白蛋白制剂：从血浆中提纯而得，能提高机体血浆蛋白和胶体渗透压。适用于低蛋白血症患者，如肝硬化、肾病等。

（2）凝血制剂：如凝血酶原复合物、纤维蛋白原、浓缩 Ⅷ、Ⅺ 因子。适用于各种凝血因子缺乏的出血性患者。

（3）免疫球蛋白和转移因子：含多种抗体，可增加机体免疫力。适用于免疫抗体缺乏的患者，如破伤风、狂犬病患者。

三、静脉输血技术

1. 输血前准备

拓展阅读 17-3　交叉配血试验

（1）备血：根据医嘱抽取血标本，与填写好的输血申请单一起送往血库，做血型鉴定和交叉配血试验。

（2）取血：根据提血单到血库取血，与血库人员共同做好"三查八对"工作。"三查"即查血液的有效期、血液质量和输血装置是否完好；"八对"即对床号、姓名、住院号、血袋号、血型、交叉配血试验结果、血液种类和剂量。核对准确无误，护士在交叉配血试验单上签全名。

（3）取血后：勿剧烈震荡血液，以免红细胞被大量破坏而引起溶血。不能将血液加温，防止血浆蛋白凝固变性而引起反应，取回的库存血可在室温下放置 15～20 min 后再输入。

（4）输血前：须与另一位护士再次核对，确定无误后方可输入。

（5）知情同意：输血前，应先取得患者的理解并征求患者的同意，签署知情同意书。

2. 静脉输血技术

目前临床均采用密闭式输血技术，密闭式输血技术有直接静脉输血技术和间接静脉输血技术两种。

【目的】同"静脉输血的目的"。

【操作程序】

1）评估　①身体状况：收集患者病史，评估患者病情、治疗情况，血型、输血史及过敏史，以作为合理输血的依据。②穿刺静脉：根据病情、输血量、年龄选择静脉，并避开破损、发红、硬结、皮疹等部位的血管。③心理、社会状况：了解患者的心理状态和合作程度。

2）计划

（1）患者准备：了解输血的目的，排空大小便，取舒适卧位。

（2）护士准备：着装整洁，修剪指甲，洗手，戴口罩。

（3）用物准备。①直接输血技术：无菌注射盘内放 50 ml 注射器数支、9 号穿刺针头、3.8% 枸橼酸钠等渗盐水（每 50 ml 注射器内抽取 5 ml 备用），余同静脉注射用物。②间接输血技术：一次性输血器一套，其他同密闭式周围静脉输液技术用物。

（4）环境准备：环境安静、整洁、宽敞、光线充足

3）实施　直接静脉输血技术和间接静脉输血技术的操作流程如表 17 - 4 和表 17 - 5 所示。

表 17 - 4　直接静脉输血技术操作流程

操作步骤	具体过程	重点说明
核对解释	（1）洗手、戴口罩，备齐用物至床头 （2）核对供血者和受血者的姓名、血型及交叉配血试验结果并做好解释工作	（1）50 ml 血中加入 3.8% 枸橼酸钠溶液 5 ml （2）严格执行查对制度，确认医嘱合法有效
准备卧位	供血者和受血者分别卧于相邻的两张床上，暴露一侧手臂	便于操作
选择静脉	（1）将血压计袖带缠于供血者上臂并充气 （2）选择粗直静脉，常规消毒皮肤，待干	（1）使静脉充盈，压力维持在 100 mmHg 左右 （2）常用肘正中静脉
抽输血液	由三名护士协同操作：一人用加入抗凝剂的注射器抽取供血者的血液；另一人传递；还有一人立即行静脉注射将抽出的血液输给患者	（1）从供血者处抽血不可过急、过快，注意观察其面色和血压变化 （2）推注速度不可过快，随时观察患者情况 （3）连续抽血时，只更换注射器，不需拔出针头，但要放松袖带，并用手指压迫穿刺部位前端静脉，以减少出血
输血完毕	（1）输血结束，拔出针头，用无菌纱布按压穿刺点止血 （2）洗手，记录	记录输血时间、血量、血型、有无输血反应等

表 17 - 5　间接静脉输血技术操作流程

操作步骤	具体过程	重点说明
核对解释	（1）洗手、戴口罩，备齐用物至床头 （2）核对供血者和受血者的姓名、血型及交叉配血试验结果并做好解释工作	（1）严格执行无菌操作及查对制度 （2）合理解释，取得配合
穿刺输液	按密闭式静脉输液技术，穿刺固定后，先输入少量等渗盐水	输入少量等渗盐水，冲洗输血器管道
再次核对	两名护士再次进行"三查八对"，核对无误后，两名护士签全名	再次核对，避免出错
摇匀血液	用手腕转动动作将血袋内的血液轻轻摇匀	避免剧烈震荡，以防红细胞破坏

（续表）

操作步骤	具体过程	重点说明
输入血液	戴手套,打开储血袋封口,常规消毒开口处塑料管,将输血器针从输液瓶上拔下,垂直插入血袋塑料管内,将血袋倒挂于输液架上	血液内不能加入其他药物
调速观察	(1) 调节滴速,开始速度宜慢,观察 15 min 左右,如无不良反应,根据病情和年龄调节滴速 (2) 再次核对,观察病情变化,注意有无输血反应	15 min 内滴速不要超过 20 滴/min,成人一般 40～60 滴/min
输血完毕	更换等渗盐水继续输入,将输血器内的血液全部输入体内	(1) 滴入等渗盐水,冲洗管道,保证输血量准确 (2) 输入两袋以上血液时,两袋血液之间须输入少量生理盐水
拔针按压	拔针按压至不出血,交代注意事项,整理床单位	因输血针头较粗,拔针后用无菌纱布覆盖针眼并延长按压时间
整理记录	(1) 输血器及针头按要求处理 (2) 洗手,记录	(1) 针头放锐器盒,避免针刺伤 (2) 记录输血时间、种类、血量、血袋号、有无输血反应

4) 评价　①患者补充血容量,获得输血相关知识;②护士操作熟练规范,无菌观念强,查对准确,穿刺成功,爱护患者;③护患沟通有效,患者能够积极配合。

【注意事项】①严格查对:严格执行查对制度,输血前须经两人核对无误后方可输血。②每次一位:采集血标本应根据医嘱及输血申请单,每次只为一位患者采集;禁止同时采集两位患者的血标本,以避免差错。③检查质量:认真检查库存血质量,正常库存血分为上下两层,上层为血浆呈淡黄色,下层为红细胞呈均匀暗红色,两层界限清楚,无凝块;如血浆变红,血细胞呈暗紫色,两者界限不清,提示可能溶血,不能使用。④不可加药:输入血液内不可随意加入其他药品,如钙剂、酸性或碱性药物、高渗或低渗溶液,以防血液变质。⑤输入盐水:输血前后及输入两袋血液之间均须输入少量等渗盐水,以免发生不良反应。⑥加强巡视:输血过程中加强巡视,认真听取患者主诉,密切观察有无输血反应;如发生严重反应,立即停止输血,通知医生,采取相应的护理措施,并保留余血以供检查分析原因。

　　拓展阅读 17 - 4　自体输血技术

四、输血反应与护理

　　在线案例 17 - 1　大出血患者输血时血压急剧下降、酱油色尿

1. 发热反应

发热反应是输液反应中最常见的反应。

(1) 原因:血液制品、保养液、输血器被等致热原污染;违反无菌技术操作原则,造

成血液污染;多次输血后,受血者血液中产生抗体所致的抗原抗体反应。

(2)症状:一般发生在输血后的 1～2 小时内,有畏寒或寒战、继而高热,体温可达 38～41 ℃,伴有皮肤潮红、头痛、恶心、呕吐和肌肉酸痛等全身症状;轻者持续 1～2 小时后缓解。

(3)护理措施:①预防。严格管理血液保养液和输血用具,去除致热原,严格执行无菌操作,防止污染。②反应轻者减慢输血滴速,反应严重者,立即停止输血,给予等渗盐水静脉滴入,以维持静脉通路。③对症处理:如有发冷者给予保暖,高热时给予物理降温,并密切观察生命体征的变化。④严密观察病情,监测生命体征,遵医嘱给予退热药、抗过敏药或肾上腺皮质激素。⑤将输血器、贮血袋及剩余血液一同送血库进行检验。

2. 过敏反应

(1)原因:患者为过敏体质,对某些物质易引起过敏反应;输入血液中含有使患者致敏的物质;多次输血,患者体内产生了过敏性抗体。

(2)症状:表现轻重不一,轻者出现皮肤瘙痒、荨麻疹、轻度血管神经性水肿(眼睑、口唇水肿明显);重者因喉头水肿出现呼吸困难,两肺可闻及哮鸣音,甚至发生过敏性休克。

(3)护理措施:①预防。勿选用有过敏史的献血员;对有过敏史的患者,在输血前给予抗过敏的药物;献血员在采血前 4 小时内不宜吃高蛋白和高脂肪食物,宜用清淡饮食或饮糖水。②轻者减慢输血速度,密切观察病情变化,重者立即停止输血,遵医嘱皮下注射 0.1%肾上腺素 0.5～1 ml 或静脉注射地塞米松等抗过敏药物。③呼吸困难者给予氧气吸入,严重喉头水肿者行气管切开;循环衰竭者给予抗休克治疗,如发生过敏性休克,立即配合抢救。

3. 溶血反应

溶血反应(hemolytic reaction)是受血者或供血者的红细胞发生异常破坏或溶解而引起的一系列临床症状,是输血反应中最严重的反应。

(1)原因:①输入异型血。由于 ABO 血型不相容引起,供血者与受血者血型不符而造成,反应发生迅速,后果严重。②输入变质血:输血前红细胞已经变质溶解,如血液储存过久、保存温度过高或过低、血液受细菌污染、输血前血液加温或剧烈震荡、血液内加入高渗、低渗溶液或加入对血液 pH 值有影响的药物等,致使红细胞大量破坏所致。③输入 Rh 血型不同的血:Rh 阴性者首次输入 Rh 阳性血液后,不发生反应,血清中产生抗 Rh 阳性的抗体,当再次接受 Rh 阳性血液,即可发生溶血反应。Rh 因子不合所引起的反应,可在输血后几小时至几天后发生,反应发生较慢。

(2)症状:输血 10～15 ml 后发生,患者即可出现症状。随着输入血量的增加症状加重,临床表现可分为以下三个阶段。第一阶段:由于红细胞凝集成团,阻塞部分小血管引起头胀痛、四肢麻木、腰背部剧痛、胸闷、恶心、呕吐等症状。第二阶段:由于凝集的红细胞发生溶解,大量血红蛋白释放到血浆中可出现黄疸和血红蛋白尿,并伴有寒战、高热、呼吸困难、血压下降等症状。第三阶段:由于大量血红蛋白进入肾小管,遇酸性物质变成结晶,导致肾小管阻塞。另外,由于抗原、抗体的相互作用,引起肾小管内皮缺血、缺氧而坏死脱落,也可导致肾小管阻塞而造成急性肾衰竭。患者出现少尿或无尿,尿内出现蛋白和管型,尿素氮滞留,高血钾症和酸中毒,严重者可导致死亡。

(3) 护理措施:①预防。认真做好血型鉴定和交叉配血试验;输血前严格执行"三查八对",杜绝差错;严格执行血液保存制度,不使用变质血液。②立即停止输血,保留余血和血标本送血库重新鉴定,维持静脉输液通道,通知医生给予紧急处理。③保护肾脏,双侧腰部封闭,并用热水袋敷双侧肾区,以解除肾小管痉挛。④遵医嘱用药,静脉滴注 5% 碳酸氢钠溶液,以碱化尿液,防止血红蛋白结晶阻塞肾小管。⑤密切观察生命体征和尿量,做好病情动态记录。出现休克症状,立即配合抢救。对少尿、无尿者按急性肾衰竭处理,控制入水量,纠正水、电解质紊乱,必要时行透析疗法。

4. 大量输血后反应

大量输血是指在 24 小时内紧急输血,输血量大于或等于患者总血容量。常见的反应有急性肺水肿、出血倾向、枸橼酸钠中毒、高钾血症等。

1) 急性肺水肿　同静脉输液反应。

2) 出血倾向

(1) 原因:长期反复输血或短时间内输入库存血较多,由于库存血中的血小板已基本破坏,使凝血因子减少而引起出血。

(2) 症状:皮肤、黏膜瘀点或瘀斑,穿刺部位可见大块瘀血或手术伤口渗血。

(3) 护理措施:可遵医嘱间隔输入新鲜血或血小板悬液,以补充足够的血小板和凝血因子进行预防。在短时间内大量输入库存血时,应密切观察患者意识、血压、脉搏等变化,注意皮肤、黏膜或手术伤口有无出血倾向。

3) 枸橼酸钠中毒

(1) 原因:由于大量输血随之输入大量枸橼酸钠,如患者肝功能不全,枸橼酸钠尚未氧化即和血中游离钙结合而使血钙下降,导致凝血功能障碍、毛细血管张力减低、血管收缩不良和心肌收缩无力等。

(2) 症状:患者手足抽搐,有出血倾向,血压下降,心率缓慢,甚至出现心搏骤停。

(3) 护理措施:输库存血>1 000 ml 时,可遵医嘱静脉注射 10% 葡萄糖酸钙或氯化钙 10 ml,以补充钙离子,防止发生低血钙。严密观察患者的反应,出现症状及时通知医生紧急处理,根据医嘱给药,配合医生采取治疗。

5. 其他反应

(1) 空气栓塞。

(2) 输血传播的疾病,如病毒性肝炎、疟疾、艾滋病、梅毒等。严格筛选供血员,严格监测血液及血液制品。

(3) 细菌污染反应:严格执行无菌操作原则,把握采血、贮血和输血操作的各个环节,以保证患者输血安全。

外周中心静脉导管(peripherally inserted central venous catheter,PICC)输液技术是由周围静脉穿刺置管,并将导管末端置于上腔静脉中下 1/3 或锁骨下静脉进行输液的技术。

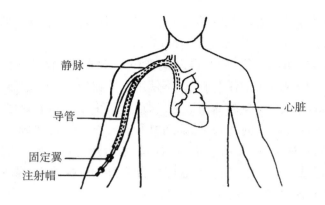

附 17 - 1

经外周中心静脉置管（PICC）输液技术

适用范围：①需要给予化疗药物等刺激性溶液的患者；②需要给予静脉高营养液等高渗溶液的患者；③需要中长期静脉输液治疗的患者；④外周静脉条件差且需要用药的患者。

穿刺部位：首选贵要静脉，次选肘正中静脉

进针角度：针头与皮肤呈 15°～30°角进针，见回血后立即放低穿刺针，再推进少许。

护理：穿刺后第一个 24 小时更换敷料，以后每周更换敷料 1～2 次。

附 17 - 2

输液港输液技术

输液港（implantable venous access port，PORT）输液技术是完全植入体内的闭合输液装置，可为患者提供长期的静脉血管通道的输液技术，输液港包括尖端位于上腔静脉的导管部分及埋植于皮下的注射座。

适用范围：①需要给予化疗药物等刺激性溶液的患者；②需要给予静脉高营养液等高渗溶液的患者，尤其是静脉条件不好、难以维持、不能保证静脉通路的患者。

穿刺部位：前胸皮下和锁骨下静脉。

护理：每周更换敷料 2 次。

（楼锦珊）

 PPT 课件   复习与自测   更多内容……

第十八章 标本采集

章前引言

　　现代医学越来越重视检验医学分析前的质量控制,用检验医学指导临床医师,根据患者病情需要正确选择检验项目以保证临床医学的质量。临床检验项目涉及的标本如患者的血液、体液、分泌物、排泄物以及组织细胞等,一般由护士采集。为保证检验标本的质量,护士应熟练正确地进行标本采集、保管及运送,使检验结果真正成为指导临床治疗、护理的重要依据。

· 学习目标 ·

　　(1)具有严谨的工作态度,操作规范,方法正确。

　　(2)知道标本采集的基本原则,以及血液标本、尿液标本、痰液标本及咽拭子标本采集的目的及注意事项。

　　(3)理解标本采集的意义。

　　(4)能描述不同类型的静脉血标本采集的目的、采血量及标本容器选择的不同点。

　　(5)学会采集各种标本,方法正确、操作规范。

思维导图

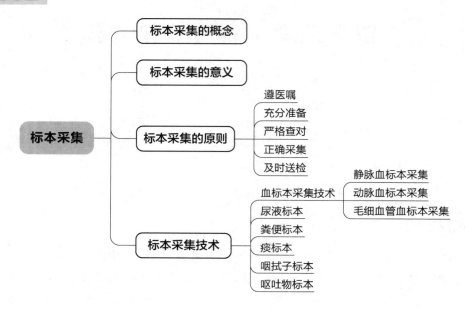

案例导入

患者,李某,女,20岁,学生。因发热、腰痛4天来我院急诊。急性面容,体温38.7℃,脉搏130次/min,血压105/70 mmHg,脾大,心脏听诊有杂音,全身皮肤多处出血点,疑为亚急性细菌性心内膜炎。

问题:

(1) 应考虑为患者留取何种血液标本?

(2) 标本采集时,应遵循哪些原则?

第一节 概 述

一、标本采集的概念

标本采集(specimens collections)是指以检验为目的而采集患者的血液、排泄物(尿液、粪便)、分泌物(痰、鼻咽分泌物)、呕吐物、体液(胸腔积液、腹水)和脱落细胞(食管、阴道)等样品,经物理、化学和生物学的实验技术和方法对其进行检验。

二、标本采集的意义

随着现代医学的发展,诊断疾病的方法日益增多,但各种标本检验仍然是基本的诊断方法之一。检验标本在一定程度上反映机体正常的生理现象和病理改变,对明确诊断、病情观察、防治措施的制订、抢救及预后的判断等方面起着重要作用。同时,检验标本的采集质量可直接影响检验结果,而合格的检验标本来源于临床护理人员的正确采集。因此,需要加强护理人员的相关知识培训,提高检验标本的合格率,更好地为临床服务。

三、标本采集的原则

为了保证标本的质量,在采集各种检验标本时均应遵循以下基本原则。

1. 遵照医嘱

按医嘱采集各种标本,由医生填写检验申请单,并签全名。

2. 充分准备

（1）护士准备:采集标本前护士应明确标本采集的相关事宜,如检验项目、检验目的、标本容器、采集标本量、采集时间、采集方法及注意事项等。同时,护士操作前应修剪指甲,洗手,戴口罩、帽子和手套,必要时穿隔离衣。

（2）患者准备:采集标本前,患者或家属经护士的耐心解释,对留取标本的目的、方法、临床意义、注意事项及配合要点等有一定认知,同意配合护士留取合适的检验标本。同时按要求空腹或进食等等。

（3）物品准备:根据检验目的准备好必须的物品,并在选择的标本容器外贴上标签（注明科室、床号、姓名、检验目的、标本类型、标本采集时间）或条形码（电脑医嘱则自动生成电子条形码）。

（4）环境准备:采集标本时环境应清洁、安静、温湿度适宜、光线或照明充足适宜,并保护患者隐私。

3. 严格查对

严格遵循"三查八对"原则,确保标本采集无误。采集前、中、后及送检前认真核对:医嘱、检验项目、采集时间、采集容器及方法、患者的床号、姓名、性别、住院号。

4. 正确采集

要确保送检标本的质量。护士必须掌握标本采集的方法、时间、所需的容器及留取的量。如留取细菌培养标本,应选择无菌容器,容器完整无破损,瓶塞干燥,培养基无混浊、变质;采集时严格无菌操作,勿混入防腐剂、消毒剂及其他药物,并在患者使用抗生素前采集。

5. 及时送检

所有标本应及时留取、及时送检,以免标本污染或变质而影响检验结果,某些特殊标本应注明采集时间。

第二节　标本采集技术

不同标本的采集和处理要求依临床需要而定,为保证采集标本的检验信息对临床医师用于患者诊断、治疗时的有效性和可靠性,护理人员在标本采集时应严格遵守检验标本质量管理体系,并严格遵照医嘱,充分准备,科学查对,运用正确的采集方法,保证标本的质量。

一、血标本采集技术

血标本采集技术包括静脉血标本采集、动脉血标本采集和毛细血管采集。

1. 静脉血标本采集技术

静脉血标本采集是自静脉抽取血标本的方法。静脉血标本检查包括全血标本、血清标本和血培养标本。常用的静脉包括:①四肢浅静脉。上肢常用肘部浅静脉(贵要静脉、肘正中静脉、头静脉)、腕部及手背静脉;下肢常用大隐静脉、小隐静脉及足背静脉。②颈外静脉:常用于婴幼儿的静脉采血。③股静胀:股静脉位于股三角区,在股神经和股动脉的内侧。

【目的】①全血标本:用于测定血液中某些物质的含量,如血糖、尿素氮、尿酸、肌酐、肌酸、血氨等。②血清标本:用于测定血清酶、脂类、电解质和肝功能等。③血培养标本:用于查找血液中的病原菌。

【操作程序】

1)评估　①患者年龄、病情、意识及治疗情况等;②患者肢体的活动情况,采集血标本部位的皮肤及血管情况;③患者的心理状态、合作程度;④需做的检查项目、采血量及是否需要特殊准备。

2)计划

(1)患者准备:了解采集静脉血标本的目的和配合要点,愿意合作,情绪稳定;做生化检验时应空腹。

(2)护士准备:衣帽整洁,洗手,戴口罩,戴手套。

(3)用物准备。①治疗车上层:检验单,注射盘内备消毒液、棉签、止血带、真空采血针(图 18 - 1A)、真空采血管(按检验项目选用)(图 18 - 1B),或备 5 ml 或 10 ml 的一次性注射器(按采血量选用)、干燥试管、抗凝试管、血培养瓶(图 18 - 1C),需要时备酒精灯、火柴、手消毒液等(图 18 - 3)。②治疗车下层:生活垃圾桶、医用垃圾桶、锐器盒。

(4)环境准备:病室环境整洁,光线明亮,温湿度适宜。

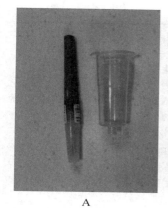 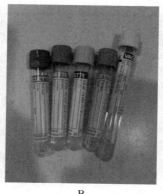 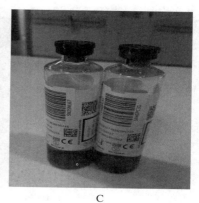

A B C

图 18 - 1 静脉血标本采集用物准备

A.真空采血针;B.真空采血试管;C.血培养瓶

3) 实施 静脉血标本采集技术操作流程如表 18 - 1 所示。

表 18 - 1 静脉血标本采集技术操作流程

操作步骤	具体过程	重点说明
准备容器	(1) 洗手、戴口罩 (2) 核对医嘱及检验单,打印检验条码 (3) 选择适合的真空采血管或试管,并在试管外按要求贴好标签	(1) 严格执行查对制度,确认医嘱合法有效 (2) 核对试管与检验项目是否相符,避免发生差错
核对解释	(1) 备齐用物至床旁,核对患者床号、姓名、住院号(刷 PDA) (2) 向患者解释留取标本的目的及原因	核对床头卡、手腕带并询问(刷 PDA),做到核对无误
选择静脉	(1) 选择合适的静脉 (2) 按静脉注射法扎紧止血带,嘱患者握拳 (3) 常规消毒局部皮肤	(1) 常选择肘正中静脉、头静脉或贵要静脉 (2) 充分暴露血管 (3) 严格执行无菌技术操作
采集标本		
真空采血器采血	(1) 再次核对患者信息 (2) 手持真空采血针,按静脉注射法穿刺 (3) 见回血后,将真空采血针的另一端针头刺入真空采血管,松开止血带,自动留取至所需血量 (4) 如需继续采集,更换另一真空采血管 (5) 采血即将完毕时(血流变慢),嘱患者松拳迅速拔针头,以干棉签按压穿刺点片刻	(1) 真空采血器预留负压,血流至需要血量会自动停止 (2) 充分按压,防止皮下出血或淤血
注射器采血	(1) 手持注射器,按静脉注射法穿刺 (2) 见回血后,抽取所需血量 (3) 松开止血带,嘱患者松拳 (4) 用干棉签按压穿刺点,迅速拔出针头,嘱患者屈肘按压穿刺点片刻	(1) 抽动注射器活塞,血液被吸出 (2) 减轻穿刺处血管压力 (3) 防止皮下出血或淤血

(续表)

操作步骤	具体过程	重点说明
注入标本	取下针头,将血液注入标本瓶内	(1) 防止注入标本时破坏血细胞 (2) 同时抽取几个项目的标本时,先注入血培养标本,再注入全血标本,最后注入血清标本
培养标本	先揭去瓶盖,消毒瓶盖,更换针头后将血液注入瓶内,轻轻摇匀	(1) 严格无菌操作,防止污染 (2) 让血液和培养基混匀,有利于培养 (3) 注意无菌操作,防止污染 (4) 一般血培养取血 5 ml
全血标本	将血液顺管壁缓缓注入盛有抗凝剂的试管内,立即来回转动试管 5～6 次	(1) 亚急性细菌性心内膜炎患者应取血 10～15 ml,以提高细菌培养阳性率 (2) 让血液和培养基混匀,有利于培养 (3) 使血液和抗凝剂混匀,以防血液凝固 (4) 勿将泡沫注入
血清标本	将血液顺管壁缓缓注入干燥试管内,不可摇动	(1) 防止红细胞破裂造成溶血 (2) 勿将泡沫注入
整理记录	(1) 整理病床单位和用物 (2) 洗手,记录	(1) 协助患者取舒适卧位 (2) 记录采血时间及患者情况
送检标本	将血标本和化验单一同送检	及时送检,以免影响检验结果

4) 评价 ①患者静脉采血穿刺处无血肿出现;②护士熟悉静脉采血流程,有较强的无菌意识,送检及时;③能做到有效的护患沟通,患者能积极配合。

【注意事项】①做生化检验时,宜清晨空腹采血,应提前通知患者;②根据不同的检验目的准备标本容器,并计算采血量;③严禁在输液、输血的针头处抽取血标本,以免影响检验结果;④真空试管采血时,不可先将真空试管与采血针头相连,以免试管内负压消失而影响采血;⑤真空采血器采血时,多个项目同时采血应按下列顺序采血:血培养→蓝头管→黄头管→绿头管→紫头管→黑头管。

【健康教育】①向患者或家属说明采集血液标本的目的与配合要求。②向患者解释空腹采血的意义,嘱其在采血前空腹;采血后,压迫止血的时间不宜过短。

2. 动脉血标本采集技术

【目的】常用于做血液气体分析。

【操作程序】

1) 评估 ①患者年龄、病情、意识、心理状态、合作程度及治疗情况等;②患者肢体活动情况,采集血标本部位的皮肤及血管情况。

2) 计划

(1) 患者准备:患者了解采集动脉血标本的目的、方法、临床意义和配合要点,愿意合作。

（2）护士准备：衣帽整洁，洗手，戴口罩，必要时戴手套。

（3）用物准备。①治疗车上层：检验单，注射盘内备消毒剂、棉签、小沙袋、动脉血气针（图 18-2）、无菌纱布、无菌软塞、无菌手套，或备 1 ml 的一次性注射器、肝素，以及手消毒液和体温计；②治疗车下层：生活垃圾桶、医用垃圾桶、锐器盒。

（4）环境准备：病室环境整洁，光线明亮，温湿度适宜。

3）实施　动脉血标本采集技术的操作流程如表 18-2 所示。

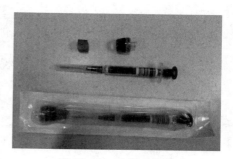

图 18-2　动脉采血针

表 18-2　动脉血标本采集技术操作流程

操作步骤	具体过程	重点说明
准备容器	（1）洗手、戴口罩 （2）核对医嘱及检验单 （3）按要求在动脉血气针或 1 ml 的一次性注射器外贴好标签	（1）严格执行查对制度，确认医嘱合法有效 （2）核对试管与检验项目是否相符，避免发生差错
核对解释	（1）备齐用物至床旁，核对患者床号、姓名、住院号（刷 PDA） （2）向患者解释留取标本的目的及原因	核对床头卡、手腕带并询问（刷 PDA），做到核对无误
选择动脉	（1）测量患者体温 （2）一般选用桡动脉或股动脉，桡动脉为首选 （3）以动脉搏动最明显处作为穿刺点 （4）选用股动脉时，协助患者仰卧，下肢稍屈膝外展，可垫沙袋于腹股沟下，以充分显露穿刺部位 （5）常规消毒局部皮肤，戴无菌手套	（1）桡动脉穿刺点位于前臂掌侧腕关节上 2 cm，以执笔式进针 （2）股动脉穿刺点位于髂前上棘与耻骨结节连线中点 （3）严格执行无菌技术操作原则
穿刺取血 动脉血气针采血	（1）再次核对信息 （2）将血气针活塞拉至所需的血量刻度，血气针筒自动形成负压 （3）用左手示指和中指在已消毒范围内摸到动脉搏动最明显处，固定于两指间 （4）右手持血气针，在两指间搏动处刺入 （5）见有鲜红色回血，固定血气针，血气针会自动抽取所需血量	（1）血气分析采血量一般为 0.1～1 ml （2）股动脉穿刺进针角度为 90°，桡动脉穿刺进针角度为 30°～40°
普通注射器采血	（1）再次核对信息 （2）取出一次性注射器，抽吸肝素 0.5 ml 湿润注射器内壁后，弃去余液 （3）用左手示指和中指在已消毒范围内摸到动脉搏动最明显处，固定于两指间 （4）右手持注射器，在两指间搏动处刺入 （5）见有鲜红色血涌入注射器时，一手固定注射器，另一手抽取所需血量	（1）肝素可防止血液凝固 （2）确定穿刺点 （3）血气分析采血量一般为 0.1～1 ml

（续表）

操作步骤	具体过程	重点说明
隔绝空气	（1）拔出针头后立即刺入软木塞或橡胶塞 （2）用手轻轻转动注射器 （3）将患者体温及用氧情况记录于血标签上 （4）再次核对信息	（1）防止空气进入影响检验结果 （2）使血液与肝素混均，防止凝血
整理记录	（1）整理病床单位和用物 （2）洗手，记录	（1）协助患者取舒适卧位 （2）记录采血时间及患者情况
送检标本	将动脉血标本和化验单一同送检	及时送检，以免影响检验结果

4）评价　①患者动脉采血穿刺处无血肿出现；②护士熟悉动脉采血流程，有较强的无菌意识，送检及时；③能做到有效的护患沟通，患者能积极配合。

【注意事项】①严格执行查对制度和无菌操作原则；②注射器与针头连接应紧密，注射器内不可留有空气，防止气体混入标本，影响检验结果；③拔针后穿刺点垂直加压止血 5～10 min，直至无出血；④患者饮热水、洗澡、运动后需休息 30 min 后再行采血，避免影响检查结果；⑤抽血完毕，在抽血标签上注明患者体温及用氧情况；⑥有出血倾向的患者，应谨慎使用。

3. 毛细血管血标本采集技术

用于血常规检查，目前此项标本采集技术由医学检验人员完成。

　拓展阅读 18 - 1　真空采血器的优点

二、尿标本采集技术

尿液检验是临床上最常用的检测项目之一，主要用于泌尿生殖系统、肝胆疾病、代谢性疾病（如糖尿病）及其他系统疾病的诊断和鉴别诊断、治疗监测及健康普查。尿标本检查包括：尿常规标本、12 小时或 24 小时尿标本和尿培养标本。

【目的】

（1）尿常规标本：用于检查尿液的颜色、透明度、有无细胞及管型，测定比重，并做尿蛋白及尿糖定性检测。

（2）12 小时或 24 小时尿标本：用于做尿的定量检查，如钠、钾、氯、17-羟类固醇、17-酮类固醇、肌酐、肌酸及尿糖定量或尿浓缩查结核杆菌等。

（3）尿培养标本：主要采集清洁尿标本（如中段尿、导管、膀胱穿刺尿等），适用于病原微生物学培养、鉴定和药物敏感试验，协助临床诊断和治疗。

【操作程序】

1）评估　①患者的年龄、病情、意识、心理状态、合作程度和治疗等情况；②患者的泌尿系统功能、排尿情况等。

2）计划

（1）患者准备：了解采集尿标本的目的和配合要点，情绪稳定，愿意合作。

（2）护士准备：衣帽整洁，洗手，戴口罩，必要时戴手套。

（3）用物准备。①治疗车上层：检验单、尿常规标本备容量为 10 ml 的集尿器（见图 18-3A）、12 小时或 24 小时尿标本备容量为 3 000～5 000 ml 的清洁广口集尿器及防腐剂（图 18-3B、表 18-3）、尿培养标本备消毒外阴部用物、无菌试管（见图 18-3C）及试管夹或备导尿术用物、手消毒液；②治疗车下层：生活垃圾桶、医用垃圾桶。

（4）环境准备：病室安静、整洁、通风，酌情关闭门窗或遮挡患者。

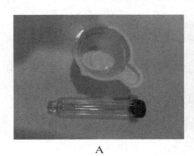 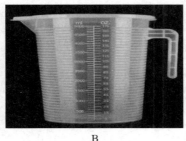 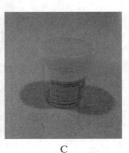

A   B   C

图 18-3 尿标本采集的用物准备

A. 尿常规试管；B. 广口集尿器；C. 尿培养瓶

表 18-3 常用防腐剂的作用及用法

名称	作用	用法	举例
甲醛	固定尿中有机成分，防腐	24 小时尿液中加 40% 甲醛 1～2 ml	爱迪计数
浓盐酸	防止尿中激素被氧化，防腐	24 小时尿液中加 5～10 ml	17-酮类固醇 17-羟类固醇
甲苯	保持尿液的化学成分不变	100 ml 加入 0.5%～1% 甲苯 2 ml	尿蛋白定量、尿糖定量、钠、钾、氯、肌酐、肌酸的定量

3）实施 尿标本采集技术的操作流程如表 18-4 所示。

表 18-4 尿标本采集技术操作流程

操作步骤	具体过程	重点说明
准备容器	（1）洗手、戴口罩 （2）核对医嘱及检验单 （3）选择适合的容器，并在容器外贴好标签 （4）12 小时或 24 小时标本，应按检验项目选用适合的防腐剂，加入容器内 （5）注明留取尿液的起止时间	（1）核对试管与检验项目是否相符，避免发生差错避免发生差错 （2）防止尿液久放变质 （3）确保准确性
核对解释	（1）备齐用物至床旁，核对患者床号、姓名、住院号（刷 PDA） （2）向患者解释留取标本的目的及原因	核对床头卡、手腕带并询问（刷 PDA），做到核对无误

（续表）

操作步骤	具体过程	重点说明
留取标本		
尿常规标本	（1）嘱患者将晨起第一次尿留于标本容器内 （2）除测定尿比重需留尿100 ml外，其余检验留尿30～50 ml即可 （3）对不能自理的患者应协助留尿	（1）晨尿浓度较高，检验结果较准确 （2）昏迷或尿潴留患者可通过导尿术留取标本
12小时或24小时尿标本	（1）将容器置于阴凉处 （2）留24小时标本，指导患者自晨起排空膀胱后开始留尿，至次日晨起排最后一次尿于容器内作为结束 （3）留12小时标本，指导患者自傍晚排空膀胱后开始留取尿液，至次晨排最后一次尿排于容器内作为结束 （4）将全部尿液留于加入防腐剂的容器中	（1）防止尿标本变质 （2）24小时尿标本时间为早晨7时至次晨7时 （3）12小时尿标本时间为晚7时至次晨7时 （4）保护尿液，防腐、防氧化
尿培养标本	通过导尿术或留取中段尿的方法，接取中段尿5～10 ml	（1）避免污染尿培养标本 （2）应在患者膀胱充盈时留取
整理记录	（1）整理病床单位和用物 （2）洗手，记录	（1）协助患者取舒适卧位 （2）记录尿液总量、性质等
送检标本	将尿标本和化验单一同送检	及时送检，以免影响检验结果

4）评价　①护士熟悉尿标本采集流程，留取标本方法正确、量准确，送检及时；②能做到有效的护患沟通，患者能积极配合。

【注意事项】①尿液标本应避免经血、白带、精液、粪便等混入；此外，还应注意避免烟灰、便纸等异物混入。②采集12小时或24小时尿标本时，应妥善放置容器，做好交接班，督促检查患者正确留取尿标本。如选用防腐剂为甲苯，应在第一次尿液倒入之后再加入，使之形成薄膜覆盖在尿液表面。③女性患者在月经期不宜留取尿标本。④如会阴分泌物过多，应先清洁，再留尿标本。⑤做早孕诊断试验应留取晨尿。

三、粪便标本采集技术

正常粪便由食物残渣、消化道分泌物、细菌和水分等组成。粪便标本的检验结果可有效评估患者的消化系统功能，为协助诊断、治疗疾病提供可靠依据。采集粪便标本的方法因检查目的不同而有差别。粪便标本检查包括粪常规标本、粪隐血标本、寄生虫及虫卵标本、粪培养标本。

【目的】

（1）常规标本：用于检查粪便的性状、颜色、混合物及寄生虫等。

（2）隐血标本：用于检查粪便内肉眼不能观察到的微量血液。

（3）寄生虫及虫卵标本：用于检查寄生虫成虫、幼虫及虫卵。

（4）粪培养标本：用于检查粪便中的病原菌。

【操作程序】

1）评估 ①患者的年龄、病情、意识、自理能力、合作程度、治疗及留取标本的目的；②患者消化系统功能、排便情况等。

2）计划

（1）患者准备：患者了解采集粪便标本的目的和配合要点，排便前先排空膀胱。

（2）护士准备：衣帽整洁，洗手，戴口罩，必要时戴手套。

（3）用物准备。①治疗车上层：检验单、手套、检便盒（内附棉签或检便匙）（图18-4）、清洁便器、手消毒液。根据检验目的的不同，寄生虫及虫卵标本另备透明胶带及载玻片（查找蛲虫）；粪培养标本另备无菌培养瓶、无菌长棉签或竹签、消毒便器。②治疗车下层：生活垃圾桶、医用垃圾桶。

（4）环境准备：病室安静、整洁、通风，酌情关闭门窗或遮挡患者。

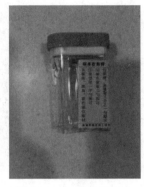

图18-4 大便常规盒

3）实施 粪便标本采集技术的操作流程如表18-5所示。

表18-5 粪便标本采集技术操作步骤

操作步骤	具体过程	重点说明
准备容器	（1）洗手、戴口罩 （2）核对医嘱及检验单 （3）选择适合的容器，并在容器外贴好标签	（1）核对试管与检验项目是否相符，避免发生差错避免发生差错 （2）确保准确性
核对解释	（1）备齐用物至床旁，核对患者床号、姓名、住院号（刷PDA） （2）向患者解释留取标本的目的及原因	核对床头卡、手腕带并询问（刷PDA），做到核对无误
留取标本		
粪常规标本	（1）患者排便于清洁便器内 （2）用塑料盒内的自带小勺取异常粪便5g放入塑料盒内 （3）腹泻者应取黏液部分，如为水样便应取15～30ml放入容器内	（1）避免尿液混入，影响检验结果 （2）约蚕豆大小 （3）取异常部分粪便能提高检出阳性率
粪隐血标本	采集方法同常规标本	按隐血试验饮食要求患者
粪寄生虫及虫卵标本	（1）患者排便于清洁便器内 （2）寄生虫卵检查时，应在不同部位取带血及黏液的粪便5～10g放入蜡纸盒内 （3）查阿米巴原虫时，应在采集前将容器用热水加温，便后连同容器立即送检 （4）查蛲虫时，嘱患者在晚间睡觉或清晨未起床前，将透明胶带粘贴在肛门周围 （5）取下粘有虫卵的透明胶带，粘贴在玻璃片上或将透明胶带对合	（1）避免尿液混入，影响检验结果 （2）服驱虫剂后或做血吸虫孵化检查时，应留取全部粪便 （3）保证阿米巴原虫的活动状态，防止阿米巴原虫在低温下失去活力或死亡 （4）蛲虫常在午夜或清晨时爬到肛门处产卵 （5）将虫卵固定在透明胶带上

（续表）

操作步骤	具体过程	重点说明
粪培养标本	（1）患者排便于消毒便器内 （2）无菌长棉签或竹签取带脓血或黏液的粪便 2～5 g，放入无菌培养管或无菌蜡纸盒中，立即送检 （3）患者无便意时，可用长棉签蘸无菌等渗盐水，插入肛门 6～7 cm，沿一个方向边旋转边退出棉签，放入无菌培养管中	（1）避免尿液混入，影响检验结果 （2）尽量多处取标本，以提高阳性率 （3）注意无菌操作，防止标本污染
整理记录	（1）整理病床单位和用物 （2）洗手，记录	（1）协助患者取舒适卧位 （2）记录粪便的颜色、形状、气味等
送检标本	将粪便标本和化验单一同送检	及时送检，以免影响检验结果

4）评价　①护士熟悉粪便标本采集流程，留取标本方法正确、量准确，送检及时；②能做到有效的护患沟通，患者能积极配合。

【注意事项】①采集粪标本时，应避免大、小便混合，以免影响检验结果。②粪标本采集后容易干结，应及时送检。③查阿米巴原虫时，在收集标本的前几天，禁忌给患者服用钡剂、油质、含金属的泻剂等，以免影响阿米巴虫卵或包囊显露。④采集培养标本，应无菌操作并将标本收集于灭菌封口的容器内。若难以获得粪便或排便困难者及幼儿可采取直肠拭子法，即将拭子或无菌棉签前端用无菌甘油或生理盐水湿润，然后插入肛门 4～5 cm（幼儿 2～3 cm），轻轻在直肠内旋转，擦取直肠表面黏液后取出，盛于无菌试管中或保存液中送检。

四、痰标本采集技术

痰液是气管、支气管和肺泡所产生的分泌物，在正常情况下分泌物很少。痰液的主要成分是黏液和炎性渗出物。当呼吸道黏膜受到刺激时，分泌物增多，痰量也增多，但大多清晰、呈水样。如伴随呼吸系统疾病或其他系统疾病伴有呼吸道症状时，痰量会增多，其透明度及性状也会有所改变。正确的痰液标本采集是为临床检查、诊断和治疗提供依据。因此，应熟练、正确地采集痰液标本为临床服务。痰标本检查包括痰常规标本、24 小时痰标本和痰培养标本。

【目的】

（1）痰常规标本：用于检查痰液的一般性状，涂片检查痰内细菌、虫卵、癌细胞等。

（2）24 小时痰标本：检查 24 小时的痰量，并观察痰液的性状，协助诊断或作浓集结核杆菌检查。

（3）痰培养标本：用于检查痰液中的病原菌。

【操作程序】

1）评估　①患者的年龄、病情、意识、心理状态、合作程度、治疗等情况；②患者口咽部功能、有无分泌物堵塞。

2）计划

（1）患者准备：了解采集痰标本的目的和配合要点，愿意合作。

（2）护士准备：衣帽整洁，洗手，戴口罩，必要时戴手套。

（3）用物准备。①治疗车上层：检验单、常规标本备集痰盒（图 18-5）、24 小时标本备广口集痰器、培养标本备无菌集痰器、漱口溶液；必要时备电动吸引器、吸痰管、特殊集痰器、手套、手消毒液。②治疗车下层：生活垃圾桶、医用垃圾桶。

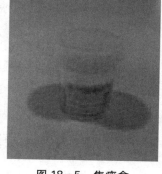

图 18-5 集痰盒

（4）环境准备：病室安静、整洁、通风。

3）实施 痰标本采集技术的操作流程如表 18-6 所示。

表 18-6 痰标本采集技术操作流程

操作步骤	具体过程	重点说明
准备容器	（1）洗手、戴口罩 （2）核对医嘱及检验单 （3）选择适合的容器，并在容器外贴好标签 （4）24 小时标本的容器内应先加少量水，并注明留取痰液的起止时间	（1）核对试管与检验项目是否相符，避免发生差错避免发生差错 （2）确保准确性 （3）避免痰液黏附在容器壁上，保证标本质量
核对解释	（1）备齐用物至床旁，核对患者床号、姓名、住院号（刷 PDA） （2）向患者解释留取标本的目的及原因	核对床头卡、手腕带并询问（刷 PDA），做到核对无误
留取标本		
痰 常 规标本	（1）能自行排痰的患者，嘱其晨起后漱口 （2）深呼吸数次后用力咳出气管深处的痰液，盛于集痰盒内，加盖 （3）无法咳痰或不合作的患者，给患者取适当的体位，自下而上叩击患者背部数次 （4）将特殊集痰器分别连接吸痰管和电动吸引器，按吸痰法将痰液吸入集痰器内	（1）清水漱口，去除口腔中的杂质 （2）勿将唾液、鼻涕、漱口水等混入 （3）使气道痰液松动，易于吸痰 （4）集痰试管高的一端接吸引器，低的一端接吸痰管，注意无菌操作
24 小时痰标本	（1）嘱患者从晨起漱口后第一口痰开始留取，至次日晨起漱口后第一口痰结束 （2）将 24 小时的全部痰液吐入集痰器内	（1）以清水漱口，去除口腔中的杂质 （2）注明收集痰液时间 （3）勿将唾液、鼻涕、漱口水等混入
痰 培 养标本	（1）嘱患者晨起后先用漱口液漱口，再用清水漱口 （2）深呼吸数次后用力咳出气管深处的痰液，将痰液吐入无菌集痰器内，加盖	（1）漱口液可去除口腔中的杂菌 （2）昏迷患者可用无菌吸痰法吸取痰液培养
整理记录	（1）整理病床单位和用物 （2）洗手，记录	（1）协助患者取舒适卧位 （2）记录痰液的外观和性状 （3）24 小时痰标本应记录总量
送检标本	将痰标本和化验单一同送检	及时送检，以免影响检验结果

4）评价　①护士熟悉痰标本采集流程，留取标本方法正确、量准确，送检及时；②能做到有效的护患沟通，患者能积极配合。

【注意事项】①收集痰液时间宜选择在清晨，因此时痰量较多，痰内细菌也较多，可提高阳性率。②留取各种痰标本时，不可将唾液、漱口液、鼻涕等混入痰液内。③如痰液不易咳出时，可先进行雾化吸入以湿化痰液。④痰常规标本用于检查癌细胞时，应立即送检或用 95% 乙醇或 10% 甲醛固定后送检。

五、咽拭子标本采集技术

正常人咽峡部的口腔正常菌群是不致病的，但在机体抵抗力下降和其他外界因素共同作用下出现感染而导致疾病发生。因此，咽拭子细菌培养能分离出致病菌，有助于白喉、化脓性扁桃体炎、急性咽喉炎、新型冠状病毒感染等的诊断。

【目的】从咽部及扁桃体部采集分泌物做细菌培养或病毒分离，以协助诊断、治疗。

【操作程序】

1）评估　①患者的年龄、病情、意识及治疗等情况；②患者的口咽部功能，有无分泌物；③患者的心理状态、自理能力及合作程度。

2）计划

（1）患者准备：患者了解采集咽拭子标本的目的和配合要点，愿意合作。

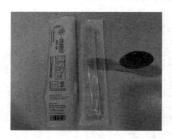

（2）护士准备：护士衣帽整洁，洗手，戴口罩（穿防护服）。

（3）用物准备。①治疗车上层：检验单、无菌咽拭子培养管（图 18-6）、酒精灯、火柴、压舌板、0.9% 氯化钠溶液、手消毒液；②治疗车下层：生活垃圾桶、医用垃圾桶。

（4）环境准备：病室安静、整洁、通风。

3）实施　咽拭子标本采集技术的操作流程如表 18-7 所示。

图 18-6　咽拭子培养管

表 18-7　咽拭子标本采集技术操作流程

操作步骤	具体过程	重点说明
准备容器	（1）洗手、戴口罩 （2）核对医嘱及检验单 （3）选择适合的容器，并在容器外贴好标签	（1）核对试管与检验项目是否相符，避免发生差错避免发生差错 （2）确保准确性
核对解释	（1）备齐用物至床旁，核对患者床号、姓名、住院号（刷 PDA） （2）向患者解释留取标本的目的及原因	核对床头卡、手腕带并询问（刷 PDA），做到核对无误
留取标本	（1）点燃酒精灯 （2）嘱患者张口发"啊"音，用培养管内的长棉签以轻柔的动作擦拭两侧腭弓、咽、扁桃体上的分泌物	（1）充分暴露咽喉部 （2）可配合使用压舌板 （3）动作要轻快而敏捷，防止恶心、呕吐 （4）防止标本污染 （5）必要时，做好自身防护

（续表）

操作步骤	具体过程	重点说明
整理记录	（1）整理病床单位和用物 （2）洗手，记录	（1）协助患者取舒适卧位 （2）记录痰液的外观和性状 （3）24 小时痰标本应记录总量
送检标本	将咽拭子标本和化验单一同送检	及时送检，以免影响检验结果

4）评价　①患者在留取标本过程中安全、无不适；②护士操作熟练、规范，采集咽拭子标本的方法正确、无菌观念强；③护患沟通有效，患者能积极配合。

【注意事项】①咽拭子标本采集时，方法应正确，防止污染标本，影响检验结果；动作应轻柔，以免刺激患者咽部引起呕吐或不适。②做真菌培养时，应在口腔溃疡面上采取分泌物。③若查新冠病毒核酸咽拭子，检测人员应穿防护服，注意自身防护。

六、呕吐物标本采集技术

呕吐物标本主要用于观察呕吐物的性质、颜色、气味，以帮助诊断疾病；也可用于明确中毒患者毒物的性质和种类。

患者发生呕吐时，用弯盘或痰杯接取呕吐物，取少量呕吐物置于无菌培养杯内，贴好标签，立即送检；若为不明原因中毒的患者，应抽出胃内容物，置于无菌培养杯内送检。

（廖翠云）

　PPT 课件　　　复习与自测　　　更多内容……

第十九章 危重患者的护理及抢救技术

章前引言

危重患者的特点是病情复杂且变化快,随时可能有生命危险。在护理和抢救过程中,要求护士必须及时、准确地观察病情,并正确地掌握心肺复苏、吸氧、吸痰、洗胃等常用的抢救技术,能熟练地使用简易呼吸器、人工呼吸机等抢救设备,以配合医生进行有效的抢救工作。

学习目标

(1)能理解观察病情的内容和应用观察病情的方法。

(2)知道常用急救药物的使用和急救设备的管理。

(3)能正确描述危重患者基础生命支持的内涵。

(4)能应用吸氧、洗胃、吸痰、简易呼吸器的操作。

(5)能描述抢救工作的组织管理并参与情景模拟。

思维导图

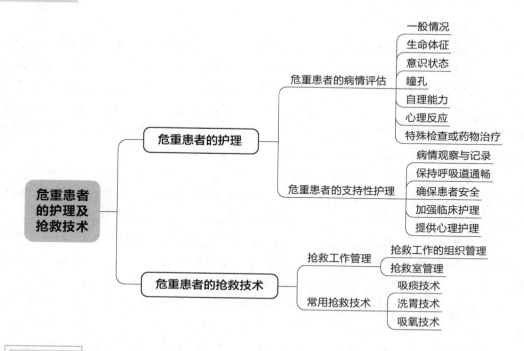

患者,李某某,29 岁。剖宫产术后 2 天,出现口唇发绀。血气分析结果显示动脉血氧分压(PaO_2)为 50 mmHg,血氧饱和度(SaO_2)为 78%。

问题:

(1)患者属于哪种程度的缺氧?为什么?

(2)你将如何给患者吸氧?

第一节 危重患者的护理

生命体征不稳定,病情变化快,两个以上的器官系统功能不稳定、减退或衰竭,病情发展随时都可能会危及生命,这一类患者被称为危重患者。在抢救危重患者的过程中,护士必须能及时、精准地判断患者的病情变化,能熟练地应用各项抢救技术,灵活迅速地配合医生,以保证抢救工作顺利进行。

一、危重患者的病情评估

1. 一般情况

（1）表情与面容：疾病及情绪变化可引起面容与表情的变化。在一般情况下，健康的人表情自然、大方，神态安逸。患病后，通常可表现为痛苦、忧虑、疲惫或烦躁等面容与表情。某些疾病发展到一定程度时，可出现特征性的面容与表情。急性病容常表现为表情痛苦、面颊潮红、呼吸急促、鼻翼扇动、口唇疱疹等，常见于急性感染性疾病，如肺炎球菌肺炎的患者。慢性病容表现为面色苍白或灰暗、面容憔悴、目光暗淡、消瘦无力等，常见于慢性消耗性疾病，如恶性肿瘤、肝硬化、严重结核病等患者。

（2）皮肤与黏膜：常可反映某些全身疾病的情况。主要观察皮肤和黏膜的颜色、温度、湿度、弹性及有无出血、水肿、皮疹、皮下结节、囊肿等情况。如贫血患者，其口唇、结膜、指甲苍白；肺心病、心力衰竭等缺氧患者，其口唇、面颊、鼻尖等部位发绀等。

（3）姿势与体位：与疾病有着密切的联系。如昏迷或极度衰竭的患者，由于不能自行调整或变换肢体的位置，呈被动卧位；胆石症、肠绞痛的患者，在腹痛发作时常辗转反侧、坐卧不宁、采用强迫体位；腹痛时患者常捧腹而行；破伤风患者可出现角弓反张。

（4）饮食与营养：饮食在疾病治疗中占重要地位，并在对疾病的诊断、治疗中发挥一定作用。危重患者分解代谢增强、摄入量减少、消化功能减退，因此应注意观察患者的食欲、食量、进食后反应等情况，并准确记录出入液量。营养状态通常可根据皮肤的光泽度、弹性，毛发指甲的润泽程度，皮下脂肪的丰满程度，以及肌肉的发育状况等综合判断。

（5）呕吐与排泄：注意观察患者呕吐物和排泄物的量、色、形状、次数等，并及时记录。如喷射状呕吐常见于颅内压增高的患者；果酱样便常见于肠套叠患者等。

2. 生命体征

（1）体温：如体温不升多见于大出血休克患者；体温过高者排除感染因素外，夏季应考虑是否因中暑所致。

（2）脉搏：注意脉搏频率、节律、强度的变化。如脉搏节律改变，多为严重心脏病、药物中毒、电解质紊乱等原因所致。

（3）呼吸：注意观察呼吸频率、节律、深浅度等变化。如出现周期性呼吸困难，多为呼吸中枢兴奋性降低引起；呼吸频率>40 次/min 或<8 次/min，都是病情危重的征兆。

（4）血压：过高、过低或不稳定均为病情严重的表现。收缩压、舒张压持续升高，应警惕发生高血压危象。

3. 意识状态

意识状态是大脑功能活动的综合表现。意识障碍（conscious disturbance）是指人们对自身和环境的感知发生障碍，或人们赖以感知环境的精神活动发生障碍的一种状态，是多种原因引起的一种严重的脑功能紊乱。按程度可分为嗜睡、意识模糊、昏睡和昏迷。

4. 瞳孔

瞳孔的变化是许多疾病，尤其是颅内疾病、药物中毒、昏迷等病情变化的一个重要指征。观察瞳孔要注意两侧瞳孔的形状、大小、对称性、对光反应。

（1）瞳孔的形状、大小和对称性：正常瞳孔呈圆形，位置居中，边缘整齐，两侧等大、等圆。在自然光线下，正常瞳孔直径为 2～5 mm，调节反射两侧相等。在病理情况下，瞳孔的大小可出现变化。①缩小：瞳孔缩小指的是瞳孔直径＜2 mm，如果瞳孔直径＜1 mm 称为针尖样瞳孔。单侧瞳孔缩小常提示同侧小脑幕裂孔疝早期；双侧瞳孔缩小，常见于有机磷农药、氯丙嗪、吗啡等中毒。②变大：瞳孔散大指的是瞳孔直径＞5 mm，一侧瞳孔扩大、固定，常提示同侧颅内病变（如颅内血肿、脑肿瘤等）所致的小脑幕裂孔疝的发生；双侧瞳孔散大，常见于颅内压增高、颅脑损伤、颠茄类药物中毒及濒死状态。

（2）对光反应：正常瞳孔对光反应灵敏。当瞳孔大小不随光线刺激而变化时，称瞳孔对光反应消失，常见于危重或深昏迷患者。

5. 自理能力

自理能力是指患者进行自我照顾的能力。了解患者的自理能力可以有助于护士对患者进行有针对性的护理，同时协助分析患者疾病的状况。

6. 心理反应

患者的心理状态是一般心理状态和患病时特殊心理状态的整合，如一般心理状态中的注意力、情绪、认知、动机和意志状态，与患病的适应状态的统一。因此，应从患者对健康的理解、对疾病的认识、处理和解决问题的能力、对疾病和住院的反应、价值观、信念等方面来观察其语言和非语言行为、思维能力、认知能力、情绪状态、感知情况等是否处于正常状态。危重患者容易产生焦虑、恐惧、绝望、忧郁等情绪反应。

7. 特殊检查或药物治疗

临床上为明确诊断需进行一些常规和特殊的专科检查，一些检查会对患者产生不同程度的创伤，护士应重点了解其注意事项，观察生命体征、倾听患者的主诉，防止并发症的发生。如脑血管造影术后应对患者的局部止血情况、足背动脉搏动，以及有无造影剂的不良反应等方面进行观察。锁骨下静脉穿刺后的患者，应注意观察有无胸闷或呼吸困难；吸氧患者观察缺氧症状有无改善等。药物治疗是临床最常用的治疗方法，护士应注意观察其疗效、不良反应及毒性反应。如服用降压药的患者应注意血压的变化；应用止痛药时，应注意患者疼痛的规律和性质，以及用药后的效果；如果药物具有成瘾性还应注意使用的间隔等。

二、危重患者的支持性护理

1. 病情观察与记录

及时观察患者的病情变化并准确记录是抢救危重患者的重要环节。注意患者病情及生命体征的动态变化，了解患者的治疗效果并记录。

2. 保持呼吸道通畅

清醒患者应鼓励其做深呼吸、有效咳嗽，以有利于分泌物的咳出；昏迷患者头偏向一侧，及时清理呼吸道分泌物，防止误吸；舌后坠者，用舌钳拉出，保持功能位；人工气道者应及时雾化、吸痰；如病情允许，及时为患者翻身、叩背，促进患者咳嗽、排痰，改善通气功能，预防继发感染。

3. 确保患者安全

对意识模糊、昏迷等患者要确保其安全，合理应用保护具，防止患者坠床、跌倒等意外的发生。对于牙关紧闭、抽搐等患者可以合理使用牙垫、开口器等用物，防止患者咬伤舌头。能及时、准确执行医嘱，确保护理安全。

4. 加强临床护理

（1）注意眼、口、鼻及皮肤的护理：危重患者出现眼睑不能自行闭合易发生角膜干燥，导致结膜炎或并发角膜溃疡，可涂抗生素眼膏、覆盖凡士林纱布保护。保持口腔卫生，每日2～3次口腔护理，防止发生口腔炎症、口腔溃疡等。危重患者长期卧床、大小便失禁、营养不良及应激等因素，是压疮发生的高危人群，应加强皮肤护理。

（2）补充营养及水分：危重患者机体代谢增强，消耗大，对营养物质的需求增加，应设法增进患者的食欲，帮助自理缺陷的患者进食。对不能进食者，给予鼻饲、空肠造瘘喂养或胃肠外营养。对液体不足的患者，应补充足够的水分。

（3）维持排泄功能：保持大小便通畅，必要时实施无菌导尿技术；便秘者可酌情给予缓泻药物或灌肠。

（4）保持各种导管通畅：危重患者身上常安置多种导管，均应妥善固定、安全放置，防止导管扭曲、受压、堵塞、脱落，确保通畅。同时要注意无菌操作，避免逆行感染。

（5）维持肢体功能：病情稳定时，应尽早协助患者进行肢体功能锻炼，每日2～3次；可协助患者做静脉血栓栓塞症的预防操，避免静脉血栓的形成。

5. 提供强心理护理

在危重患者抢救的过程中，由于种种原因，患者会产生极大的心理压力。包括对死亡的恐惧、对陌生环境的不适应、身体隐私的暴露、沟通障碍、对仪器设备产生的声音和灯光的抵触等。护士应注意观察患者的心理变化，及时满足患者的需求，尊重患者的权利，保护患者的自尊；及时鼓励、安慰、疏导患者，解释说明各种抢救措施的目的，关心理解患者，缓解患者的心理压力。

第二节　危重患者的抢救技术

危重患者通常患有多脏器功能不全，病情复杂且变化快。在危重患者的抢救过程中，需要严密地、准确地病情观察，全面地监护和治疗，熟练掌握抢救技术，熟悉抢救室工作的组织管理和抢救流程，与医生密切配合，保证抢救工作的顺利进行，争分夺秒挽救患者的生命。

一、抢救工作管理

1. 抢救工作的组织管理

抢救工作也是一项系统化的工作,对抢救工作的组织管理是使抢救工作及时、准确、有效进行的基本保证。①建立职责明确的系统组织结构;②制订抢救方案;③配合抢救并做好核对工作;④及时、准确做好各项记录;⑤安排护士参加医生组织的查房、会诊、疾病讨论;⑥分工明确、听从指挥,人员及器械位置合理(图19-1);⑦做好抢救室内抢救器械和药品管理;⑧抢救用物的日常维护。

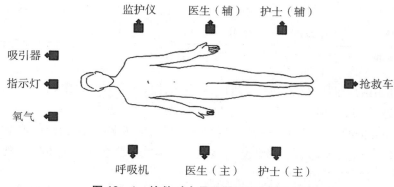

图 19-1　抢救时人员及器械位置要合理

2. 抢救室管理

1)抢救室　急诊室、病区应设抢救室。病区抢救室宜设在靠近医护办公室的单独房间内,环境要宽敞、整洁、安静、光线适宜,有严格的管理制度。抢救物品应做到"五定",即定数量品种、定点安置、定人保管、定期消毒灭菌、定期检查维修;未经批准,一律不能外借。护士要熟悉抢救器械的性能和使用方法,能处理一般故障,保证完好率100%,做好班班交接。在抢救室内应设计环形输液轨道及各种急救设备。

2)抢救床　以多功能床为宜,另备胸外心脏按压板一块。

3)抢救车　按要求配制各种常用急救药品、无菌物品和其他急救物品。

(1)急救药品:常用急救药品如表19-1所示。

表 19-1　常用急救药品

类别	常用药物
心三联	盐酸利多卡因、硫酸阿托品、盐酸肾上腺素
呼二联	尼可刹米、洛贝林
升压药	间羟胺、多巴胺
脱水利尿药	呋塞米、20%甘露醇

（续表）

类别	常用药物
强心药	西地兰（去乙酰毛花苷丙）
抗心绞痛药	硝酸甘油
平喘药	氨茶碱
促凝血药	垂体后叶素、维生素 K_1
解毒药	硫酸阿托品、解磷定
镇痛、镇静、抗惊厥药	哌替啶、地西泮、异戊巴比妥、苯巴比妥钠、氯丙嗪、硫酸镁
抗过敏药	异丙嗪、苯海拉明
其他	地塞米松、等渗盐水等

注：高危药品及麻醉、精神药品应严格按照相关管理规定进行储存、保管。

（2）一般用物：血压计、听诊器、开口器、手电筒、压舌板、舌钳、止血带、玻璃接头、绷带、夹板、宽胶布、多项电源插座等。

（3）各种无菌物品及无菌包：各种规格注射器、输液器、输血器、静脉切开包、气管插管包、气管切开包、导尿包、开胸包、穿刺包、吸痰管、缝合包、各种型号的无菌导管、无菌手套、无菌敷料、无菌治疗巾等。

4）急救器械　包括供氧装置（氧气筒和/或中心供氧系统、加压给氧设备）、电动吸引器或中心负压吸引装置、喉镜、心电图机、心脏除颤起搏器、心电监护仪、简易呼吸器、呼吸机、洗胃机等。

📖 拓展阅读 19-1　简易呼吸器

二、常用抢救技术

（一）吸痰技术

📖 云视频 19-1　中心吸痰

📖 云视频 19-2　吸引器吸痰

📖 在线案例 19-1　妊娠期肺部听诊有湿啰音，双肺及喉头闻及痰鸣音

吸痰术（sputum suctioning）是利用负压吸引的原理，经口腔、鼻腔、人工气道（气管切开术）将呼吸道的分泌物吸出，以保持呼吸道通畅，预防吸入性肺炎、肺不张、窒息等并发症的一种方法。适应证：昏迷患者；痰液特别多有窒息可能的患者；需气管内给药的患者；注入造影剂或稀释痰液的患者。临床上常用中心负压吸引装置和电动吸引器作为动力源。中心负压吸引装置如图 19-2 所示，吸引器管道连接到各病区床单位，使用时只需接上吸痰导管，开启开关即可吸痰，十分方便。电动吸引器由马达、偏心轮、气体过滤器、负压表、安全瓶、贮液瓶组成（图 19-3）。安全瓶和贮液瓶可贮液 1 000 ml，

瓶塞上有两个玻璃管,并通过橡胶管相互连接。接通电源后马达带动偏心轮,从吸气孔吸出瓶内空气,并由排气孔排出,不断循环转动,使瓶内产生负压,将痰液吸出。

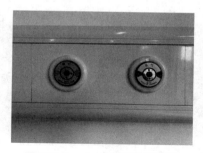
图 19-2 中心负压吸引装置

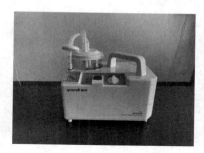
图 19-3 电动吸引器

【目的】①清除患者呼吸道分泌物,保持呼吸道通畅;②预防窒息和吸入性肺炎等并发症的发生;③改善肺部的通气情况,促进患者的呼吸功能。

【操作程序】

1)评估 ①患者的年龄、病情、意识、治疗情况,能否自主咳痰,心理状态及合作程度;②向患者及家属解释吸痰的目的、方式、注意事项及配合要点。

2)计划

(1)患者准备:了解吸痰目的、方法、注意事项及配合要点,合适卧位,情绪平稳。

(2)护士准备:着装整洁、修剪指甲、洗手、戴口罩。

(3)用物准备。①治疗车上层:治疗盘内备有盖无菌罐 2 个(试吸罐和冲洗罐,内盛无菌等渗盐水)、一次性无菌吸痰包(内含吸痰管、无菌手套、一次性治疗巾)、无菌纱布;治疗盘外备有手消毒液,必要时备压舌板、开口器、舌钳、标本容器等。②治疗车下层:生活垃圾桶、医疗垃圾桶。③另备中心负压吸引装置或电动吸引器。

(4)环境准备:安静整洁,光线充足,温湿度适宜。

3)实施 吸痰技术的操作流程如表 19-2 所示。

表 19-2 吸痰技术操作流程

操作步骤	具体过程	重点说明
1. 电动吸引器吸痰		
核对解释	携用物至床旁,核对患者床号、姓名及住院号,说明吸痰的目的,取得患者的配合	床头卡、手腕带和执行本进行仔细核验,避免差错
检查调压	检查电动吸引器电压和电源电压是否匹配,接通电源后,打开吸引器开关,反折吸痰连接管,调节负压	成人为 300～400 mmHg(40.0～53.5 kPa);小儿<300 mmHg(<40.0 kPa)
安置体位	(1)协助指导患者头偏操作者一侧,嘱患者张口;若是昏迷患者可借助开口器 (2)取下活动性义齿,舌后坠可借助舌钳拉出舌头 (3)评估口鼻腔黏膜和人工气道情况,判断痰液的量、深度和性质	(1)防止痰液误吸导致窒息 (2)避免义齿掉落、误吞 (3)防止损伤黏膜或加重损伤,确定吸痰管插入深度

（续表）

操作步骤	具体过程	重点说明
试吸检畅	连接吸痰管,试吸等渗盐水	检查吸痰管是否通畅
抽吸痰液	（1）一手戴无菌手套持吸痰管前端,轻轻插入咽喉部 10～15 cm 处 （2）先吸净口腔和咽喉的分泌物,再更换吸痰管吸取气管内分泌物;抽吸时动作轻巧,从深部一边旋转,一边提拉 （3）若患者出现咳嗽反应则轻轻拉出吸痰管	（1）插管时不能有负压,避免损伤呼吸道黏膜 （2）气管切开吸痰注意无菌原则,先吸气管切开处,再吸口鼻 （3）每次吸痰时间＜15 秒
冲管观察	（1）每次吸痰管退出后,抽吸等渗盐水进行冲洗 （2）观察呼吸是否通畅以及患者的反应	（1）避免吸痰管被堵塞 （2）一根吸痰管只能使用一次 （3）吸痰过程中注意观察患者的面色、呼吸、心率、血压等情况以及痰液的量、色、性状
安置患者	擦净患者口鼻处的分泌物,协助患者取舒适卧位,整理床单位	使患者感觉舒适
整理用物	吸痰管每次更换,吸痰连接管每日更换（浸泡消毒）,贮液瓶 2/3 满时进行更换	用物按医院感染要求处理
准确记录	洗手,记录	记录吸痰时间、次数,痰液的量、色、性状,患者的呼吸情况
2.中心负压装置吸痰		
检查调压	将贮液瓶插入中心负压吸引装置孔内,连接导管,打开开关,调节合适负压,检查吸引功能,以及导管是否通畅	吸痰过程同电动吸引器
注射器吸痰		
抽吸痰液	50～100 ml 注射器连接吸痰管后进抽吸	适用于家庭或无吸引装置时使用
3. 口对口吸痰	托起患者下颌,使头后仰,同时捏住患者鼻子,口对口吸出呼吸道分泌物	解除呼吸道梗阻的症状

4）评价　①护患沟通无障碍,患者能理解操作目的并配合。②操作手法正确,敏捷熟练,规范到位。③能及时吸出呼吸道分泌物,改善通气功能,且未损伤黏膜。

【注意事项】①操作时动作应轻柔、准确、快速,每次吸痰时间不超过 15 秒,人工气道者连续吸痰不超过 3 次,使用呼吸机或缺氧严重者吸痰间隔给予纯氧吸入。吸痰过程鼓励患者咳嗽。②注意吸痰管插入是否顺利,遇到阻力时应分析原因,不可粗暴盲插。③吸痰管最大外径不能超过气管导管内径的 1/2,负压不可过大;进吸痰管时不可给予负压,以免损伤患者气道。④严格执行无菌操作,注意保持呼吸机接头不被污染,戴无菌手套持吸痰管的手不被污染。治疗盘内吸痰用物每日更换 1～2 次,吸痰管必须每次更换,避免交叉感染。贮液瓶及时清理消毒。⑤吸痰过程中应当观察患者的病情变化,如有心率、血压、呼吸、血氧饱和度的明显改变时,应当立即停止吸痰,立即接呼吸机通气并给予纯氧吸入。痰液黏稠时可配合雾化吸入及叩背。气管切开或气管插管者,可向气管处滴入少量等渗盐水或化痰药物,稀释痰液。⑥婴幼儿吸痰时选用细吸痰管,操作时动作应轻巧,负压小,避免损伤黏膜。

（二）洗胃技术

📖 **在线案例 19 - 2　误服灭鼠药污染的食物后洗胃**

洗胃（gastric lavage）是指口服引吐或将洗胃导管由口腔或鼻腔插入胃内，将一定成分的液体灌入胃腔内，混合胃内容物后再抽出，如此反复多次。其目的是为了清除胃内未被吸收的毒物或清洁胃腔，临床上用以胃部手术、检查前准备。对于急性中毒，如短时间内吞服有机磷、无机磷、生物碱、巴比妥类药物等，洗胃是一项重要的抢救措施。

【目的】①清除毒物：凡吞服有毒物的早期，急需清除胃内毒物或刺激物以减少吸收中毒。②减轻胃黏膜水肿：幽门梗阻患者进食后，常有潴留现象，引起上腹饱胀、恶心呕吐不适，通过胃灌洗将胃内潴留食物吸出，也可避免呕吐所致窒息和误吸入肺部造成肺部感染。③为手术或某些检查做准备。

【操作程序】

1）评估　①患者意识是否清醒，生命体征是否平稳，是否愿意配合及有无洗胃禁忌证；②有无胃病史及心脏病史；③口服毒物中毒时，是否知道摄入毒物的名称、剂量及时间。

2）计划

（1）患者准备：了解洗胃目的、途径、注意事项及配合要点，取合适卧位。

（2）护士准备：着装整洁、修剪指甲、洗手、戴口罩。

（3）用物准备：包括治疗车上层和下层及其他用物准备。

治疗车上层：按医嘱根据毒物性质准备洗胃溶液 10 000～20 000 ml（表 19 - 3）。①口服催吐：治疗盘内放量杯、饮水杯、压舌板、毛巾、围裙或橡胶单、水温计、弯盘；水桶 2 只（分别盛 25～38 ℃洗胃液、污水）。②胃管洗胃：治疗盘内放水温计、量杯、检验标本容器或试管、石蜡油棉球、50 ml 注射器、听诊器、手电筒、胶布，必要时备压舌板、开口器、牙垫、舌钳放于治疗碗内；无菌洗胃包（内有胃管、镊子、纱布或使用一次性胃管）、围裙或橡胶单、治疗巾、弯盘、手消毒液。

表 19 - 3　常用洗胃溶液

毒物种类	洗胃溶液	禁忌药物
酸性物	镁乳、蛋清水、牛奶	强酸药物
碱性物	5%醋酸、白醋、蛋清水[①]、牛奶	强碱药物
敌敌畏	2%～4%碳酸氢钠、1%盐水、1∶15 000～1∶20 000 高锰酸钾溶液	
1605、1059、4049（乐果）	2%～4%碳酸氢钠	高锰酸钾[②]
敌百虫	1%盐水或清水，1∶15 000～1∶20 000 高锰酸钾	碱性药物[③]
DDT、666	温开水或等渗盐水、50%硫酸镁导泻	油性药物
巴比妥类（安眠药）	1∶15 000～1∶20 000 高锰酸钾，硫酸钠导泻[④]	硫酸镁

（续表）

毒物种类	洗胃溶液	禁忌药物
灭鼠药（磷化锌）	1∶15 000～1∶20 000 高锰酸钾、0.5%硫酸铜洗胃、0.5%～1%硫酸铜溶液每次 10 ml，每 5～10 min 口服一次，配合用压舌板刺激舌根引吐⑤	油类脂肪类食物⑥

注：①蛋清水可黏附于黏膜或创面上，对胃肠黏膜可以起到保护作用，并使患者减轻疼痛；②1605、1059、4049（乐果）等禁用高锰酸钾洗胃，否则能氧化成毒性更强的物质；③敌百虫遇碱性药物会分解出毒性更强的敌敌畏，其分解随碱性增强或温度升高而加速；④硫酸钠对心血管和神经系统没有抑制作用，不会加重巴比妥类药物的中毒；⑤磷化锌中毒时，口服硫酸铜可使其成为无毒的磷化铜沉淀，阻止其吸收，并促进排出体外；⑥磷化锌易溶于脂类物质，忌用油性食物，以免促使其溶解吸收。

治疗车下层：放水桶 2 只（分别盛 25～38℃洗胃液、污水）、生活垃圾桶、医用垃圾桶。

洗胃设备：漏斗胃管洗胃备漏斗胃管，电动吸引器洗胃备电动吸引器、输液架、输液瓶、输液器、止血钳、Y 型三通管，全自动洗胃机洗胃另备全自动洗胃机。

（4）环境准备：整洁、安静、温度适宜、必要时屏风遮挡。

3）实施　洗胃技术的操作流程如表 19 - 4 所示。

表 19 - 4　洗胃技术的操作流程

操作步骤	具体过程	重点说明
核对解释	（1）配置洗胃液 （2）携用物至床旁，核对床号、姓名、住院号，向患者做好解释工作，取得患者的配合	（1）按医嘱根据毒性选择合适的洗胃液 （2）床头卡、手腕带和执行本进行仔细核验，解释目的减轻患者忧虑
口服催吐：适用于病情较轻，清醒且愿意配合的患者		
安置体位	（1）患者取坐位，围好围裙或橡胶单 （2）将污水桶放于患者床旁	（1）保持衣物整洁 （2）用于盛放污水
口服催吐	（1）嘱患者饮用大量灌洗液后催吐 （2）不易吐出时可借助压舌板刺激舌根处催吐 （3）反复、多次进行催吐	一次饮用量为 300～500 ml，直至吐出的液体为澄清、无气味
整理记录	（1）协助患者进行漱口 （2）整理用物，及时记录，必要时留取标本送检	（1）保持口腔清洁舒适 （2）记录洗胃时间，洗胃液的种类、量以及呕吐物的量、色、形状、气味
漏斗胃管洗胃：利用虹吸原理，将洗胃液灌入胃内后再吸引出来的方法		
安置患者	（1）协助患者取坐位或半坐卧位，若中毒较重者取左侧卧位 （2）取下活动性义齿，放置弯盘于口角旁	（1）使患者感觉舒适，便于操作者进行插管 （2）昏迷患者头偏向操作者一侧
插入胃管	润滑胃管前端后，嘱患者张口，从口腔插入漏斗胃管 55～60 cm，验证胃管在胃内后，用胶布固定胃管	昏迷患者插管时，借助开口器于白齿打开口腔，舌后坠者借助舌钳拉出舌头
抽内容物	将漏斗放在低于胃部的位置，挤压橡胶球，抽吸胃内容物，必要时留取标本送检	利用挤压球囊产生的负压作用抽出胃内容物

（续表）

操作步骤	具体过程	重点说明
灌注洗胃	（1）将漏斗举过头顶30～50 cm，将灌洗液倒入漏斗，漏斗内还余下少量液体时，将漏斗快速降至低于胃部的位置，倒放于污水桶 （2）根据虹吸原理引出灌洗液（图19-4），反复灌洗直至引出液澄清无气味	每次灌洗量300～500 ml，若太多容易促进毒素吸收，引发呛咳、窒息；若过少容易达不到洗胃的目的
观察记录	整理用物，洗手并记录	记录灌洗液种类、量及呕吐物的量、色、形状、气味及患者反应等
电动吸引器洗胃		
检查准备	（1）检查电动吸引器功能 （2）夹闭导管，将灌洗液倒入输液瓶，悬挂于输液架	确保使用顺利、安全
插管洗胃	（1）安置患者体位，插胃管（同漏斗胃管） （2）连接输液管和胃管，打开吸引器，吸出胃内容物后打开输液管，灌入300～500 ml灌洗液，夹闭导管，打开吸引器，吸出灌洗液，反复多次直至液体澄清无气味（图19-5）	吸引器保持约100 mmHg的负压，过高易损伤胃肠道黏膜
整理记录	同漏斗胃管洗胃	
自动洗胃机洗胃：迅速、彻底、操作简便（图19-6）		
检查准备	检查洗胃机功能是否完好，连接管道	确保使用顺利、安全
插入胃管	经口腔插入胃管，验证胃管在胃内后用胶布固定	同漏斗胃管洗胃法
连接胃管	连接导管，三根橡胶管分别和进液口、胃管以及排液口连接，药管放于洗胃液桶内，污水管放于污水桶内	进液口必须在洗胃液的液面之下
反复灌洗	按"手吸"键吸出胃内容物后按"自动"键，可对胃进行自动冲洗，反复多次直至引出液澄清无气味后，按"停止"键	每次入量300～500 ml，先抽后灌；入量与出量相抵，必要时留取标本送检
观察情况	观察引出液量、色、形状、气味、总量及患者的面色、呼吸、脉搏和血压	若患者出现腹痛、休克、血性引出液，则立刻停止洗胃
反折拔管	（1）洗胃结束后反折胃管末端拔出，协助患者漱口或进行口腔护理 （2）安置患者舒适卧位，嘱患者休息	防止液体反流入气道
清洁管腔	（1）将洗胃机的胃管、药罐、污水管放入清水按"清洗"键进行清洗，洗净后取出 （2）排尽机器内的水，关机	避免管道堵塞
整理记录	整理用物，洗手，记录	记录洗胃时间，灌洗液种类、总量，吸出液的量、性状、色、气味

4）评价 ①护患沟通无障碍，患者能理解操作目的并配合；②操作手法正确，敏捷熟练，规范到位；③洗胃彻底，无并发症。

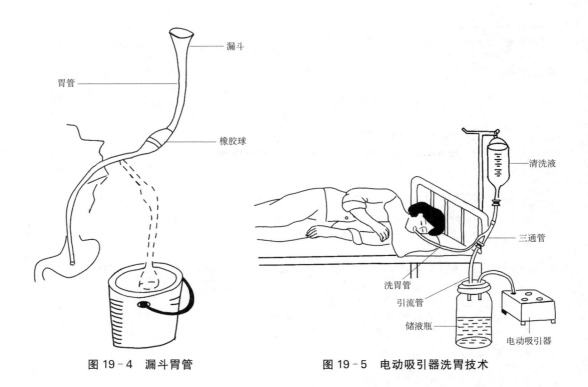

图 19-4 漏斗胃管

图 19-5 电动吸引器洗胃技术

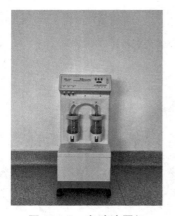

图 19-6 自动洗胃机

【注意事项】

（1）洗胃术多用于急性中毒，延误时间则毒物吸收增多。因此，要争取时间，分秒必争，迅速准备物品，立即实施洗胃术。急性中毒应立即采取口服催吐法进行洗胃，如患者不合作或合作困难者应迅速插管洗胃，以减少毒物的吸收。

（2）向胃内置入导管应轻柔敏捷熟练，并确认导管已进入胃内（以抽出胃液最可靠）后开始灌洗，切忌将导管误入呼吸道而进行灌洗。置管时如出现剧咳、呼吸急促或发绀挣扎，表明误入气道应迅速拔出重新插管。昏迷和插管时伴呕吐者易发生吸入性肺炎，应予以警惕预防。

（3）洗胃时每次灌注量不宜过多，一般每次灌入 300～500 ml 即应进行抽吸。溃疡病合并幽门梗阻洗胃时，一次灌洗量应少，压力应低，防止出现穿孔或出血。

（4）如为强腐蚀性毒物洗胃会造成一定损害，插管时有可能引起穿孔，一般不宜进行洗胃，且当大量液体进入时极易造成胃穿孔、撕裂。惊厥患者进行插管时可能诱发惊厥。昏迷患者插管易导致吸入性肺炎，洗胃应慎重，必须洗胃时应去枕平卧，头偏向一侧，防治误吸而引起窒息。食管静脉曲张患者不宜洗胃。

（5）凡呼吸停止、心脏停搏患者应先行心肺复苏，再行洗胃术。洗胃前应检查生命体征，如有缺氧或呼吸道分泌过多，应先吸取痰液，保持呼吸道通畅，再行洗胃术。在洗胃过程中应随时观察患者生命体征的变化，如患者感觉腹痛、流出血性灌洗液或出现休克现象，应立即停止洗胃。

（6）首次灌洗后抽出液应留取标本送入有关化验，以鉴定毒物品种，便于指导治疗。

（7）中毒物质不明时，应抽取少量胃内容物（洗胃前）送检。洗胃溶液可选用温开水或等渗盐水，待毒物性质明确后，再选用拮抗剂进行洗胃。

（8）幽门梗阻患者洗胃宜在饭后 4～6 小时或空腹时进行。洗胃时，需记录胃内潴留量，以了解梗阻情况。

（三）吸氧技术

▷ 云视频 19-3　院外徒手心肺复苏术

▷ 云视频 19-4　中心吸氧

吸氧（oxygen inhalation）是常用的抢救措施之一，是指通过给氧提高患者的动脉血氧分压（PaO_2）和动脉血氧饱和度（SaO_2），预防和纠正各种原因引起的缺氧状态。如心肺功能不全引起的呼吸困难，中毒、昏迷、大出血、休克及分娩时产程过长或胎儿心音不良。

1. 缺氧程度判断

患者的临床表现和血气分析检验结果是用氧的重要依据（表 19-5）。

表 19-5　缺氧程度判断

缺氧程度	临床表现	SaO_2（%）	PaO_2（mmHg）	氧疗指征
轻度	神志清、无发绀或轻度发绀	＞80	50～70	不需要
中度	神志清或烦躁、有发绀、呼吸困难	60～80	30～50	需要
重度	嗜睡或昏迷、有明显发绀及三凹征	＜60	＜30	必须要

2. 氧气成分、氧浓度和氧流量的换算方法

（1）吸氧浓度：在常压下吸入 40%～60% 的氧是安全的；高于 60% 的氧浓度，持续吸入时间超过 1～2 天，则会发生氧中毒，表现为眩晕、恶心、烦躁不安、面色苍白、进行性呼吸困难等。对慢性呼吸衰竭、缺氧和二氧化碳潴留并存者，应低流量、低浓度持续给氧。此类患者呼吸中枢兴奋性主要靠缺氧维持，对二氧化碳刺激不敏感；若吸入高浓度氧，解除缺氧对呼吸中枢的刺激作用，可导致呼吸中枢兴奋性降低，甚至呼吸停止。

（2）氧浓度和氧流量的换算公式：

$$吸氧浓度（\%）= 21 + 4 \times 氧流量（L/min）$$

（3）氧浓度与氧流量的关系如表 19-6 所示。

表 19-6　氧浓度与氧流量对照

氧流量（L/min）	1	2	3	4	5	6	7	8	9
氧浓度（%）	25	29	33	37	41	45	49	53	57

3. 氧气筒内氧气可供时数计算公式

$$氧气供应时间 = \frac{\left[压力表压力 - 5(\text{kg/cm}^2)\right] \times 氧气筒容积(\text{L})}{1\,\text{kg/cm}^2 \times 氧流量(\text{L/min}) \times 60\,\text{min}}$$

4. 供氧装置

常用的有中心管道供氧装置、氧气筒与氧气表装置两种。

1）中心管道供氧装置　由医院中心供氧站通过管道把氧气输送到各病区、门诊、急诊室的各病室，中心管道供氧装置由流量表和湿化瓶组成（图 19-7）。

2）氧气筒与氧气表装置

（1）氧气筒：为圆柱形无缝钢筒，筒内高压达 14.7 MPa（150 kg/cm²），容纳氧气约 6 000 L（图 19-8）。在筒的顶部有一总开关，可控制氧气的流出。顶部的侧面有一气门，可与氧气表相连，是氧气自筒中输出的途径。

（2）氧气表：由压力表、减压器、流量表、湿化瓶、安全阀组成。压力表可测知氧气筒内的压力，以 MPa 或 kg/cm² 表示。减压器是一种弹簧自动减压装置，可将来自氧气筒内压力减低至 0.2～0.3 MPa（2～3 kg/cm²），使流量平稳，保证安全。流量表测量氧气每分钟的流出量，用 L/min 表示，以浮标上端平面所指刻度读数为标准，球形珠应该看珠子的中央位置。湿化瓶内盛灭菌蒸馏水（1/3～1/2），用来湿化氧气，以免呼吸道黏膜受到干燥气体的刺激。安全阀的作用是当氧气流量过大、压力过高时，内部活塞自行上推，使过多的氧气由四周的小孔流出，以保证用氧安全。

（3）装表法：将氧气表装在氧气筒上，以备急用。先将氧气筒安置在氧气支架上，打开总开关放出少量氧气吹去气门处灰尘，将氧气表接在氧气筒的气门上，略向后倾

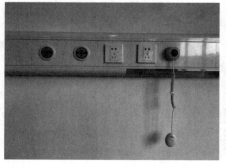

图 19-7　中心管道供氧

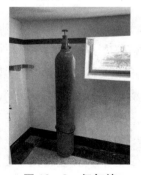

图 19-8　氧气筒

斜,用手初步旋紧螺帽,再用扳手旋紧,使氧气表垂直于地面,直立于氧气筒旁。连接湿化瓶,关闭流量表开关,打开总开关,再开流量表,检查氧气流出通畅,无漏气,关闭总开关及流量表,挂上表明"满"的标志备用。

（4）卸表法:氧气筒内氧气用至剩余 0.5 MPa($5 kg/cm^2$)时,需将氧气表卸下。卸表时,先关闭总开关,再打开流量表开关放尽余气,关闭流量表,用左手托稳氧气表,右手持扳手旋松氧气表螺帽,再用手旋开,将氧气表卸下。卸表后,氧气筒挂标明"空"的标志,存放于指定地点。

5. 常用氧气吸入技术

[图] 云视频 19-5 普通氧气吸入法

[图] 拓展阅读 19-2 高压氧治疗

临床上常用的氧气吸入技术有鼻导管法、鼻塞法、面罩法、头罩法、氧气枕法。

【目的】①提高血氧含量及动脉血氧饱和度;②纠正各种原因引起的缺氧。

【操作程序】

1）评估 ①患者的病情、意识、呼吸状况、合作程度及缺氧程度;②鼻腔状况:有无鼻息肉、鼻中隔偏曲或分泌物阻塞等。

2）计划

（1）患者准备:了解吸氧的目的、注意事项、配合要点。

（2）护士准备:着装整洁、修剪指甲、洗手、戴口罩。

（3）用物准备。①治疗车上层:治疗盘内备棉签、鼻导管、蒸馏水、小药杯或治疗碗（内装冷开水）、纱布;治疗盘外备吸氧装置、手消毒液、用氧记录单、笔、用氧"四防"标志、扳手,必要时备胶布。②治疗车下层:医用垃圾桶、生活垃圾桶。

（4）环境准备:温湿度适宜、安静整洁、禁止明火、避开热源。

3）实施

（1）双侧鼻氧管吸氧术:操作流程如表 19-7 和图 19-9 所示。

表 19-7 双侧鼻氧管吸氧术操作流程

操作步骤	具体过程	重点说明
核对解释	（1）携用物至床前,核对床号、姓名、住院号 （2）向患者解释操作目的,取得合作	（1）核对床头卡、手腕带并询问,保证无误 （2）合理解释,减轻患者的焦虑
装表连接	（1）流量表插入中心管道供氧装置插孔内 （2）连接好湿化瓶	（1）湿化瓶内盛蒸馏水或冷开水 1/3～1/2 满用以湿化氧气 （2）若为氧气筒与氧气表装置,则按照一吹（尘）、二上（表）、三紧（拧紧）、四查（检查）的步骤进行装表
清洁检查	棉签蘸水清洁双侧鼻腔并检查	检查鼻腔有无分泌物堵塞及异常

（续表）

操作步骤	具体过程	重点说明
检查连接	（1）检查鼻氧管包装、有效期 （2）将鼻导管与湿化瓶出口连接	
调节流量	打开流量表，根据需要调节好流量	（1）以浮标上端平面所指刻度为标准，球形珠应该看珠子的中央位置 （2）轻度缺氧为 1～2 L/min，中度缺氧为 2～4 L/min，重度缺氧为 4～6 L/min；小儿缺氧为 1～2 L/min
湿润检查	鼻导管前端放入小药杯蘸水	湿润鼻导管前端并检查鼻导管通畅
插入固定	将鼻导管轻轻插入双侧鼻孔 1 cm，再将导管绕过耳后，固定于下颌	（1）动作轻柔，以免引起黏膜损伤 （2）松紧适宜，防止因导管太紧
用氧指导	（1）告知患者及家属用氧注意事项 （2）根据用氧方式，指导有效呼吸	用氧期间不可折叠氧气管，调节氧流量，说明"四防"
观察记录	（1）观察呼吸状况及吸氧效果 （2）整理用物归位，洗手，记录	记录用氧时间、氧流量、用氧反应及效果
停用氧气	（1）先拔出鼻导管，再关闭流量表 （2）清洁鼻部，安置舒适体位，整理床单位 （3）取下氧气表，整理用物归位 （4）洗手，记录	（1）若为氧气筒与氧气表装置，则按照一关（先总开关，再开流量表开关放尽余气，再关闭流量开关）、二扶（压力表）、三松（氧气筒气门与氧气表连接处）、四卸（表）的步骤进行卸表 （2）一次性用物消毒后集中处理 （3）长期氧疗者应每日更换鼻氧管

（2）鼻塞法：将鼻塞直接塞入患者一侧鼻孔鼻前庭内给氧，此法刺激性小，患者较为舒适，且两侧鼻孔可交替使用。

（3）面罩法（图 19-10）：将面罩置于患者口鼻部供氧，氧气自下端输入，呼出的气体自面罩两侧孔排出。流量调至 6～8 L/min，小儿 1～3 L/min。

（4）氧气头罩法（图 19-11）：将患者的头置于头罩里，罩面上有多个孔，可以保持罩内一定的氧浓度、温度和湿度。头罩与颈部之间要保持适当的空隙，防止二氧化碳潴留及重复吸入。此法主要用于小儿。

（5）氧气枕法（图 19-12）：氧气枕上有调节器可调节氧流量，充入氧气，接上湿化瓶即可使用。此法可用于家庭氧疗、危重患者的抢救或转运途中，以枕代替氧气装置。

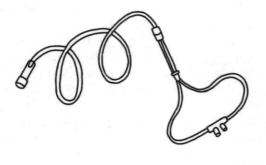
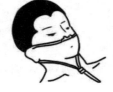

图 19-9　双侧鼻导管吸氧

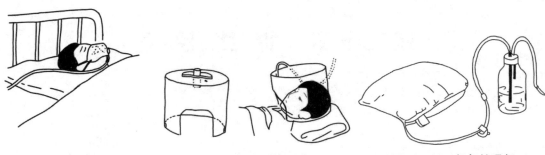

图 19-10　面罩吸氧　　　　图 19-11　头罩吸氧　　　　图 19-12　氧气枕吸氧

4) 评价　①患者能够理解安全用氧知识,配合操作;②缺氧症状得到改善,无呼吸道损伤及其他意外发生;③操作规范、熟练迅速,安全用氧。

【注意事项】

🔲 拓展阅读 19-3　氧疗的不良反应

(1) 严格遵守操作规程,注意用氧安全,切实做好"四防"。①防油:氧气表及螺旋口上勿涂油,避免引起燃烧。②防火:周围严禁烟火和易燃品,至少距火源 5 m 以上。③防热:氧气筒应放于阴凉处,距离暖气 1 m 以上。④防震:搬运时应避免倾倒、撞击,防止爆炸。

(2) 常用湿化液为灭菌蒸馏水或冷开水。急性肺水肿患者用 20%~30% 乙醇,具有降低肺泡内泡沫的表面张力,使泡沫破裂、消散,改善肺部气体交换,减轻缺氧症状的作用。

(3) 保证用氧安全,吸入氧气时,应先调节流量而后再给患者接上鼻氧管。停用氧气时应先拔出鼻导管,再关闭氧气开关。中途改变流量时,应先分离鼻导管(鼻塞)与湿化瓶连接处,调节好流量后再连接上,以免一旦开关出错,大量氧气进入呼吸道损伤肺组织。

(4) 当压力表指针降至 0.5 MPa(5 kg/cm^2),即不可再用,以防灰尘、杂质进入氧气筒内,再次充气时引起爆炸。

(5) 未用或已用完的氧气筒,应分别悬挂"满"或"空"的标志,应分开存放。

(6) 长期吸氧时每天更换湿化瓶及鼻氧管。

(7) 面罩吸氧时,检查面部、耳廓皮肤受压情况。如为单侧鼻导管吸氧,测量插管长度的方法为鼻尖至耳垂的 2/3。

(张　瑜　寿　菲)

🔲 **PPT 课件**　　🔲 **复习与自测**　　🔲 **更多内容……**

第二十章 临 终 护 理

章前引言

　　生老病死是人类自然发展的客观规律，临终是人生必然的发展阶段，在人生的最后旅途中最需要的是关爱和帮助。护理人员在临终关怀中发挥着重要的作用，所以应掌握相关的理论知识和技能，为临终患者及家属提供全方位的身心、社会等方面的支持和照料。引导患者树立正确的死亡观，使其正确面对死亡，并能安详、有尊严、平静地接受死亡；同时护士也需要对临终患者的家属给予疏导和安慰，以使其保持良好的身心健康。

• 学习目标 •

　　（1）能描述临终关怀的概念、意义、理念和组织形式。

　　（2）知道死亡过程的分期和死亡的标准。

　　（3）理解临终患者的生理评估、心理评估及护理，以及临终患者家属的心理护理。

　　（4）能应用护理程序为临终患者及临终患者家属进行心理护理。

　　（5）能按正确的操作规程对逝者进行尸体料理。

　　（6）具有良好的职业道德修养、责任心及人道主义精神，尊重患者的生命价值和尊严。

思维导图

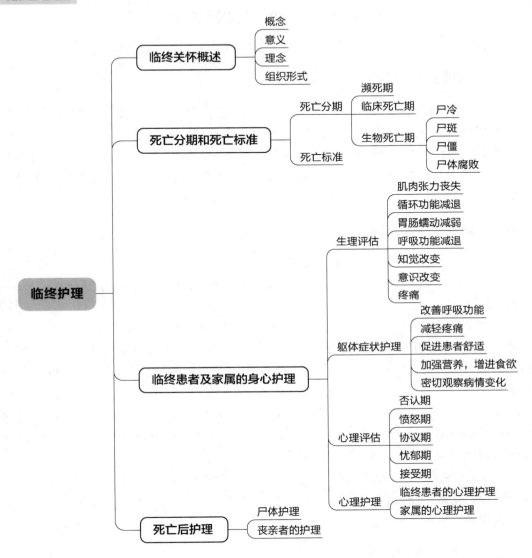

案例导入

　　患者,郭某,62岁,因肺癌骨转移第二次入院。治疗后效果不佳,呼吸困难显著,疼痛剧烈。患者感到痛苦、悲哀,并多次试图自杀。

　　问题:

　　(1) 郭某的心理反应属于哪一个心理反应阶段(期)?

　　(2) 护士应对郭某采取哪些护理措施?

第一节 临终关怀概述

一、临终关怀的概念

临终关怀(hospital care)是一种特殊的卫生保健服务,又称为善终服务、安宁疗护、终末护理、缓和医疗等,是指由多学科、多方面的专业人员组成的临终关怀团队,为临终患者及其家属提供的一项综合性服务,提供包括躯体、心理、社会、灵性的全面照护,旨在提高患者生命末期生存质量,使患者能够安宁、有尊严地度过余生,并使家属的身心得以维护。

二、临终关怀的意义

(1)对临终患者的意义:通过对临终患者实施全面照料,使他们的生命得到尊重,疾病症状得以控制,生命质量得以提高,使其在临终时能够无痛苦、安宁、舒适地走完人生的最后旅程。

(2)对患者家属的意义:能够减轻患者家属在亲人临终阶段以及亲人死亡带来的精神痛苦,并可以帮助他们接受亲人死亡的现实,顺利度过居丧期,尽快适应失去亲人的生活,缩短悲伤过程;还可以使家属的权利和尊严得到保护,获得情感支持,保持身心健康。

(3)对医学的意义:临终关怀是以医学人道主义为出发点,以提高人的生命质量为服务宗旨的医学人道主义精神和生物-心理-社会医学模式的具体体现。作为一种新的医疗服务项目,是对现行医疗服务体系的补充。

(4)对社会的意义:临终关怀能反映人类文化的时代水平,它是非物质文化中的信仰、价值观、伦理道德、审美意识、风俗习惯等的集中表现。从优生到优死的发展是人类文明进步和发展的重要标志。

三、临终关怀的理念

(1)以照料为中心:临终关怀的服务对象是诊断明确且病情不断恶化、现代医学手段不能治愈、不可逆转的疾病终末期、预期生存期3~6个月者。对这些患者不是通过治疗疾病使其免于死亡,而是通过对其全面的身心照料,提供以舒适为目的的适度的姑息性治疗,控制症状,减轻痛苦。因此,临终关怀是从治愈为主的治疗转变为以对症为主的照料。

(2)维护人的尊严和权利:逝者善终,生者善别,实行人道主义,使临终患者在人生的最后历程同样得到热情的照顾和关怀,体现生命的价值、生存的意义和尊严。医护人员应注意维护和保持患者的尊严和权利,在临终照料中应允许患者保留原有的生活方式,尽量满足其合理要求。尊重生命的尊严及尊重濒死患者的权利,充分体现临终关怀的宗旨。

（3）提高临终患者生命质量:临终关怀不以延长临终患者的生存时间为目的,而以提高临终阶段的生存质量为宗旨,减轻痛苦使生命品质得到提高,给临终患者提供一个安适的、有希望的生活,在可控制的病痛下与家人共度温暖时光,使患者在人生的最后阶段能够体验到人间的温情。

（4）加强死亡教育,使其接纳死亡。临终关怀将死亡视为生命的一部分,承认生命是有限的,死亡是一个必然的过程。临终关怀强调把健康教育和死亡教育结合起来,完善人生观,增强健康意识,善始善终,以健全的身心走完人生的旅途。

（5）提供全面的整体照护:包括对临终患者的生理、心理、社会等方面给予关心和照护,照护时也要关心患者家属,即既要为患者提供生前照护,又要为死者家属提供居丧照料。

四、临终关怀的组织形式

我国的临终关怀服务组织形式有以下几种:

（1）独立的临终关怀院:是指不隶属于任何医疗、护理或其他医疗保健服务机构的临终关怀服务机构。

（2）附设临终关怀机构:又称机构内设的临终关怀项目,属于非独立性临终关怀机构,是指在医院、养老院、护理院、社区卫生服务中心等机构中设置的临终关怀病区、临终关怀病房等。

（3）居家式临终关怀:又称为居家照护,医护人员根据临终患者的病情每日或每周进行数次探访,并提供临终照料。

（4）癌症患者俱乐部:这是一个具有临终关怀性质的群众性自发组织,而不是医疗机构。

第二节　死亡分期和死亡标准

一、死亡分期

死亡并不意味着生命的突然中止,而是一个逐渐发展的时间进程,医学上一般分为三个阶段。

1. 濒死期

濒死期又称临终期,是临床死亡前主要生命器官功能逐渐衰退至停止的时期,提示病情极度危重。主要特点是脑干以上的神经中枢功能丧失或深度抑制,而脑干功能依然存在。表现为意识模糊或丧失,各种反射减弱或迟钝,肌张力减退或消失;心跳减弱,血压下降,四肢发绀,皮肤湿冷;呼吸微弱,出现潮式呼吸或间断呼吸;肠蠕动逐渐减弱停止,感觉消失。各种迹象表明生命即将终结,是死亡过程的开始阶段。濒死期的持续时间与死亡、年龄、健康状况等密切相关。濒死期为可逆阶段,若得到及时、有效地抢救和治疗,生命仍可复苏;反之将进入临床死亡期。猝死、严重的颅脑损伤等患者可直接进入临床死亡期。

2. 临床死亡期

临床死亡期是临床上判断死亡的标准。主要特点是中枢神经系统的抑制过程已由大脑皮质扩散到皮层以下部位,延髓处于极度抑制状态。表现为心跳、呼吸完全停止,各种反射消失,瞳孔散大,但各种组织细胞仍有微弱而短暂的代谢活动。此期一般持续5~6 min,若超过这个时间,机体细胞将发生退行性变化,大脑将出现不可逆的变化。临床死亡期在低温或耗氧较低的情况下可能延长至 1 小时或更久。

3. 生物学死亡期

生物学死亡期是指全身器官、组织、细胞生命活动停止,又称全脑死亡、细胞死亡。主要特点是从大脑皮层开始,整个中枢神经系统以及各器官的新陈代谢相继停止,并出现不可逆的变化。相继出现尸冷、尸斑、尸僵、尸体腐败等现象。

(1)尸冷:是死亡后最先发生的尸体现象。人在死亡后因体内产热停止,散热继续,故尸体温度逐渐降低。在室温下,一般死亡后 10 小时内尸温下降速度约为每小时1℃;10 小时后下降速度逐渐减慢;大约 24 小时左右,尸温与环境温度相同。

(2)尸斑:是指死亡后血液循环停止,由于地心引力的作用,血液向身体的最低部位坠积,该处皮肤呈现暗红色斑块或条纹状。一般于死亡后 2~4 小时开始出现尸斑,12~14 小时发展至高峰,最易发生于尸体的最低部位。若患者死亡时为侧卧位,应将其转为仰卧位,以防脸部颜色改变。

(3)尸僵:是指尸体肌肉僵硬,关节固定,一般由咬肌、颈肌向下至躯干、上肢和下肢。尸僵一般于死后 1~3 小时开始出现,4~6 小时扩展到全身,12~16 小时发展至最高峰;24 小时后尸僵开始减弱,肌肉逐渐变软,称为尸僵缓解。

(4)尸体腐败:是指死亡后机体组织的蛋白质、脂肪和碳水化合物因腐败细菌的作用而分解的过程,表现为尸臭和尸绿。尸体腐败一般于死亡后 24 小时先在右下腹出现,逐渐扩展至全腹,最后蔓延至全身。

二、死亡标准

在医学上将心跳、呼吸功能的永久性停止作为判断死亡的标准已经持续了几千年。但随着现代医学科学的进步,医学人员的不断研究,这种标准受到越来越多人的质疑。现代医学表明,心跳停止时,人的大脑、肾脏、肝脏并没有死亡。在临床上,及时有效的心肺复苏术、心脏移植术以及体外循环技术的广泛应用,使得部分危重患者能够恢复心跳和呼吸功能而使其长时间维持生命体征。

1968 年,在世界第 22 次医学大会上,美国哈佛医学院特设委员会提出了新的死亡定义,即脑死亡——"脑功能不可逆性散失",并制定了世界上第一个脑死亡的诊断标准,包括:①无感受性和反应性;②无运动、无呼吸;③无反射;④脑电波消失(平坦)。凡符合以上标准,并在 24 小时内反复测试检查,结果无变化,并排除体温过低(<32.2℃)及刚服用过巴比妥类药物等中枢神经系统抑制剂的影响,即可作出脑死亡的诊断。

📖 拓展阅读20-1 安乐死

第三节 临终患者及其家属的身心护理

📖 在线案例20-1 癌症晚期患者的临终关怀

临终护理的质量决定了临终关怀的质量,临终护理不仅对临终患者,而且对其家属也有着不可忽略的重要作用。对临终患者及家属的护理应体现护理的关怀和照顾,用护士的责任心、爱心、细心、耐心、同情心,以尊重生命、尊重患者的尊严及权利为宗旨,了解患者和家属的需求并给予满足,对他们表示理解和关爱,营造安详和谐的环境,使临终患者及家属获得帮助和支持。

一、生理评估

(1)肌肉张力丧失:临终患者表现为大小便失禁,肢体软弱无力,不能进行自主躯体活动。

(2)循环功能减退:临终患者表现为皮肤苍白、湿冷,大量出汗,体表发凉,四肢发绀、斑点,脉搏弱而快,血压降低或测不出,心律出现紊乱。

(3)胃肠道蠕动减弱:临终患者表现为恶心、呕吐、食欲减退、腹胀、便秘或腹泻、口干、脱水、体重减轻。

(4)呼吸功能减退:临终患者表现为呼吸频率不规则,呼吸深度由深变浅,由于分泌物无法或者无力咳出,出现痰鸣音或者鼾声呼吸。

(5)知觉改变:临终患者表现为视觉逐渐减退,由视觉模糊发展到只有光感,最后视力消失。眼睑干燥,分泌物增多。听觉常是人体最后消失的一个感觉。

(6)意识改变:若病变未侵犯中枢神经系统,临终患者可始终保持神志清醒;若病变在脑部,则很快出现嗜睡、意识模糊、昏睡等。

(7)疼痛:大部分临终患者主诉全身不适或疼痛,表现为烦躁不安,血压及心率改变,呼吸变快或变慢,出现疼痛面容。

二、躯体症状护理

(1)改善呼吸功能:保持室内空气新鲜,定时通风换气;神志清醒者可采用半坐卧位,昏迷者可采用仰卧位头偏向一侧或侧卧位;保持呼吸道通畅,拍背协助排痰,必要时使用吸引器洗出痰液;根据呼吸困难程度给予氧气吸入,纠正缺氧状态。

(2)减轻疼痛:护士应注意观察患者疼痛的性质、部位、程度、持续时间及发作规律;稳定情绪,转移注意力;采用同情、安慰、鼓励等方法与患者进行沟通交流,稳定患者情绪,并适当引导使其转移注意力,从而减轻疼痛;协助患者选择减轻疼痛的最有效方法,可采用 WHO 推荐的三步阶梯疗法控制疼痛,注意观察用药后的反应。

(3)促进患者舒适:维持良好、舒适的体位,避免局部长期受压,促进血液循环,防止压疮发生;加强皮肤护理,大量出汗时应及时擦洗干净,勤换衣裤,对于大小便失禁者注意会阴、肛门周围的皮肤清洁,保持干燥;加强口腔护理;加强保暖,必要时给予热水袋,水温应低于 50 ℃,防止烫伤。

(4)加强营养,增进食欲:主动向临终患者及家属解释恶心、呕吐的原因,以减轻其焦虑心理;依据患者的饮食习惯调整饮食,尽量创造条件增加患者的食欲,少量多餐,应给予高蛋白、高热量、易于消化的饮食,并鼓励患者多吃新鲜的水果和蔬菜。

(5)密切观察病情变化:监测心、肺、脑、肝、肾等重要脏器的功能,观察治疗反应与效果。

📖 拓展阅读 20-2　舒缓治疗

📖 拓展阅读 20-3　三阶梯疗法控制疼痛

三、心理评估

美国医学博士库布勒·罗斯将身患绝症患者的心理反应分为五个阶段,即否认期、愤怒期、协议期、抑郁期、接受期。

(1)否认期:对死亡的否定通常只是一种暂时性的心理防御反应,是个体对令人震惊的事件的缓冲,随后就会被部分否定、部分接受所代替。

(2)愤怒期:患者在愤怒期常无理由地迁怒于医护人员或家属,对身边的人抱怨或挑剔,甚至恶语相加,处于此期的患者常难以沟通,给予的照护也难以得到患者的配合。

(3)协议期:此期的特点是患者面对死亡心有不甘,希望免受死亡的痛苦,患者在此期常积极配合医护人员的照护。

(4)忧郁期:由于病情不断恶化、身体功能逐渐丧失,使患者对周围事物淡漠,对任何东西均不感兴趣。抑郁心理对于临终患者在一定程度上是必需和有益的,有利于患者真正接纳死亡。

(5)接受期:接纳死亡说明临终患者正在接受死亡的到来,患者的情绪逐步恢复正常,能以平和的心态来面对死亡。

四、心理护理

1. 临终患者的心理护理

(1)否认期:护理人员应坦诚温和地回答患者对病情的询问,并注意保持与其他医护人员及家属对患者病情说法的一致性,不要轻易揭露患者的防御机制,也不要欺骗患者;耐心倾听患者的诉说,在沟通中注意因势利导,循循善诱,实施正确的人生观、死亡观的教育;经常陪伴在患者身旁,注意非语言交流技巧的使用,多利用身体触摸去表达关怀和亲密的感觉。

（2）愤怒期:患者处于愤怒期时,护士应宽容大度,对患者的愤怒表示理解,要充分理解患者的愤怒是发自内心的恐惧与绝望。对患者要更加真诚体贴,对情绪激动的患者予以疏导,必要时辅助药物,帮助平息愤怒情绪。在此期内,要多陪伴患者,保护患者的自尊,尽量满足患者的心理需求。

（3）协议期:处于妥协期的患者,正在用合作、友好的态度试图推迟死亡期限,尽量避免死亡的命运。此时,护士可以选择恰当的时机与患者进行生命观念、生命意义等问题的讨论,了解患者对于生与死的态度和当前的想法,并且尽可能满足患者的各种需求,努力为患者减轻疼痛,使患者身心感到相对舒适,创造条件让患者舒适地度过生命的最后时光。

（4）忧郁期:对抑郁期患者护士应当认真评估其抑郁情况,给予他们同情和照顾,允许患者自由地表达悲哀情绪。同时让其家属多探望和陪伴,使患者有更多的时间和自己的亲人在一起,尽量帮助患者完成他们未尽的事宜,顺利度过抑郁期,防止自杀、自伤等行为的发生。

（5）接受期:此期患者能够理性地思考即将到来的死亡,对自己的身后之事也能够理性地安排。护士应该尊重患者的选择,让家属继续陪伴患者,不过多打扰患者,为他们提供舒适护理以保证临终前的生存质量,使患者在良好的护理服务中心安详、肃穆地告别人间,使患者带着对人间的满足走向生命的终点。

2. 家属的心理护理

临终患者家属往往比患者本身更难接受死亡的事实。在临终者死前及死后的一段时间内,死者的亲人将经历异常艰苦和悲伤的过程,若不能顺利度过这个过程,其身心健康和生存寿命将受到极大损害。护士应帮助家属认识到死亡是生命自然运转的过程,是人生的客观规律,临终是人类成长的最后阶段。

（1）接受死亡现实,理性选择治疗方案。为了能与患者家属达成共识,相互合作做好患者的临终关怀,医护人员要反复与其沟通,说明患者病情,使其期望值回落到正常的范围内,配合医生制订治疗方案。

（2）鼓励家属表达感情,缩短悲伤过程,积极满足患者心愿。与家属积极沟通,鼓励家属表达内心的感受和遇到的困难,容忍和谅解其过激言行。对于家属所表现的痛苦和哀伤,护士要表示真诚的同情和理解。

（3）指导家属对患者的生活照料。鼓励家属参与护理计划的制订和对患者的生活照料,耐心指导和示范照料患者的护理技术,使家属获得心理慰藉,让患者感到亲情温暖。

（4）协助维持家庭的完整性。协助家属安排日常的家庭活动,营造家庭生活氛围。

（5）满足家属生理、心理和社会方面的需求。关心理解家属,帮助其解决实际困难。

第四节　死亡后护理

一、尸体护理

尸体护理是对临终患者实施整体护理的最后步骤,也是临终关怀的重要内容之一。做好尸体护理不仅体现对死者的同情与尊重,也是对家属最大的心理安慰,同时也体现了人道主义精神和护理人员崇高的职业道德。

【目的】①使尸体整洁,姿势良好,易于辨认;②安慰家属,减少哀痛。

【操作程序】

1）评估　①接到医生开出的死亡通知后,进行再次核实。评估患者的诊断、治疗、抢救过程、死亡原因及时间,是否有传染性;尸体清洁程度、有无伤口、引流管等;死者家属对死亡的态度。②通知死者家属并向丧亲者解释尸体护理的目的、方法、注意事项及配合要点。

2）计划

（1）护士准备:衣帽整洁、修剪指甲、洗手、戴口罩、戴手套。

（2）用物准备。①治疗车上层:血管钳、剪刀、衣裤、鞋、袜等;尸袋或尸单、尸体识别卡、松节油、别针 3 枚、不脱脂棉球适量、梳子、绷带等;有伤口者准备换药敷料,必要时备隔离衣和手套等;擦洗用具、手消毒液。②治疗车下层:生活垃圾桶、医用垃圾桶。③其他:酌情备屏风。

（3）环境准备:请其他不必要的人员回避,安静、肃穆,必要时以屏风遮挡。

3）实施　尸体护理的操作流程如表 20-1 所示。

表 20-1　尸体护理的操作流程

操作步骤	具体过程	重点说明
操作准备	（1）用物准备齐全,携至床旁 （2）操作过程用屏风遮挡或拉好床帘	维护死者隐私,尊重死者,减少对同病室其他患者情绪的影响
劝慰家属	（1）平复家属情绪 （2）请家属暂离病房或共同进行尸体护理	若家属不在,应尽快通知家属来医院
撤去用物	撤去一切治疗用物（如输液管、氧气管、导尿管、胃管等）	便于尸体护理
安置体位	（1）调整床的角度,并将床支架放平 （2）将尸体仰卧,双臂放于身体两侧,头下垫一软枕 （3）撤去被褥,留下大单或被套（撤去棉胎）遮盖尸体	（1）防止尸体受压,引起皮肤损伤 （2）防止面部瘀血变色,维护死者尊严

(续表)

操作步骤	具体过程	重点说明
整理遗容	(1) 擦洗面部,如有义齿将其在尸体上安置妥当 (2) 闭合眼睑;若眼睑不能闭合,可按摩或用毛巾热湿敷眼周,或于上眼睑下垫少许棉花,使上眼睑下垂闭合 (3) 闭合嘴唇;若嘴不能闭紧,可轻揉下颌关节,必要时用多头绷带托住下颌	(1) 避免面部变形,使面部稍显丰满 (2) 眼、口闭合可维持尸体外观,符合习俗,以安慰家属
堵塞孔道	用血管钳将不脱脂棉球垫塞于口、鼻、耳、阴道、肛门等孔道	(1) 防止体液外流,保持尸体整洁、无渗液 (2) 注意棉球勿外露
清洁全身	(1) 脱去尸体身上的衣裤 (2) 擦洗上肢、胸、腹、背、臀及下肢 (3) 为尸体更衣和梳发,如有长发需梳理妥当 (4) 如有胶布痕迹,用松节油清除干净;有伤口者更换清洁敷料;有引流管者拔出引流管,并缝合伤口或用蝶形胶布封闭并包扎	(1) 保持尸体清洁、无渗液 (2) 维持良好的尸体外观
包裹尸体	(1) 为死者穿上尸衣裤 (2) 把尸体放进尸袋里拉好拉链,也可用尸单包裹尸体 (3) 将尸体移动到尸单上,先将尸单两端遮盖尸体的头和脚;再将尸单左右两边整齐包好,用绷带将胸、腰、踝部固定	(1) 便于尸体运送 (2) 便于识别及避免认错尸体
交接尸体	(1) 将尸体移动到平车上,盖上大单送至太平间 (2) 安置于停尸屉内或殡仪馆的车上尸箱内,做好与殡仪服务中心或殡仪馆的交接	必须做好交接
整理消毒	(1) 按终末消毒原则处理床单位、用物及病室 (2) 整理病历,完成各项记录,按出院手续办理结账 (3) 整理患者遗物交家属	(1) 非传染患者按一般出院患者方法处理 (2) 传染患者按传染患者终末消毒方法处理 (3) 若家属不在,应由两人清点后,列出清单交给护士长妥善保管

【注意事项】①尸体护理应在医生开出死亡通知、家属同意后立即进行,以防尸体僵硬。②护理人员应具有高尚的职业道德和情感,态度严肃认真。③传染病患者的尸体应使用消毒液擦洗,用消毒液浸泡的棉球填塞各孔道,尸体用尸单包裹后装入不透水的袋中,并做出传染标识。

二、丧亲者的护理

丧亲者主要是指失去父母、配偶及子女的人,通常叫作死者家属。对于丧亲者而言,永远失去了最亲近的亲人,承受了巨大的痛苦和悲伤,容易造成强烈的心理和生理创伤。

根据安格乐理论,丧亲者的悲伤过程可分为六个阶段:冲击与怀疑期、逐渐承认期、恢复常态期、克服失落感期、理想化期、恢复期。丧亲者的悲伤程度会受到很多方面的影响,例如丧亲者对死者的经济、生活和情感的依赖程度,死者的病程、年龄、宗教信仰,以及丧亲者的文化水平、人格成熟度、性格、亲朋好友的支持度等。护理人员要有同理心,要从丧亲者的角度思考问题,做到真正的共情,并给予丧亲者情绪上的支持和心理上的疏导。

（1）认真做好尸体护理:根据临床标准做好对死者的实体护理不仅体现对死者的同情和尊重,而且也是对家属极大的心理安慰。护理人员要充分体现人道主义精神,以严肃认真的态度并根据死者和家属的民族习惯和要求做好尸体护理工作。

（2）给予充分的心理支持:护理人员尽可能多陪伴丧亲者,做一位能理解、有同理心的听众。耐心、专心倾听丧亲者内心的悲伤和痛苦。在倾听过程中,要学会共情,让丧亲者体会到陪伴的温暖。护理人员可以给予眼神交流,对丧亲者重点语句的重复以及紧握丧亲者的双手,协助丧亲者表达内心的悲痛情绪。

（3）尽量满足丧亲者的需要:护理人员应当为丧亲者提供一些生活指导和建议,对无法实现的要求要耐心劝慰以取得其谅解。积极引导丧亲者关注社会的支持系统,以帮助解决实际问题。

（4）鼓励参加社会活动:护理人员可以帮助丧亲者改变原有的生活方式,建立新的生活方式。避免丧亲者长时间在家中,鼓励其融入学习、工作中,获得朋友的支持。要培养丧亲者的兴趣和爱好,让其在从中感受到快乐,逐渐淡忘悲伤。护理人员在积极引导过程中,要注意丧亲者的性格、文化和信仰等,给予个性化护理。

（5）积极进行丧亲者随访:临终关怀机构可以遵循延续性护理,可通过社交网络、电话、访视等方式对丧亲者进行追踪随访,给予必要的鼓励和支持。

（杨玲飞）

◉ **PPT 课件**　　◉ **复习与自测**　　▭ **更多内容……**

第二十一章　护理相关文件记录

章前引言

　　护理相关文件,包括护理文件及一部分需要由护士负责完成的医疗文件,是医院和患者重要的档案资料,也是教学、科研、管理以及法律上的重要资料。护理相关文件记录是护士完成病情观察和实施护理措施的原始文字记载,是临床护理工作的重要组成部分。因此,护理人员必须准确、及时、规范书写护理相关文书,并加以妥善保管。目前,全国各家医院护理相关文件的书写方式与形式不尽相同,但遵循的原则是一致的。

学习目标

（1）知道护理相关文件记录的重要意义。

（2）能区分医嘱单的种类,能阐述其区别与注意事项。

（3）能描述护理相关文件的书写和管理规则,并能实际应用。

思维导图

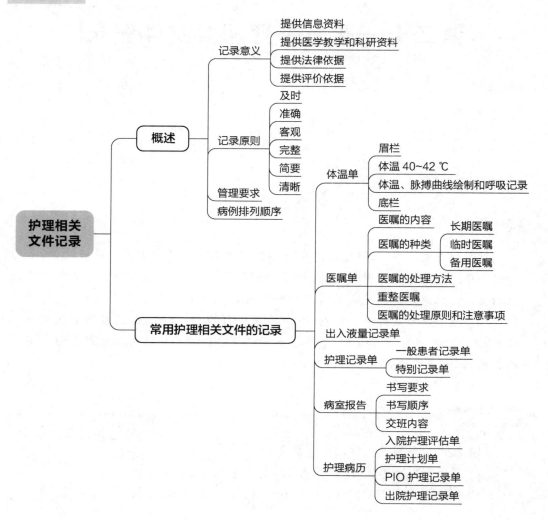

护理相关文件记录

- 概述
  - 记录意义
    - 提供信息资料
    - 提供医学教学和科研资料
    - 提供法律依据
    - 提供评价依据
  - 记录原则
    - 及时
    - 准确
    - 客观
    - 完整
    - 简要
    - 清晰
  - 管理要求
  - 病例排列顺序
- 常用护理相关文件的记录
  - 体温单
    - 眉栏
    - 体温 40~42 ℃
    - 体温、脉搏曲线绘制和呼吸记录
    - 底栏
  - 医嘱单
    - 医嘱的内容
    - 医嘱的种类
      - 长期医嘱
      - 临时医嘱
      - 备用医嘱
    - 医嘱的处理方法
    - 重整医嘱
    - 医嘱的处理原则和注意事项
  - 出入液量记录单
  - 护理记录单
    - 一般患者记录单
    - 特别记录单
  - 病室报告
    - 书写要求
    - 书写顺序
    - 交班内容
  - 护理病历
    - 入院护理评估单
    - 护理计划单
    - PIO 护理记录单
    - 出院护理记录单

案例导入

患者,姓名:王一,科别:妇科,性别:女,病室:1,床号:2,住院号:01656358,入院日期:2021 年 2 月 5 日,入院时间:19 时 50 分,入院体温:耳温 36.5 ℃,脉搏 78 次/min,呼吸 18 次/min,体重:55 kg,血压:108/70 mmHg,有链霉素过敏史。

问题:

（1）体温单的内容包括哪些?

（2）请根据所提供的资料绘制体温单。

第一节　概　　述

一、基本概念

护理相关文件包括体温单、医嘱单、出入液量记录单、护理记录单、病室报告、护理病历等内容，是一种客观及时、动态记录患者病情变化、诊疗经过、护理过程以及疾病转归全过程的文字资料。在护理相关文件的记录和管理中护师必须明确准确记录的重要意义，遵守记录的原则，做到及时、客观、准确、完整记录，并妥善保管。

二、记录意义

（1）提供信息资料：护理相关文件的记录能提供患者疾病的发生、发展及转归的全过程，是客观、全面、系统的科学记载，是医护人员了解病情变化、进行明确诊断、调整治疗方案和实施护理措施的重要科学依据。

（2）提供医学教学和科研资料：完整的护理文件能体现护理理论在临床实践中的应用，是最好的教学资料，特殊病例还能作为个案为教学提供素材。同时，也是科研的重要资料来源，尤其在回顾性研究和流行病学调查等方面有重要的参考价值。

（3）提供法律依据：护理相关文件作为患者病历的一部分，是具有法律效应的文件，在法律上可作为判定医疗纠纷、保险索赔、人身伤害、刑事犯罪及遗嘱查验的重要依据。

（4）提供评价依据：各项护理相关文件的书写在一定程度上反映了医院的护理服务质量、护理管理水平和护士业务素质，既是评价医院护理工作的重要指标，也可作为护士考核的参考资料。

三、记录原则

护理相关文件是一种法律文件，记录过程中必须遵循以下基本原则。

（1）及时：护理相关文件记录必须及时，不能提前或延期，更不能漏记，保证记录的时效性。若因抢救急、危重症患者未能及时记录时，相关人员应在抢救结束后6小时内据实补记，并注明抢救完成时间及补记时间。

（2）准确：记录内容必须在时间上、内容上准确无误，各种记录应按规定的内容和格式书写，字迹清晰书写工整，表达准确，语句通顺。记录过程中有书写错误时，应当用双线划在错字上，并在上面签全名，不得采用刮、粘、涂等方法掩盖或去除原来的字迹。

（3）客观：对患者主诉的描述必须进行真实、客观的描述，应是所观察和测量到的客观信息，不应是医护人员的主观看法和解释。记录时应记录其自诉内容，并补充相应的客观资料。

（4）完整：护理记录应按要求逐项填写，眉栏、页码须填写完整；记录应连续，不可留有空行或空白；记录后签署全名。

（5）简要：记录内容要简明扼要，重点突出；应使用医学术语和公认的缩写。

（6）清晰：除特殊规定外，须根据规范要求分别使用红、蓝（黑）笔书写各种记录。一般白班用蓝（黑）笔书写，夜班用红笔书写。字迹清楚、字体端正，不得涂改，不得滥用简化字。

四、管理要求

（1）各种护理相关文件应按规定放置，使用后必须放回原处。

（2）严禁任何人涂改、伪造、隐匿、销毁、抢夺、窃取护理相关文件。

（3）必须保持各种护理相关文件的整洁、完整，防止破损、污染、丢失。

（4）未经医护人员同意，患者和家属不得随意翻阅各类护理相关文件，不得擅自带出病区。

（5）因科研或教学活动需要查阅病历时，需经相关部门同意，阅后应当立即归还，且不得泄露患者隐私。

（6）需要复印病历资料的患者及其代理人、保险机构等，须提供证明材料并提出申请，由医疗机构指定人员在申请人在场的情况下负责复印，并经申请人核对无误后，加盖证明印记。

（7）护理相关文件应妥善保存。各种记录保存期限为：①体温单、医嘱单、护理记录单、出入液量记录单、护理病历作为病历的一部分随病历放置，患者出院后送病案室长期保存；②病室报告由病区保存1年，以备需要时查阅。

（8）发生医疗纠纷时，护理相关文件作为病历的一部分，应在医患双方在场的情况下封存或启封，封存的病历由医疗机构负责医疗服务质量监管的部门负责保管。

🔖 拓展阅读21-1　护理文件的法律意义

五、病历排列顺序

患者的病历通常按一定顺序排列，独立存放，妥善保存，以便管理和查阅（表21-1）。

表21-1　病历排列顺序

住院期间病历	出院（转院或死亡）后病历
（1）体温单（按时间先后倒排）	（1）住院病历首页
（2）医嘱单（按时间先后倒排）	（2）住院证
（3）入院记录	（3）出院或死亡记录
（4）病史及体格检查	（4）入院记录

（续表）

住院期间病历	出院（转院或死亡）后病历
（5）病程记录（首次病程录、住院病史、手术或分娩相关记录与资料、术后首次病程录、术后谈话记录、续日常病程记录）	（5）病史及体格检查
（6）会诊记录	（6）病程记录（首次病程录、住院病史、手术或分娩相关记录与资料、术后首次病程录、术后谈话记录、续日常病程记录）
（7）各项检验和检查报告单	（7）会诊记录
（8）护理病历（入院护理评估单、护理记录单）	（8）各项检验和检查报告单
（9）住院病历首页	（9）护理病历（入院护理评估单、护理记录单）
（10）住院证	（10）医嘱单（按时间先后顺排）
（11）门诊和（或）急诊病历	（11）体温单（按时间先后顺排）、门诊和（或）急诊病历由患者自行保管

第二节　护理相关文件的书写

一、体温单

体温单主要用于记录患者的生命体征及其他情况，包括体温、脉搏、呼吸、血压、体重、大便次数、出入院、转科、分娩、手术时间等。通过它可以了解患者疾病的变化情况，为了解病情提供依据。住院期间，体温单排在住院病历的首页，以便查阅（图 21-1）。

（一）眉栏

（1）用蓝（黑）钢笔填写患者姓名、科别、床号、年龄、病历号等项目。

（2）填写"日期"栏时，每页第一天应填写年、月、日，其余 6 天只填日，如有新的月份或年度开始时，则应填写月、日或年、月、日。

（3）填写"住院日数"栏时，以入院当天为第一天开始填写，直至出院。

（4）填写"术后（分娩）日数"栏，以手术（或分娩）次日为术后（或分娩后）第一日，用阿拉伯数字依次填写，直至第 14 日止；若在 14 日内进行第二次手术，则将第一次手术日数作为分母，第二次手术日数作为分子进行填写。

（二）体温 40～42℃

1. 填写内容

在体温 40～42℃相应的时间格内用红钢笔以纵向填写患者入院、转入、分娩、手术、出院、死亡等。填写具体时间时采用 24 小时制，精确到分钟。

2. 填写要求

（1）入院、分娩、死亡等项目后写"于"或划一竖线，其下用中文书写时间，如"入院于八时二十分"。

（2）手术仅需标识"手术"，手术名称不需要写。

体温单

姓名：***　　　　病区：妇一科　　　　床号：213-10　　　　住院号：0102020

日 期		2021-3-1	3-2	3-3	3-4	3-5	3-6	3-7
住院天数		1	2	3	4	5	6	7
手术后天数							1	2

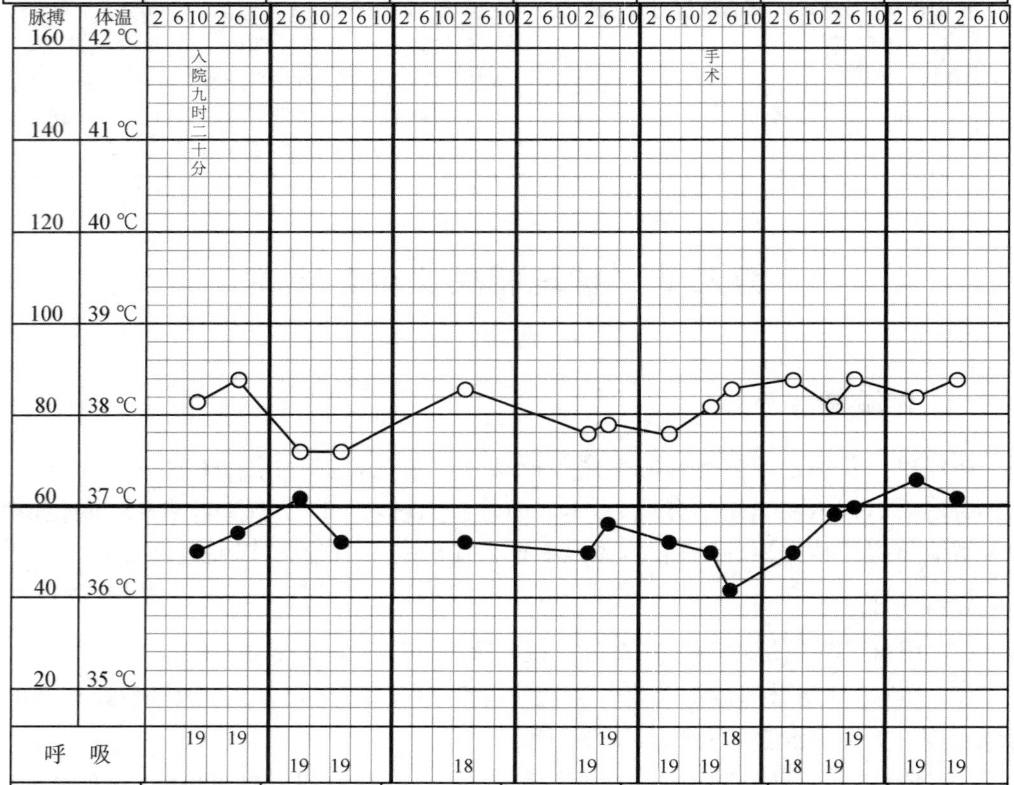

呼　吸	19 19	19 19	18	19 19	19 19 18	18 19	19 19
血压（mmHg）	125/85				104/67		
大便次数	0	1	1	1	7/G	0	0
入量（ml）							
出量（ml）							
尿量（ml）					术后16小时余：1 700	3 300	
体重（kg）	68						
身高（cm）							

备注：脉搏〇，心率◉，口温●，腋温×，肛温⊙，降温后半小时 ---〇

第1周

图 21-1 体 温 单

（三）体温、脉搏曲线绘制和呼吸记录

1. 体温曲线绘制

（1）用蓝钢笔绘制，口温符号为"●"、肛温为"○"、腋温为"×"。

（2）将实际测量的度数用蓝笔绘制于体温单35～42℃相应的时间格内，每一小格为0.2℃，相邻温度用蓝线相连。

（3）体温＜35℃时视为体温不升，在35℃线以下相应时间纵格内用红钢笔写"不升"，不与相邻温度相连。

（4）物理降温30 min后，应复测温度，用红圈"○"表示，绘制在降温前体温符号的同一纵格内，用红色虚线与降温前的温度相连。后续所测得的温度用蓝线与降温前温度相连。

（5）若患者所测体温与病情不符时，应重新测量，重测相符者在原体温符号上方用蓝笔写上一小写英文字母"v"（核实）。

（6）若患者因外出诊疗、请假、拒测等原因未测体温时，在体温单40～42℃相应时间纵格内用红笔填写"外出""请假""拒测"等，前后两次体温不相连。

2. 脉搏、心率曲线绘制

（1）以符号红圈"○"表示心率，符号红点"●"表示脉率。

（2）将测量的心率或脉率用红笔绘制于体温单相应的时间格内，每一小格代表4次/min，相邻心率或脉率用红线相连。

（3）当脉搏与体温重叠时，先绘制蓝色体温符号，并在外划红圈以表示脉搏。如测得体温为肛温，则先绘制红色脉搏符号，在外划蓝圈表示体温。

（4）如为脉搏短绌时，相邻心率或脉率用红线相连，在心率和脉率之间用红笔划线填满。

3. 呼吸记录

（1）以阿拉伯数字表示，用红钢笔将测量的呼吸次数填写在相应时间的呼吸栏内。每页首次呼吸从上开始写，相邻两次呼吸上下错开填写。

（2）使用呼吸机时呼吸以Ⓡ表示，顶格用黑笔画Ⓡ在相应时间内。

（四）底栏

底栏的内容包括血压、出入量、尿量、大便次数、身高、体重及其他等。用蓝（黑）钢笔填写在相应栏内，数据以阿拉伯数字记录。

（1）血压：以mmHg为单位。新入院患者时需记录血压，后续根据病情及医嘱进行测量并记录。连续测量血压时，从上开始写，相邻两次血压上下错开填写；如为下肢血压应当标注。

（2）出入量：记录前一日24小时的摄入或排出总量在相应的日期栏内。每天记录一次，以毫升（ml）为单位。

（3）尿量：记录前一日24小时的尿液总量，每日记录一次，以毫升（ml）为单位。以"C"表示导尿（持续导尿）后的尿量，以"※"表示尿失禁。如1500/C表示导尿患者排尿

1 500 ml。

（4）大便次数：记录前一日的大便次数。按实际排便次数记录，如未排大便记"0"，大便失禁以"※"表示，人工肛门以"☆"表示；灌肠以"E"表示。以"$\frac{1}{E}$"表示灌肠后排便 1 次；"$1\frac{2}{E}$"表示自行排便 1 次，灌肠后排便 2 次；"$\frac{4}{2E}$"表示灌肠 2 次后排便 4 次。

（5）体重：新患者入院当日应记录体重，后续根据患者病情及医嘱测量并记录。新的一周开始应重新测量并记录，若卧床不起不能测量的患者，应在体重栏内注明"卧床"。以 kg 为单位填入。

（6）身高：新患者入院当日应测量身高并记录，以 cm 为单位填入。

（7）"其他"栏作为机动栏，根据患者病情需要填写，如血糖、腹围、特殊用药等。

（8）页码用蓝（黑）笔按页数填写。

随着医院信息化技术的普及，大多数医院已开始使用电子体温单。电子体温单采用信息技术将录入、存储、查询、打印等功能实现自动化，只需录入信息准确，体温单就自动生成。优点是绘制的体温单规范准确，避免了手工绘制体温单出现的错填、漏填、错画、涂改等一系列问题，极大地提高了护理人员的工作效率。

二、医嘱单

医嘱是医生针对患者具体病情，为达到诊治的目的而拟定的书面项目，由医护人员共同执行。医嘱单是医护人员实施治疗和护理的重要依据，也是护士执行医嘱的依据，分为长期医嘱单和临时医嘱单。

（一）医嘱的内容

医嘱的内容包括：床号、姓名、日期、时间、护理常规、护理级别、药物（名称、剂量、浓度、方法、时间等）、饮食、各类检查、治疗、术前准备以及医生护士签名等。

（二）医嘱的种类

1. 长期医嘱

长期医嘱有效时间在 24 小时以上，医生注明停止时间后失效。如级别护理、饮食等（表 21 - 2）。

2. 临时医嘱

临时医嘱有效时间在 24 小时以内，需在短时间内执行，一般只执行一次。需立即执行的，以 st 表示，如地佐辛针 5 mg iv st；有些需要在限定时间内执行，如会诊、CT、各项检查等。此外，如出院、转科、死亡等也列入临时医嘱（表 21 - 3）。

3. 备用医嘱

根据病情需要可分长期备用医嘱和临时备用医嘱两种。

（1）长期备用医嘱（prn）：有效时间在 24 小时以上，供必要时使用，通常两次执行之间有时间间隔，由医生注明停止时间后失效。如地佐辛 5 mg iv q6h prn。

（2）临时备用医嘱（sos）：有效时间为 12 小时，供必要时使用，只执行一次，过期未执行自动失效。如散利痛 2♯ po sos。

表 21‑2　长 期 医 嘱 单

姓名：<u>王一</u>　科别：<u>妇科</u>　床号：<u>2</u>　住院号：<u>0113679</u>

		开始			停止			
			签名				签名	
日期	时间	医嘱	医生	护士	日期	时间	医生	护士
2021‑2‑5	8:00	妇科术后护理常规	周文	贾梅				
2‑5	8:00	腹腔镜术后护理常规						
2‑5	8:00	全麻术后护理常规						
2‑5	8:00	一级护理	宋西	王三				
2‑5	8:00	低盐流质饮食	宋西	王三				
2‑5	8:00	持续心电监测	宋西	王三	2‑6	8:00	宋西	王三
2‑5	8:00	上氧	宋西	王三				
2‑5	8:00	缩宫素 10 mg im qd	宋西	王三				
2‑5	8:00	NS 100 ml	宋西	王三	2‑7	8:00	宋西	王三
2‑5	8:00	头孢呋辛钠 2.0 g ivgtt bid	宋西	王三				
……								

表 21‑3　临 时 医 嘱 单

姓名：<u>王一</u>　科别：<u>内科</u>　床号：<u>2</u>　住院号：<u>0113679</u>

日期	时间	医嘱	医生签名	执行时间	执行者签名
2021‑2‑5	8:00	心电图	宋西	8:00	王三
2021‑2‑5	8:00	X 线胸片	宋西	8:00	王三
2021‑2‑5	8:00	血常规	宋西	8:00	王三
2021‑2‑5	8:00	尿常规	宋西	8:00	王三
2021‑2‑5	10:00	地佐辛 5 mg iv st	宋西	10:10	王三
……					

（三）医嘱的处理方法

📖 在线案例 21‑1　反复发热患者的医嘱处理

1. 长期医嘱的处理

医生写在长期医嘱单上，注明日期和时间并签名。护士将医嘱转抄至各种执行单上,如注射卡、治疗单、输液单、饮食单等。需定期执行的长期医嘱应在执行单上注明具体执行时间,护士执行后需在执行单上注明执行时间,并签名。

2. 临时医嘱的处理

医生写在临时医嘱单上,注明日期和时间并签名。对需要立即执行的医嘱,护士执行后写上执行时间并签全名。对限定执行时间的临时医嘱,护士应及时转抄到临时治疗本上。会诊、检验等各种申请单及时送到相应科室。

3. 备用医嘱的处理

(1)长期备用医嘱的处理:医生写在长期医嘱单上并注明执行时间,如地佐辛 5 mg iv q6h prn。护士执行后记录执行时间并签名,以供下一班参考。

(2)临时备用医嘱的处理:医生写在临时医嘱单上,12 小时内有效,如散利痛 2♯ po sos。如过时未执行,护士应用红笔在相应医嘱栏内写"未用"。

4. 停止医嘱的处理

停止医嘱时,应在医嘱单内原医嘱后填写停止日期及时间,在执行者栏内签名,并需把相应执行单上的有关项目停止,并注明停止日期及时间。

(四)重整医嘱

当长期医嘱单超过 3 页,或医嘱调整项目较多时需要重整医嘱。由医生执行,用红色钢笔在原医嘱最后一行下面画一条横线,在线下面用蓝(黑)钢笔写"重整医嘱",再将线以上有效的长期医嘱,按原日期时间排列顺序转抄于红线下,核对无误后签名。

患者转科、分娩或手术后也需重整医嘱,在红线下面用蓝(黑)钢笔写上"转科医嘱""分娩医嘱""手术医嘱"等,然后再写新医嘱,红线以上的医嘱自行停止,当班护士核对无误后签名。

(五)医嘱的处理原则和注意事项

(1)处理医嘱时,应先急后缓,先执行临时医嘱,后执行长期医嘱。

(2)一般情况下不执行口头医嘱,仅限在抢救时使用。当医生提出口头医嘱时,护士必须向医生复诵一遍,经确认无误后方可执行,事后 6 小时内及时据实补写医嘱。

(3)有疑问的医嘱,护士必须核对清楚后方可执行。

(4)凡需下一班执行的临时医嘱需交班。

(5)医嘱须每班核对,每周总查对,查对后签名。

(6)对写在医嘱单上但没有执行的医嘱,应由医生在该医嘱栏内用红笔写"取消"字样,并在医嘱后用蓝(黑)钢笔签全名,不得贴盖、涂改。

📖 拓展阅读 21-2　电子病历系统

三、出入液量记录单

📖 在线案例 21-2　急性肾衰竭患者的出入液量记录

正常人体每日液体的摄入和排出量保持着动态的平稳。当摄入量减少或由于疾病等原因导致水分排出过多,可引起机体不同程度的脱水,故需及时补液以纠正脱水;当人体水分未及时排除,过多积聚在体内时会出现浮肿,故应限制水分摄入。正确测量和记录患者每日液体的摄入和排出量是了解患者病情、辅助诊断、制订治疗方案的重要依据,适用于大面积烧伤、休克、大手术后或心脏病、肝硬化腹水等患者(表 21-4)。

表 21-4 出入液量记录单

姓名:_____ 科别:_____ 床号:_____ 诊断:_____ 住院号:_____

日期	时间	入量		出量		签名
		项目	量(ml)	项目	量(ml)	

(一)记录内容和要求

(1)每日摄入量:包括每日的饮水量、食物中的含水量、输液量、输血量等。患者饮水时应使用有刻度的饮水容器;固体食物应记录单位数量或重量,如苹果 1 个(约 100 g),再根据医院常用食物含水量(表 21-5)及各种水果含水量(表 21-6)计算其含量。

表 21-5 医院常用食物含水量

食物	单位	原料重量(g)	含水量(ml)	食物	单位	原料重量(g)	含水量(ml)
米饭	1 中碗	100	240	藕粉	1 大碗	50	210
大米粥	1 大碗	50	400	鸭蛋	1 个	100	72
大米粥	1 小碗	25	200	馄饨	1 大碗	100	350
面条	1 中碗	100	250	牛奶	1 大杯	250	217
馒头	1 个	50	25	豆浆	1 大杯	250	230
花卷	1 个	50	25	蒸鸡蛋	1 大碗	60	260
烧饼	1 个	50	20	牛肉		100	69
油饼	1 个	100	25	猪肉		100	29
豆沙包	1 个	50	34	羊肉		100	59
菜包	1 个	150	80	青菜		100	92
水饺	1 个	10	20	大白菜		100	96
蛋糕	1 块	50	25	冬瓜		100	97
饼干	1 块	7	2	豆腐		100	90
煮鸡蛋	1 个	40	30	带鱼		100	50

表 21-6　各种水果含水量

水果	原料重量(g)	含水量(ml)	水果	原料重量(g)	含水量(ml)
西瓜	100	79	葡萄	100	65
甜瓜	100	66	桃	100	82
西红柿	100	90	杏	100	80
萝卜	100	73	柿子	100	58
李子	100	68	香蕉	100	60
樱桃	100	67	橘子	100	54
黄瓜	100	83	菠萝	100	86
苹果	100	68	柚子	100	85
梨	100	71	广柑	100	88

　　(2)每日排出量:包括尿量及经其他途径的排出液,如出血量、呕吐物量、咯出物量(咯血、咳痰)、引流量、创面渗液量等。大便记录次数,液体以毫升(ml)为单位记录。为了记录的准确性,昏迷患者、尿失禁患者或需密切观察尿量的患者可留置尿管;婴幼儿测量尿量可先测量干尿布的重量,再测量湿尿布的重量,两者之差即为尿量;对于不易收集的排出量,可依据定量液体浸润棉织物的情况进行估算。

　　(二)记录方法

　　(1)用蓝(黑)钢笔填写眉栏各项,包括患者姓名、床号、病案号及页码等。

　　(2)同一时间的摄入量和排出量记录在同一横格上;不同时间的摄入量和排出量,应分开记录。

　　(3)7时至19时用蓝(黑)钢笔记录,19时至次晨7时用红钢笔记录。

　　(4)12小时或24小时做一次小结或总结。12小时做小结,用蓝(黑)钢笔在19时下面一格上下各画一横线,将小结的液体出入量记录在格子内;24小时做总结,用红钢笔在次晨7时记录的下面一格上下各画一横线,将总结的液体出入量记录在划好的格子上,必要时可分类总结,并将结果填写在体温单内相应栏目。

　　(5)停记出入液量后,记录单无须存入病历。

四、护理记录单

　　护理记录是护士对患者实施整体护理全过程的真实客观记录,分为一般护理记录和特别护理记录。

　　(一)一般护理记录单

　　1.记录内容

　　记录内容包括患者的姓名、性别、年龄、科别、床号、病历号、记录日期和时间、病情变化、护理措施及效果、护士签名等。

2. 书写要求

(1) 一般患者入院、分娩、转入、转出、死亡当日应有记录。

(2) 一级护理每班有记录,二、三级护理的患者每周定期记录。

(3) 择期手术前一日、手术当日应有记录。

(4) 病情变化、实施护理措施、评价效果应随时记录。

(二) 特别护理记录单

对于大手术后、危重、抢救、特殊治疗或需严密观察病情的患者,为及时了解病情变化,观察疗效,应做好特别护理记录(表21-7)。

1. 记录内容

记录内容包括生命体征、病情变化、出入液量、护理措施、药物治疗的效果及反应等。

2. 书写要求

(1) 眉栏用蓝(黑)钢笔填写。

(2) 7 时至 19 时用蓝(黑)钢笔记录,19 时至次晨 7 时用红钢笔记录。

(3) 记录栏内只填写数字,计量单位写在标题栏内。记录出入量时,除填写量外,还应记录颜色、性状,并将 24 小时总量填写在体温单的相应栏内。

(4) 病情及处理栏内需详细记录患者的病情变化,包括生命体征、治疗、护理措施及效果,每次记录后应签名。

(5) 12 小时或 24 小时对总出入液量、病情、治疗及护理做一次小结或总结。12 小时小结用蓝(黑)钢笔书写,24 小时总结用红钢笔书写,以便下一班快速、全面地了解患者的情况。

(6) 患者出院或死亡后,应随病历留档保存。

五、病室报告

病室报告也称交班记录,是由值班护士书写的书面交班报告,包括护士值班期间病区患者数量变化情况及病情动态变化等(表21-8)。接班者通过阅读,可快速了解病区工作动态和患者的身心状况,护理工作能够连续和有计划地进行。

(一) 书写要求

(1) 应在深入病室、全面了解患者病情的基础上书写。

(2) 填写时,先写姓名、床号、住院号、诊断,再简要记录病情、治疗和护理。

(3) 对新入院、转入、手术、分娩及危重患者,在诊断的下方分别用红笔注明"新""转入""手术""分娩",危重患者应作出特殊红色标记"※",或用红笔注明"危"以示醒目。

(4) 书写内容要全面、真实、重点突出、简明扼要,有连续性,以利于系统观察病情。

(5) 书写字迹清楚,不得随意涂改。日间用蓝(黑)钢笔书写,夜间用红钢笔书写,并签名。

表 21-7 特别护理记录单

姓名：王一 性别：女 科别：妇科 床号：2 住院号：0113679

日期	时间	生命体征					入量		出量			病情观察及护理	签名
		体温(℃)	脉搏(次/min)	呼吸(次/min)	血压mmHg	VAS	项目	ml	项目	ml	颜色		
2021-2-5	16:00	36.5	108	22	90/50	6	乳酸钠林格液	500	阴道流血	5	暗红	患者主诉突发下腹部撕裂样疼痛,立即汇报医生,建立2路静脉通路,遵医嘱予上氧,保暖·抽急诊血,联系床边B超·安抚患者及家属情绪	张三
							NS	500					张三
	16:10		112	24	88/45	3			尿量	20	清	加快补液·遵医嘱置留导尿管,急诊床边B超提示宫外孕破裂可能,医生在场	张三
	16:15		120	22	85/42	3			胃内容物	20	墨绿	呕吐一次·急诊血常规示Hb 90 g/L,拟行急诊手术,遵医嘱完善术前准备	张三
	16:20	37.2	122	24	82/40	3	地塞米松10 mg	2				遵医嘱输血·穿刺处无肿胀	张三
							血浆	200					张三
	16:30	37.2	124	23	8850	2						患者神志淡漠·输血中·携带氧气枕医生护送至手术室	张三
	18:30		80	19	90/60	0	带入乳酸钠林格液	100	尿	100	清	患者全麻下手术毕·由手术室转入·神志清·精神软,腹部切口敷料干燥,肠蠕动已恢复,肛门未排气·腹腔引流管及留置导尿管通畅·固定妥	李四
12 h 小结							**入量**	**1 302**	**出量**	**145**			
	19:00		78	18	93/65		5% GS	500				**尿量 140 ml,阴道流血 5 ml**	李四
	19:30		75	18	100/60								李四

注：VAS：视觉模拟评分法；NS：生理盐水；GS：葡萄糖注射液。

表 21-8 病室报告

病区：妇二　　日期：2021 年 2 月 6 日

床号	姓名	诊断	日班	中班	夜班
患者总数报告			总数：45　人院：1　转出：41 转入：0　出院：4　死亡：0 手术：2　分娩：2　病危：0	总数：45　人院：0　转出：0 转入：0　出院：0　死亡：0 手术：0　分娩：0　病危：0	总数：45　人院：1　转出：1 转入：0　出院：0　死亡：0 手术：2　分娩：0　病危：0
5 床	赵三	孕 20 周，先兆流产	于 10：00 转产五科		
10 床	李文	异位妊娠破裂，"新"	因"停经 45 天，阴道流血 8 天，下腹痛 3 小时"急诊入院，VAS＝5，血压 88/45，呼吸 120 次/min，呼吸 22 次/min，于 16：00 送手术室	全麻下行腹腔镜患侧输卵管切除术，术中清理腹腔积血 1 000 ml，输注红细胞 2U，术中出血 50 ml，18：00 返回病房，患者神志清，情绪稳定，予一级护理，上氧 3 L/min，留置导尿管通畅，量 200 ml，色清	夜间睡眠好，肛门已排气，导尿管拔除，小便自解。今晨进流食 200 ml，无恶心呕吐。现 VAS＝1，生活自理能力评分 70 分，坠床跌倒评分 3 分，请关注生命体征、病情变化
20 床	王小东	子宫肌瘤	全麻下行腹腔镜下子宫肌瘤剥除术，12：00 返回病房，生命体征平稳，予一级护理，留置导尿管通畅，敷料干燥，班内呕吐 3 次，量约 500 ml，色清。班内氯普胺 1 支 100 ml，14：05 予甲氧氯普胺 1 支肌注后好转，16：00 VAS＝4，予地佐辛 5 mg 静推后好转，现 VAS＝0，请继续密切关注生命体征及病情变化，明晨空腹采血	班内生命体征平稳，0：00 停氧，班内尿量 300 ml，色清。22：00 主诉 VAS4 分，予凯纷针 100 mg 稀释后静滴，现 VAS0 分，患者已入睡。明晨空腹采血	夜间睡眠可。肠蠕动已恢复，肛门未排气，导尿管拔除，小便未解。今晨进流食 200 ml，无恶心呕吐。血标本已采送检。现 VAS＝1，生活自理能力评分 60 分，坠床跌倒评分 3 分，请关注病情变化，尤其关注排尿情况

签名：王一　　签名：张三　　签名：李四

（二）书写顺序

（1）用蓝（黑）钢笔填写眉栏各项，如科别、日期、时间、患者总数和入院、出院、转入、转出、手术、分娩、病危及死亡人数等。

（2）先填写离开病区的患者，即转出、出院、死亡者。

（3）再填写进入病区的新患者，即新入院或转入的患者。

（4）最后填写本班的重点患者，如手术、分娩、危重及有异常情况的患者。同一栏内的内容，按床号先后顺序书写。

（三）交班内容

（1）出院、转出、死亡患者：出院患者报告离去时间；转出患者报告转往何院及转出时间；死亡患者报告注明抢救过程及死亡时间。

（2）新入院或转入的患者：应报告入科时间，患者主诉和主要症状、体征，既往重要病史，给予的治疗、护理措施及效果，现存的护理问题及下一班需要观察及注意的事项。

（3）手术患者：术前应报告术前准备和术前用药情况等。术毕报告回病房时间、麻醉种类、手术名称及简要过程、生命体征、伤口敷料、引流情况、排尿、镇痛等情况。

（4）产妇：产前应报告胎次、产次、胎心、宫缩及破水情况；产后应报告分娩时间、产式、产程、切口、阴道流血、宫缩、排尿等情况，以及新生儿的性别及评分。

（5）危重患者、有异常情况以及特殊检查患者：报告患者神志、生命体征、主诉、病情动态、特殊治疗、护理措施、注意的事项等。

（6）老年、小儿及生活不能自理的患者：报告生活护理情况，如口腔护理、压疮护理等。

此外，还应报告患者的特殊心理状况和需要接班者重点观察或完成的事项。夜间记录还应包括患者的睡眠情况。

六、护理病历

护理病历是临床护理人员运用护理程序为服务对象解决健康问题的过程，贯穿患者住院的整个过程，显示了护理工作的内涵，具有法律效力，并有保存价值，其组成包括入院护理评估单、护理计划单、护理记录单、出院护理评估单等。

1. 入院护理评估单

入院护理评估单是护理病历的首页（表 21－9），是患者入院后初步的护理评估记录。包括患者的护理体检、简要病史、一般情况、生活自理程度、心理、社会方面状态等。

2. 护理计划单

根据患者诊断及病情，按先后顺序将护理诊断列于计划单上（表 21－10），并设定各自的预期目标，制订相应的护理措施，并及时评价。

表 21-9 入院护理评估单

姓名:<u>李民</u> 科别:<u>妇科</u> 床号:<u>15</u> 性别:<u>女</u> 年龄:<u>65</u>岁 住院号:<u>0162583</u>

（一）一般资料

职业<u>教师</u> 民族<u>汉</u> 籍贯<u>杭州</u> 婚姻<u>已婚</u> 文化程度<u>大专</u> 宗教信仰<u>无</u>

联系地址:<u>求实小区 1-3-702</u> 联系人<u>张三</u> 电话<u>15500996789</u>

入院时间<u>2021 年 2 月 3 日 15:00</u>

入院方式:步行√ 轮椅 平车 入院类型:门诊√ 急诊

入院诊断<u>子宫脱垂</u>

入院原因（主诉和简要病史）<u>阴道口肿物脱出 2 年余,加重 2 月,门诊医生建议手术入院</u>

既往史:高血压

过敏史:无√ 有（药物_____食物_____其他_____）

家族史:高血压病√ 心脏病 糖尿病 肿瘤 癫痫 精神病 其他:_____

（二）生活状况及自理能力

1. 饮食 基本膳食:普食 软饭√ 半流质 流质 禁食

食欲:正常√ 增加 亢进____天/周/月 下降 厌食____天/周/月

近期体重变化:无√ 增加/下降____kg/____月（原因_____）

其他_____

2. 睡眠与休息

休息后体力是否容易恢复:是√ 否（原因_____）

睡眠:正常 入睡困难 易醒 早醒 多梦 失眠√

辅助睡眠:无 药物 其他方法 其他_____

3. 排泄

排便:正常√ 便秘 腹泻 便失禁 造瘘 其他

排尿:正常√ 尿失禁 潴留 困难 血尿 其他

4. 烟酒嗜好

吸烟:无√ 偶尔吸烟 经常吸烟 _____年支/天 已戒____年

饮酒/酗酒:无√ 偶尔饮酒 经常饮酒年____ml/d 已戒____年

5. 活动

自理:全部√ 障碍（进食 沐浴/卫生 穿着/修饰 如厕）

步态:稳√ 不稳（原因_____）

医疗/疾病限制:医嘱卧床 持续静滴 石膏固定 牵引 瘫痪

6. 其他_____

（三）体格检查

T <u>37.0</u>℃ P <u>90</u>次/分 R <u>18</u>次/分 BP <u>140/78</u> mmHg 身高<u>158</u> cm 体重<u>60</u> kg

1. 神经系统

意识状态:清醒√ 意识模糊 嗜睡 谵妄 昏迷

语言表达:清醒√ 含糊 语言困难 失语

定向能力:准确√ 障碍（自我 时间 地点 人物）_____

2. 呼吸系统

呼吸方式:自主呼吸√ 机械呼吸

节律:规则√ 异常 频率<u>18</u>次/min 深浅度:正常√ 深 浅

呼吸困难:无√ 轻度 中度 重度

咳嗽:无√ 有

痰:无 容易咳出 不易咳出 痰（色_____量_____黏稠度_____）

其他:_____

3. 循环系统

心律:规则√ 心律不齐 心率<u>112</u>次/min

水肿:无√ 有（部位/程度_____）

其他:_____

（续表）

4. 消化系统

胃肠道症状:恶心　呕吐(颜色_____性质_____次数_____总量_____)

嗳气　反酸　烧灼感　腹痛(部位/性质_____)

腹部:软√　肌紧张　压痛/反跳痛　可触及包块(部位/性质_____)

腹水(腹围____cm)

其他:_____

5. 生殖系统

月经:正常　紊乱　痛经　月经量过多　绝经√

其他:_____

6. 皮肤黏膜

皮肤颜色:正常√　潮红　苍白　发绀　黄染

皮肤温度:温√　凉　热

皮肤湿度:正常√　干燥　潮湿　多汗

完整性:完整√　皮疹　出血点　其他_____

压疮(Ⅰ/Ⅱ/Ⅲ度)(部位/范围_____)

口腔黏膜:正常√　充血　出血点　糜烂　溃疡　疱疹　白斑

其他:_____

7. 认知/感受

疼痛:无√　有　部位/性质_____

视力:正常√　远/近视　失明(左/右/双侧)

听力:正常√　耳鸣　重听　耳聋(左/右/双侧)

触觉:正常√　障碍(部位_____)

嗅觉:正常√　减弱

思维过程:正常　注意力分散√　远/近期记忆力下降　思维混乱

其他:_____

(四) 心理社会方面

1. 情绪状态　镇静　易激动　焦虑√　恐惧　悲哀　无反应
2. 就业状态　固定职业　丧失劳动力　退休√　失业　待业
3. 沟通　希望与更多的人交往√　语言交流障碍　不愿与人交流
4. 医疗费用来源　自费　公费　医疗保险√　其他
5. 与亲友关系　和睦√　冷淡　紧张
6. 遇到困难最愿向谁倾诉　父母　配偶√　子女　其他

表 21-10　护 理 计 划 单

科别:妇科　床号:15　姓名:张文　性别:女　年龄:53 岁　疾病诊断:子宫脱垂　住院号:0162583

日期	护理诊断	预期目标	护理措施	签名	评价		
					日期时间	结果	签名
2021-2-5 10:00	焦虑:与环境改变、担心手术有关	患者焦虑感减轻	(1) 主动热情接待患者,做好自我介绍,耐心回答患者的疑问 (2) 介绍病区环境、规章制度及主管护士医生	王文	2-5 17:00	目标完全实现	王文

（续表）

日期	护理诊断	预期目标	护理措施	签名	评价		
					日期时间	结果	签名
			(3) 加强巡视，主动关心患者，及时发现患者的需求并提供帮助				
2-5 10:00	知识缺乏——与缺乏疾病及手术相关知识	患者掌握疾病及手术相关知识	(1) 向患者讲解疾病及手术相关知识，提供健康知识资料 (2) 创造一个安静的环境，同一天手术的患者集中讲解手术相关注意事项，讲解麻醉、手术前后注意事项及术后可能面对的问题及应对措施 (3) 采用视频、语音、一对一讲解的方式确保患者理解相关知识	王文	2-5 17:00	目标基本实现	王文
2-6 14:00	潜在生命体征改变——与手术创伤有关	严密生命体征，有异常情况能及时发展	(1) 了解患者术中情况，根据医嘱选择相应的术后护理常规。 (2) 妥善安置患者，妥善固定导管，保持通畅。 (3) 遵医嘱予心电监护，严密监测患者生命体征，如有发现异常及时汇报医生。 (4) 严格按护理级别巡视病房，必要时加强巡视。 (5) 重视患者的主诉，关注引流液量，色，性状，观察阴道流血情况。	李燕	2-7 8:00	目标完全实现	李燕
2-6 14:00	疼痛：与手术创伤有关	患者疼痛时能得到及时的帮助	(1) 术前宣教时告知患者疼痛的自我评估方法及常见应对措施 (2) 巡视患者时正确评估疼痛程度，指导患者及时正确应对 (3) 使用药物时告知患者药物的注意事项，并及时评价止痛效果	李燕	2-7 8:00	目标完全实现	李燕
2-6 10:00	有感染的危险：与手术创伤、留置导尿管相关	无术后感染的发生	(1) 正确执行无菌操作，遵医嘱正确使用抗生素，现配现用 (2) 做好会阴保洁二次/日，指导患者保持会阴清洁，保持导尿管引流通畅，不扭曲折叠，及时倾倒尿液，下床活动时引流袋低于膀胱，留置导尿管期间每日饮水>2 000 ml (3) 密切关注患者体温及血象变化，有异常及时汇报医生	李燕	2-9 8am	目标完全实现	李燕

3. PIO 护理记录单

PIO 护理记录单是护理人员运用护理程序的具体方法解决患者健康问题的记录。P(problem,问题)、I(intervention,措施)、O(outcome,结果),PIO 护理记录单记录患者的护理诊断、护理人员针对健康问题实施的护理措施和实施措施后的效果。书写时采用 PIO 护理记录格式(表 21-11)。

表 21-11　PIO 护理记录单

科别:<u>妇科</u>　床号:<u>15</u>　姓名:<u>张莉</u>　年龄:<u>33 岁</u>　住院号:<u>0162583</u>　疾病诊断:<u>急性盆腔炎</u>

日期	时间		护理记录 PIO	护士签名
2021-2-5	16:00	P_1	疼痛:与盆腔炎急性发作有关	王英
2-5	16:00	I_1	(1)吲哚美辛(消炎痛栓)半颗塞肛 (2)低半卧位休息	王英
2-5	16:30	O_1	疼痛缓解	王英
			……	

4. 出院护理评估单

出院护理评估单如表 21-12 所示。

表 21-12　出院护理评估单

科别:<u>妇科</u>　床号:<u>10 床</u>　姓名:<u>寿×</u>　病案号:<u>0123151</u>　性别:<u>女</u>　年龄:<u>40 岁</u>　诊断:<u>盆腔炎</u>
入院日期:<u>2021.2.10</u>　出院日期:<u>2021.2.18</u>　住院天数:<u>8 天</u>

　　出院小结(护理过程及效果评价):患者寿×,女,40 岁,以"盆腔炎"于 2021 年 2 月 10 日 9am 急诊入院。经过护理评估,护理诊断:疼痛,与炎症刺激有关;潜在并发症:感染性休克;焦虑,与担心疾病预后有关;知识缺乏,与缺乏盆腔炎疾病的预防、治疗等相关知识有关。

　　措施:遵医嘱予头孢西丁钠 + 消炎痛抗炎止痛治疗,半卧位休息,监测体温及血象变化。讲解规范治疗的重要性及预后,告知住院注意事项及积极配合治疗的意义,告知治疗用药的名称、剂量、用法。3 天后患者疼痛缓解,嘱患者腹痛加剧、排稀便等异常情况及时告知医护人员,抗生素足量疗程治疗后病情好转,未发生潜在并发症。

　　出院指导:1. 保持情绪稳定,生活规律,不熬夜。
　　　　　　　2. 保持营养摄入均衡,避免刺激性食物。
　　　　　　　3. 定期复查,病情变化时随诊。
　　　　　　　4. 注意性生活卫生,避免不必要的宫腔手术。

整体护理效果评价:优√　良　中　差

护士签名:孙乙
2021 年 2 月 18 日

5. 健康教育计划

健康教育计划是指护理人员为了恢复、促进患者健康制订和实施的帮助患者及家属掌握健康相关知识的学习计划和技能训练。

(1)住院健康教育计划:从患者入院后开始制订并实施,一般包括:入院告知、病区环境介绍、住院规章制度、医护人员介绍;疾病及手术相关知识介绍;检查相关注意事项;饮食活动相关知识;护理方案及配合要点;疾病的预防和康复措施等。

（2）出院指导:护理人员针对患者出院时的个体情况就其出院后活动、饮食、休息、服药、伤口护理、随访等方面进行指导。护士应根据患者的文化程度和理解能力,采用不同的指导方式,如口头讲解、视频指导、阅读文字材料等,有针对性地进行教育,确保患者理解并掌握。

目前临床上已有编制好的标准健康教育计划和标准出院指导,护士可参照其进行健康教育和出院指导。

　边学边练 21 - 1　护理相关文件的书写技术

（王红燕）

PPT 课件　　复习与自测　　更多内容……

参 考 文 献

［1］马小琴,冯志仙.护理学基础［M］.北京:高等教育出版社,2012.

［2］方仕婷,李春卉.护理学基础［M］.北京:科学技术文献出版社,2014.

［3］李玲,蒙雅萍.护理学基础［M］.北京:人民卫生出版社,2015.

［4］李小寒,尚少梅.基础护理学［M］.6 版.北京:人民卫生出版社,2017.

［5］王芳,叶志弘,葛学娣.护理安全管理研究及进展［J］.中华护理杂志,2008,43(11):
1053-1055.

［6］崔荣琦.浅谈护理安全问题［J］.中国卫生标准管理,2015,6(23):192-193.

［7］郑一宁,李映兰,吴欣娟.针刺伤防护的护理专家共识［J］.中华护理杂志,2018,53(12):
1434-1437.

［8］沈志莹,钟竹青,丁四清.我国护理管理信息化的研究进展［J］.中华护理杂志,2020,55(3):
397-400.

［9］魏容容,谢建飞,钟竹青.护理安全管理课程设置及应用［J］.中华护理杂志,2013,48(6):
524-526.

［10］梁小平,欧飞娜,江海华.不同年资护士掰启安瓿引起手损伤原因分析［J］.现代临床医学,
2018,44(1):70-72.

［11］宋丽华.供应室护士艾滋病等职业暴露原因分析与防护［J］.皮肤病与性病,2018,40(2):
207-208.

［12］陈蕾.护理安全文化研究新进展［J］.护理实践与研究,2012,9(9):114-116.

［13］洪震,朱春梅.基础护理［M］.2 版.北京:人民卫生出版社,2020.

［14］华茵,赵月秋.护理学基础［M］.南京:江苏教育出版社,2014.

［15］张美琴,叶旭春,周洁,等.护理学基础［M］.北京:北京交通大学出版社,2011.

［16］李玲,蒙雅萍,邢晓玲,等.护理学基础［M］.北京:人民卫生出版社,2017.

［17］李晓松,章晓幸,李丽娟,等.护理学导论［M］.北京:人民卫生出版社,2018.

［18］绳宇,王红红,万巧琴,等.护理学基础［M］.北京:中国协和医科大学出版社,2015.

［19］杨艳杰,曹枫林,冯正直,等.护理心理学［M］.北京:人民卫生出版社,2020.

［20］化前珍,胡秀英,肖惠敏,等.老年护理学［M］.北京:人民卫生出版社,2019.

［21］李春玉,姜丽萍,陈长香,等.社区护理学［M］.北京:人民卫生出版社,2019.

［22］贾丽萍　宫春梓　寿菲,等.基础护理［M］.北京:人民卫生出版社,2015.

［23］2020 全国护士执业资格考试指导［M］.北京：人民卫生出版社，2019.

［24］段磊，于艳秋.护理学基础［M］.北京：人民卫生出版社，2002.

［25］国务院应对新型冠状病毒肺炎疫情联防联控机制综合组.新型冠状病毒肺炎防控方案（第八版）［S/OL］.联防联控机制综发〔2021〕51 号.2021－05－11.

中英文名词对照索引